Jürgen Konert

Johann Andreas Eisenbarth

Jürgen Konert

Johann Andreas Eisenbarth

(1663–1727)

Arzt oder Scharlatan

Eine Biographie vor dem Hintergrund
der Medizin des Barock

Casimir Katz Verlag

Die Deutsche Bibliothek – CIP-Einheitsaufnahme

Konert, Jürgen: Johann Andreas Eisenbarth (1663–1727).
Arzt oder Scharlatan. Eine Biographie vor dem Hintergrund
der Medizin des Barock/Jürgen Konert
Gernsbach: Katz, 2015
ISBN: 978-3-938047-72-9

Umschlaggestaltung: Jörg Schumacher, Gaggenau
Satz: Claudia Wild, Konstanz
Druck: CPI books GmbH, Leck
ISBN: 978-3-938047-72-9

Inhaltsverzeichnis

Ich bin der Doktor Eisenbarth,
kurier' die Leut' nach meiner Art.
Kann machen, dass die Blinden gehn
und dass die Lahmen wieder sehn.

1. Warum noch ein Buch über Eisenbarth?

Wer kennt nicht dieses Lied oder hat noch nicht vom Doktor Eisenbarth gehört? Aber wer weiß mit diesem Namen wirklich etwas anzufangen? Hören wir ihn heute, so verbinden wir damit zumeist sofort dieses bekannte Spottlied. Wir deuten überlegen, dass er ein Steinschneider, Zahnbrecher, Possenreißer, Marktschreier und Schwindler war, der durch die Lande zog und mit der Unwissenheit unserer Vorväter Geschäfte machte. Nicht sein Können als Arzt und Operateur, sondern dieses kleine Lied hat seinen Namen durch die Jahrhunderte getragen, ihn unsterblich gemacht. Es erging ihm dabei nicht anders als Charles d'Artagnan (= Charles d'Artagnan de Batz-Castelmore, 1611–1673), dem Kapitän der königlichen Musketiere, der auf dem Höhepunkt seiner Karriere im 17. Jahrhundert in Frankreich berühmt war, aber im Verlaufe des 18. Jahrhunderts ebenfalls in Vergessenheit geriet. Erst die Romane Alexander Dumas' d. Ä. (1802–1870) machten ihn bis heute unsterblich. Eisenbarth aber wurde geradezu zum Prototyp eines ärztlichen Scharlatans. Seine wirklichen medizinischen Leistungen gerieten dabei in Vergessenheit. Wie Till Eulenspiegel (um 1300–1350) wurde er zu einer legendären Figur, von der man bis in die jüngste Vergangenheit hinein nicht einmal genau wusste, ob sie wirklich gelebt hat. Lange Zeit war Eisenbarth eine mystische Figur, vergleichbar Klaus Störtebeker (um 1360–1401), der ebenfalls durch ein strophenreiches Lied bekannt wurde und bis heute bekannt ist. In Nürnberg, Regensburg und Erfurt erschienen ab 1550 Flugblätter mit dem Lied eines ebenfalls unbekannten Autors, das später sogar in Gesangbücher aufgenommen wurde.[1] Auch hier Parallelen zu Eisenbarth. Aber während bis heute nicht sicher geklärt ist, ob Störtebeker wirklich gelebt hat, ist es in den letzten 50 Jahren der Forschung gelungen, den Nachweis zu erbringen, dass Eisenbarth tatsächlich lebte, aber anders war, als sein Ruf suggeriert. Heute wissen wir, er ist nicht nur ein tüchtiger und gewissenhafter Wanderarzt gewesen, sondern war besonders als Chirurg überdurchschnittlich geschickt.

Mich beschäftigt das Phänomen Eisenbarth schon seit mehr als vier Jahrzehnten. Angefangen hat es wohl mit einem kleinen Theaterstück, das unsere Klasse im Rahmen eines Schulfestes selbst verfasste und das das bekannte Spottlied zur Grundlage hatte. Wenige Jahre später kam ich dann im Rahmen meines Medizinstudiums durch die Publikationen des Urologen Hasenbach mit der medizinischen Seite von Eisenbarth in Kontakt. Seither sammelte ich anhaltend Informationen zu seinem Leben und veröffentlichte immer wieder mal kleine Publikationen. Sein 350. Geburtstag im Jahre 2013 war dann für mich der äußere Anlass zur Erstellung dieser Biographie.

1.1. Ziel dieser neuen Biographie

Johann Andreas Eisenbarth wurde im Verlauf der Zeit zu einer grenzenlos volkstümlichen Persönlichkeit der Medizingeschichte. Er ist vielleicht heute der bekannteste deutsche Arzt des Barockzeitalters. Seine Popularität aber ist nicht auf die Regionen seines Wirkens oder den deutschen Sprachraum beschränkt geblieben, sondern reicht weit darüber hinaus. Dies liegt aber nicht in seinen medizinischen Leistungen begründet. Vielmehr spielt sein Auftreten und sein Wesen die entscheidende Rolle. Ein Hauch des Abenteuerlichen und Ungewöhnlichen liegt über seinem Leben und Wirken. Es bildet die Voraussetzung dafür, dass in der Phantasie späterer Generationen tradierte Vorstellungen von Leistungen und Form der damaligen Wundarznei auf seine Person übertragen werden konnten.

Es gilt in diesem Buch, bei aller Hochachtung vor seiner erfolgreichen medizinischen Tätigkeit, den farbigen, schillernden Schmelz im Rahmen der historischen Wahrheit zu wahren, ohne den er niemals als *„Doktor Eisenbarth“* die Menge hätte erregen und begeistern können. Dies darf aber wiederum nicht daran hindern, uns auch mit seiner Bedeutung für die Medizinentwicklung zu befassen. Hier gilt es, bisher Versäumtes nachzuholen und gestützt auf tatsächliche Quellen und neueste Forschungsergebnisse ein umfassendes Persönlichkeitsbild zu zeichnen. Eisenbarth gehört zu den Persönlichkeiten, die am Übergang vom wandernden zum sesshaften Wundarzt und von der empirischen zur akademischen Chirurgie tätig waren.

Die Feststellung und Beschreibung dessen, was in der Vergangenheit geschehen ist, macht nicht die volle Aufgabe des Geschichtsschreibers aus. Er muss darüber hinaus zu erklären versuchen, warum es geschehen ist, um es verstehbar zu machen. Im Grunde ist schon eine zutreffende Beschreibung ein Stück Erklärung; denn so wenig wie die Geschichte als vergangenes Geschehen ein einliniger kausaler Ablauf von Ereignissen ist, so wenig kann sich dargestellte Geschichte in einer Reihung von Fakten erschöpfen. Erst ihre Einordnung in einen erklärenden Zusammenhang macht Sinn. Ein solcher Zusammenhang liegt selbstverständlich nicht im Belieben des Historikers; er kann ihn aber auch nicht allein an der stets fragmentarischen Überlieferung ablesen. Vielmehr muss er eine Konzeption, eine „Theorie" menschlichen Denkens und Handelns gleichsam mitbringen, um die Quellenaussagen ausschöpfen zu können – eine Theorie, die er an den Quellen immer wieder überprüfen muss.

Eine umfassende wissenschaftliche Biographie der Person Johann Andreas Eisenbarth steht noch immer aus. Auch dieses Buch kann eine derartige Arbeit nicht ersetzen. Es soll auch keine wissenschaftliche oder historische Studie sein, aber deutlich medizinhistorische Aspekte enthalten. Dies ist für mich als Urologen vor allem von Bedeutung, war Eisenbarth doch als erfolgreicher Steinschneider sozusagen ein Vorfahre der modernen Urologie. Es werden zwar zahlreiche Quellen und Literaturstellen zitiert, ein wissenschaftlicher Anspruch auf Vollständigkeit wird aber nicht erhoben. Vielmehr soll interessierten Lesern der Zugang zum Quellenmaterial ermöglicht werden. Zahlreiche Quellen sind sehr ausführlich dargestellt, um den Geist und Ton der Zeit aufzuzeigen. Das komplette Lesen aller Quellen ist für das Verständnis des Buches aber nicht erforderlich.

Zur realistischen Wertung einer Persönlichkeit der Geschichte ist es notwendig, sie unter ihren konkreten historischen Bedingungen zu betrachten und von allem im Lauf der Zeit entstandenen legendären Beiwerk zu befreien. Auch gilt es zu beachten, dass Johann Andreas Eisenbarth ein Kind des Barock war, zu seinen Zeitgenossen gehörten der Sonnenkönig Ludwig XIV. von Frankreich (1638–1715) und August „der Starke" von Sachsen-Polen (1670–1733). Mit diesen Personen verbindet sich das Bild äußerster Prachtentfaltung, der Schein zählt mehr als das Sein. Das Individuum war nicht, was es war, sondern was es zu sein schien, oder vielmehr: was es zu scheinen wusste. Diesem einen Zweck war der Verhaltenskodex zugeordnet, dem sich auch Eisenbarth anpassen musste, wenn er erfolgreich sein wollte: der exzessive Aufwand, der Stolz, die Großzügigkeit (zumindest im richtigen, sorgfältig gewählten Augenblick), die Prachtentfaltung.[2]

Die Jahrzehnte nach dem Dreißigjährigen Krieg waren sehr ambivalent. Besonders im konfessionell gespaltenen Deutschland mussten die Menschen nicht nur die Erlebnisse des grausamen Krieges verarbeiten. Nicht zuletzt aufgrund der konfessionellen Auseinandersetzungen war es nämlich im Protestantismus zu einer Bewegung gekommen, die die sich anbahnende Frömmigkeitskrise auffing und schließlich im Pietismus mündete.[3] Dieser lehnte, wie ich noch zeigen werde, alle weltlichen Vergnügungen ab. Aber gleichzeitig gab es konfessionell unabhängig mehr Spielraum in einer Gesellschaft, die nun durch wachsenden Reichtum und Vielfalt der Berufe ersichtliches Ungleichgewicht erzeugte. Es galt, den Schein, das heißt die Ehre, also das Gesicht zu wahren. Man wollte gebilligt oder beneidet, zumindest aber toleriert werden.

Wenn sich Eisenbarth „Oculist, Stein- und Bruchschneider" nannte, so gehörte er einer Gruppe von hochspezialisierten Heilpersonen an, die allgemein als „fahrende Wundärzte" bezeichnet wurden. Dabei ist der Begriff „Arzt" nicht völlig zutreffend, da diese Personen nicht über eine akademische Medizinausbildung verfügten, sondern zum Handwerkerstand zählten. Treffender ist hier der allerdings weniger gebräuchliche Name „Chirurgus", der mit „Handarbeiter" übersetzt werden kann. Die nicht unübliche Bezeichnung als „Quacksalber" bringt hingegen die skeptische Einstellung der zeitgenössischen Bevölkerung und vor allem der späteren Generationen zum Ausdruck. Der Umstand ihres rastlosen Umherziehens wird heute rasch als negativer Faktor ausgelegt. Dabei wird aber vergessen, dass dies einerseits eine Grundvoraussetzung ihrer erfolgreichen Tätigkeit war, andererseits das Abenteurertum im 17. und 18. Jahrhundert, das man mit Galanterie, Rastlosigkeit, Glücksritterschaft, Selbstüberschätzung, Spielernatur oder Risikobereitschaft und nicht zuletzt auch mit höfischem Glanz und aristokratischer Lebensweise verbindet, eine anerkannte gesellschaftliche Realität darstellte.[4] Denken wir nur an den Comte de Bonneval (1675–1742), Giuseppe Balsamo, genannt Cagliostro (1743–1795) und ganz besonders an Giacomo Girolamo Casanova (1725–1798). Zu diesen „Abenteurern" und Herumziehenden gehörten auch Ärzte und ganz besonders die Wanderärzte, die auch in diesem historischen Umfeld gesehen werden müssen. Hinzu kommt, ein erfolgreicher Heilkünstler musste auch zeigen, dass er erfolgreich ist. Denn beim Volk gilt niemand als erfolgreich, der nicht auch seinen Wohlstand zur Schau tragen kann. Das war damals kaum anders als heute. Obwohl auch aus heutiger Sicht der Ruf der „Wundärzte" jener Epoche zumeist als schlecht erscheint, waren gerade sie es, die über Jahrhunderte hinweg die medizinische Versorgung des überwiegenden Teils der Bevölkerung absicherten. Bis in die zweite Hälfte des 18. Jahrhunderts fanden es die akademisch gebildeten „Ärzte" unter ihrer Würde, selbst operativ tätig zu sein. Auch waren sie schon wegen ihrer zu geringen Anzahl und aus ökonomischen Gründen für die Bevölkerungsmehrheit nicht verfügbar.

Am Beispiel der Person von Johann Andreas Eisenbarth soll versucht werden, ein Bild über den Entwicklungsstand und den bisher wenig bekannten Alltag der Medizin des 17. und 18. Jahrhunderts zu entwerfen. Neben den persönlichen Lebensstationen von Eisenbarth werden dabei die Formen und Möglichkeiten der medizinischen Betreuung jener Zeit aufgezeigt. Während viele „ärztliche" Zeitgenossen, wie Friedrich Hoffmann (1660–1742), Georg Ernst Stahl (1659–1735), Hermann Boerhaave (1668–1738) oder Albrecht von Haller (1708–1777) heute relativ bekannt sind, fielen die Namen von Wundärzten allgemein der Vergessenheit anheim. Dabei waren zur Zeit von Eisenbarths Wirken in Europa noch andere damals sehr berühmte „Wanderärzte" aktiv, auf die zur besseren Illustration der Leistungen von Eisenbarth vergleichend kurz eingegangen werden soll. Dass sie im Alltagsbewusstsein entweder gar nicht reflektiert werden oder aber wie Eisenbarth eine Projektionsfläche für negative Urteile bilden, kann nicht weiter überraschen. Sofern überhaupt rudimentäre Kenntnisse über die Chirurgie des 16. bis 18. Jahrhunderts in der Laienwelt, aber auch in Medizinerkreisen verbreitet sind, fällt in der Regel der abwertende Begriff „*Quacksalber*" oder „*Scharlatan*", oder es wird eine Gleichstellung mit ungebildeten Laienheilern vorgenommen. Ganz ähnlich stellt sich gegenwärtig die Situation auch in der medizinhistorischen Fachliteratur dar, zählt hier doch vor allem wissenschaftlicher Fortschritt und herausragende Einzelleistung, nicht aber die unspektakuläre und mühsame tägliche medizinische Kleinarbeit. Unser heutiges Wissen über Eisenbarth und andere Wanderärzte beruht weitgehend auf den regionalen Aktenbeständen. Der Aussagewert dieser Quellen betrifft dabei nicht nur die zu betrachtende Person, sondern die entsprechende Haltung der lokalen Behörden zu dieser Berufsgruppe. Dies ist für die Bewertung der ärztlichen Leistungen besonders wichtig, werden sie im Urteil dieser Kontrollinstanzen doch bis zu einem gewissen Grade messbar.

Dieses Buch soll durch Schilderung des Lebensschicksals von Eisenbarth dazu beitragen, einer zu wenig beachteten Berufsgruppe die ihr zukommende historische Anerkennung in der Öffentlichkeit einzuräumen. Die Quellenlage für ein derartiges Vorhaben ist nicht die beste. Zwar fanden sich in den letzten Jahrzehnten wiederholt schriftliche Belege für die Existenz von Eisenbarth, seinen Aufenthalt und sein Wirken. Gegenwärtig sind etwa 50 unmittelbare „Eisenbarth-Archivalien" bekannt. Einige von ihnen aber sind im Gefolge des Zweiten Weltkrieges vermutlich vernichtet worden und stehen nur in alten Publikationen zur Verfügung. Manche Quellen bestehen lediglich aus wenigen Zeilen bis zu einzelnen Seiten, während andere einen beträchtlichen Umfang aufweisen. Allein die Tatsache, dass neben zahlreichen Druckschriften in verschiedenen Archiven ausgesprochene Eisenbarth-Personalakten vorhanden sind oder zumindest waren, ist beachtenswert. Belanglose Akten werden in der Regel nicht aufbewahrt. Es ist dadurch erkennbar, dass bereits seine Zeitgenossen Vorgänge über ihn für archivwürdig befanden und sich von Amts wegen mit seiner Person befassten. Eine kritische Prüfung der alten Akten hat aber ergeben, dass ihr ursprünglicher Inhalt schon aus früherer Zeit – womöglich durch Aktenausscheidung – nicht mehr komplett erhalten ist. Verbessert wird die Situation durch die Existenz mehrerer Werbeflugblätter und Zeitungsannoncen aus der Feder von Johann Andreas Eisenbarth oder seiner Mitarbeiter. Es ist somit ein Stand erreicht, der gezieltes Erforschen und Interpretieren ermöglicht. Dennoch bleiben viele helle Flecke, und manches muss vor dem historischen Hintergrund rekonstruiert werden. Auch sind zahlreiche Aussagen widersprüchlich. So ist es nicht verwunderlich, dass auch bezüglich der Schreibweise seines Namens keine Einheitlichkeit besteht. Er selbst hat in den Gesuchen an staatliche Stellen, welche die Mehrzahl der auf uns überkommenen schriftlichen Quellen darstellen, verschiedene Schreibweisen angewandt. Dies betrifft zum Beispiel die Formen „Eysenbart" oder auch „Eisembart" und ähnliche. Dies ist nichts Ungewöhnliches oder gar ein bewusster Täuschungsversuch unseres Wanderarztes, war es doch bis ins späte 18. Jahrhundert hinein weit verbreitet, seinen Nachnamen immer wieder in veränderter Form zu schreiben, was Quellenstudien nicht immer leicht gestaltet. Ich habe mich für dieses Buch der Einfachheit halber für die Namensschreibweise Eisenbarth entschieden, da dies die häufigste zu findende Variante ist und sie auch in der Abschrift seiner Taufurkunde verwendet wurde.

Ein weiteres Ziel des Buches ist die Zusammenfassung der verschiedenen Erkenntnisse und Publikationen über Eisenbarth, die in den vergangenen Jahrzehnten erschienen sind. Es stellt gleichzeitig einen ersten Abschluss der eigenen vierzigjährigen Beschäftigung mit dem „Mythos Eisenbarth" dar.[5] Am Schluss des Buches werde ich auf das Entstehen der „Eisenbarth-Legende" eingehen und versuchen nachzuweisen, warum gerade sie sich so lange halten konnte.

Seit einiger Zeit befassen sich mehrere Hobbyforscher und auch Wissenschaftler mit der Person von Eisenbarth. Besonderes Verdienst kommt dabei den Herren Karl Brethauer und Dr. Johannes Hasenbach zu, die zahlreiche informative Beiträge über ihr Forschungsobjekt veröffentlichten. Letzterer hat mit seinen Publikationen in unserer Fachzeitschrift mein Interesse an der Person des Wanderarztes geweckt. In Eisenbarths Geburtsort entstand unter der Leitung von Dr. Foißner ein schönes „Eisenbarth-Museum" und es konstituierte sich ein „Eisenbarth-Arbeitskreis International", der sowohl die Forschungsarbeit koordiniert als auch ein zentrales Eisenbarth-Archiv erstellt. Sehr viel zur Aufarbeitung der Eisenbarth-Archivalien hat auch Eike Pies mit seinen Publikationen beigetragen, die er 2004 in „Eisenbarth. Das Ende einer Legende" zusammenfasste. Seine Erkenntnisse nehmen in diesem Buch ihren verdienten Platz ein. Es kann aber nicht übersehen werden, dass zahlreiche Schlussfolgerungen aus heutiger und medizinhistorischer Sicht nicht zutreffend sind. Weltweit sind bisher etwa 1 000 Artikel über den bekannten Wanderarzt erschienen. Es soll aber keine einfache Zusammenfassung des bekannten Wissens erfolgen, sondern es sollen auch neue Erkenntnisse aus den letzten Jahren erstmals veröffentlicht werden.

Neben den Angestellten der zahlreich in Anspruch genommenen Archive soll besonders diesen Forschern Dank gesagt werden für die hilfreiche Vorarbeit und Unterstützung bei der Erarbeitung dieses Buches. Dass ich als praktizierender Urologe und ausgebildeter Medizinhistoriker manche Quelle etwas anders werte, führt natürlich dazu, dass sich meine Meinung nicht immer mit den Ansichten dieser Autoren deckt, was auch eine gute Anregung zum weiteren Durchdenken oder zu einer weiterführenden Diskussion sein kann.

Angesichts der unterschiedlichen Art des vorhandenen Materials musste ich mir wiederholt die Frage stellen, was erzählt werden muss und was weggelassen werden kann. Die Absicht, eine Lebensgeschichte zu erzählen und kein fachhistorisches Werk zu schreiben, rechtfertigt und begründet eine Reihe von Freiheiten, die ich mir in Hinblick auf Auswahl und Zusammenstellung nehme. Dies gilt auch für die Tatsache, dass manchmal vom Prinzip des streng chronologischen Berichtens abgewichen und der Erzählfaden in einzelnen Kapiteln zeitlich etwas früher aufgegriffen wird, um Interessantes am Rande zu erwähnen und Zusammenhänge deutlicher zu machen. Die zeitliche Orientierung und der Zusammenhang sollen dabei aber nicht verloren gehen. Die Anmerkungen erheben daher auch keinen Anspruch auf Vollständigkeit und stellen nur Hinweise dar, die dem Interessierten den Weg zeigen mögen zur Herkunft von Zitaten, Quellen und geäußerten Gedanken.

1.2. Zum Stand der Medizin am Übergang vom 17. zum 18. Jahrhundert

Widersprüche und Unsicherheiten im Bild einer historischen Persönlichkeit ergeben sich immer dann, wenn Wunschvorstellungen aus der eigenen Zeit in eine Vergangenheit projiziert werden, die nach ganz anderen Grundsätzen lebte und handelte. Mit den Maßstäben der modernen Medizin, ihrer Organisation und Funktionsweise und ihren immer weiter zunehmenden Therapiemöglichkeiten ist der Lebenswirklichkeit von Patienten und „Heilpersonal" am Übergang vom 17. zum 18. Jahrhundert nicht beizukommen. Um

Auftreten und Leistung von Johann Andreas Eisenbarth richtig bewerten zu können, müssen wir uns zuvor mit der Situation der Medizin und ihrer Repräsentanten zu jener Zeit beschäftigen.

Eingebunden in die aus dem Mittelalter überlieferte Ständeordnung gehörten die Vertreter der Heilberufe unterschiedlichen sozialen Schichten an. Das anerkannte Medizinalpersonal der traditionalen Gesellschaft setzte sich im Wesentlichen aus vier Gruppen zusammen, die prinzipiell für vier unterschiedliche Felder in der medizinischen Versorgung der Bevölkerung zuständig waren: aus Ärzten, Apothekern, handwerklichen Chirurgen unterschiedlichster Form und Geburtshelferinnen. Doch bestand hier kein Zustand ebenbürtiger Koexistenz, denn es gab zu dieser Zeit bereits gesetzliche Bestimmungen, die jede einzelne Gruppe, zunächst weniger auffällig, mit den Medizinalordnungen des 18. Jahrhunderts aber umso klarer, in ein streng hierarchisches System der Gesundheitsberufe in der oben genannten Reihenfolge einordneten.[6] Daneben darf jedoch nicht die sehr heterogene Gruppe all jener übersehen werden, die ohne eine entsprechende Zulassung medizinische Dienste anboten, von den Kräuterweibern über Henker bis zu den Scharlatanen.

Ganz oben in dieser medizinischen Rangordnung stand der Arzt, auch *„Medicus"* oder *„Medicinae practicus"* genannt, wenn er frei praktizierte, hingegen *„Physikus"*, wenn er eine von Stadt oder Land besoldete Stelle bekleidete. Harnglas und Buch waren seine wichtigsten Attribute. Bis weit in das 19. Jahrhundert hinein erkannte man einen akademisch gebildeten Arzt an diesen Symbolen. Die Harnschau wies ihn als versierten Theoretiker, die Schrift als Gelehrten aus. Sein Aufgabenbereich war ganz klar die „Innere Medizin", das Verordnen von innerlich oder äußerlich anzuwendenden Arzneimitteln. Die ihm eingeräumte Vorrangstellung in der medizinischen Hierarchie, die etwa in der Gebührenregelung deutlich sichtbar wird, betrug sein Tagegeld doch bis zum Doppelten der entsprechenden Chirurgengebühr, basierte nicht auf praktischem Expertenwissen, sondern auf seinem Gelehrtenstatus infolge der universitären Ausbildung. Um die entsprechenden Behandlungsmöglichkeiten aber war es in der zweiten Hälfte des 17. und zu Beginn des 18. Jahrhunderts insgesamt noch sehr schlecht bestellt. Denn die in der ärztlichen Praxis vorherrschende Theorie war die auf die Antike zurückgehende *„Humoralpathologie"*. Der aus Akragas auf Sizilien gebürtige Philosoph Empedokles (um 495–435 v. Chr.) begründete die Theorie der vier Urelemente Feuer, Wasser, Luft (Äther) und Erde, deren durch Liebe als Urkraft zur Einheit und Hass als Urkraft zur Trennung verursachte „Mischung" und „Entmischung" das Werden und Vergehen der Dinge beherrschte. Jenen vier den Weltprozess im Sinne ewiger Wiederkehr bewirkenden Grundstoffen entsprachen die vier Primärqualitäten Wärme, Feuchtigkeit, Kälte und Trockenheit der auf die Vorstellungen des griechischen Arztes Hippokrates (um 460–377 v. Chr.) zurückgehenden „Vier-Säfte-Lehre" oder „Humoralpathologie", wonach alle Krankheiten aus einer fehlerhaften Mischung (= Dyskrasis) der vier Körpersäfte Blut, Schleim, gelbe und schwarze Galle entstünden, wohingegen Gesundheit auf deren harmonischer Mischung (= Eukrasis) beruhte. Die Zuordnung der beiden vorerwähnten Viererschemata zueinander nahm der griechische Philosoph Aristoteles (384–322 v. Chr.) vor. Sie wiederum beeinflusste die physiologische Konzeption des griechisch-römischen Arztes Galenos (129–um 199), welche weit über tausend Jahre die medizinischen Anschauungen beherrschte. Um das erforderliche Gleichgewicht der Säfte wiederherzustellen, wurden zumeist Brech-, Abführ-, Harn- oder schweißtreibende Mittel verabreicht. Da Dosis und Wirkungsmechanismus fast immer unbekannt waren, blieben therapeutische Erfolge *„in höchstem Maße ungewiß und zufällig"*[7]. Der Medizinhistoriker F. G. Garrison charakterisierte dies folgendermaßen: *„Bis zum 17. Jahrhundert hatte sich der Arzt zu einem sterilen Pedanten und Laffen entwickelt, einem Schurken mit langer Robe, großer Perücke und quadratischem Barett, aufgeblasen und verächtlich, der aus seinem Latein eine eitle Schau machte, anstatt zu studieren und sich um seine Patienten zu kümmern, die er mit langen Tiraden über fachlichen Blödsinn einzuschüchtern versuchte, womit er aber nur seine Unkenntnis über ihre Krankheiten vertuschte."*[8] Im Volksmund bezeichnete man sie daher oft abschätzig als *„Maulärzte"* oder *„Buchärzte"*, die ihr Wissen nicht in der Praxis, sondern aus Büchern erworben hatten. Dies stand allerdings im Gegensatz zu ihrem Ansehen, das sie in höheren Kreisen der Gesellschaft genossen, wo sie als Mitglieder der gelehrten Welt und als Würdenträger geschätzt wurden.[9] Ihre Anzahl war vergleichsweise gering und hätte zur Versorgung der Bevölkerung, besonders außerhalb der größeren Städte, keinesfalls ausgereicht. Lediglich in den wenigen bevölkerungsreichen Städten und in den Universitätsstädten gab es mehrere akademisch gebildete Ärzte. Insgesamt kann man, von regionalen Differenzen abgesehen, davon ausgehen, dass am Beginn des 18. Jahrhunderts auf über 10 000 Einwohner nur ein akademisch gebildeter Arzt kam, dessen Sitz zumeist die Amts- oder Residenzstadt war.

Etwas außerhalb der Reihe der übrigen Medizinalpersonen standen die Apotheker, da sie vom Gesetz her nicht mit persönlichen Dienstleistungen, sondern mit der Herstellung und Verteilung von Heilmitteln in die medizinische Versorgung der Bevölkerung einbezogen waren.[10] In einer Zeit ohne pharmazeutische Großindustrie erforderte diese Tätigkeit einen hohen Zeitaufwand und war nicht immer ausreichend zur Sicherung des Lebensunterhaltes des Apothekers, so dass es eine weit verbreitete Praxis wurde, Handel mit Spezereien, Farben und Alkohol zu treiben. Der Beruf wurde als eine Art Handwerk betrieben, war aber fast überall nicht zünftig organisiert. Damit stehen die Apotheker zwischen den akademischen Ärzten und den überwiegend zünftig organisierten Chirurgen, auf die wir nun ausführlicher eingehen wollen, da Eisenbarth Chirurg war und die Stellung der Hebammen in diesem System für unser Thema unbedeutend ist.

Im 17. und 18. Jahrhundert lag das Messer nur selten in der Hand eines studierten Arztes. Krankheiten und Gebrechen, vor allem Wunden und Verletzungen, die eine Behandlung mit Hilfe der Hände erforderten, fielen in das Ressort der Chirurgen oder Wundärzte. Diese stellten auch die zahlenmäßig größte Gruppe der Heilpersonen, waren in sich selbst aber sehr inhomogen und regional unterschiedlich gegliedert. Dabei lassen sich drei grundsätzlich unterschiedliche Behandlungssituationen unterscheiden:

- Erstens die *Humoralchirurgie:* ein Balanceakt mit dem Messer. Wie bereits erwähnt, basierte die Medizin bis ins 18. Jahrhundert auf der Vier-Säfte-Lehre. Kam die Mischung der Säfte ins Ungleichgewicht, erkrankte der Mensch. Das Messer des Wundarztes wurde dann benötigt, um einen Abfluss für aufgestaute oder verdorbene Säfte zu schaffen, deren sich der Körper selbst nicht, oder nicht ausreichend, entledigen konnte. Das bekannteste dieser „ausleitenden Verfahren“ war der Aderlass.

- Zweitens die *Akutchirurgie*: der schnelle Griff zum Messer. Die chirurgischen Notfälle dieser Zeit waren meist die Folge äußerer Gewalteinwirkung. Verletzungen durch Waffen, Knochenbrüche, aber auch Abszesse gehörten zu den Problemen, die ein rasches Handeln des Wundarztes erforderten.
- Drittens die *Spezialchirurgie*: der lange Weg zum Messer. Am Übergang vom 17. zum 18. Jahrhundert waren für eine Reihe von Leiden ausgeklügelte Spezialoperationen bekannt, so für den Leistenbruch, den Blasenstein oder den „Grauen Star". Diese Eingriffe waren schmerzhaft und riskant. Wenn ein Kranker sich dennoch zur Operation durchrang, hatte er zumeist schon einen jahrelangen Leidensweg und zahlreiche erfolglose medikamentöse Behandlungen hinter sich. Seine letzte Hoffnung war nun das Messer. Da die Zeit aber nicht sehr drängte, konnten diese Patienten abwarten, bis ein Wanderarzt in ihre Gegend kam, der sich auf derart schwierige Operationen spezialisiert hatte und das notwendige Instrumentarium mit sich führte.

Diese drei unterschiedlichen Behandlungsgruppen erklären auch die Vielgestaltigkeit der Fraktion der Wundärzte. Auch wenn die Bezeichnung *„Wundarzt"* das Wort *„Arzt"* enthält, ist es dennoch falsch, die Chirurgen als einen Teil der Ärzteschaft anzusehen. Vielmehr waren sie in ihrer Mehrzahl ortsansässige Handwerker und entsprechend organisiert und reglementiert. Prinzipiell sind hier zwei Gruppen zu unterscheiden, die Chirurgen 1. Klasse oder Barbiere und die Chirurgen 2. Klasse oder Bader. Beide Gruppen wurden häufig noch in drei Unterklassen aufgeteilt. Entsprechend eng umschrieben war das jeweilige Betätigungsfeld. Der Unterschied zwischen den Barbieren und den Badern beruhte darauf, dass jene die eigentlichen Chirurgen waren, diese aber Badstuben hielten und dabei nur die minder bedeutenden chirurgischen Operationen wie Aderlass und Schröpfen ausüben durften. Ergänzt wurde dieses Spektrum noch durch die „unzünftigen" Chirurgen, wie die Leib- und Hofchirurgen, die Feldschere und besonders durch die landfahrenden chirurgischen Spezialisten, die „Wanderärzte", die aber wieder durch lokale Genehmigungen oder „Privilegien" in das geregelte System eingegliedert wurden. Leider besitzen wir im Vergleich zu anderen Ländern über die deutschen Barbierchirurgen des 17. und

18. Jahrhunderts insgesamt nur sehr mangelhafte Kenntnisse, wenn wir von vereinzelten Autobiographien und den Lebensläufen der brandenburg-preußischen Militärchirurgen absehen.[11]

Hinzu kamen neben den Hebammen noch andere Berufsgruppen, die als Heiler tätig waren. So waren die heilenden „Scharfrichter" oder „Henker" bis ins 18. Jahrhundert keine Seltenheit und von der Bevölkerung und der Obrigkeit geschätzt. Dies hatte zwei Gründe. Erstens erwarben sie sich durch ihre Tätigkeit bei der Durchführung der Folter und den verschiedenen Formen der Leibes- und Todesstrafen Kenntnisse vom Bau und den Funktionen des menschlichen Körpers. Weiter waren sie gehalten, ihre Opfer nach der Folter oder Verstümmelung wundärztlich zu behandeln und den Umständen entsprechend wiederherzustellen. Viele von ihnen konnten es, was ihre anatomischen Kenntnisse und ihr chirurgisches Geschick anging, mit den zünftigen Wundärzten durchaus aufnehmen. Ähnlich verhielt es sich mit den „Abdeckern" oder „Schindern". Da sie ständig kranke oder tote Tiere untersuchten und zerlegten, brauchten und besaßen sie Kenntnisse über Krankheitszeichen und -zustände, die sie auch erfolgreich zur Behandlung menschlicher Erkrankungen anwendeten.

Die Berufsausübung in wechselnden Orten war für bestimmte Berufszweige in dieser Zeit nichts Ungewöhnliches. Auch die Wanderärzte suchten ihre „Kundschaft" in den verschiedenen Städten und dort vor allem im Rahmen der regelmäßig stattfindenden Märkte und Messen, die auch die Landbevölkerung aus dem Umkreis in die Stadt zogen. Allerdings müssen wir uns die frühneuzeitliche Stadtstruktur deutlich anders vorstellen, als wir sie heute kennen. Zwar lebte zu dieser Zeit bereits fast ein Viertel der deutschen Bevölkerung in Städten oder stadtähnlichen Siedlungen. Vom äußeren Erscheinungsbild her sind aber die Übergänge vom Dorf zur Stadt fließend. Typisches Charakteristikum einer Stadt war bis ins 18. Jahrhundert hinein die Ummauerung. Die meisten deutschen Städte existierten schon im Mittelalter und hielten ihre Einwohnerzahl weitgehend konstant. Die Verluste durch den Dreißigjährigen Krieg waren bis 1700 weitgehend ausgeglichen. Im alten Deutschen Reich gab es knapp 5000 Städte, von denen nur etwa ein Prozent zu den „Großstädten" mit mehr als 10000 Einwohnern zählten, während zehn Prozent zu den Mittelstädten mit 4000 bis 10000 Einwohnern gehörten und die überwiegende Masse der Städte nach unseren Maßstäben mit 1000 bis 4000 Einwohnern relativ klein war. Dies entsprach weitgehend den europäischen Verhältnissen.[12] Man kann diese Städte politisch unterscheiden nach Freien Reichsstädten, Landstädten und Residenzstädten. Wichtiger aber war ihre ökonomische Gliederung. Die Masse machten die sogenannten kleinen Ackerbürgerstädte aus, deren Wirtschaft ländlich geprägt war. Sie unterschieden sich von den sogenannten Marktstädten. Dies sind Städte, die im Mittelpunkt eines ausgedehnten agrarischen Umlandes lagen, Etappenorte an bedeutenden Handelsstraßen darstellten und durch ihre Jahr- und Wochenmärkte vermögend und anziehend auch für unsere Wanderärzte waren. Vor diesem Hintergrund müssen wir die Reiserouten von Eisenbarth und seinen Berufskollegen in der Folgezeit sehen.

Dabei darf man aber nicht übersehen, dass die Mehrheit der Bevölkerung, die noch zu knapp 80 Prozent auf dem Lande lebte, ihre Leiden ohne die Hilfe der offiziellen Medizin ertrug. Selbst in den Städten war die Versorgung mit Arzneimitteln im Krankheitsfall in erster Linie eine Selbstbehandlung. Der Kranke, gezwungen, sich selber zu kurieren oder sich von anderen Laien helfen zu lassen, hatte zwar Zugang zu den reisenden Ärzten auf dem Marktplatz, zu einer ausgedehnten Werbung für Arzneimittel oder zu einer stark differenzierten Form der Volksarzneikunde für den „gemeinen Mann“, kaum aber zu Medikamenten aus der Apotheke, für die eine ärztliche Verordnung erforderlich war. So hatte sich vereinfacht gesprochen im Verlauf des 17. Jahrhunderts ein Dreiklassensystem der medizinischen Versorgung herausgebildet. Die Adligen und die wohlhabenden städtischen Bürger, wohl weniger als ein Zehntel der Gesamtbevölkerung, waren alleine imstande, die Hilfe der akademischen Ärzte, was immer sie auch tatsächlich bewirken mochten, in Anspruch zu nehmen. Etwa zwei weitere Zehntel der Bevölkerung, besitzende Stadtbewohner und Großbauern, die „Hausväter“ also, behalfen sich primär mit Hausarzneibüchern und Wundärzten der verschiedenen Kategorien. Mehr als zwei Drittel der Bevölkerung war im Krankheitsfall vor allem auf die „Volksmedizin“ angewiesen. In diesem traditionellen Gesundheitswesen nahmen somit die handwerklichen Praktiker, zu denen ja auch die Wanderärzte und somit auch unser Johann Andreas Eisenbarth, gehörten, obgleich nur auf dem dritten Platz der offiziellen Hierarchie, doch die zentrale Stellung in der medizinischen Versorgung ein. Zu ihnen und ihren Medikamenten hatten alle Schichten der Bevölkerung ohne die kostspielige Vermittlung der akademischen Ärzte Zugang.

In den aufstrebenden Städten der Frühen Neuzeit, in denen das bürgerliche Leben gedieh und die mit ihren Medizinalverwaltungen etwas Ordnung in das mittelalterliche Medizinchaos brachten, wurde die Aufgabenzuteilung für die Stadtwundärzte stetig konkretisiert. An der allgemein hochmütigen Haltung der studierten Ärzte änderte sich allerdings nur wenig, wenngleich die Zusammenarbeit in der Praxis recht gut funktionierte. Auch wenn sich die medizinische Hierarchie kompliziert darstellt, so regelten doch in der Praxis Angebot und Nachfrage die Aufgabenteilung und in weiten Gebieten übernahmen die Wundärzte die allgemeine medizinische Versorgung. Die spezielle Versorgung bei komplizierteren Eingriffen, wie beispielsweise dem Stein- und Bruchschnitt oder dem Starstich, wurde in der Mehrzahl von den spezialisierten Wanderärzten übernommen. Diese wohl heterogenste Heilergruppe wurde von allen Bevölkerungsschichten in Anspruch genommen, vom Fürstenpalast bis zum Kleinbauern.

Aber wie war es um die Entwicklung der Chirurgie zu dieser Zeit bestellt? Im Mittelalter hatte die Chirurgie nur wenige Fortschritte zu verzeichnen. Vor allem der Beschluss des Vierten Laterankonzils unter Papst Innozenz III. (1161–1216) im Jahre 1215, der den Mönchen die chirurgische Tätigkeit verbot, da ein Kleriker kein Blut vergießen dürfe, führte zum Niedergang der Chirurgie. Da diese nun auch aus den sich vor allem aus kirchlichen Lehranstalten entwickelnden Universitäten verbannt wurde, ist sie endgültig auf Handwerksniveau gedrückt worden. Es hieß „Inhonestum magistrum in medicina manu operari", zu Deutsch „für den Arzt ist es unehrenhaft, chirurgische Eingriffe vorzunehmen".

Die „nachweisbare" Geschichte der Chirurgie oder „Wundarzneikunst", wie sie jetzt vielfach genannt wurde, begann mit der Verschriftlichung und Literarisierung des bis dahin vom Lehrer auf den Schüler, oft vom Vater auf den Sohn, nur mündlich tradierten oder exemplarisch vorgeführten Wissens über die Handwirkung des Arztes.[13] Zentrale Bedeutung in den frühen Chirurgischen „Fachbüchern" nahm die graphische Umsetzung des Wissens ein, der sogenannte „Wundenmann“ (Abb. 1, S. 27) basierte noch nicht auf wirklich anatomischen Kenntnissen. Die Verschriftlichung wundärztlichen Wissens überbrückte den Abgrund zwischen den Kulturwelten der gelehrten und der praktischen Ärzte und stellte somit zwischen den verschiedenen Heilern eine einheitliche Verständigungsbasis her. Schon im ausgehenden Mittelalter wurde staatlicherseits versucht, durch gesetzliche Vorgaben regulierend in das unübersichtliche Gebiet der medizinisch tätigen Personen einzugreifen. Die ersten bekannten Medizinalordnungen stammen aus dem 13. Jahrhundert. Die bekanntesten derartigen Bestimmungen sind im *„liber Augustalis“* des Kaisers Friedrich II. (1194–1250) enthalten. Im Wesentlichen werden darin neben den Vorschriften für die akademischen Ärzte die Ausbildung und Kompetenz der Wundärzte und der anderen Heilpersonen geregelt. Die gleichen Themen finden sich in den nachfolgenden Jahrhunderten in den von den einzelnen Städten und Ländern erlassenen Medizinalordnungen wieder, die an der Grundsituation bis ins 18. Jahrhundert aber nur wenig änderten. In Preußen wurde erst aufgrund der am 8. Oktober 1852 erlassenen Zusätze zum Gesetz vom 1. Dezember 1825 die Ausbildung der Ärzte vereinheitlicht und damit die Trennung von akademischer Medizin und Chirurgie aufgehoben.

So lange Zeit lag es wie ein unheilvolles Verhängnis über der Tätigkeit der Chirurgen, dass dabei zumeist nicht einmal die primitivsten Regeln der Reinlichkeit Beachtung fanden. Dass die Hippokratische Schule die chirurgischen Instrumente vor dem Eingriff mit abgekochten Wasser wusch, dass im Talmud der Satz stand: „Du sollst die Wunde nicht berühren, denn die Hand macht Entzündung“, dass italienische Chirurgen in der Frühen Neuzeit schon Reinlichkeit bei operativer Tätigkeit forderten, dies alles wurde wieder vergessen und noch zu Zeiten der großen Operateure des 19. Jahrhunderts zog der Chirurg zur Operation einen Rock an, der von eingetrocknetem Blut starrte.[14]

Die „Entdeckung des Menschen“ im 16. Jahrhundert nahm ihren Anfang nicht im Bereich der Medizin, wo an den Universität der Lehrer noch auf dem Katheder aus der „Anatomie“ des Galen vorlas und der Prosektor den Lehrtext an der Leiche zu bestätigen hatte, sondern in der bildenden Kunst. Renaissance-Künstler wie Leonardo da Vinci (1452–1519) entdeckten den menschlichen Körper neu.[15] Andreas Vesalius (1514–1564) war einer der ersten Anatomen, die vom „Lehrstuhl" herunterstiegen, um selbst das Seziermesser in die Hand zu nehmen. Sein Werk „De humani corporis fabrica" von 1543 hat zwar die Entwicklung zur modernen Medizin in Bewegung gesetzt, aber keineswegs wurde die praktische Medizin durch dieses Buch reformiert, ja, sie ist von ihm nicht einmal spürbar berührt worden. Allerdings begann man sich vor allem am Übergang vom 17. zum 18. Jahrhundert zunehmend von der Humoralpathologie zu lösen und versuchte neue, mit den vorhandenen Erkenntnissen kombinierbare Erklärungen für die Lebensabläufe und ihre Störungen zu finden. Nach Galileo Galilei (1564–1642) und René Descartes (1596–1650) überwog auch in der Medizin das Rechnen, Messen und Experimentieren. William Harvey (1578–1657) löste auf diese Weise das Problem des Blutkreislaufes im Körper, die frühen Mikroskopiker beschrieben eine bisher unbekannte Welt der Formzusammenhänge. Es entstand die Verdauungs- und Atmungsphysiologie, man beobachtete die roten und weißen Blutkörperchen, beschrieb das Lymphsystem und die Drüsen. Die dominierenden Wissenschaften Physik und Chemie verführten dazu, die vielen Erkenntnisse in neuen Systemen zusammenzufassen. Es entstanden die verschiedensten Denkrichtungen, die sich teilweise heftig bekämpften. Die *„empirische Medizin"* stützte sich vor allem auf die Beobachtungen am Krankenbett. Ihr bedeutendster Vertreter war der englische Arzt Thomas Sydenham (1624–1689). Zunehmend mehr bedeutende medizinische Denker waren aber bemüht, auf der Basis einer vertieften Naturerkenntnis in der Anatomie, Mikroskopie, Physiologie (der Blutkreislauf war gerade entdeckt worden), neue und bessere Konzepte zu ersinnen, um ihre Indikation nicht alleine auf die Krankenbettbeobachtungen stützen zu müssen. So entstanden verschiedene Richtungen, die ausgehend vom griechischen Wort für Arzt immer mit „Iatro" begannen. Die *„Iatrophysik"* bezeichnet im 17. Jahrhundert eine medizinische Lehre, nach der die Lebensvorgänge und die krankhaften Veränderungen im Organismus, im Gegensatz zur Lehre der „Iatrochemie", physikalisch und mechanisch bedingt sind. Eine Weiterentwicklung stellt die *„Iatromechanik"* dar, deren Hauptvertreter der schon mehrfach erwähnte Friedrich Hoffmann und der bedeutende Leydener Professor Herman Boerhaave waren. Ihr entgegen stand mit der

„*Iatrochemie*" ein Konzept, das den stofflichen Eigenschaften, der stofflichen Zusammensetzung und den Umwandlungen von Stoffen im Organismus und seiner chemischen Beeinflussbarkeit die entscheidende Rolle für Gesundheit, Krankheit und Heilung zuschrieb.[16] Ihr Begründer war Paracelsus (1493–1541), ihr bedeutendster Vertreter der neben Hoffmann ebenfalls in Halle wirkende Georg Ernst Stahl. Diese Konzepte zeigen die Versuche auf, die naturwissenschaftlichen Erkenntnisse der letzten beiden Jahrhunderte auf die Medizin zu übertragen. Diese verwirrende Vielfalt von medizinischen Systemen oder Strömungen versuchten sich gegenseitig zu durchdringen und zu beeinflussen. Kaum eine Richtung bestand isoliert für sich allein, kaum ein Arzt kann mit Sicherheit nur einer einzigen zugeordnet werden. Leider blieben die praktischen Folgen aus. Die Theorie begann sich auf wissenschaftliche Weise zu entwickeln, die Therapie blieb im Wesentlichen aber davon unberührt.

Treffend schildert Wilhelm Stricker (1815–1891) den Arzt des ausgehenden 17. und beginnenden 18. Jahrhunderts, also zum Tätigkeitszeitpunkt von J. A. Eisenbarth: „*Er war seiner großen Mehrzahl nach in den klassischen Sprachen wohlerfahren, ein in mancherlei Kuriositäten wohlbelesener Mann, der mit höchster Verachtung jeder Handanlegung in feierlichem Gewande und auch in der Scheu jedes Blutes einem Priester glich.*"[17] Tatsächlich bediente sich der gelehrte Medicus in allem, was zur Krankenpflege gehörte, der Hilfe des Apothekers oder des Wundarztes, so dass man damals mit Recht sagte, die rechte Hand des Arztes sei der Apotheker, die linke der Wundarzt. Aus einer Studie über Chirurgenfamilien des 18. Jahrhunderts geht hervor, dass die Handwerkschirurgen in der Kenntnis der einschlägigen Arzneimitteltherapie den akademisch gebildeten Ärzten nicht nachstanden und durchaus auf der Höhe ihrer Zeit waren, die innere Medizin sogar den ersten Platz ihres therapeutischen Handelns einnahm.[18]

Das medikamentöse Behandlungsspektrum war aber insgesamt weiter deutlich eingeschränkt. Daher standen der Aderlass und das Schröpfen entsprechend der humoralpathologischen Grundauffassung noch immer im Zentrum der Therapie. Darüber hinaus entging zu diesen Zeiten keiner, der über Leibschmerzen klagte, einem Klistier. Selbst Könige und Königinnen unterwarfen sich dieser „unfehl-

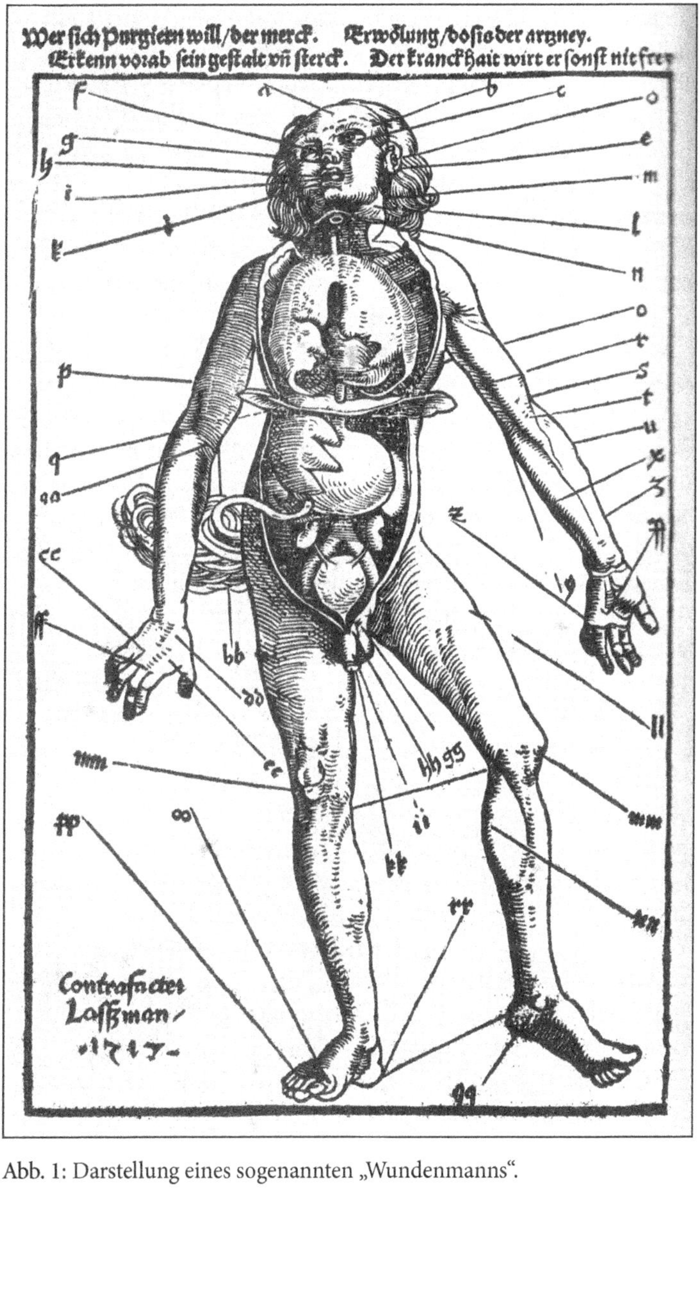

Abb. 1: Darstellung eines sogenannten „Wundenmanns“.

baren" Behandlung. Häufig gebraucht wurde anstelle eines Klistiers auch ein Absud aus Rhabarber, Kassia und levantinischen Sennesblättern, dem „Rosenhonig" beigefügt wurde und dessen abführende Wirkung jener der Klistiere in nichts nachstand. Rhabarber, diese von den Kreuzfahrern in Europa eingeführte Pflanze, ist schon seit dem Mittelalter äußerst weit verbreitet. Doch zu Beginn der Epoche der Aufklärung gelangte er selbst in höchsten Gesellschaftskreisen zu unerwartetem Erfolg, wahrscheinlich eine Reaktion auf das herrschende Misstrauen gegenüber der Ärzteschaft, die bei allen Erkrankungen auf Klistiere und Aderlässe schworen.

In der Folgezeit aber kam es im Rahmen der zunehmenden Kritik an den antiken Autoritäten der Medizin und den neuen anatomischen Erkenntnissen auch für die Chirurgie, wie sie durch die Handwerkschirurgen repräsentiert wurde, vielerorts zu einer langsamen Aufwertung. Vor allem die zahlreichen militärischen Auseinandersetzungen dieser Zeit mit immer umfangreicheren Heeren förderten die chirurgischen Kenntnisse. Für die tägliche Praxis führte dies vor allem zu einer zahlenmäßigen Zunahme der Wundärzte, weniger zur Veränderung des therapeutischen Spektrums. Noch 1738 vertrat der bereits erwähnte bekannte Hallenser Universitätsprofessor Friedrich Hoffmann in seinem *„Medicus politicus"* die Auffassung: *„Der Medicus soll nicht schneiden, brennen, noch Pflaster auflegen, weil es wider die Würde eines medici rationalis ist."*[19]

Aus medizinhistorischer Sicht wäre nichts irreführender als das Bild des unüberlegt messerschwingenden Chirurgen. Nicht nur unzureichende anatomische Kenntnisse, sondern vor allem das Fehlen einer Narkosemöglichkeit[20] verhinderten umfangreichere operative Eingriffe. Neben der äußerlichen Behandlung versuchten die Chirurgen bis ins 19. Jahrhundert hinein den Schmerz mit den Säften von Opium, Bilsenkraut, Schierling, wildem Efeu, Hanf und Mandragora zu betäuben, die sie teils in Getränken verabreichten, teils in Form der mit Drogenaufgüssen getränkten „Schlafschwämme" als schmerzstillend auf die Schleimhäute legten, ohne doch den für eine ruhige Operation erforderlichen Tiefschlaf zu erreichen. Obwohl seit dem Altertum wohl bekannt und häufig geübt, wie aus zahlreichen Zeugnissen von Laien, Dichtern, Ärzten und den Autoren der Arznei- und Kräuterbücher hervorgeht,[21] scheinen die „Schlafschwämme" in der Frühen Neuzeit außer Gebrauch gekommen zu sein, da bereits so bekannte Verfasser chirurgischer Lehrbücher wie Hieronymus Brunschwig (1450–1512), Hans von Gersdorff (um 1455–1529) und Fabricius Hildanus (1560–1634) sie als zu gefährlich verworfen haben. Das bedeutet, dass zur Wirkungszeit von Eisenbarth der wohltuendste Zustand, in dem sich ein zu operierender Patient befinden konnte, die Ohnmacht darstellte, aus der er vielleicht eher erwachte als nach einer Überdosis von Schlafmitteln, die in keiner Weise standardisiert werden konnten und entsprechend riskant waren.

Das 18. Jahrhundert, anfänglich von Aufklärung und Absolutismus getragen, war angetreten, *„Utilia ins Werk zu setzen“*, also Nutzen zu bringen zur *„Glückseeligkeit des Menschheitsgeschlechts“*, wie es Gottfried F. Leibniz (1646–1716) formulierte. Aber es konnte für die allgemeine medizinische Situation nur begrenzte Wirkung hervorbringen. Die weiterbestehende Bindung der Chirurgie an das mittelalterliche Zunftwesen behinderte deren Entwicklung nachhaltig. Die Trennung der Heilkunde in eine „gelehrte“ Innere Medizin und eine „praktische“ Chirurgie wurde nun zunehmend als Missstand empfunden. Dem Beispiel von England und Frankreich folgend wurde daher nun auch in Deutschland begonnen, die Ausbildung der Chirurgen in von Universitäten unabhängigen staatlichen Einrichtungen durchzuführen. Hier sollten vor allem die zahlreich erforderlichen Militärchirurgen ausgebildet werden. So gründete beispielsweise Friedrich Wilhelm I. (1688–1740) im Jahre 1724 in Berlin das „Collegium medico-chirurgicum“. Die an derartigen Einrichtungen Ausgebildeten waren im besten Falle Praktiker der Chirurgie und Medizin, sogenannte „Routiniers“. Brauchbare Kenntnisse, praktischer Nutzen, dies waren die Forderungen des 18. Jahrhunderts. Und der medizinisch-chirurgische Routinier, der ihnen entsprach, begann eben deswegen eine in jener Zeit durchaus diskutable Alternative zum universitär ausgebildeten Medicus und zum handwerklichen Wundarzt darzustellen.[22] Hinzu kam, dass zu Beginn des 18. Jahrhunderts europaweit die ersten staatlich finanzierten Hospitäler errichtet wurden, in denen die soziale Versorgung der Bedürftigen aller Art zunehmend von der qualifizierten medizinischen Betreuung der Kranken verdrängt wurde. Diese neuen Krankenhäuser zeichneten sich durch eine gezielte Integration der Chirurgie aus, besaßen sie doch alle bereits besondere Räume für chirurgische Eingriffe. Ein typisches Beispiel hierfür ist die Berliner Charité,[23] die im Todesjahr von Eisenbarth eröffnet wurde.

Wer am Übergang vom 17. zum 18. Jahrhundert krank war, befand sich noch in der gleichen Not und im gleichen Ausgeliefertsein an die Zufälligkeit von Hilfe wie in den Jahrhunderten zuvor. Eine Heilkunde, der man sich vertrauensvoll anvertrauen konnte, war noch nicht in Sicht. Dazu waren die „akademischen Ärzte" und die Wissenschaften, mit Ausnahme der Chirurgen, den „eigentlichen Therapeuten", wie sie der große Medizinhistoriker Henry E. Sigerist (1891–1957) genannt hat, zu weit von der Krankheitsrealität entfernt.

In dieses historische Umfeld, das gleichzeitig den Höhepunkt und das Ende der hochspezialisierten Wanderärzte darstellte,[24] ist das Leben und Wirken von Eisenbarth einzuordnen, dem wir uns nun zuwenden wollen.

2. Der erste Lebensabschnitt

2.1. Genealogie des Namens und der Familie Eisenbarth

Die Familie Eisenbarth war zum Zeitpunkt der Geburt von Johann Andreas erst kurz in Oberviechtach ansässig. Ihre Wurzeln hatten die Eisenbarths in Süddeutschland. Um die genealogische Eisenbarth-Forschung haben sich besonders Josef Wopper aus Weiden und Wilhelm Reulein aus Dinkelsbühl sowie Paul Edel verdient gemacht.[25] Der Name Eisenbarth lässt sich bis in das achte Jahrhundert zurückverfolgen. Etymologisch wird er als „*Eisenaxt*" oder „*Eisenglanz*" gedeutet, seine Schreibweise änderte sich im Laufe der Zeit und war auch bei Johann Andreas am Beginn des 18. Jahrhunderts noch nicht festgelegt. Der Familienname ist bis heute noch in manchen Regionen, nicht nur in Deutschland, verbreitet.

Der Sage nach soll ein Graf *Isenbard* ein Halbschwager Karls des Großen gewesen sein. In Quellen fassbar wird um 770 erstmals ein *Isanbard* im Thurgau, in der heutigen Schweiz. 822 erscheint ein *Isanphad* als Zeuge in einem Gerichtsverfahren in Salzburg. Nachweislich kämpfte ein italienischer *Isambart* 872 auf Seiten der Sarazenen und 1019 ein *Eisenbart* auf einem Turnier in Trier. Aventins bairische Chronik erwähnt einen Welfen namens *Eisenbard*. Eine bekannte Mailänder Familie führte den Namen *Isimbardi*. Ein *Isembart von Broyes* war 1033–1062 Bischof von Orléans. In den Jahren 1090 bis 1094 war ein *Ysembard* Abt in Ellwangen bei Aalen. Ist hier vielleicht der Ausgangspunkt der Familie von Johann Andreas zu suchen? Einhundert Jahre später war ein *Isanbard* Mönch im Zisterzienserkloster Himmerod in der Eifel und wurde später als Heiliger verehrt.

Bis zum 13. Jahrhundert war der Name Isanbart = Eisenbarth allerdings nur als Vorname gebräuchlich, Familiennamen gab es bei der Bevölkerung noch nicht. Man half sich mit Beinamen oder Erklärungen wie beispielsweise Isanbert von … (es folgte der Ortsname oder der Name seines Hauses), oder man verwendete einen Zusatz wie Isanbertssohn. Als aber im 13. und 14. Jahrhundert die Bevölkerung immer zahlreicher wurde, entwickelten sich zur besseren Unterscheidung der einzelnen Sippen die Familiennamen, wie wir sie heute kennen. Häufig wurden dabei die bisher gebräuchlichen Namen zu Familiennamen, die bei der Sippe blieben und im Mannesstamm vererbt wurden. So taucht 1294 erstmals ein Heinrich Ysibart in Speyer auf. In der Folgezeit sind die Namensvarianten gehäuft in den Bischofsstädten Speyer und Trier nachweisbar. So war ein Geistlicher *Johannes Conradus Isinbardus* Notar der Kurie. Eine Nähe zur Kirche ist nicht zu übersehen. 1431 ist der Mönch *Isambart* in Rouen Anhänger der Jeanne d'Arc.

In der Mitte des 16. Jahrhunderts wird in der Zimmerischen Chronik[26] ein Burgvogt Wolf Eisenbart auf dem Falkenstein an der Donau bei Sigmaringen erwähnt, der wegen einer Liebschaft mit Barbara von Bubenhofen, der Schwester seines Herrn, auf der Schalksburg bei Balingen gefangengesetzt wurde. Er kam vermutlich bei einem Fluchtversuch ums Leben. Das Verlies erhielt danach im Volksmund den Namen „Eisenbartsturm". Dieser Wolf Eisenbart hatte nachweislich drei Söhne. Möglicherweise gehört Johann Andreas Eisenbarth zur Nachkommenschaft eines dieser Söhne.

Der Name Eisenbarth wird in Aalen mit dem im Jahre 1380 geborenen Seytz Eisenbarth erstmals urkundlich greifbar. Einhundert Jahre später ist die Familie in das nicht weit entfernte Unterkochen umgezogen. Die gesicherte Ahnenreihe lässt sich von Johann Andreas noch etwa 80 Jahre zurückverfolgen bis zu seinem 1588 hier geborenen Großvater Wilhelm, auf den ich noch näher eingehen werde.

Während sich die Spuren der Familie von Matthias, dem jüngsten Sohn von Wilhelm, mit dem Tod unseres Johann Andreas verlieren, ist die Familie von Michael, dem ältesten Sohn von Wilhelm, noch bis heute nachweisbar. Sein Sohn Georg, geboren 1660, wurde Schmied in Fremdlingen. Sein Sohn Leonhard wiederum wurde Bauer in Herblingen, wo sich die Spuren der männlichen Familie Anfang des 19. Jahrhunderts verlieren. Zuvor heiratete Josefina Margaretha (1798–1839) in Burgheim Andreas Reichl (1795–1860). Deren Sohn Johann (1821–1908) wanderte Mitte des 19. Jahrhunderts, vielleicht in Folge der gescheiterten Revolution von 1848/49 oder aus materiellen Gründen, in die USA aus, wo die Familie noch heute in Wisconsin nachweisbar ist.

2.2. Wundärztliche Traditionen in der Familie

Eisenbarth betont 1692 in seinem Dresdner Privilegierungsantrag, dass er die Wundarzneikunst erlernt habe durch die Hilfe seines Vaters, dessen Vorfahren bereits Oculisten, Bruch- und Steinschneider gewesen seien. Deutlich erkennbar wird hier der Stolz auf eine lange Familientradition. Im wanderärztlichen Zusammenhang wird der Name Eisenbarth erstmals am 14. Mai 1574 in Köln greifbar, wo das Geleitsgesuch des fahrenden Arztes Johann Eisenbartt abgelehnt wurde.[27] Schon anhand des Vornamens kann es sich hier möglicherweise um einen Vorfahren unseres Johann Andreas handeln, eventuell um seinen Urgroßvater. Sein Vater könnte der 1510 in Unterkochen geborene Michael Eisenbarth, ein Nachfahre des bereits erwähnten Seytz Eisenbarth, gewesen sein, was die Namenstradition belegen würde. 1588 jedenfalls wurde vermutlich in Unterkochen Wilhelm Eisenbarth (1588–1646), der Großvater von Johann Andreas, geboren. Er zog um 1612 nach Dinkelsbühl und heiratete hier ein Jahr später die 1581 geborene Maria Pfisterer aus Seidelsdorf. In den Ratsprotokollen der freien Reichsstadt wird er als Spitalknecht bezeichnet. Unter einem derartigen Spital darf man aber kein Krankenhaus im heutigen Sinne verstehen. Vielmehr handelte es sich hier um eine städtische Pflegeeinrichtung für Alte und Arme, in die auch gelegentlich Kranke aufgenommen wurden. Aus den Pflegebüchern geht hervor, dass Eisenbarth auch als „*Sauschneider*" und „*Kastrierer*" tätig war. In dieser Funktion erlangte er beim Zerlegen von Tieren anatomische Kenntnisse. Es ist vorstellbar, dass er auch an Menschen chirurgisch aktiv war, eine wie schon erläutert für die Zeit nicht untypische Tätigkeitskombination. Einer seiner Söhne gibt später an, dass sein Vater Chirurg in Dinkelsbühl gewesen sei. Der Großvater von Johann Andreas muss es auf jeden Fall zu einem ansehnlichen Vermögen gebracht haben, das es ihm erlaubte, das Bürgerrecht und ein Haus zu erwerben. Am 27. März 1626 findet sich in den Ratsprotokollen folgender Eintrag: „*Wilhelm Eysenbart, 14 Jahr des Hospitals Knecht, bittet um das Bürgerrecht. Gegen Erlegung 42 Gulden aufgenommen! Hellebarten und Sturmhuet.*" Nach Zahlung dieser nicht unbeträchtlichen Summe wurde der Neubürger somit sofort in die Verteidigung der Stadt einbezogen. Die Familie Eisenbarth hatte acht Kinder. Der älteste, 1613 geborene Michael war später ebenfalls wundärztlich unter anderem in Aalen und Fremdingen tätig. Als achtes und letztes Kind wurde dann am 16. Februar 1627 Matthias, der Vater von Johann Andreas, geboren. Knapp zwanzig Jahre später verstarb dann Wilhelm Eisenbarth am 2. Juli 1646. Seine Frau überlebte ihn nach Angaben des Dinkelsbühler Sterbebuches nur um fünf Tage. Diese dicht beieinanderliegenden Sterbedaten der Eheleute könnten Folge der letzten Kriegsereignisse des Dreißigjährigen Krieges oder einer Seuche sein. Der jüngste Sohn hatte zu dieser Zeit bereits eine ordentliche chirurgische Ausbildung erhalten und übte dann den Beruf eines Wanderarztes aus.

2.3. Kindheit

Widersprüchlich wie vieles an der Person von Johann Andreas Eisenbarth sind bereits die Angaben zu seiner Geburt. Er selbst nennt die verschiedensten Orte und Daten. So schreibt er 1686, er sei in *„Viechtach, 3 meilen vor Regenspurg“* geboren. Im gleichen Jahr heißt es im Altenburger Prüfungsbeleg, er sei *„von Ober Viechte bay Straubingen in der Pfalz gelegen, bürtig“*. Aber auch Regensburg und sogar Magdeburg erscheinen als Geburtsorte.

Ein gleiches Verwirrspiel betrifft die Festlegung des Geburtsjahres. Auf seinem Grabstein in Hannoversch-Münden steht: *„Gebohrn anno 1661“*. Zwei Kupferstiche hingegen lassen auf andere Geburtsjahre schließen. Während M. Bernigeroth ihn 1697 im Alter von *„35 Jahren“* porträtierte, wird er auf dem Stich von A. B. König aus dem Jahre 1717 als *„alt 54 Jahre“* bezeichnet. Derartige Ungenauigkeiten im Umgang mit Namen und Geburtsdaten waren bis ins 18. Jahrhundert hinein nichts Ungewöhnliches, trugen aber wohl mit dazu bei, Eisenbarth über eine lange Zeit für eine mystische Person zu halten.

Erst im vergangenen Jahrhundert kam langsam Licht in das Dunkel seiner Herkunft. Es begann mit einem über mehrere Dezennien andauernden Streit zwischen den beiden kleinen Städten Viechtach in Niederbayern und Oberviechtach im Oberpfälzer Wald. Eine quellenmäßige Beweisführung für eine der beiden Städte war lange Zeit nicht möglich, da sich keine Taufurkunde fand und beide Orte deutlich mehr als *„3 meilen von Regenspurg“* entfernt liegen.

Bis vor wenigen Jahrzehnten hatte daher die Stadt Viechtach für sich in Anspruch genommen, der Geburtsort des bekannten Eisenbarth zu sein. Bereits in den dreißiger Jahren des vergangenen Jahrhunderts wurden dort „Eisenbarth-Festspiele“ durchgeführt, eine Straße nach ihm benannt und sein angebliches Geburtshaus mit seiner Wiege gezeigt.

Im Jahre 1937 aber fand sich die Abschrift eines Taufscheines, der das Städtchen Oberviechtach im Jahre 1663 als Geburtsort von Johann Andreas Eisenbarth angibt. Da es sich jedoch um eine im Altenburger Archiv gefundene unbeglaubigte Abschrift handelte, dauerte es, durch die Kriegsjahre zusätzlich verzögert, noch bis 1953, ehe die Echtheit des Inhaltes zweifelsfrei nachgewiesen werden konnte. Ursächlich hierfür ist, dass in beiden Städten die Kirchenbücher aus der Zeit um 1660 infolge wiederholter Einbeziehung in kriegerische Auseinandersetzungen nicht mehr erhalten geblieben sind.

Zur Unklarheit über den wirklichen Geburtsort von Johann Andreas Eisenbarth mag auch die Tatsache beigetragen haben, dass die zeittypische Schreibweise der Ortsnamen nicht einheitlich war. So wird beispielsweise auf einem Stich von Merian aus dem Jahre 1644 Oberviechtach einfach als „Viechtach“ bezeichnet. Dies hatte noch vor wenigen Jahrzehnten dazu geführt, dass dieser Stich für Souvenirs verwendet wurde, die in Viechtach zum Verkauf kamen. Die im Hintergrund abgebildete Burg Murach beweist aber hinlänglich, dass es sich hier um Oberviechtach handelt.

Bis zum Ausgang des 17. Jahrhunderts wurde der Geburtstag oft nicht genau dokumentiert. Entsprechend der damaligen Sitte kann man aber den Tauftag auch als Geburtstag ansehen. Die hohe Sterblichkeit der Säuglinge und Wöchnerinnen zu jener Zeit veranlasste die Eltern zu einer sofortigen Taufe, um das Neugeborene so schnell wie möglich in den Schoß der Kirche aufnehmen zu lassen. Abweichungen hiervon wurden in den Kirchenbüchern zumeist besonders gekennzeichnet. Daraus ergibt sich, dass Johann Andreas Eisenbarth sehr wahrscheinlich am 27. März 1663 in Oberviechtach geboren worden ist.

An dieser Stelle muss erwähnt werden, dass zum Zeitpunkt der Geburt von Johann Andreas ein sehr strenger Winter zu Ende ging. Die Temperaturrekonstruktion ergab in Mainfranken für 1663 eine dreifache Standardabweichung. Trotz einiger Tauperioden, wie Mitte Januar, hielt die strenge Kälte bis in den März an.[28]

Es war dies eine sehr bewegte Zeit, der Dreißigjährige Krieg mit all seinen verheerenden Folgen war gerade erst 15 Jahre vorbei. In Mitteleuropa begann der zaghafte Wiederaufbau, der Barock setzte sich langsam in allen Lebensbereichen durch, und in seinem Geburtsjahr kam das Menuett als neue Tanzform in Mode. Deutschland war nach dem Dreißigjährigen Krieg endgültig in zahlreiche Territorialherrschaften zerfallen, das Reich nur noch Staffage. Als Kaiser Leopold I. (1640–1705) kurz nach der Geburt von Eisenbarth etwa 150 Kilometer südlich in Regenburg einen neuen Reichstag einberief, der ständig tagen sollte und daher den Namen „immerwährender Reichstag" erhielt, waren es etwa 300 souveräne Gebiete, die Delegierte entsandten, von den größeren Kurfürstentümern, wie Sachsen, Bayern oder Brandenburg, über die freien Reichsstädte bis hin zu einer 29 Mann umfassenden Abtei.

In dieses historische Umfeld hinein wurde Johann Andreas Eisenbarth geboren. Seine Wiege stand in der waldreichen Oberpfalz, inmitten sanfter Hügel und verschlungener Täler, unweit einer alten Handelsstraße. Ähnlich wie über seine eigene Geschichte sind die Angaben über die frühe Entwicklung des Ortes sehr spärlich. Nach dem Verlauf der Kolonisierung der östlichen Oberpfalz kann angenommen werden, dass etwa im zehnten Jahrhundert bayerische Siedler hier sesshaft wurden. Die ersten urkundlichen Hinweise stammen aus dem zwölften Jahrhundert. In das 14. und 15. Jahrhundert fiel die größte wirtschaftliche Blüteperiode dieser Region, während es in der Folgezeit zur Stagnation und zum ökonomischen Rückgang infolge wiederholter kriegerischer Auseinandersetzungen kam.[29] Besonders der Dreißigjährige Krieg führte zu neuen Tiefpunkten. Daran änderte sich bis zum Beginn der Industrialisierung wenig. Als Johann Andreas Eisenbarth geboren wurde, lebten in dem mit festen Mauern umgebenen Marktflecken unterhalb der Burg Murach etwa 1 500 Einwohner.

Über den Vater Matthias Eisenbarth (1627–1665/73) wissen wir nicht viel. Wann er in Oberviechtach sesshaft wurde, ist nicht mehr nachweisbar. Als er am 17. Januar 1656 in Würzburg Maria Magdalena Schaub nach katholischem Ritus ehelichte, wurde er als „Chirurgus" bezeichnet. Von ihr ist nur bekannt, dass sie verwitwet war.

Über seinen weiteren Lebensweg ist bisher wenig nachweisbar. Lediglich das Pfarrbuch in Goldkronach verzeichnet am 14. Mai 1659 die Taufe des Sohnes Georg Rudolf. Der adelige Rang eines aufgeführten Taufpaten lässt vermuten, dass sich Matthias Eisenbarth eines guten Rufes erfreute und zu diesem Zeitpunkt wohl recht wohlhabend war. Die junge Familie verfügte in Oberviechtach jedoch weder über eigenes Land noch war Matthias Eisenbarth in einer der Zünfte (Barbiere oder Bader) organisiert. Badstuben und Bader sind während des 17. und 18. Jahrhunderts im Ort ständig nachweisbar, auch wenn der Ruf der Kollegen von Eisenbarth nicht besonders gut war: „*Sonnsten habe bey disen Fahnen, weilen der zu Viechtach seßhaffte Bader schon Alt, unnd in seiner Khunst nit sonderlich gelobt worden …*“[30] Da Matthias Eisenbarth trotz dieses für ihn günstigen Berichtes aus dem Geburtsjahr von Johann Andreas nicht in Oberviechtach seine Tätigkeit ausübte, ist anzunehmen, dass der Ort lediglich der Unterbringung der Familie diente, während er weiter als Wanderarzt den Unterhalt erwirtschaftete. Ganz fremd konnte Matthias Eisenbarth hier jedoch nicht gewesen sein, da die hohe soziale Stellung der Taufpaten des Johann Andreas deutlich die gesellschaftliche Akzeptanz der Familie in Oberviechtach widerspiegelt. Das Geschlecht der Satzenhofer war damals nachweislich in Oedmiesbach und Gutenfürst in der Nähe von Oberviechtach ansässig. Auch ein Johann Schwertführer aus Tiefenbach ist urkundlich nachweisbar. Er war Kurfürstlicher Ungelter (= Steuereinheber) und verstarb am 3. April 1667. Die Abschrift gibt uns auch einen möglichen Hinweis auf das Geburtshaus von Johann Andreas. Als einziger Oberviechtacher „Rathbürger“ wird Andreas Schnabel als Taufpate aufgeführt. Er gehört zu den wohlhabenderen Bürgern und wurde zehn Jahre später bereits als „Amtsbürgermeister“ angeführt. Dieser Andreas Schnabel besaß ein ansehnliches Bürgerhaus (Haus Nr. 104/105) im Ortszentrum, unweit der Kirche, das erst 1964 einem modernen Geschäftshaus Platz machen musste. Es ist möglich, dass hier Johann Andreas das Licht der Welt erblickte.[31]

Die Abschrift der Taufurkunde berichtet:

„*Daß Hanns Andreas Eisenbarth von ehrl. Christl. Catholischen Eltern, dem Ehrenfesten und Kunstreichen, Herrn Mathias Eisenbarthen, Bürgern, Oculist, Stein und Bruchschneidern allhier zu*

Obern Viechtach, dann auch seiner ehel. Haußfrauen, Maria Magdalena, Gebohrne (...) und von dem Wohl Ehrenvesten und wohlgelehrten, Herrn Johann Johann Spencher damahligen Pfarrer unter außgelegter Hand der 3 Herren Gevattern, alß des Wohl Edel Gebohrnen und Gestrengen, Herrn Andresen Wilhelmen von Sazenhoff auff Mießboh und Guetenfürst, des Ehrenvesten und Wohlweisen, Herrn Andreae Schnabels, Raths Bürgern alhier, dann auch des Ehrenvesten und Wohlvornehmen, Herrn Johann Schwertführers Richtern zu Liefenbach Anno 1663 im Monath Martij des 27. nach Christl. Cathol. Brauch in alhiesiger Pfarr Kirchen S. Johannis Baptistae alda zu besagten Obern Viehetach getaufft worden, wird Crafft dieß von eichen unterschriebener Handschrifft und aufgedrückten gewöhnlichen Petschafft hiermit attestiret und bezeuget.

Geben Obern Vietach, den 11. Aug. 1678.

L.S.M. Johann Jacob. Vollherr Pfarrer."[32]

Es handelt sich hier um eine 1678, wohl auf Wunsch von Johann Andreas angefertigte Abschrift des Originaltaufscheines durch den Nachfolger des 1664 verstorbenen Pfarrers Sprenger. In einer förmlichen Urkunde vom 27. März 1963, also an seinem 300. Geburtstag, bestätigte das bischöfliche Ordinariat in Regensburg, dass die beiden oben genannten Pfarrer in der angegebenen Zeit in Oberviechtach amtiert hatten. Diese Abschrift benötigte der junge Eisenbarth vermutlich für seinen vorübergehenden Klostereintritt, der in diesem Jahr erfolgte. Bei der Abschrift hat der Pfarrer Volherr wohl an der Stelle „Magdalena Gebohrne ..." eine Zeile übersprungen, oder wollte Eisenbarth aus unersichtlichen Gründen den Geburtsnamen seiner Mutter verschleiern?

Über die ersten zehn Lebensjahre des kleinen Johann Andreas ist lediglich nach seiner eigenen späteren Aussage bekannt, dass er in Oberviechtach die Schule besucht hat. Ob er neben seinem älteren Bruder Georg Rudolf noch weitere Geschwister hatte, ist gleichfalls unbekannt.

Wohl 1673, auch dies ist nicht sicher bekannt, verstarb der erst 46 Jahre alte Vater und ließ die Familie vermutlich ohne größere finanzielle Mittel zurück. Um die Versorgung und Ausbildung des Zehnjährigen zu sichern, wurde er bei Alexander Biller (1632–1700), einem in der 165 Kilometer entfernten Stadt Bamberg ansässigen

„Oculisten, Bruch- und Steinschneider", untergebracht. Aber auch hier ist über die wirklichen Rahmenbedingungen nichts bekannt.

2.4. Lehrjahre

Entgegen der häufig tradierten Meinung, dass Johann Andreas als Zehnjähriger sehr früh in die Fremde gehen musste, ist es in Wirklichkeit verhältnismäßig spät. Dies könnte ein Hinweis darauf sein, dass die finanzielle Situation der Familie in Oberviechtach nicht besonders günstig war und der Junge in der Familie aus wirtschaftlichen Gründen gebraucht wurde, oder dass der Vater die Ausbildung erst einmal selbst übernehmen wollte und nach dessen Tod eine andere Lösung gefunden werden musste.

In der frühen Neuzeit wurden übrigens Kinder beiderlei Geschlechts anfänglich gleichbehandelt und erzogen. Mit sieben Jahren erhielten dann Jungs zur Unterscheidung von ihren Schwestern erstmals Hosen. In diesem Alter war es auch üblich, dass die Kinder von Handwerkern, Bauern, Bürgern und Adeligen in andere Familien gegeben wurden. Sie erhielten dort ihre weitere Erziehung und die eigentliche Ausbildung. Diese Ausbildungszeiten dauerten üblicherweise sieben bis neun Jahre, also so bis zum 14. oder 16. Lebensjahr. Es wird deutlich, dass hier Ausbildung und praktische Arbeit groß geschrieben wurden und diese wichtige Entwicklungsphase allgemein nicht in der eigenen Familie stattfand.[33] Ihr Ziel war also nicht die simple Reproduktion der elterlichen Tätigkeit zur Vorbereitung einer späteren Übernahme des väterlichen Geschäftes. Vielmehr wurde eine versachlichte Beziehung zu „Spezialisten" hergestellt, die die Kinder betreuten und sie in die vielfältigen Angebote der Berufswelt einwiesen und somit den Horizont der Kinder über die heimatliche Welt hinaus erweiterten.

Dieser Prozess setzte so früh ein, da nach römischem und kanonischem Recht in Europa damals Jungen mit 14 Jahren rechtsmündig waren, Mädchen übrigens schon mit zwölf Jahren. Und dies obwohl im Gegensatz zu heute die Geschlechtsreife erst mit 16 bis 18 Jahren eintrat. Daher sollte die Ausbildung zwischen dem 14. und 16. Lebensjahr abgeschlossen sein. Johann Andreas Eisenbarth erreichte dies erst mit 20 Jahren. Sein „Ausbildungsvater" wurde später von ihm als *„Onkel"* und *„Schwager"* bezeichnet, was allgemein zur Annahme verwandtschaftlicher Beziehungen führte. Diese lassen sich aber nicht belegen. Die von Eike Pies angenommene Schwester oder Halbschwester lässt sich nirgendwo nachweisen. Johann Andreas erwähnt an keiner Stelle Geschwister. Somit ist auch nicht ausgeschlossen, dass sein Bruder Georg Rudolf bereits im Kindesalter verstorben ist. Im 17./18. Jahrhundert war es im fränkischen Raum vielmehr üblich, seinen Lehrmeister *„Onkel"*, seinen Zunftkollegen *„Schwager"* zu nennen. Dies könnte die Verwendung der beiden Begriffe, die ansonsten verwirrend erscheinen, erklären.

Über die Jahre der beruflichen Ausbildung von Johann Andreas Eisenbarth gibt es gleichfalls nur knappe Angaben. Sie beruhen vorwiegend auf seinen eigenen Aussagen in späteren Privilegierungsgesuchen, in denen er auf seine Lehrzeit einging. Dabei beschränkte er sich aber weitgehend auf die Mitteilung, dass er seine Lehrzeit bis 1685 in Bamberg bei dem bekannten *„Oculisten, Bruch- und Steinschneider Biller"* absolvierte. Weitergehende Informationen erschienen ihm wohl kaum erforderlich, ist doch die Ausbildung eines Wundarztes trotz gewisser regionaler Differenzen recht einheitlich auf gesetzlicher Basis geregelt gewesen. Die Reglementierung der Lehrlingsausbildung hatte im ausgehenden 17. Jahrhundert bereits ein beachtliches Niveau erreicht.

Auffallend ist jedoch, dass Eisenbarth niemals ein Lehrzeugnis Billers vorlegte, obwohl er doch sonst gerne mit Attesten aller Art aufwartete. Es ist aber nicht zu klären, ob er dies aus bestimmten Gründen nicht wollte oder ob er keines besaß oder dieses verloren ging. Von einem anderen Lehrling Billers ist ein derartiges Zeugnis überliefert. Wie für seine Ausbildung sind bisher auch für seine Abschlussprüfung, dass „Probierstück", keine schriftlichen Belege aufgefunden worden. Somit geben der fehlende Lehrvertrag, die lange Lehrzeit und der fehlende Beweis für die absolvierte Abschlussprüfung und der weit entfernte Ort dieser Prüfung wieder Anlass zu Spekulationen, denen hier aber nicht weiter gefolgt werden soll.

Der spätere Berliner Hofmedikus Janus Abraham a Gehema (1662–1700) beschreibt 1690 in seinem Buch *„Der kranke Soldat, bittend, daß er möge hinführo besser conserviret, mitleidiger tractiret* *und vorsichtiger curiret werden*" die frühe Ausbildungsphase des Chirurgen-Lehrlings etwas ironisch: „*Wann Eltern einen Knaben bey einem Chirurgo oder gemeiniglich so genanten Barbier in die Lehre geben, so muß er sich verbinden, 7, 5, oder aufs wenigste 3 Jahr wie ein Junge zu dienen. Was lernt er aber alsdann? An statt daß man ihn in den ersten rudimentis Chirurgicis unterweisen sollte, so muß er seines Meisters Haußgeschäffte verrichten, das Kind wiegen, selbiges auf dem Arm tragen, der Magd in der Küchen das Wasser zubringen, den Gesellen die Schuh putzen, ihn ebn aufwarten und das Bier, wann sie von ihren Sauffbrüdern ersuchet werden, lustig aus den Bierkrügen herzubringen, lernet etwa ein Pflaster zu schmieren, oder einen Bauern den Bart zu scheren; das ist alles, was ihm gewiesen wird, und das haben die Eltern für die zwey- oder dreyhundert Marck, welche sie dem Meister von ihrem sauren Schweiß zu einem Recompens, daß ihr Kind in einer so schönen Kunst so vortrefflich unterwiesen ist, hergeben müssen.*"[34]

Die Ausbildung von Johann Andreas muss bei seinem Lehrmeister aber etwas inhaltsreicher abgelaufen sein, wie sein später so erfolgreiches Wirken belegt. Die Tätigkeit am Mensch und der direkte Einfluss auf dessen Gesundheit führten schon sehr früh dazu, dass an die wundärztliche Ausbildung vergleichsweise hohe Ansprüche gestellt wurden. Was man von einem „rechtschaffenden und gewissenhaften Chirurg" am Ausgang des 17. Jahrhunderts verlangte, erfährt man in „*des getreuen Eckardt's verwegenen Chirugus*" aus dem Jahre 1698: Nach bestandenen Lehrjahren sollte er große Hospitäler besuchen und zu berühmten Chirurgen reisen, hernach als Schiffs- oder Feldchirurg dienen. Die Kenntnis der lateinischen und neueren Sprachen sowie der Botanik sei wichtig. Vor allem müsse er Anatomie treiben, denn „*ohne sie sei Chirurgie nichts*", und sich mit fleißigen Schülern bekannt machen, „*nicht das Bierglas ausstürzen*". Bei Mangel an Leichen helfen Tierkadaver aus. Unter den 16 verschiedenen Tugenden eines Barbiers, die der getreue Eckardt aufzählt, steht die Gottesfurcht oben an.[35]

Hinzu kommt, dass die ethischen Auffassungen über die Heiltätigkeit in den Kreisen der nichtakademisch gebildeten Medizinalpersonen jener Zeit weiter entwickelt waren, als heute allgemein angenommen wird. Auch nahm im Ergebnis der Frühaufklärung das Interesse des Staates an einer qualifizierten medizinischen

Betreuung seiner Bevölkerung erstmals spürbar zu. Dies alles hatte zur Folge, dass die Ausbildung einer doppelten Kontrolle unterlag. Nicht nur die Zünfte wachten über die Einhaltung der entsprechenden Bedingungen, sondern auch die jeweiligen staatlichen Medizinalkollegien. Zwar stellten, wie auch in anderen Handwerksberufen üblich, die Lehr- und Gesellenzeit sowie die Meisterprüfung die wesentlichen Elemente der wundärztlichen Ausbildung dar, aber das Niveau der erforderlichen Vorbildung und die Anforderungen während der Berufsvorbereitung waren bei angehenden Wundärzten bedeutend höher als in anderen Handwerksberufen.

Wie die Zahlung des nicht unerheblichen Lehrgeldes von 50 Gulden oder mehr im Fall Eisenbarth geklärt worden war, ist nicht überliefert. Es war jedoch eine übliche Praxis, ein geringeres Lehrgeld durch eine verlängerte Ausbildung auszugleichen, stellten erfahrene Lehrlinge doch billigere Arbeitskräfte dar als die Kosten verursachenden Gesellen. Ein kürzlich gefundener Lehrvertrag, der die Ausbildung eines anderen Lehrlings bei Biller beinhaltet,[36] stützt diese These. Im Jahre 1675 nahm der Weidener Badersohn Augustin Hofmann eine auf acht Jahre festgelegte Lehre auf. Er befand sich somit zeitgleich mit Eisenbarth in der Ausbildung. Zeittypisch war auch die Tatsache, dass die Wundarztlehrlinge zumeist aus Wundarztfamilien kamen und eine lange Familientradition fortsetzen.

Für die Aufnahme eines Lehrlings, in der Zunftsprache *„Aufdingen“* oder *„Einschreiben“* genannt, waren in der Chirurgie um 1680 durchschnittlich anderthalb Gulden erforderlich. Tatsächlich aber entstanden aufgrund traditionell üblicher Maßnahmen dem zukünftigen Lehrling noch weitere Ausgaben. So galt es im Anschluss an den feierlichen Akt des „Aufdingens“ den anwesenden Meistern eine Mahlzeit auszurichten. Diese hohen Kosten der wundärztlichen Ausbildung und die geforderte überdurchschnittliche Vorbildung sorgten für eine zahlenmäßige Begrenzung der Lehrlinge, die sich nur aus sozial besser gestellten Schichten rekrutieren konnten.

So sollten die Lehrlinge nach Möglichkeit über Kenntnisse der lateinischen Sprache verfügen und entsprechend *„gute Anlagen“* haben. Eine sogenannte *„ehrliche Herkunft“* war unabdingbare Voraussetzung. Dies beinhaltete vor allem eine eheliche Geburt und die Tätigkeit des Vaters in einem *„Ehrenhaften Gewerbe“*. Die Familie durfte keine Verbindung zu Personen in *„unehrlichen Berufen“*, wie etwa denen des Abdeckers oder Henkers haben. An zahlreichen Orten war auch eine Aufnahmeprüfung zum Nachweis der Eignung erforderlich.

Johann Andreas Eisenbarth erfüllte all diese Voraussetzungen und konnte daher eine entsprechende Ausbildung absolvieren. Diese wurde aber 1678 wohl kurzzeitig unterbrochen, ist Johann Andreas doch „*... auf guth Befinden der Meinigen, und meiner freunde ... in ein Kloster gebracht, auch darin ein halb Jahr blieben*". Der Ort und der Grund für den vorübergehenden Klosteraufenthalt des 15-jährigen Knaben sind bis heute nicht bekannt und das gibt und gab wiederholt Anlass zu Spekulationen. Jedoch kann angenommen werden, dass noch ausstehende schulische Kenntnisse, besonders der lateinischen Sprache, vermittelt werden sollten. Diese erlangten zunehmende Bedeutung, da in den Medizinalordnungen des ausgehenden 17. Jahrhunderts neben der Vermittlung praktischen Wissens und Könnens in zunehmendem Maße auch der Erwerb medizinischer Grundkenntnisse durch das Studium von Fachliteratur, die weitgehend noch in der klassischen Bildungssprache Latein abgefasst war, gefordert wurde.

Pies[37] gibt an, dass Eisenbarth vor diesem Klosteraufenthalt seine Ausbildung beendet hatte und „losgesprochen" wurde und danach als Geselle bei Biller tätig war. Er untermauert diese These mit der zu diesem Zeitpunkt nachträglich ausgestellten „Geburtsurkunde", die angeblich für die Lossprechung benötigt wurde. Archivalisch lässt sich diese Behauptung nicht bestätigen, auch war Eisenbarth zu diesem Zeitpunkt für eine Lossprechung noch zu jung und hat eine solche zu diesem Zeitpunkt auch nie angegeben. Vielmehr wurde die „Geburtsurkunde" wohl für die Klosteraufnahme benötigt. Der Klosteraufenthalt scheint Eisenbarth jedoch nicht sonderlich zugesagt zu haben und endete bereits nach sechs Monaten. In seinem Gesuch an Herzog Friedrich I. von Sachsen-Gotha-Altenburg schreibt er 1686 über diese Zeit: „*aber weilen mir dieses Klosterleben nie nicht gefallen, habe ich mich aus demselben wieder begeben und beschlossen, mit meiner erlernten Kunst Gott und meinen Nechsten zu dienen ...*"

In Alexander Biller hatte der interessierte und begabte Schüler einen hervorragenden Lehrer. Hier lernte Johann Andreas Eisenbarth die Wundarzneikunde gründlich kennen.[38] Vor allem die praktischen Fähigkeiten eignete er sich sehr schnell an. Gelegenheiten fanden sich in ausreichendem Maße, gehörte Bamberg zu dieser Zeit doch zu den größeren Städten und war vor allem ein kirchliches Zentrum von überregionaler Bedeutung. Biller praktizierte aber nicht nur in Bamberg, sondern war auch als Wanderarzt tätig. Der Lehrling begleitete den Meister auf diesen Touren. Aber auch der theoretischen Ausbildung verschloss er sich nicht, wodurch später sein auffallend gutes medizinisches Grundwissen erklärbar wird. Daneben gehörte zu den üblichen Aufgaben eines Lehrlings die Reinhaltung der Barbierstube und der chirurgischen Instrumente. Aber auch bei Sektionen, die üblicherweise von Chirurgen im Auftrag und unter Kontrolle des Stadtphysikus durchgeführt wurden, muss er anwesend gewesen sein und konnte so anatomisches Wissen erwerben. Nicht unerwähnt bleiben dürfen die Pflichten im Haushalt des Lehrmeisters. Hier war der Lehrling eine vielseitig einsetzbare billige Arbeitskraft. Eisenbarth hat die ihm gebotenen Möglichkeiten optimal genutzt und in den zehn Lehrjahren die Grundlagen für sein späteres Können gelegt.

Die nach Abschluss der Lehrzeit erforderliche Prüfung der erworbenen theoretischen und praktischen Kenntnisse oblag bis zu Beginn des 18. Jahrhunderts vorwiegend dem Lehrmeister. Erst danach fand sie allgemein vor einem Gremium von Zunftvertretern und einem Physikus, der die staatlichen Stellen vertrat, statt. Hierin spiegelt sich das gewachsene Ansehen der chirurgischen Ausbildung genauso wider wie die Bemühungen, die erreichte hohe Qualität zu sichern. Nach eigenen Angaben absolvierte Eisenbarth sein *„Probierstück"*, wie die Abschlussprüfung in Franken genannt wurde, 1684 in Laufen bei Salzburg. Dieser Ort war bedeutsam für die Salzverschiffung aus Hallein. In einer späteren Akte heißt es hierzu: *„… weiln Er, seiner selbst eignen Außsage nach, im Star-Stechen, außer zu Lauffa, bei Salzburgk gelegen, allda Er an einem Manne von 50 Jahren die proba in beysein seines Lehrprinzens thun müssen."* Mit *„Lehrprinz"* ist hier die verkürzte Form von Lehr-Prinzipal, einer zeittypischen Bezeichnung des Lehrmeisters, angewendet worden. Ein akademisch gebildeter Arzt scheint somit an der Prüfung nicht teilgenommen zu haben, Eisenbarth hätte ihn ansonsten gewiss als wertvollen Zeugen seiner Fähigkeiten angeführt. Ein Gesellenzeugnis ist bisher gleichfalls nicht aufgefunden worden.

Der praktische Teil der Prüfung bestand demnach aus einem selbständig ausgeführten Star-Stich. Der 21-jährige Prüfling führte die Operation an einem 50 Jahre alten Mann offensichtlich erfolgreich aus. Bei diesem Eingriff handelt es sich um ein Spezialgebiet, dem er sich später verstärkt zuwenden sollte. Warum die Prüfung nicht am Wohnort Bamberg stattgefunden hat, ist nicht bekannt. Es können verschiedene Gründe vorgelegen haben, so zum Beispiel ein vereinfachtes Prüfungsverfahren im Erzbistum Salzburg oder auch eine längerfristige Tätigkeit Billers als Wanderarzt, deren Ende Eisenbarth nicht abwarten wollte. Aber auch die erschwerte spätere Überprüfbarkeit des Prüfungsergebnisses ist als Grund nicht völlig auszuschließen. Im Laufener Archiv finden sich keine Belege für Eisenbarths dortige Tätigkeit. Dabei schleicht sich der Verdacht ein, ob diese Angabe Eisenbarths überhaupt der Wahrheit entspricht oder ob er das entfernt gelegene Laufen als Prüfungsort nur angegeben hat, um eine Überprüfung seiner Angaben zu erschweren? Überhaupt ist die Quellenlage zu seinen letzten Jahren in Bamberg unzureichend und über den Grund seines Wegganges nichts wirklich sicher bekannt. Auf jeden Fall ist verwunderlich, dass er über diese ganzen zehn Jahre später kein amtliches Zeugnis vorweisen kann, was vor dem Hintergrund seiner „Attestfreudigkeit" sehr verwunderlich ist.

Historisch fiel seine Lehrzeit in die Phase der Expansionskriege Ludwigs XIV. gegen Holland und zur Eroberung Lothringens und des Elsass, die 1681 in der Einnahme Straßburgs ihren Höhepunkt fanden. Bamberg war in dieser Zeit aber keinen kriegerischen Belastungen ausgesetzt. Die Reise in den Salzburger Raum im Jahre 1684 fand jedoch nur ein Jahr nach der langen, aber erfolglosen Belagerung Wiens durch die Türken statt. Dieses Ereignis hatte im ganzen Reich eine akute Türkengefahr vermittelt.

Sein Lehrmeister Alexander Biller war somit nachweislich nicht nur als Wundarzt in Bamberg tätig, sondern gleichzeitig wiederholt als Wanderarzt aktiv gewesen. Eine Kombination, die den Übergang vom herumziehenden Spezialisten zum sesshaften Chirurgen auch an seiner Person fassbar macht. Biller war 1665 mit seiner ersten Frau, Eva Bratsch, nach Bamberg gekommen, wo er allerdings erst zwölf Jahre später das Bürgerrecht erhalten hat. Obgleich er zum Zeitpunkt der Aufnahme des jungen Johann Andreas Eisenbarth noch kein vollwertiger Bamberger Bürger war, musste er sich im Verlauf seiner bisherigen Tätigkeit eine beachtliche Stellung erworben haben. Er befand sich zu diesem Zeitpunkt bereits in einer aus dem Kreis seiner Berufskollegen herausgehobenen Position, die in der Regel nur durch besondere Tüchtigkeit und bei einer umfangreichen Praxis erreicht werden konnte. Auch beschäftigte Meister Biller in der Zeit von 1675 bis 1683 mit Eisenbarth und Hofmann über acht Jahre mindestens zwei Lehrlinge gleichzeitig.[39] Er musste also genug zu tun haben, um sich zwei Schüler leisten zu können. Denn selbst unter Berücksichtigung der Tatsache, dass damals von den Lehrlingen ein Lehrgeld zu entrichten war, stellte dies für den Lehrmeister, der ihnen Kost, Kleidung und Wohnung zu geben hatte, eine beachtliche Belastung dar.

Die errungene Anerkennung kam nicht nur in der Verleihung des Bamberger Bürgerrechtes zum Ausdruck. Vielmehr konnte er zehn Jahre später eine Eingabe als *„Alexander Pühler von Bamberg in Franken, Stadt- und Landarzt in Franken"* unterschreiben. Neben der von Eisenbarth benutzten Schreibweise „Biller" tritt im Hofmannschen Lehrvertrag die Form „Bühler" auf. Der Wundarzt selbst schrieb seinen Namen auch „Pyhler", während er auf dem Titelblatt der Münchner Akten „Piller" heißt. Zweifellos ist aber in allen Fällen der nämliche Lehrmeister Eisenbarths gemeint. In diesem Schreiben bat er unter anderem um ein *„Wartegeld"* als Entschädigung für die medizinische Versorgung zahlreicher mittelloser Patienten um *„Gotteslohn"*. Darunter ist ein staatliches Entgelt für die *„Wartung"*, das heißt kostenlose Behandlung, Pflege und Betreuung von Kranken zu verstehen, das etwa dem entspricht, was heute ein Arzt für die Versorgung von Sozialhilfeempfängern erhält, für die keine Krankenversicherung besteht. Dies wiederum ist ein Anhalt dafür, dass die ökonomische Situation nicht völlig seinen Vorstellungen entsprach. Vor diesem Hintergrund ist wohl auch seine 1688 erfolgte Bewerbung um eine Anstellung in München zu sehen. Bereits zwei Tage danach erhielt er seine Bestallung als Stadtarzt in der bayerischen Metropole.[40] Hier war er in den folgenden zwölf Jahren anscheinend sehr erfolgreich, konnte er doch ein späteres Schriftstück als *„Spital- und Landschaftsarzt, auch Oculist, Bruch- und Steinschneider"* unterschreiben. In dieser Eigenschaft war Biller bis zu seinem Tode im Jahre 1700 tätig, was dafür spricht, dass er sich in München bewährte und dass sowohl die Patienten als auch die für das Medizinalwesen Verantwortlichen mit ihm zufrieden waren. Die Familientradition wurde von seinen Söhnen fortgesetzt. Zwei der sieben Kinder aus den beiden Ehen waren nachweislich erfolgreich medizinisch tätig. Während Carl Biller bereits seit 1682 als Landarzt in München nachweisbar war, kam sein Bruder Johann Franz Ludwig erst nach Abschluss des Medizinstudiums im Jahre 1700 an die Isar und war hier bis 1751 als „*Landschaftschirurgus*“ tätig. Mit beiden hatte Johann Andreas Eisenbarth in einem Haushalt gelebt und bei dem gleichen Lehrmeister gelernt.

Die Person des Lehrmeisters wird an dieser Stelle so ausführlich dargestellt, weil sie zur Beurteilung der späteren Leistungen Eisenbarths von Bedeutung ist. Zwar brachte der junge Lehrling vermutlich schon von Hause aus eine gewisse familiäre Begabung und Fertigkeit für den Beruf des Wundarztes mit, doch sind nach den Erkenntnissen über die Tüchtigkeit Billers die späteren ungewöhnlichen Leistungen Eisenbarths wohl auch das Ergebnis einer ausgezeichneten Ausbildung durch einen versierten Meister. Handwerkliche Geschicklichkeit und große Geschwindigkeit bei chirurgischen Eingriffen, wie sie Eisenbarth bereits zu Beginn seiner selbständigen Tätigkeit nachgerühmt und auch bestätigt wurden, konnte nur durch gute Anleitung und ständige Übung während der Ausbildung erworben werden. Vor dreihundert Jahren war es genau wie heute für jeden Lehrling eine Empfehlung, von einem bekannten und tüchtigen Meister ausgebildet worden zu sein. Eisenbarth hat daher mit gutem Grund in seinen Privilegierungsgesuchen wiederholt auf das Ansehen und Können seines Lehrmeisters genauso hingewiesen wie auf dessen zwischenzeitlich erlangte Stellung als Landschafts-, Stadt- und Spitalarzt in München.

Es stellt sich nun die Frage, warum Eisenbarth seinen Lehrmeister trotz dieser günstigen Rahmenbedingungen so schnell verlassen hat. Mit der 1684 erfolgreich bestandenen Gesellenprüfung und dem damit verbundenen „*Lossprechen*“ oder „*Ausschreiben*“, einer dem „*Einschreiben*“ ähnlichen feierlichen Prozedur, endete die Lehrlingszeit. Ihr folgte üblicherweise eine territorial verschieden lange Gesellenzeit. Sie war geprägt von der vorgeschriebenen Wanderschaft. Bei den Wundärzten konnte dies auch die Begleitung von Wanderärzten sein. Johann Andreas blieb jedoch nur noch etwa ein Jahr nach seiner Gesellenprüfung bei Biller, danach trennte er sich von ihm, um sich nach Sachsen zu begeben. Über den genauen Zeitpunkt seines Wegganges aus Bamberg ist ebenfalls nichts bekannt.

Es ist viel herumgerätselt worden, warum sich der junge Eisenbarth nicht in seiner fränkischen Heimat selbständig machte. Er selbst hat sich dazu nie geäußert, so dass wir auf Vermutungen angewiesen sind. Es ist denkbar, dass sowohl Eisenbarth als auch sein Lehrlingskollege Hofmann sich während der langen Lehrzeit davon überzeugten, dass ihr Lehrmeister als sesshafter Wundarzt ungeachtet seiner regen Tätigkeit und seiner privilegierten Stellung als Landarzt in Franken und Stadtarzt in Bamberg nicht ausreichend verdiente. Noch boten die relativ kleinen Städte nicht die erforderliche ökonomische Basis. Auch erleichterten die bestehenden Zunft- und Bürgergesetze ein derartiges Vorhaben keinesfalls. Vielleicht aber wollte er auch keine Konkurrenz für seinen Lehrmeister darstellen. Wir wissen aber auch nicht, ob Eisenbarth bereits vom Vorhaben Billers wusste, nach München umzuziehen. Genauso wenig ist bekannt, wann der junge Geselle und sein Lehrmeister von ihrer Wanderarzttätigkeit zurückkehrten, die sie angeblich bis ins Salzburgische geführt hatte. Es ist nicht ausgeschlossen, dass der Plan der Trennung auf dieser Tour entstanden ist. Dies würde eventuell eine Erklärung für die weit vom Wohnort entfernte Prüfung in Lauffen liefern. Eisenbarth wäre dann imstande gewesen, seinen Lehrmeister sofort nach der Rückkehr nach Bamberg oder schon unterwegs zu verlassen.

Eine wesentliche Rolle bei seiner Entscheidung könnte jedoch auch seine angebliche erste Ehe gespielt haben. Johann Andreas soll bereits 1681 Trautchen Calenius, eine Nichte des gleichnamigen Stadtphysikus von Bamberg, geheiratet haben. Diese Ehe ist später von Eisenbarth nie erwähnt worden. Vielleicht haben sich seine damit verbundenen Hoffnungen auf eine wundärztliche Tätigkeit in Bamberg nicht erfüllt oder der frühe Tod seiner Frau hat ihn zum schnellen Weggang aus Bamberg veranlasst. Wahrscheinlicher aber ist, dass es diese Ehe nie gegeben hat, da es nicht glaubhaft ist, dass ein gerade 18-jähriger Lehrling eine Heiratserlaubnis erhalten hat.

Eine weitere These besteht darin, dass Eisenbarth sich gezielt nach Altenburg gewandt hat, weil der dortige Oculist und Bruchschneider Heinigken und Biller sich kannten und für ihn eine weitere Gesellentätigkeit in Altenburg abgesprochen hatten. Dafür spricht die kurze „Wanderzeit", das heißt das gezielte Ansteuern Altenburgs, beweisbar ist diese These aber ebenfalls nicht.

Ich möchte hier noch meine persönliche Theorie anfügen. Eisenbarth wurde aus disziplinarischen oder anderen Gründen in das Kloster gesteckt. Als er es nach sechs Monaten verließ, kehrte er nicht mehr zu seinem Lehrmeister zurück, sondern begab sich auf Wanderschaft. Diese führte ihn nach Jahren nach Altenburg. Hier fand er so günstige Rahmenbedingungen vor, dass er sesshaft wurde. Diese Art der Trennung von Biller könnte das Fehlen jeglicher Ausbildungsnachweise erklären. Auch würde die zeitnahe Ausstellung der Kopie der Taufurkunde Sinn machen. Die Gesellenprüfung im fernen Laufen könnte in diesem Kontext somit eine Erfindung von Eisenbarth sein. Aber dies ist, wenn auch durchaus möglich, wieder nur Spekulation.

3. Erste Stationen seines Wanderlebens

3.1. Auf dem Weg zur Selbständigkeit

Obgleich Johann Andreas Eisenbarth von Kindheit an sowohl bei seinem Vater als auch bei seinem Lehrmeister die Wanderschaft als untrennbaren Bestandteil des Berufes kennengelernt hat, ist über seine eigene „*Gesellenwanderung*" nicht bekannt. Die Trennung von seinem Lehrmeister fiel aber auch in eine Zeit größerer Volksbewegungen. Tausende Hugenotten verließen nach der Aufhebung des „Ediktes von Nantes" durch Ludwig XIV. im Jahre 1685 Frankreich und fanden vor allem in den protestantischen deutschen Territorien Aufnahme. Ob Eisenbarth Kontakt mit diesen „Umsiedlern" hatte, ist nicht bekannt, seine Wanderung endete im Herbst 1685, als er das etwa 200 Kilometer nördlich von Bamberg gelegene Städtchen Altenburg erreichte. Welche Orte er zwischenzeitlich aufsuchte und wie lange er sich in diesen aufhielt, oder ob er sich direkt nach Altenburg gewandt hat, wissen wir nicht.

Die im elften Jahrhundert gegründete sächsische Stadt (Abb. 2, S. 53) war von 1603 bis 1672 Sitz der Altenburger Linie der Ernestiner gewesen und kam nach dem Tod von Friedrich Wilhelm III. (1657–1672) an das Herzogtum Sachsen-Gotha. Sie teilte damit das Schicksal vieler deutscher Landstädte, die in der Zeit nach dem Dreißigjährigen Krieg Bestandteil wechselnder kleiner Duodezfürstentümer waren. Als Eisenbarth im Herbst 1685 in das knapp 5 000 Einwohner zählende Städtchen kam, war die große Zeit als Residenzstadt gerade vorbei. Erwähnenswert aber ist, dass unweit von Altenburg im gleichen Jahr in Halle Georg Friedrich Händel (1685–1756) und in Eisenach Johann Sebastian Bach (1685–1750) geboren wurden.

Wann genau Eisenbarth in Altenburg eintraf, ist nicht bekannt. Quellenmäßig fassbar wird er erst am ersten Juni 1686 mit der herzoglichen Tätigkeitserlaubnis. Ausgehen können wir aber wohl vom Herbst 1685 als Ankunftszeitpunkt, da der Rat der Stadt ihm im Juli des Folgejahres bestätigt, dass er in dem Dreivierteljahr seit er in Altenburg war, erfolgreiche Kuren durchführte.

Johann Andreas fand in Altenburg als Geselle Aufnahme bei dem „Oculisten, Bruch- und Steinschneider“ Johann Heinigke. Über ihn kann man bis jetzt quellenmäßig nichts Näheres erfahren. Die Familie scheint jedoch schon länger hier ansässig. Zeitgleich ist ein Johann Christoph Heinigke als Advokat in der Stadt und bei Hofe tätig. Bis ins 19. Jahrhundert hinein sind auch Ärzte dieses Namens nachweisbar. Für die nächsten 16 Jahre sollte nun Altenburg eine neue Heimstatt für Eisenbarth werden, im 1700 begonnenen Bürgerbuch ist er jedoch nicht verzeichnet. Hier vollzog er auch seinen Konfessionswechsel zum Protestantismus. Derartige Konfessionswechsel waren am Ausgang des 17. Jahrhunderts nichts so Ungewöhnliches, denken wir nur an den Wechsel vom Protestantismus zum Katholizismus des Herzogs von Sachsen-Zeitz und ganz besonders von August dem „Starken“ und seinem Sohn. Vor allem bei den beiden letzten wird deutlich, dass der Konfessionswechsel keine religiösen, sondern machtpolitische Ursachen hatte. Die Hintergründe für diesen Schritt in umgekehrter Richtung bei Eisenbarth sind nicht bekannt. Als ursächlicher Faktor für die Abkehr vom Katholizismus kann sein vorübergehender Klosteraufenthalt eine nicht unbedeutende Rolle gespielt haben. So hat sich Johann Andreas Eisenbarth doch rückblickend darüber immer negativ geäußert und selbst geschrieben, dass er seither den Wunsch hegte, *„die reine evangelische und lutherische Lehre anzunehmen“*. Sollte vielleicht der Klosteraufenthalt dazu dienen, den im katholischen Glauben Schwankenden wieder in seiner Liebe zur Papstkirche zu festigen? Wir wissen es nicht. Vor diesem Hintergrund könnten auch der Weggang aus dem katholischen Süddeutschland und die Hinwendung zum protestantischen Sachsen verständlich werden, da er den Übertritt schon bald nach seiner Ankunft ausführte. Eisenbarth war zwar kein eifernder Papist, aber wie seine ganze Familie schon immer katholisch. Sein Konfessionswechsel ist wohl eher der Ausdruck seines Pragmatismus und fehlender religiöser Skrupel. Darüber hinaus galt noch immer der Grundsatz, die Religion des Landesherrn gilt auch für seine Untertanen. Somit stimme ich einer häufig geäußerten Auffassung zu, er habe diesen Schritt nur vollzogen, um in Mitteldeutschland bessere Arbeitsmöglichkeiten zu erlangen.

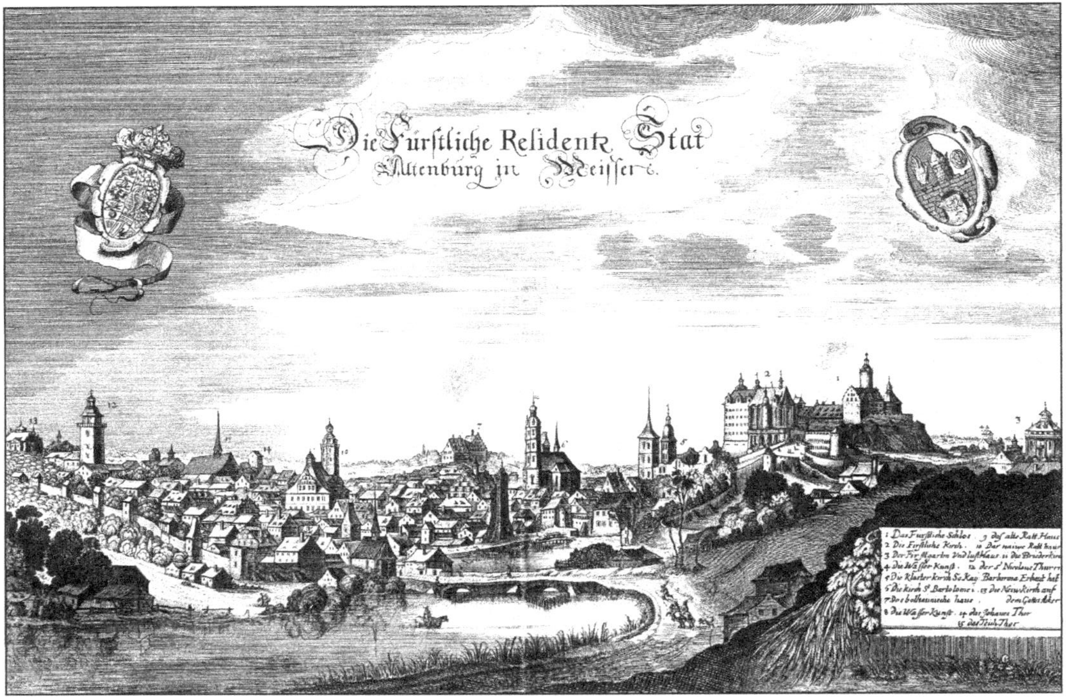

Abb. 2: Ansicht von Altenburg. Kupferstich von Matthäus Merian 1650.

Auch war die Hinwendung nach Mitteldeutschland ein freiwilliger Schritt und Eisenbarth dürften die dortigen konfessionellen Verhältnisse durchaus bekannt gewesen sein. Es kann jedoch nicht ganz ausgeschlossen werden, dass von bestimmten Kreisen der Stadt seine ursprüngliche Konfessionszugehörigkeit als Ausgangspunkt für gezielte Intrigen genutzt wurde. In den Akten fand sich ein schwer lesbarer Notizzettel, in dem ein Jurist schreibt: „*... will ich in guter Absicht anregen, ihm das Handwerk zu legen, besonders auch weil er ... Catholicus=papistus ist ...*" Nicht vergessen werden darf dabei jedoch, dass der Gothaer Herzog Friedrich I. (1646–1691) zu den entscheidenden Förderern des aufkommenden Pietismus gehörte und ein Anhänger der christlichen Ökumene war. Die wenig später stattgefundene Hochzeit mit der Tochter seines neuen Meisters Heinigke kann den Konfessionswechsel zusätzlich erleichtert haben.

Lange befriedigt den strebsamen jungen Eisenbarth das Dasein eines Gesellen aber nicht. Der jetzt Dreiundzwanzigjährige war sich seines Könnens bewusst und wollte sich so schnell wie möglich selbständig machen. Ein ausgeprägtes Selbstbewusstsein gehörte von Anfang an zu seinen auffälligsten Charaktereigenschaften. Entsprechend zielbewusst leitete er die erforderlichen Schritte ein. Von einer Meisterprüfung wissen wir nichts. Eine Zunftaufnahme strebte er wohl nicht an. Zwei entscheidende Probleme galt es für ihn nun zu klären. Er musste die erforderlichen materiellen Voraussetzungen für seinen Lebensunterhalt schaffen, weshalb er wohl unter anderem um die Hand der Tochter seines Meisters anhielt. Außerdem benötigte er ein „Privilegium" zur Ausübung seiner Tätigkeit in der Stadt und im Herzogtum Sachsen-Gotha-Altenburg. Ein „*Privilegium*" stellte, der heutigen Approbation vergleichbar, die Voraussetzung für eine medizinische Tätigkeit dar. Gleichzeitig wurde darin auch Art und Bedingung der genehmigten wundärztlichen Leistungen festgelegt. In jedem Herrschaftsbereich des territorial zersplitterten Deutschlands war ein gesondertes derartiges Zeugnis erforderlich. Dadurch sollte die Bevölkerung vor Kurpfuschern geschützt und das Medizinalsystem übersichtlicher gestaltet werden. Gleichfalls mussten die von Land zu Land unterschiedlichen Ausbildungskriterien Berücksichtigung finden. Nicht zuletzt aber war die Privilegpflicht auch ein wichtiges Instrument zur Konkurrenzabwehr für die im Lande ansässigen Heilpersonen. Wenn auch die meisten Landesherren erst zu Beginn des 18. Jahrhunderts begannen, nicht privilegierten Wanderärzten die Berufsausübung wirklich zu untersagen. Dies geschah aber nicht konsequent und somit konnte Eisenbarth auch in Orten tätig werden, für die er kein Privileg besaß oder erst später erhielt. Ursächlich hierfür war vermutlich der lokale Mangel an spezialisierten Operateuren, der die Obrigkeit ein Auge zudrücken ließ. Eisenbarth hatte aber schon frühzeitig die Tendenz dieser Politik erkannt und sich seit 1686 um eine Vielzahl dieser so wichtigen Zulassungen bemüht. Bisher sind elf von ihm erworbene Privilegien bekannt, die teilweise von den jeweiligen Regierungsnachfolgern bestätigt oder erweitert wurden:

1686 – Herzog Friedrich I. von Sachsen-Gotha-Altenburg
1688 – Herzog Wilhelm Ernst von Sachsen-Weimar
1689 – Erzbischof Anselm Franz von Mainz
1694 – Kurfürst Johann Georg IV. von Sachsen
1697 – Privileg „Ihrer Kayserlichen Majestät Königlichem Oberamt“ (für Ober- und Niederschlesien)
1697 – Kurfürst Friedrich III. von Brandenburg
1704 – Landgraf Karl von Hessen-Kassel
1707 – König Friedrich I. in Preußen
1710 – Herzog Georg Ludwig von Braunschweig-Lüneburg
1713 – Herzog Johann Ernst von Sachsen-Saalfeld
1713 – Herzog von Sachsen-Meiningen.

Die in Altenburg befindlichen Quellen geben einen interessanten Einblick in den Ablauf einer derartigen Zulassungs-Prozedur. Sie sollen daher an dieser Stelle exemplarisch etwas ausführlicher dargestellt werden, wobei der umfangreiche Schriftwechsel zum besseren Verständnis weitgehend komplett, aber etwas dem aktuellen Deutsch angepasst wiedergegeben wird.

Bereits am 1. Juni 1686 erhielt Eisenbarth auf Order des Herzogs die begrenzte Erlaubnis, *„das Bruch und Steinschneiden allhier zu üben.“* Wann und ob Eisenbarth ein entsprechendes Gesuch gestellt hat, ist bisher nicht bekannt. In dem Schreiben wird aber weiterhin festgelegt: *„dass er nur als Chirurg tätig sein darf, Dass er sich im übrigen allen innerlichen Curen gänzlich enthalte, sondern auch, wenn er jenes bei einem unter dem Amt und Rat befindlichen Patienten*

(= Bürger – J. K.) anstellen will, er zuförderst solches der Obrigkeit unter welcher der Patient wohnhaft, anzuzeigen und dabei sich schriftlich zu erklären schuldig ist, ob er den Schaden ohne Zuziehung eines Medici sich getraue. Wenn falls und da auch der Patient keinen Medicus verlanget, er die Kur alleine zu verrichten. Wenn aber besondere Gefahr dabei mit unterlauft und der Zustand des Patienten also beschaffen dass er ohne Beirat eines Medici solchen zu kurieren nicht übernehmen will, ist gedachter (= erwähnter – J. K.) Dr. Ussleber gegen eine leidliche Abfindung mit dazu zu adhibieren. Es wäre denn, dass der Patient, wie ihm allwege freisteht, einen anderen verständigen Medicum haben und mit zuziehen wolle."

Eisenbarth konnte sich nun zumindest in Altenburg selbständig machen, verließ Heinigke und begann seine eigene Praxis in einem Haus am Markt. Seine Tätigkeit begann aber nicht ohne Probleme. Rasch stieß er, wie es ihm noch oft passieren sollte, an die ihm vorgegebenen Grenzen und es formierte sich Widerstand gegen den rührigen jungen Chirurgen: *„Ich vernehme, daß sich der neue Bruchschneider von dem hiesigen Okulisten Johann Heiniken disparirt (= getrennt – J. K.) und vor sich agiret. Er soll starken Zulauf haben und auch innere Krankheiten behandeln. Aus diesem Grunde und weil das zur Schande für die (ärztliche) Kunst führen wird, ... will ich in guter Absicht anregen, ihm das Handwerk zu legen, besonders auch, weil er ein inexpertus extraneus (= unerfahrener Ausländer – J. K.) ist ..."*

Wiederholt überschritt Eisenbarth seine Befugnisse erheblich. Nicht einmal drei Wochen nach der erteilten Tätigkeitserlaubnis beschwerte sich der Altenburger Arzt Dr. Johann Ussleber († 1698) beim Herzog über ihn: *„Euer Hochfürstlichen Durchlaucht wird aus gestrigem untertänigst geschehenen Vortrag in gnädigstem Andenken geruhen, dass der hiesige Bruchschneider Eysenbarth nicht allein Inspektionen urinä vornehme, innerlich Kuren ausser seiner Profession bei vielen anstelle, Medikamente ausgebe und dabei Patienten gleich einem legitimen promotio medico besuche. Wie ich nicht allein mit seinen deswegen ausgefertigten Zetteln aus dem 6. und 7. Punkt, sondern auch aus Herrn Dr. Clauders Hand denen von mir ausgeführten vilen Exempeln, auch der von ihm einer gewissen Person ausgelieferten innerlichen Arzneien sattsam bewiesen. Auch die letzten zwei Sektiones und Bruchschnitte, ungeachtet er mich abends zuvor dazu invi-*

tieret (= eingeladen – J. K.) morgens ohne mein Zuziehen vorgenommen und verrichtet. Nachdem nun das erster, was seine Praxis internam anbelangt, das letztere aber, daß obberührter (= obengenannter – J. K.) Bruchschneider mich bei seinen Sektionibus, dass diesfalls (= obwohl – J. K.) bei Eurem edlen Rat mit Herrn Dr. Raab schon getroffenen Vergleichs und seiner deswegen gegen mich wiederholten Promissen (= Versprechen – J. K.) ungeachtet, zu meinem Nachteil beseite setzten will. Also bitte untertänigst, selbigen dahin wissen zu lassen, daß er sich in biden Stückn der Gebühr nach inskünftige bezeigen, seine Praxis interna gänzlich abstelle und zu den Sektionibus in Abwesenheit des Dr. Raab mich an dessen statt gegen ein leidliches Horarium zuziehe. Oder so der Patient seinen Medicum ordinarium daneben verlanget, sowohl jetzt erwähnten Ordinarium des Patienten, als auch meine Wenigkeit zugleich dazu zu invitieren und die Hälfte des gewöhnlichen Honorarii alsdann jedem deswegen entrichten solle, damit hierdurch bei den Sektionibus anatomicis, besichtigungen und allen anderen in dem Physikat für lauffenden Dingen dem Physicis an ihrem gehörigen sostro (= Honorar – J. K.) nichts genommen, noch etwa präjudierliches (= Unrechtes – J. K.) von anderen inskünftigen vorgenommen werde möge.

Solche hohe Gnade werde ich nicht allein mit untertänigstem Dank erkennen, sondern auch solcher die Tage meines Lebens mit unermüdeter, untertänigster und pflichtmässiger Aufwartung eingedenk verbleiben, in Maßen ich allzeit bin und verharre

Euer Hochfürstlicher Durchlaucht gehorsamer Diener

Jo. Ussleber Dr."

Das war sehr scharfer Tobak gegen einen erst seit wenigen Wochen praktizierenden Wundarzt. Ussleber hatte seine Eingabe an den Landesherrn sicherlich mit vollem Recht gemacht, die Kompetenzen waren ja genau festgelegt. Aber nicht um diese oder den Patienten ging es primär, sondern wieder einmal eindeutig ums Geld und Pfründe, diese mussten halt schon immer gesichert werden. Die Eingabe war wohl auch erfolgreich. Im Altenburger Archiv existiert vom 21. Juni der Entwurf eines herzoglichen Erlasses, der Eisenbarth das Operieren nur noch in Anwesenheit von akademischen Ärzten erlauben sollte. Ob eine derartige Verfügung wirklich erlassen wurde und wie Eisenbarth von dieser geplanten Beschränkung seiner Tätigkeitsmöglichkeiten erfuhr, ist nicht bekannt. Aber es muss ihm bekannt gewesen sein, denn nun trat er selbst in Aktion. Am 27. Juni 1686 ging er in die Offensive und wandte sich in einem langen Brief an den Landesherrn mit der Bitte, ihm ein umfassendes Privileg für das Herzogtum zu erteilen:

„Durchlauchtigster Fürst, Gnädigster Fürst und Herr!
Eurer Hochfürstlichen Durchlauchtigkeit habe ich in aller Untertänigkeit nicht bergen (= verbergen – J. K.) können, dass ich durch Gottes Führung in Euer hochfürstliches Durchlauchigstes Land und Fürstentum, auch in Sonderheit nach Altenburg zu dem Okulisten Herrn Johann H e i n i k e n gekommen und bis hero (= jetzt – J. K.) in Freundschaft gelebet. Viele Proben sonderlich in Bruch- und Krebsschneidung und was ich sonst in dieser meiner Jugend auf erlernten Kunst durch Gottes Hilfe, wie dermäniglichen (= vielen – J. K.) bewusst, ohne Ruhm verrichtet. Und obwohl noch keine Augenkur oder Steinschnitt mir allhier vorkommen, so hoffe ich doch nächst Gottes Beistand, solche Kuren wohl und künstlerischer Weise zu verrichten. Habe auch bei mir gänzlich beschlossen, mich in Euer Hochfürstlichen Durchlaucht Landen zu setzen und zu bleiben, weil ich Gottes Güte, Glück und Segen in meinen Kuren verspüre, indem ich diejenigen auch glücklich curieret, welche sonst hätten verderben müssen, so ferne ich in E. Hochfürstl. Durchl. Fürstenthum und Landen mit einem privilegio/: daß andere nicht recht informirte (= Ausgebildete – J. K.), die sich ohne effect großer Dinge rühmen, und die Leute verderben, nicht geduldet werden/: könnte versehen werden. Sonderlich reizet und bewegen mich der schöne Gottesdienst in diesen Landen, vornehmlich in dieser Fürstlichen Residenzstadt Altenburg allhier zu bleiben. Indem ich gewiss davor halte (= vornehme – J. K.) dass ich durch Führung Gottes in die Kirche kommen und die Heilige Schrift auslegen höre und was nach Inhalt derselben recht zu glauben. Wenn aber ich in katholischer Religion geboren und erzogen denn nämlich mein Vater seelig ist gewesen Mathias E i s e n b a r t h Oculist, Bruch und Steinschneider zu Viechtach, 3 Meilen von Regensburg, woselbst ich auch in die Schule gegangen und nachdem mein lieber Vater verstorben in meiner Jugend, bin ich zu meinem Schwager Herrn Alexander B i l l e r Keyserlich- und Fürstlich-privilegierten berühmbter Oculisten,

Bruch-Stein-Schneitter und Artzt in der Stadt Bamberg in dem 10. Jahre gekommen, habe auch 10 Jahre in dieser Kunst bei Ihm gelernet. Ich bin aber auf gut Befinden der Meinigen und meiner Freunde, vermeinend Gott einen gefälligen Dienst zu tun in ein Kloster gebracht. Auch darinnen ein halb Jahr geblieben, aber weil mir dieses Klosterleben nicht gefallen, habe ich mich aus demselben wieder begeben und beschlossen mit meiner erlernten Kunst Gott und meinen Nächsten zu dienen, auch die reine evangelische Lehre anzunehmen. Bin auch deswegen bei dem Hochwürdigsten und Hochgelehrten Generalsuperintendenten gewesen, welcher mich vermahnet, noch ferner fleißig in die Kirche zu gehen und auf die Predigten zu hören. Welchem ich gehorsam folgen werde, zumal ich befinde, dass wir nach dem Papstum in der heiligen Schrift nicht recht informieret werden. Sonderlich das Fegefeuer und Anrufung des heiligen Geistes betreffende, auch dass uns im heiligen Abendmahle der Kelch entzogen wurde.

Erreiche derowegen an Eure Hochfürstliche Durchlaucht mein untertänigstes Bitten, Sie wollen gnädigst geruhen, zuförderst meinen guten Vorsatz so ich zu der Evangelischen und Lutherischen reinen Religion trage, zu befördern und dann auch mir mit Erteilung eines gnädigen Privilegs in dero Landen und Fürstentümern unter die Arme zu greifen. Solche hochfürstliche Gnade wird Gott vergelten. Ich werde auch bei des Gottes Gnade und wunderbarer Führung ingleichen Euer Hochfürstlichen Durchlaucht große Gnade erkennen und mich äusserstem Vermögen nach bemühen, solches in aller Untertänigkeit zu verdienen

Bin auch erbötig die Armen umsonst zu kuriren.

Euer Hochfürstlich Durchlaucht
Untertänigster und gehorsamer
Johann Andreas Eisenbarth
Oculist, Stein und Bruchschneider
Altenburg den 27 Juni 1686"

Dieser typisch barocke, weitschweifende Brief ist in mehrerer Hinsicht interessant. Vordergründig war er von einer geradezu servilen Untertänigkeit, andererseits war Eisenbarth bereits hier schon von seiner eigenen Tüchtigkeit überzeugt und lässt schon seine spätere Großspurigkeit erahnen. Er spürte schon damals in sich den göttlichen Auftrag, Kranke zu heilen. In vielen seiner Schreiben war vom „*Gottesgnadentum*“ die Rede, einer zeittypischen Interpretation des für eine bestimmte Tätigkeit Auserwähltseins. Auch lässt die erbetene Konkurenz-Ausschlusklausel erkennen, dass eine medizinische Unterversorgung der Bevölkerung Altenburgs wohl kaum bestanden haben dürfte, sonst wäre diese angestrebte Zurückweisung lästiger Nebenbuhler nicht erforderlich gewesen. Überraschend ist, dass etwa die Hälfte des Briefes religiösen Inhalt hatte, was bei einem Antrag auf Erteilung eines chirurgischen Privilegs in diesem Umfang nicht zu erwarten war. Unklar ist gleichfalls, warum Eisenbarth falsche Angaben zum Geburtstermin, Geburts- und Schulort machte. Wollte er sich älter darstellen und Regensburg als Ort des immerwährenden Reichstages für seine Zwecke einsetzen?

Nachdem dieses Gesuch bekannt wurde, wandten sich am 5. Juli alle Barbiere und Wundärzte von Altenburg unter der Führung Heinigkes mit der Bitte an den Herzog, dieses Gesuch abzulehnen oder zumindest massiv einzuschränken:

> *„Wann dann gnädigster Herr und Fürst wir hierbei mit untertänigster Dankbarkeit uns erinnern, dass wir als ordenliche Chirurgie zu aller und jeder Wundarznei privilegiert und derohalben vom besagten Eisenbarth in Jus Quaesitum vor uns haben. Über dieses auch nebst die Bader dergleichen Verrichtungen exerzieren und wir also in großer Zahl kaum das Leben von unserem Berufe bei gegenwärtig schlechten Zeiten hinbringen können ...(es folgt die Aufzählung der den Wundärzten genehmigten Behandlungen) ... Ihm mit Nachdruck dahin anhalten zu lassen, dass er uns bei dieser unserer Verrichtung auch dem darüber vorher erlangten fürstlichen gnädigsten Privilegiis uneingeschränkt lassen (soll heißen, die oben aufgeführten Behandlung soll Eisenbarth, auch wenn er ein Privileg dafür erhält, in Zukunft den Badern und Wundärzten von Altnburg überlassen – J. K.) und bei seinen Stein, Bruch, Krebs, Hasenschartenschneiden, als worüber (= weil – J. K.) er weiter von der Chirurgie nicht das geringste verstehet und worin wir ihm keinen Eintrag tun werden, einzig und allein bei namhafter Strafe verbleiben müssen.“*

Auch sein zukünftiger Schwiegervater und früherer Arbeitgeber, Johann Heinigke, sah die angestrebte Privilegierung skeptisch. Er konnte die Fähigkeiten seines ehemaligen Gesellen wohl am besten einschätzen und erkannte klar die drohende Konkurrenz. Daher wandte er sich am 20. Juli schriftlich an den Landesherrn mit der Bitte um Schutz seiner Interessen im Falle der Erteilung des erbetenen Privilegs (Abb. 3, S. 63). Er verweist in seinem Schreiben auf seine langjährige erfolgreiche Tätigkeit in Altenburg. Eine herzogliche Antwort ist bisher aber nicht bekannt. Dies war eine deutliche Kampfansage, der sich Eisenbarth aber stellte. Um seinem Gesuch den erforderlichen Nachdruck zu verleihen, ließ sich Eisenbarth vom Altenburger Rat eine Bescheinigung über seine bisherigen Behandlungen ausstellen. Sie wurde am 28. Juli 1686 vom Bürgermeister Johann Martin Ehrlich (1657–1694) angefertigt, der wohl selbst Mediziner war. Darin versicherte er, wie bereits erwähnt, dass Eisenbarth in dem Dreivierteljahr, da er sich zu Altenburg aufgehalten, einen 64-jährigen Mann an Krebs, wie auch *„30 Personen in hiesiger Stadt an Brüchen wohl auch auf eine sonderbare geschwinde Manier geschnitten"* und sie von ihren gefährlichen Schäden glücklich geheilt und sich auch sonst anständig betragen hatte.

Zu diesem Zeitpunkt hatte der Herzog aber schon reagiert (9. Juli 1686):

> *„… Nun sind wir aber jenen (= Eisenbarth – J. K.) auf seine erlernte Kunst nach Befinden zu privilegiren nicht ungeneigt. Damit aber auch diese (= Wundärzte und Bader – J. K.) und andere dabei interesiret sein, sich zu beschweren keine Ursache haben mögn, so begehren wir hiermit, ihr wollet von besagter E i s e n b a r t h Kunst, Geschicklichkeit und erlangter Wissenschaft genaue Erkundigungen einziehen …"*

Eine nicht unübliche Prüfung wurde angesetzt. Aber schon wieder kam es zu Kompetenzstreitigkeiten, diesmal jedoch von Seiten der Ärzte. Dr. Ussleber beschwerte sich darüber, dass der Amtmann Mann entschieden hätte, zu dieser Prüfung alle Medici von Altenburg hinzuziehen, da doch diese Aufgabe ihm als Stadtphysikus alleine zukäme. Auch hier wieder mehr eine pekuniäre Frage, ging es doch um das Prüfungshonorar. Mann hatte die Entscheidung getroffen, weil Dr. Ussleber dem Okulisten „in etwa zuwider wäre". Man wollte wohl Parteilichkeit und Ressentiments vermeiden. Auch waren früher, so bei der Prüfung von Eisenbarths späterem Schwiegervater Johann Heinigke, die Hof- und Leibmedici hinzugezogen worden.

Die Prüfung fand dann am 29. Juli 1686 in Altenburg unter Vorsitz von Dr. Ussleber und dem Leibmedicus Dr. Gabriel Clauder (1633–1691) statt. Kennzeichnend für Eisenbarths schon damals auf Beeindrucken der Umgebung ausgerichtetes Wesen war, dass er bei dieser Gelegenheit seinen Namen um den Vornamen seines Großvaters auf „*Johann Andreas Wilhelm Eyßenbarth*" erweiterte, wobei er sich von der Einfügung eines dritten Vornamens wohl einen vornehmeren Klang versprach. Später ließ er diesen wieder weg und beschränkte sich auf die beiden im Taufschein aufgeführten. Aber auch unabhängig von dieser kleinen Korrektur dürfte es ihm nicht schwer gefallen sein, die Prüfungskommission von seinem Wissen und seinen Fähigkeiten zu überzeugen. Der Prüfungsbericht lautete:

> *„Wir berichten hiermit also in gehorsamster Antwort, dass derselbige, was Augen und Steinschnittkuren anlanget und Theoriam betreffend zwar vorzüglich genug beantwortet, in praxi habe er aber seiner eigenen Aussage nach, noch wenig Gelegenheit gehabt, sich zu beweisen. So stellen wir bei solcher Sachlage dahin, wie seine erlernte Theorie mit der künftigen Praxis übereinstimmen werde. Dem Bruchschnitt betreffend lassen wir solchen seiner gegebenen Antwort gemäss in seinem Wert, bis per Inspektionem oculorum (= mit dem Auge gesehen – J. K.) hierinnen nähere und gewissere Nachricht wird erlanget sein. … (es folgt eine ausgiebige Diskussion über die Leistenbruch-Operation, auf den Vorwurf der Zeugungsunfähigkeit infolge Hodenverlust bei dieser Operation antwortet Eisenbarth), die spirituosa virtus spermatica (= Zeugungsfähigkeit – J. K.) zöge sich desto stärker in den überbliebenen Hoden zurück. … (es folgen abschließend etwas obskure Vorstellungen der Verbindung Hoden und Hirn, die auch von den Prüfern getragen werden)."*

Dieser Examensbericht war sachlich und in der Beurteilung des Kandidaten richtig. Seine theoretischen Kenntnisse wurden als vorzüglich beurteilt, über das praktische Können traute man sich aber noch keine verbindliche Aussage zu. Hervorgehoben wurde sein Wissen bezüglich möglicher Komplikationen. Völlig richtig lag der Kandidat entgegen der damals allgemein vertretenen Meinung,

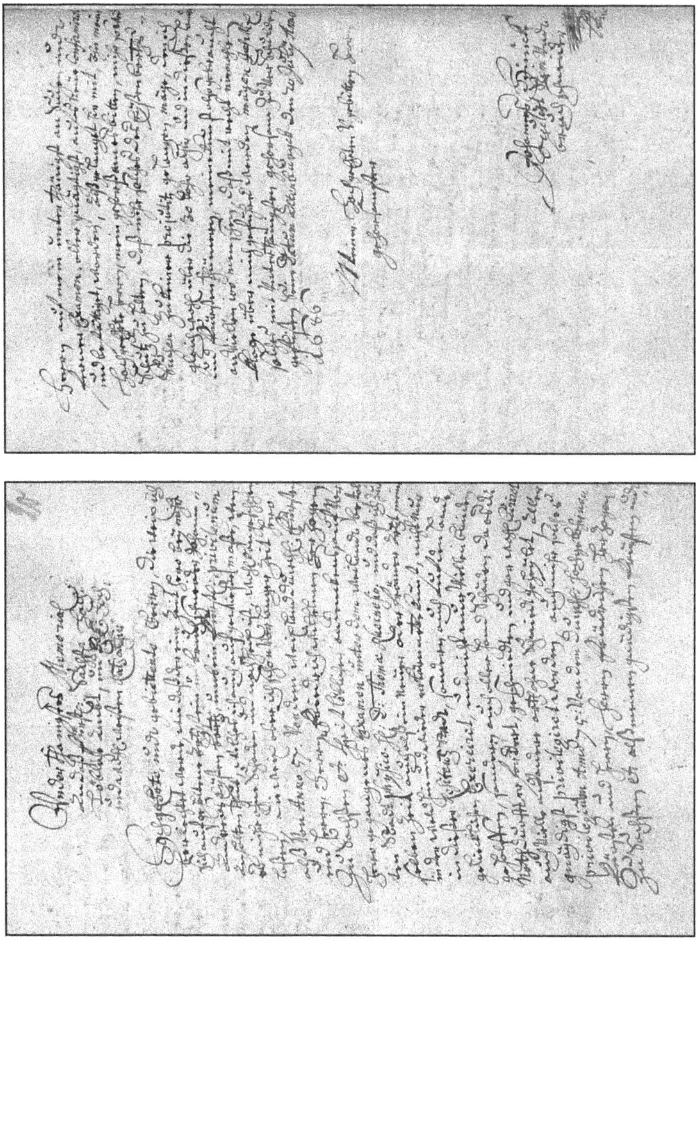

Abb. 3: Schreibens des Wundarztes Heinigke vom 20. Juli 1686.

wenn er angab, dass nach Hodenverlust der verbleibende Hoden seine Leistung verstärkte. Hier zeigte sich der Praktiker im Vorteil gegenüber dem Theoretiker. Es handelte sich dabei keinesfalls um ein Gefälligkeitsgutachten, denn vor allem Clauder war in der wissenschaftlichen Welt hochgeachtet und zählte seit 1677 zu den Mitgliedern der „Academia Naturae Curiosorum“ (= Leopoldina).[41] Weite Reisen hatten ihn, der mit dem berühmten Athanasius Kircher (1602–1680) und dem holländischen Anatom Fredrick Ruysch (1638–1731) korrespondierte, durch ganz Europa geführt. Sein Name auf dem Prüfungsprotokoll sprach jedenfalls von vornherein gegen eine fachliche Ignoranz des Antragsstellers.

Der Landesherr war mit diesem Prüfungsbericht aber dennoch nicht völlig zufrieden und beauftragte den Rat der Stadt Altenburg weitere Erkundigungen einziehen. Dieser berichtete pflichtgemäß am 16. August: „*... dass dieselben, soviel wir deren vernommen, einhellig ausgesagt, wie sie bei den Brüchen- und Krebsschneiden von Eisenbarten wohl und glücklich kurieret worden. ... Ein anderer bezeuget dass von denjenigen, so besagter Eisenbarth in der Kur gehabt, durch Verleihung göttlicher Gnaden mehr noch nicht als drei Personen, so wider dessen vielfältiges Verbot vor der Zeit kalte Getränke genossen und sich hierdurch sich selbst verwahrloset, verstorben. ... Wie dann dem Fürstlich Sächsischen Amt und Stadt deren Einwohner verträglich (= nützlich – J. K.) zu sein scheint, dass ein erfahrener Mann in dergleichen Dingen vorhanden, so ihnen bei ihrem Leibeszustand (= Krankheit – J. K.) an die Hand gehen könne, woran seither sich einiger Mangel verspüre. Im übrign wolle auch E i s e n b a r t h weder den Barbieren, noch dem Okulisten Johann H e i n i k e n durch das ersuchte Privilegium etwas nehmen, sondern einem jedem, was ihm zukommt, zulassen. Stellen doch solches in Euer Hochfürstliches Durchlauchtigstes gnädigstes Ermessen und Verharren.*“

Der Rat äußerte sich somit sehr positiv, enthob Eisenbarth auch der Schuld an den aufgetretenen Todesfällen, drei bei 30 Operationen in neun Monaten. Er stellte sich somit auch gegen die eigenen Bader und Wundärzte in der auch heute weit verbreiteten Annahme, Konkurrenz hebe die Versorgungsqualität. Daraufhin erhielt Eisenbarth am 26. August 1686 das so heiß ersehnte erste Privileg und durfte ab sofort auf Jahr- und Wochenmärkten chirurgisch tätig sein sowie bestimmte Arzneien verkaufen. Ein sehr umfangreiches und wohlwollendes Privileg, das hier abschließend beispielhaft für die weiteren Privilegien aufgeführt werden soll:

„Von Gottes Gnaden, Wir Friedrich Herzog zu Sachsen, Jülich, Cleve und Berg, Landgraf von Thüringen, Markgraf zu Meissen, Gefürsteter Graf zu Henneberg, Graf der Mark Ravensberg, Herr zu Ravenstein und Ronna verfügen allen und jeden unserer Prälaten, Grafen, Herren Haupt- und Amtsleuten, denen von der Ritterschaft, Schlössern, Verwaltern, Geleitsleuten, Bürgermeistern, Richtern und Räten der Städte, Schultheissen der Gemeinden auch allen unseren Untertanen insgemein und Sonderheit hiermit zu wissen, Dass Uns Johann Andreas E i s e n b a r t h, Okulist, Bruch, Stein und Krebsschneider, von Viechtach unweit Regensburg bürtig, untertänigst anlanget und gebetn, nachdem er etliche Jahre beim vom Römischer Kaiserlicher Majestät und anderer Chur und Fürsten des Reiches privilegirtem Okulisten, Stein und Bruchschneider Alexander B i l l e r zu Bamberg in der Lehre sich aufgehlten. Solche Kunst und was derselben anhängigst besagt das von ihm erlangte Testimonium dergestalt erlernet und begriffen, dass er hernach etliche Jahre diese Kunst an unterschiedlichen Orten in Sonderheit in allhiesiger Stadt und Ambt angeblich 30 Personen glücklich geübet. Wie er dann auch gemenet, sich in diesem Land und Fürstentum Altenburg nieder zu lassen, um darinnen sein Kunst gegen männiglich, so seiner bedürftig, ferner zu gebrauchen. Das Wir ihm zu desto besseren Fortsetzung seines guten Vorhabens nachgeben und verstatten und darüber Unser fürstlich Privilegium in gewöhnlicher Form erteilen wollen, seine Kunst seinem Gefallen und Gelegenheit nach darinnen ungehindert zu treiben und seine Waren feil zu haben und zu verkaufen. Wann Wir dann demjenigen und welcher von anderen redliches gelernet, um damit ihrem Nächsten und darunter unseren Untertanen, so sie bedürfen, nebst göttlicher Verleihung zu Hilf statten kommen, in Sonderheit geneiget, seinem untertänigsten Ersuchen in Gnaden statt geben. Wie auch von unserem Leibmedicus Herrn Gabriel C l a u d e r, der Arztnei Doktoren und dem substituirten Amts und Stadtphysikus Dr. Johann U s s l e b e r allhier nach gehaltener Exploration und Examine, so auf Unserem Befehl sie ihm gehalten, berichtet und von ihnen beiderseits schriftlich attestiret worden, dass genannter Johann Andreas E i s e n b a r t h in seiner Kunst des Augen, Stein, Krebs und

Bruchschneidens zur genüge erfahren. Er auch laut des von dem Stadtrat allhier ihm gegebenen schriftlichen Zeugnisses an etliche dreissig Personen glückliche Proben getan und demnach des gegebenen Privilegii halber, soweit sich seine Kunst erstrecket, würdig sei. So haben Wir vorberührtem seinem untertänigsten Suchen in Gnaden stattgegeben.
Concidiren und bewilligen demnach, dass derselbe hiermit und in Kraft dieses Briefes gebieten auch allen und jeden vorbemeldetem unserem Untertanen des Fürstentums Altenburg, sie wollen mehrfach genannten Johann Andreas Eisenbarth mit seiner erlernten Kunst als eine Oculisten, Stein, Krebs und Bruchschneider in unserem Fürstentum, auf dem Lande, in Städten und Flecken, nicht nur die gewöhnlichen, sondern auch Wochenmärkte zu besuchen. Seine zu seiner Kunst gehörigen und bisherige übliche Waren und Sachen als da sind Kräutersalben, Mitridat, Augenwasser öffentlich feilzuhalten und zu verkaufen. Unhinderlich verstatten und nachlassen (= unbehindert gestatten – J. K.), ihn bei diesem Unserem Fürstlichen Privilegio und Koncession auf Bedurfen (= falls erforderlich – J. K.) und sein Anlangen (= Verlangen – J. K.) gebührlich zu schützen, zu schirmen und vor aller Gewalt und Unbilligkeit so viel an ihm zu verteidigen, ihn auch sonst passieren und repassieren zu lassen und allen guten Willen und Beförderung erweisen. Darin vollbringen sie unsren gnädigsten, zuverlässigen uns gefälligen Willen und Meinung. Es soll aber oft erwähnter Johann Andreas E i s e n b a r t h das Feilhaben an den Wochenmärkten jeden Orts mit Vorbewusst (= Wissen – J. K.) des Bürgermeisters und Ratsmannes sein, die er jeder Zeit darum zu ersuchen. Wie auch über die spezifizirte drei Stück (= die oben aufgeführten Arzneimittel – J. K.), damit eines und anderen Orts Apotheken, so vorhero priviligirt, denselben zum Nachteil, auf offenem Markte nicht zu verkaufen. Noch sonsten den Medici ordinarii denen ihnen zukommenden innerlichen Leibeskuren, sowohl auch den eingesessenen Barbieren und Badern in der Wundarztnei Schaden und Nachteil zufügen, sondern in den Schranken der Augenkur, des Stein, Krebs und Bruchschneidens und was dem mehr angehörig, zu bleiben. Auch denen sich allenthalben also erweisen, dass es verantwortlich und ihm zu fernerem Ruhme und Förderung gereichen möge.
Zur Urkund haben Wir Uns mit eigner Hand unterschrieben und unser Fürstlich Insigl hieran hängen lassen. So geschehen und gege-

ben zu Altenburg den sechsundzwanzigsten Monatstag Augustii nach Christi unseres Erlösers und Seeligmachers Geburt im eintausensechshundetsechsundachzigsten Jahr."[42]

Der erste Schritt zur Selbständigkeit war getan, auch wenn im Privileg nur vom Fürstentum Altenburg die Rede gewesen ist, ihm somit eine enge Tätigkeitsgrenze gesetzt und nur der Verkauf von drei Medikamenten gestattet worden war. Aber es ist ein Anfang und eine Ausweitung auf das in Personalunion regierte Gotha erschien Eisenbarth unproblematisch. Nun konnte er auch daran denken, eine eigene Familie zu gründen. Wenig später, am 16. September 1686, heiratete er in der Altenburger Brüder-Kirche, wie das Traubuch verzeichnet, Catharina Elisabeth Heinigke:

„*Harr Johann Andreas Eißenbarth, Oculist, Stein- und Bruchschneider allhier, Herrn Matthaei Eisenbarths, auch Oculistens, Stein- und Bruchscneider zu Regensburgk nachgelaßener Sohn, und Jungfer Catharina Elisabetha, Herrn Johann Heinigkens, Oculistens, Stein- und Bruchschneiders allhier, eheleibl. Tochter, sindt Do. den 16. Sept. in der Brüder-Kirche copuliret.*"

Am Markt bezog das Paar ein Haus, das für die nächsten 16 Jahre der Ausgangspunkt seiner wundärztlichen Reisen wurde.

Damit begann eine Laufbahn ohnegleichen, wie sie die kühnsten Phantasien eines Dichters nicht bunter und bewegter hätte erfinden können, ein abenteuerliches Leben, das Eisenbarth auf seinen Reisen durch ganz Deutschland und darüber hinaus volkstümlich machte, ihm Ruhm, Ehren und Wohlstand eintrug. Er wurde zum bekanntesten und berühmtesten Wanderarzt, der je über Deutschlands Straßen zog.

3.2. Erste Erfolge und Misserfolge

Am 11. Oktober 1686 bedankte sich Eisenbarth ausführlich für die Erteilung des gewünschten Privilegs, erbat aber zugleich schon eine Erweiterung seiner Tätigkeitserlaubnis. Doch dazu sollte es vorerst nicht kommen. Andere Probleme rückten in den Vordergrund.

Voller Tatendrang und bemüht, schnell Geld zu verdienen, hielt es Eisenbarth nach Erhalt des ersten fürstlichen Privilegs nicht mehr lange in der Stadt. So rasch wie möglich nahm er das für sein weiteres Wirken bestimmende Wanderleben auf. Mit dem Beginn seiner selbständigen Tätigkeit begab er sich in das Spannungsfeld zwischen akademischer Medizin auf der einen Seite und einer facettenreichen „empirischen Medizin" auf der anderen. Ein Sprichwort aus dem 17. Jahrhundert kennzeichnete eine Situation, in der es in Deutschland angeblich *„mehr Ärzte als Fliegen in Armenien"* gab:

„Ein jeder Idiot verlangt ein Arzt zu seyn
Ein Priester, Jude, Mönch, und was nur sonst den Schein
Vom alten Weibe hat, ein Kaufmann, Gerber, Bauer,
Ein Becker, Henker ..."[43]

Schon bald war auch Eisenbarth in diesen Konflikt einbezogen. Obgleich seine ersten Behandlungen erfolgreich verlaufen sind, blieb ihm dennoch nicht die Einsicht erspart, dass der Medizin am Ausgang des 17. Jahrhunderts enge Grenzen gesetzt waren.

Seine erste wanderärztliche Reise führte ihn durch das Altenburger Territorium. Noch für das Jahr 1686 war sein Wirken in zahlreichen Orten belegbar. Zuerst wendete er sich nach Süden. Über Schmölln, Saura, Ronneburg, Haßelbach und Brötingen kam er nach Gera, das übrigens nicht zum Herzogtum „Sachsen-Gotha-Altenburg" gehörte. Hier nahm er am 11. Oktober den Sohn von Hans Raumschüssel aus Poderschau „unters Messer", der wenige Tage darauf verstarb. Ich werde darauf in einem späteren Kapitel noch ausführlicher eingehen. Die Angelegenheit hielt ihn aber nicht davon ab, weiterhin auf Wanderschaft zu gehen. Allerdings war er jetzt vor allem außerhalb des Herzogtums aktiv. So wirkte er 1687 in Zwickau und Leipzig. Es ist nicht auszuschließen, dass ihn die Geraer Vorkommnisse dazu veranlassten, sein Tätigkeitsfeld auszudehnen, um im engeren Umkreis der Ereignisse etwas Ruhe eintreten zu lassen.

Die sächsische Messe- und Universitätsstadt Leipzig zog schon immer zahlreiche Wanderheiler an und auch Eisenbarth sollte sie in den nächsten Jahrzehnten wiederholt und erfolgreich aufsuchen. Die Konkurrenz war jedoch beachtlich. Martina Hädge belegt anhand von Messerechnungen, dass zahlreiche Wanderärzte in Leipzig noch bis in die zweite Hälfte des 18. Jahrhunderts tätig waren. Und dies, obwohl die Stadt bereits 1676 ein Verbot erlassen hatte, wonach „*hinfort die Aertzte keine Pickelheringe zu agiren mehr sollten auftreten lassen / weil dies offters grobe Zoten und denen Christen nicht geziemende Narretheidungen von sich hatten hören lassen.*" In der Praxis tat dieses Verbot der Tätigkeit der Wanderärzte und ihrer Begleittruppen in der Messestadt aber wenig Abbruch. Zu ihnen gehörten „Zahnärzte", Zahnoperateure, Mundärzte, Operateure wie Eisenbarth, Wurmärzte, Wundärzte, Schlangenfett- und Pflasterverkäufer, Kräuter und Wurzelmänner, die in den Standgeldrechnungen als „*Comödianten*" erfasst wurden. Unter ihnen war unter anderem Sebastian di Scio, welcher als Komödiant, Puppenspieler, Seiltänzer und Salbenverkäufer zur Ostermesse 1690 auftrat. Ebenfalls in dieser Liste verzeichnet sind die Auftritte des „*starken Mann Johann Carl von Eckenberg*" (1685–1747) zwischen 1717 und 1743. Während seine „*Bande voltagierte und auf dem Seil tanzte*", verkaufte er Medikamente und stellte seine Stärke vor. In die Aufzählung fahrender Wanderärzte, die während der Wirkungsperiode von Johann Andreas Eisenbarth in Leipzig nachweisbar waren, reihen sich auch Phillipp Reizenstein (1718–1729 in Leipzig), der „*sogenannte Hans Wurst … Comödiant, Marionettenspieler und Taschenspieler*" und der „*Hanswurst Ferdinand Beck*" (1714–1726 in Leipzig nachweisbar) ein.[44] Diese Leipziger Schilderung zeigt das Umfeld, in dem unser Johann Andreas Eisenbarth zumindest in den nächsten drei Jahrzehnten aktiv sein wird.

Nach dem ersten Misserfolg war Eisenbarth aber wieder sehr aktiv und erfolgreich. Innerhalb der ersten 18 Monate seiner Tätigkeit soll er im Altenburgischen über 200 Patienten von den unterschiedlichsten Leiden befreit haben. So wurde schon bald aus dem Wundarzt Eisenbarth in der Volksmeinung der „*Wunderarzt-- Dr. Eisenbarth*". Das versetzte ihn in die Lage, seine nächste Reise gezielt vorzubereiten. Nachdem er das Altenburger Territorium des Herzogtums durchstreift hatte, galt es nun, den Gothaer Teil des Herzogtums zu erobern, für den er sein Privileg rasch erweitern zu können glaubte.

Im Frühjahr 1688 ging es in westliche Richtung. Der mittlerweile 25-Jährige wurde dabei erstmals von einem Tross begleitet, der schon einen beträchtlichen Umfang aufwies. Auf dem Weg nach

Gotha kam er über Weimar. Wie Burkhardt bereits 1892 in einem Aufsatz berichtete, zog Eisenbarth im April 1688 in der Stadt ein, *„und da damals für Ärzte seines Schlages mit beschränkter Befähigung, völlige Freizügigkeit herrschte, begann er ohne weiteres seine Kuren in Weimar, nach seiner Versicherung mit großem Erfolg.“*[45]

Sein Ruf war schon so sehr gefestigt, dass er das am 25. April beantragte Privileg ohne weitere Prüfung erhielt. Herzog Wilhelm Ernst von Sachsen-Weimar (1662–1728), der als Vormund auch Sachsen-Jena regierte, erteilte am 10. Mai dieses zweite Privileg in der Eisenbarthschen Sammlung. Darin wurde angeordnet, den privilegierten Wundarzt zu unterstützen, da *„durch den Höchsten Arzt und Gnade und verliehenes gedeyen Er nicht nur an viele Orthen“* mit Erfolg tätig geworden sei, sondern auch zahlreiche an Augenkrankheiten, Stein-, Krebs- und Bruchbeschwerden leidende Patienten in Weimar und Umgebung glücklich geheilt hat. Daher wurde ihm erlaubt, auf Jahr- und Wochenmärkten ungehindert seine Kunst auszuüben, öffentlich Arzneimittel anzubieten und darüber hinaus auch außerhalb der Märkte seine Praxis zu öffnen. Trotz mancher noch enthaltener Einschränkungen bezüglich der Wirkungsmöglichkeiten von Eisenbarth lässt das Privileg keinen Zweifel an der Tüchtigkeit des jungen Wanderarztes und rühmt besonders, dass er *„auf eine besonders geschwinde arth, auch ohne große Schmerzempfindung“* operiert, wie dann auch aus späteren Quellen hervorgeht, dass er in der Anwendung des Messers sehr geschickt gewesen sein muss. Die im Privileg enthaltene Freigabe des Verkaufs von Mithridat aber widersprach hinsichtlich der Weimarer Wochenmärkte einem alten Privilegium der Apotheker von 1567. Es wurde ihm daher erst bewilligt, nach dem er mit Handschlag gelobt hatte, dieses Mittel in der Landeshauptstadt nur auf den Jahrmärkten, nicht aber auf den Wochenmärkten zu vertreiben.[46] Auferlegt wurde ihm im Gegenzug neben der obligatorischen kostenlosen Behandlung der Armen die Bereitschaft, sich eilig in Weimar einzustellen, so oft er *„von Unß oder für nehme Bediente ander erfordert wirdt.“* Diese Privilegierung ging doch schon wesentlich weiter als zwei Jahre zuvor in Altenburg. Das ist einerseits dem gewachsenen Ansehen Eisenbarths zu schulden, lässt aber in der Zulassung unabhängig von Märkten auch eine deutlich schlechtere medizinische Versorgung in diesem kleinen und armen Fürstentum vermuten. In dieser Zeit müsste der später als Ordinarius in Halle lehrende und danach als königlich preußischer Hofmedikus tätige Georg Ernst Stahl (1659–1734) erstmals Kenntnis vom Wirken Eisenbarths gewonnen haben, praktizierte er doch nach seiner Jenenser Promotion von 1681 als Hof- und Leibmedicus in Weimarischen Diensten und war somit über die Privilegierung informiert.

Zur Befestigung seiner Stellung in den weimarischen und jenaischen Landesteilen ging Eisenbarth alsbald daran, unbequeme Konkurrenz fernzuhalten, indem er das Privileg drucken und öffentlich anschlagen ließ. Dieses wurde dann von der Weimarer Staatskanzlei in alle Teile der beiden Ländchen verschickt. Die geforderte Summe von 24 ½ Talern für die Ausstellung des Privilegienbriefes veranlasste Eisenbarth jedoch zum Feilschen. In Geldangelegenheiten war er den Behörden gegenüber nie sehr großzügig. In einem Schreiben hat er darauf hingewiesen, dass er infolge des umfangreichen Personals und seiner großen Familie (= er meint damit wohl die Begleittruppe und nicht die eigentliche Familie, da seine Frau zu diesem Zeitpunkt erstmals schwanger war – J. K.), die geforderte Summe nicht aufbringen könne und bat um eine Reduzierung auf 20 Taler. Diese umgerechnet 2 000 Euro waren aber gut angelegt. Die amtliche Bekanntmachung wurde vom 28. August 1688 bis zum 25. Februar 1689 neben Weimar in Buttstedt, Ilmenau, Rastenberg, Sulza, Berka, Jena, Neumark, Tannroda und über zwanzig weiteren Orten verteilt. Man kann annehmen, dass Eisenbarth zumindest in den genannten Orten auch tätig wurde. Auf dieser Grundlage konnte Eisenbarth in jenem halben Jahr mehr als 100 erfolgreiche Behandlungen verzeichnen. Sein Auftreten muss bei der Bevölkerung großen Eindruck hinterlassen haben, denn die Erinnerung daran hat sich über einhundert Jahre erhalten, und der in Tannroda 1840 verstorbene Arzt Dr. Rentsch besaß noch Rezepte und Reklamebildchen, die von Eisenbarth stammten.[47]

3.3. Stadtarzt zu Erfurt

Ende Februar 1689 gelangte Eisenbarth auf seinem Weg in Richtung Gotha in das Weimar unmittelbar benachbarte Erfurt. Diese Stadt zählte am Ausgang des 17. Jahrhunderts zu den bedeutenderen deutschen Städten. Sie hatte eine bekannte Universität und mit etwa 20 000 Einwohnern, im Vergleich zu anderen deutschen Städten, eine sehr große Bevölkerungszahl. Inmitten der ernestinischen sächsisch-thüringischen Kleinstaaten gehörte sie aber zum Territorium des Erzstifts Mainz und bildete somit eine katholische Enklave. Der drei Jahre zuvor zum Protestantismus übergetretene Eisenbarth betrat jetzt somit erstmals wieder katholisches Gebiet.

Diesen Aufenthalt hatte er von langer Hand vorbereitet. Noch auf Weimarer Territorium tätig, erhielt er unter dem 8. Februar 1689 das beantragte Privileg vom Erzbischof Anselm Franz von Ingelheim (1634–1695) für die Stadt Erfurt und die gesamten kurmainzischen Lande. Diese recht unkomplizierte Privileg-Erteilung zeigt auch, welch untergeordnete Rolle die Konfessionszugehörigkeit am Ausgang des 17. Jahrhunderts spielte. Dem „*Chirurgus und Operator*" wird darin bescheinigt, durch seine „*mit großer Mühe und Arbeit erlernte Profession nunmer vermitteltst göttlicher Vorsehung*" nahezu 300 Patienten behandelt und in Erfurt bereits 20 Personen „*an Brüchen glücklich geschnitten und geheilet, sonderlich aber einen alten 78 jährigen Mann, sodann einen 11 jährigen blind geborenen Knaben das Gesicht (= die Sehfähigkeit, vermutlich durch Starstich – J. K.) durch seine Operation wieder zuweg gebracht.*" Dieses Privileg ließ neben der erstmaligen Hervorhebung seiner augenärztlichen Fähigkeiten auch erkennen, dass er bereits während seines Aufenthaltes im Herzogtum Weimar nach Erfurt gekommen sein musste und hier chirurgisch tätig war. Anders ist die Aufzählung von 20 erfolgreichen Kuren in Erfurt nicht erklärbar.

In Anerkennung seiner Leistungen wurde ihm gleichfalls gestattet, auch außerhalb Erfurts in den kurmainzischen Territorien gegen übliche Belohnung „*auszustehen*", das heißt einen Stand zu errichten und seine Behandlung anzubieten, sowie dabei auch seine Arzneimittel zu verkaufen. Zu den kurmainzischen Territorien in der Nähe von Erfurt gehörte vor allem das Eichsfeld, das von Eisenbarth dann später auch besucht wurde. Der Erzbischof hielt die Tätigkeit des Wanderarztes für die menschliche Gemeinschaft als „*überaus nützlich*" und erteilte ihm daher die Auflage, „*sich allhier in der Bürgerschaft einzulassen*". Damit wollte der Landesherr den jungen tüchtigen Wundarzt an Erfurt binden. Dieser forderte daraufhin mit Erfolg die Anstellung als Stadtarzt. Im Ratsprotokoll der Stadt ist vermerkt, *„Dr. Eisenbart, ein Bruchschneide, ist 2. März/20. Februar Bürger geworden."*

Diese Ratsnotiz enthält über die Erteilung des Bürgerrechtes für Eisenbarth hinaus zwei weitere interessante Stellen. Erstens verweist die doppelte Datumsnennung auf einen merkwürdigen Zustand im konfessionell zersplitterten Deutschland. Vom Erzbischöflichen Ordinariat wurde die Urkunde am 2. März erstellt, in protestantischen Gebieten war dies aber erst der 20. Februar. Zwischen Weimar und Erfurt bestand somit ein Unterschied von zehn Tagen. Ursache hierfür ist die von Papst Gregor XIII. (1502–1585) im Jahre 1582 durchgeführte Kalenderreform, die die Ungenauigkeiten des Julianischen Kalenders ausgleichen sollte. Der „Gregorianische Kalender" wurde in den katholischen Territorien Deutschlands 1583, in den protestantischen Territorien aber erst 1700 eingeführt.[48] Eisenbarth musste also noch über zehn Jahre mit dieser regionalen Zeitdifferenz leben, was auch bei der Bewertung der verschiedenen Urkunden beachtet werden muss. Am Rande sei hier noch erwähnt, dass es auch keine einheitlichen Zeitzonen gab. Jeder Ort hatte seine eigene „Ortszeit". Die Uhren besaßen bis dahin auch nur einen Stundenzeiger, der Minutenzeiger kam erst Anfang des 18. Jahrhunderts auf. Eine auf die Minute genaue Zeitbestimmung war unüblich. Bei dem damaligen Reiseaufkommen und dem Reisetempo spielte dies auch keine Rolle, so dass es erst in der zweiten Hälfte des 19. Jahrhunderts mit dem flächendeckenden Aufkommen des Eisenbahnverkehrs zur Schaffung einheitlicher Zeitzonen kam.

Zweitens findet sich hier erstmals in einem zeitgenössischen amtlichen Dokument der akademische Grad eines Doktors vor Eisenbarths Namen. Dieser ließ es widerspruchslos geschehen, obgleich er selbst nie den Titel verwendete, den er ja auch nicht besaß. Sowohl diese Titulierung als auch das erzbischöfliche Patent waren für ihn sehr schmeichelhaft. In einer erst dreijährigen Laufbahn hat er schon auf ein umfangreiches Patientengut und zahlreiche Behandlungserfolge verweisen können. Der 26-jährige Eisenbarth konnte sich bereits als

„Herzoglich von Sachsen-Gotha-Altenburgischer,
Herzoglich Sachsen-Weimarischer und Sachsen-Jenaischer

wie auch Erzbischöflich Mainzischer privilegierter
Oculist, Bruch- und Steinschneider und Stadtarzt zu Erfurt"

bezeichnen. Eine für sein Alter ungewöhnliche Anzahl von Privilegien, die Ausdruck seines Könnens und der gewonnenen Anerkennung sind. Darüber hinaus boten sie auch eine gute Grundlage, sich in Erfurt beruflich niederzulassen. Hier startete er erstmals den Versuch, als bezahlter Stadtwundarzt sesshaft zu werden. Die zwischenzeitlich erfolgte Geburt seines ersten Kindes dürfte ihm die Veranlassung gegeben haben, der jungen Familie eine von den Zufällen des Wanderlebens unabhängige Basis zu schaffen.

Das Meisterrecht und somit die Sesshaftigkeit hätte Eisenbarth als Sohn eines Wanderarztes und Schwiegersohn eines ortsansässigen Meisters unter erleichterten Bedingungen schon in Altenburg erlangen können, falls ein solches frei gewesen oder von der Zunft freigegeben worden wäre. Offenbar aber waren diese Voraussetzungen damals nicht gegeben. Vielleicht hatte er auch aus Rücksicht auf seinen Schwiegervater, in der Erkenntnis unzureichender Verdienstmöglichkeiten im Zusammenhang mit dem bereits dargestellten Konkurrenzkampf oder aus anderen unklaren Motiven eine Niederlassung zu diesem Zeitpunkt gar nicht angestrebt.

Jetzt boten sich ihm in Erfurt äußerst günstige Startbedingungen. Seine kleine Familie schien ihn hierher begleitet zu haben und obgleich er seinen Wohnsitz vorübergehend in der Stadt nahm, was ja eine entscheidende Voraussetzung zur Erlangung des Bürgerrechts war, kam es doch zu keiner endgültigen Niederlassung. Vielmehr verließ Eisenbarth nach einigen Monaten die Stadt wieder. Er ist letztmalig am 12. Januar 1690 in der Stadt nachweisbar.

Es ist anzunehmen, dass Eisenbarth primär eine sesshafte Tätigkeit anstrebte, hatte er doch die Nachteile des Wanderlebens beim eigenen Vater gesehen und seine Ausbildung bei einem ortsansässigen „zünftigen" Chirurgen erhalten, der die Wandertätigkeit nur als Zuerwerb nutzte.

So in etwa könnten seine eigenen Pläne ausgesehen haben.

Vielleicht hat er anfangs gehofft, die Nachfolge seines Schwiegervaters antreten zu können? Warum hat er dieses Ziel nicht weiterverfolgt? Hatte seine Frau noch mehrere Brüder, von denen einer die Chirurgenstelle des Vaters übernehmen sollte? Hielt er Altenburg für zu klein, um ausreichend zu verdienen? Oder gab es gar ein Zerwürfnis mit dem Schwiegervater? Dessen Brief an den Landesherrn und der rasche Hauskauf am Markt könnten diese These bestätigen. Waren derartige Spannungen etwa auch der Grund des späteren Umzuges nach Magdeburg? Für die These, dass Eisenbarth sich als ortsansässiger Chirurg niederlassen und Altenburg verlassen wollte, spricht die Tatsache des Erwerbs des Erfurter Bürgerrechts. Kam es dort aber zu keiner Niederlassung, weil die Zunftgesetze einen weiteren Chirurgen in der Stadt verhinderten? Oder hat er gesehen, dass er als Wanderarzt mehr verdienen konnte als ein ortsansässiger Chirurg selbst in einer so großen Stadt wie Erfurt? In Magdeburg sind dann keine derartigen Versuche einer Niederlassung mehr nachweisbar. Den Rest des Jahres 1690 verbrachte er wohl in Thüringen und kehrte erst im Spätjahr nach Altenburg zurück. Die Ursachen hierfür sind unbekannt.

Mit seiner Rückkehr nach Altenburg ist der erste Abschnitt seiner Tätigkeit beendet. Machen wir uns daher kurz ein Bild von der Person von Johann Andreas und seiner Familie.

4. Zur Person von Johann Andreas Eisenbarth

4.1. Woher wissen wir, wie Eisenbarth aussah?

Wir können uns heute ein gutes Bild von der Person des Wanderarztes Johann Andreas Eisenbarth machen. Es gibt insgesamt drei Stiche von ihm, die auch gut die Spanne seines Wirkens umfassen.

Dem ansonsten bisher unbekannten Künstler J. E. Balduin verdanken wir das älteste Bildnis von J. A. Eisenbarth. Dieses sogenannte „Erfurter Bildnis" (Abb. 4, S. 79) fand sich erst vor 50 Jahren in der Dresdner Landesbibliothek. Auf ihm präsentierte sich der erst 29-jährige Wanderarzt in unverkennbar selbstbewusster Pose. Wie seine berühmten Zeitgenossen, wie beispielsweise Leibniz oder Pufendorf, präsentierte sich auch Eisenbarth im Schmuck einer wallenden Barockperücke. Dabei strahlte der pausbäckige Oberpfälzer die Selbstsicherheit eines aus kleinen Verhältnissen emporgestiegenen Mannes aus. Die Kleidung hinterlässt insgesamt einen bewusst prachtvollen Eindruck. Obgleich es sich bei diesem Bildnis wohl mehr um eine Illustration als um ein naturgetreues Abbild handelt, legen Ähnlichkeiten mit späteren Porträts die Annahme nahe, dass es sich um ein wirkliches Eisenbarth-Bild handelt.

Interessant ist auch die Betrachtung einiger Details, sind dem Bild doch noch zwei aussagekräftige Attribute beigegeben. Die linke Hand ruht auf einem Buch, ein deutlicher Hinweis darauf, dass Eisenbarth auch über das mehr den akademisch gebildeten Ärzten vorbehaltene Bücherwissen verfügte. Dieser Aspekt wird noch durch die Brille als Symbol des Lesens unterstrichen. In der rechten Hand hält er eine Starnadel. Ob es sich dabei um das angeblich von ihm erfundene Instrument handelt, welches in den Dresdner Akten eine lobende Erwähnung fand, ist zwar anzunehmen, aber nicht beweisbar.

In der Bildumschrift wird noch wiederholt auf die Hilfe Gottes verwiesen. So beginnt der Text oberhalb des Porträts mit einem lateinischen Zitat:

„Auxilio nihil absque DEI tua Cura laborque", was mit „Deine Sorge und Mühe sind nichts ohne die Hilfe Gottes" übersetzt werden kann. Weiter heißt es dann ins heutige Deutsch übertragen:

> *„Gott allein ist vorbehalten, das Licht den Blinden wiederzugeben oder das Augenlicht zu erhalten und die Blindheit zu verhindern. Durch den fleißigen Gebrauch des allein nur von mir hergestellten Augenwassers kann mit Gottes Hilfe auch den fast blinden armen Leuten geholfen werden, damit das Augenlicht erhalten bleibt. Es hilft in kurzer Zeit auch den Menschen mit schwachen, kranken und fließenden Augen, ja sogar in den Fällen, wo schon Starblindheit eingesetzt hat – vorausgesetzt, daß man überhaupt noch etwas erkennen kann. Zur Ehre Gottes wird das Mittel den armen Leuten umsonst verabreicht."*[49]

Eisenbarth weist somit schon hier auf seine speziellen Fähigkeiten in der Behandlung der Augenkrankheiten hin.

Allen Stichen ist gemeinsam, dass Eisenbarth sehr viel Wert auf eine prunkvolle Erscheinung legte. Der Kleidung kam zu dieser Zeit ein noch höherer Stellenwert zu, als dies heute der Fall ist. Es genügte, sich zu verkleiden, um in eine andere Rolle zu schlüpfen oder ein gesellschaftliches Inkognito zu wahren. Andere Identitätsmerkmale, wie Physiognomie, Sprache, Gestik, Mimik, reichten an die Bedeutung der Kleidung nicht heran. Es war nicht schwer, anders zu scheinen als zu sein.[50] Eisenbarth trägt daher zwar die im wohlhabenden Bürgertum des Barock übliche Kleidung, aber in kostbarer Ausgestaltung. Zu ihr gehört ein knielanger Herrenrock mit weiten Schößen. Diese Rockform hat sich aus der militärischen Kleidung des Dreißigjährigen Krieges entwickelt und wurde als Zivilkleidung mehr der Körperform angepasst, woraus sich sein Name „Justaucorps" entwickelte (juste au corps = näher am Körper – J. K.). Sie gehörte ebenso zur Alltags- wie zur formellen Kleidung des Adels und des Bürgertums. Der Unterschied lag lediglich in der Qualität der Stoffe: für Adlige Seide, Brokat oder Samt, für Bürgerliche Wollstoffe. Die Justaucorps waren häufig sehr reich ausgeschmückt. Dazu gehören Taschen mit großen Klappen und große Ärmelaufschläge. Nach zeitgenössischen Berichten soll der Rock bei Eisenbarth scharlachrot und mit Zierknöpfen besetzt ge-

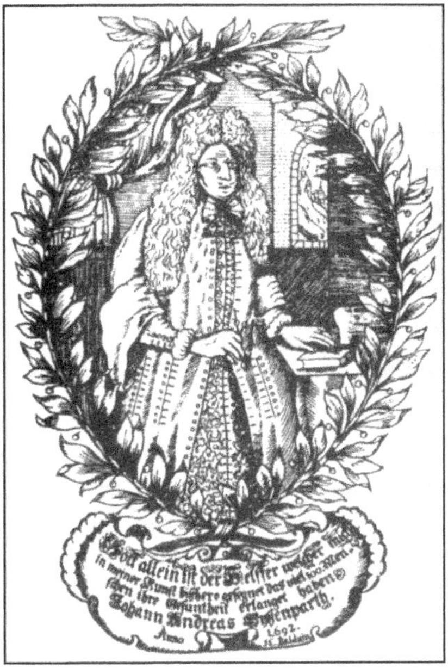

Abb. 4: Eisenbarth-Porträt von 1692. Kupferstich von J. E. Balduin.

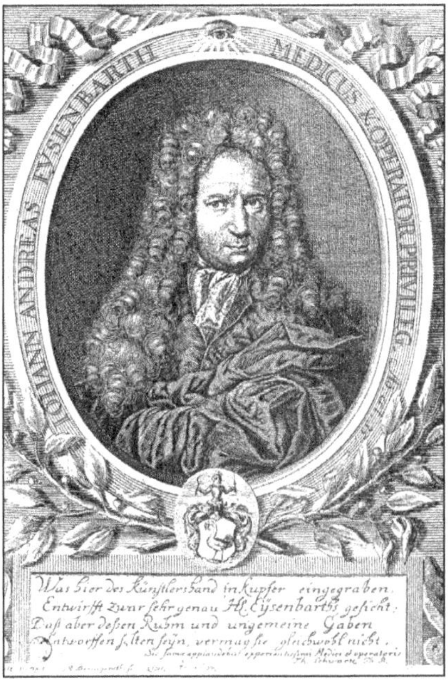

Abb. 5: Eisenbarth-Porträt von 1697. Kupferstich von M. Bernigeroth.

wesen sein. Wenn überhaupt wurden nur die Knöpfe in Höhe des Unterbauchs geschlossen. Zusammen mit der ebenfalls fast knielangen Weste, genannt „gilet“, und der Kniehose, „culotte“, bildet das Justaucorps einen Anzug. Um den Hals trug man ein Tuch, das Plastron, als Schleife gebunden. Die Kleidung wurde durch entsprechend aufwendig gefertigte Stiefel mit hohem Absatz ergänzt, wobei zu vermerken ist, dass es dabei noch keine Links-rechts-Unterschiede der Schuhe gab.[51] Auf dem Kopf trug er die zeittypische Allongeperücke. Die Perücke als männlicher Kopfschmuck kam in Frankreich in der Mitte des 17. Jahrhunderts in Mode. Die Allongeperücke geht wohl auf Ludwig XIV. zurück, der sie 1673 zur Staatsperücke machte, woraufhin sie sehr schnell in ganz Europa Verbreitung fand und erst nach 1730 außer Gebrauch geriet. Eine Allongeperücke reichte über die Schulter bis etwa zur Brust. Vom Mittelscheitel aus fallen auf beiden Seiten die Locken herunter. Als Material wurde, je nach Qualität und Preis, Menschen- oder Tierhaar verwendet. Alle natürlich vorkommenden Haarfarben waren vertreten, zumeist weiß oder grau gepudert. Unter der Perücke war das Haar oft kurzgeschnitten oder gar geschoren. Als Kopfbedeckung diente zumeist der typische „Dreimaster“.

Der zweite Stich (Abb. 5, S. 79) stammt aus dem Jahre 1697 und wurde von Martin Bernigeroth (1670–1733) angefertigt. Der aus dem Mansfeldischen stammende Kupferstecher wohnte seit 1685 in Leipzig, wo er eine Werkstatt gründete, in der eine ungewöhnlich hohe Anzahl von Stichen gefertigt wurde. Er zählte zu den bedeutendsten Künstlern seiner Zeit und führte ab 1707 den Titel eines „Hofkupferstechers“. Eisenbarth wandte sich bei seinem zweiten Porträt also an einen ausgewiesenen Fachmann, und das Ergebnis ist auch entsprechend. Im Gegensatz zum fünf Jahre zuvor entstandenen Stich haben wir hier eine wohl lebensechte Darstellung des jetzt 35-jährigen Wanderarztes. Dies wird auch in der Bildunterschrift bestätigt:

„Was hier des Künstlers Hand in Kupfer eingegraben,
Entwirfft zwar sehr genau Herrn Eysenbarths gesicht;
Daß aber dessen Ruhm und ungemeine Gaben
Entworffen sollten seyn, vermag sie gleichwohl nicht.
Sic famae applandebat experimentissimi Medici et operatoris

(= Auf diese Weise wird dem höchst erfahrenen Arzt und Chirurg Beifall geklatscht – J. K.)

Th. Schwartz Th. St. Pinxit M.Bernigeroth sc. Ao 1697"

Eisenbarth wurde in einer ovalen Kartusche dargestellt, die seinen Namen und seine Tätigkeit aufführt, getrennt durch eine Augendarstellung als Ausdruck seiner Spezialisierung auf Starstiche. Das Auge kann aber auch als das Auge Gottes interpretiert werden, das ihn überwacht. Eisenbarth vermittelt auch hier einen selbstbewussten und energischen Eindruck.

Dieser Stich enthält erstmals eine Wappendarstellung. Ob Eisenbarth dieses Wappen von einem fürstlichen Gönner verliehen bekam oder es sich selbst zulegte, ist nicht geklärt. Eine entsprechende Wappenrolle wurde bisher nicht gefunden. Es war zu dieser Zeit aber nicht ungewöhnlich, dass erfolgreiche Ärzte Wappen führten. In einer späteren Ausgabe von Johann Siebmachers (1561–1611) „Großem Wappenbuch" findet sich folgende Wappenbeschreibung nach seinem Grabstein in Hannoversch-Münden: *„Wappen: Strauß mit Hufeisen im Schnabel. Helm: wachsender gekrönter, bärtiger Mann."*[52] Bei Eisenbarths Wappen handelt es sich um ein sogenanntes „redendes Wappen", auch als „sprechendes Wappen" oder „Namenswappen" bezeichnet. Das sind Wappen, die auf den Namen des Inhabers entweder anspielen oder ihn rebusartig darstellen. Dazu würde auch das Hufeisen im Schnabel des Vogels passen, da man den Vogel Strauß damals aufgrund von Legenden als Eisen fressenden und verdauenden Vogel ansah. Er kommt auch öfter in den Wappen von Gemeinden oder Familien vor, die mit der Eisenverarbeitung in Verbindung stehen. Hinzu kommt, dass das Hufeisen im Vogelschnabel wie ein Bart wirkt und somit beide Elemente auf Eisenbarth verweisen. Über dem Bügelhelm mit Halskleinod und den Helmdecken steht die Helmzier. Sie stellt einen bärtigen mit Krone verzierten Mann dar, der in seinen Händen medizinische Instrumente hält, links eine Starnadel und rechts eine Hohlsonde, wie sie beim Steinschnitt Verwendung fand. Dies war wohl als Hinweis auf seine besonderen Fähigkeiten gedacht. Die Originalfarben des Wappens sind nicht überliefert, es ist aber entweder von einer blau-weißen oder rot-weißen Gestaltung auszugehen.

Im dritten Stich von 1717 (Abb. 6, S. 83) kommt das Wappen etwas abgewandelt zur Darstellung. Der bärtige Eisenmann hat seine Hände jetzt kraftvoll in die Hüften gestützt. Die medizinischen Instrumente entfallen. Es kann sich dabei um eine sogenannte „Wappenverbesserung“ infolge seiner Ernennung zum brandenburg-preußischen Hofokulisten und des Erwerbs des Hofrats-Titels handeln. Ansonsten folgt der „Berliner Stich“ von A. B. König dem Leipziger Stich auffallend. Er zeigt einen Mittfünfziger, der zufrieden sein Doppelkinn zur Schau stellt und somit suggeriert, dass es ihm gut geht und er seine Ziele erreicht hat. Der Blick ist etwas milder, die Perücke der Mode entsprechend etwas kürzer. Die ovale Kartusche enthält wieder das Auge im oberen Scheitelpunkt. Die Umschrift ist mit dem Verzicht auf Punkte bei Abkürzungen geschickt gestaltet, so dass verschiedene Lesweisen möglich sind, wenn geschrieben steht

REGCONSILARETOPHTALMICAULIC

JOHANDREYSENBARTHAUGUSTISSBORUSS.

Vergleichbar mit dem Stich von 1697 ist auch der Text unter dem Bild:

„So ist Herr Eysenbarth in Kupffer eingepraegt.
So kann man Ihm von gold und Marmor Seilen Setzen.
Was aber Gottes Hand in seine Brust gelegt,
Kann weder Diamant noch Stal und pinsel aetzen.“

Vor allem der Leipziger und der Berliner Stich geben uns ein genaues Bild vom Aussehen von Johann Andreas Eisenbarth und lassen uns auch etwas vom Auftreten und der Ausstrahlung des Wanderarztes erahnen. Nachdem wir uns nun vorstellen können, wie er wohl ausgesehen hat, wenden wir uns seiner Familie zu, um das Lebensumfeld des Wanderarztes besser zu verstehen.

4.2. Die Familie Eisenbarth

Seine Ehe mit Catherina Elisabetha war wohl sehr glücklich, auch wenn Johann Andreas Eisenbarth nur zeitweise von seiner Familie auf den zahlreichen Wanderfahrten begleitet wurde. Wenn Cathe-

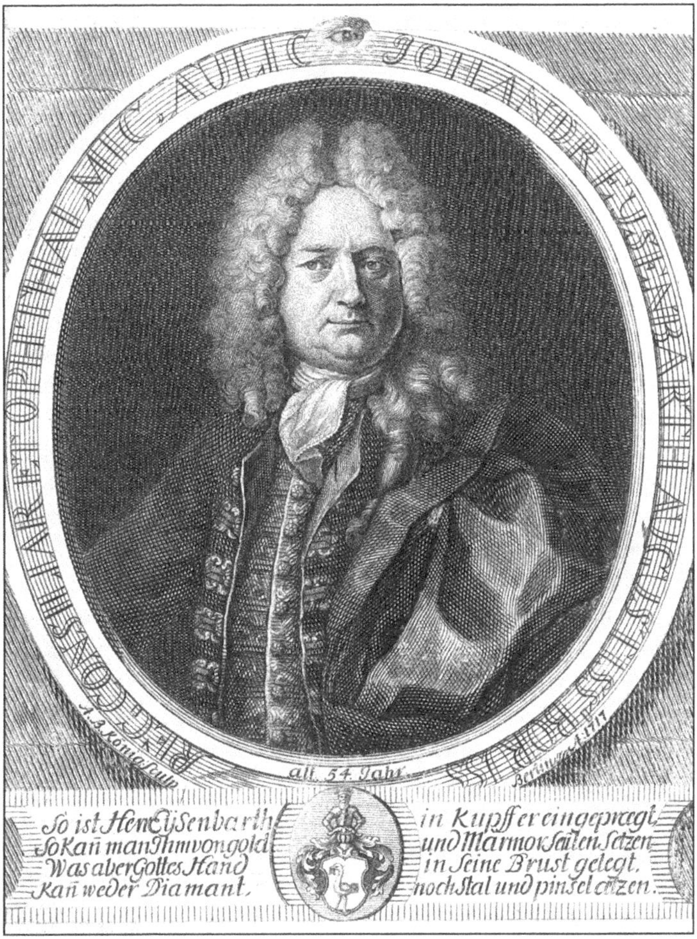

Abb. 6: Eisenbarth-Porträt von 1717. Kupferstich von A. B. Konig.

rina Elisabetha bei der Heirat circa 16 Jahre alt war, muss sie um 1670 geboren worden sein. Verifizierbare Daten dazu wurden bisher nicht gefunden. In den ersten beiden Jahren nach seiner Eheschließung hielt er sich vorwiegend in der Umgebung von Altenburg auf. Als sich sein Aktionsradius über das Herzogtum hinaus erweiterte, verhinderte die Existenz kleiner Kinder häufig die Begleitung durch seine Frau. Daher verblieb sie mit den Kindern überwiegend in Altenburg, wie die dortigen Taufeintragungen in den Kirchenbüchern belegen. Über seine Frau ist biographisch wenig bekannt. Über die Zeit vor der Eheschließung wissen wir nichts. Dass sie fachlich gebildet war, beweist die Tatsache, dass sie in späteren Jahren ihren Mann auch in seiner Arbeit unterstützte und sozusagen den gynäkologischen Part abdeckte.

Aus der Ehe gingen insgesamt sieben Kinder hervor, fünf Söhne und zwei Töchter. Fünf Kinder wurden in Altenburg getauft, zwei nach dem Wohnortwechsel in Magdeburg. Interessant ist in diesem Zusammenhang die Liste der Taufpaten. Zu ihnen gehörten Adelige, hohe Beamte und wohlhabende Bürger. Aber auch je ein Student der Rechte und der Theologie wurden genannt. Sie könnten sich eventuell nach Abbruch oder Unterbrechung ihres Studiums der ständig wachsenden Truppe Eisenbarths angeschlossen haben. Dieser hatte auch für gebildete Begleitpersonen Verwendung. Hierfür sprechen einige seiner Werbezettel, die eindeutig einen geübten Schreiber erkennen lassen, der sich auch in der Bibel auskannte.

Als erstes Kind wurde am 29. September 1688 Johann Michael geboren, der später die medizinisch-akademische Laufbahn einschlug. Am 7. Januar 1691 kam Maria Magdalena zur Welt. Ihr folgten am 4. Dezember 1697 Johann Andreas, am 4. April 1700 Ferdinand Christoph, am 16. August 1702 Christian Friedrich, am 13. Januar 1706 Adam Gottfried und schließlich als jüngstes Kind Susanne Catharina. Die lange Pause zwischen den Geburten Anfang 1691 und Ende 1697 stimmt weitgehend mit der Spanne überein, wo es keinerlei Unterlagen für die Tätigkeitsorte von Eisenbarth gibt. Dies könnte die These stützen, dass er sich in dieser Zeit auf einer ausgreifenden Reise im Ausland befand.

Die drei Söhne Johann Andreas, Ferdinand Christoph und Christian Friedrich starben bereits in jungen Jahren. Maria Magdalena heiratete später den Magdeburger Advokaten Johann Friedrich

Müller, verstarb aber noch vor ihrem Vater, bei dessen Tod aus dieser Familie lediglich noch der Enkelsohn Johann Heinrich Müller lebte. Von der jüngsten Tochter Susanne Catharina ist nur bekannt, dass ihr Ehemann ein gewisser Capitain Bonnies war. Adam Gottfried war der einzige, der die väterliche Laufbahn einzuschlagen versucht hat.

5. Weiter auf dem Weg zum Ruhm

5.1. Sächsische Wege

Zu Beginn des Jahres 1691 kam der Wanderchirurg erneut in das Kurfürstentum Sachsen. Der erste nachweisbare Ort seines dortigen Wirkens war Rochlitz, wo ein starker Patientenandrang zu einem mehrwöchigen Aufenthalt führte. Die von Eisenbarth vorgenommenen Behandlungen umfassten wie üblich ein breites Spektrum, wobei besonders seine augenärztlichen Kuren in der erstellten Ratsbeglaubigung Erwähnung fanden. So gab er beispielsweise durch eine Operation dem 62-jährigen Barthel Zimmermann nach langjähriger Blindheit infolge des „Grauen Stars" die Sehkraft zurück. Die Frau des ortsansässigen Leinewebers Michael Vogt hatte einen Feuersteinsplitter ins Auge bekommen, Eisenbarth konnte sie von den ständigen Schmerzen und dem Tränenfluss befreien. Gleiches gelang ihm bei einer dreißigjährigen Frau aus dem benachbarten Kolkau, die an einer Bindehautentzündung beider Augen gelitten hatte. Selbst dem wegen Schmerzen, Tränenfluss und geröteten Augen Heilung suchenden Jakob Wirchler hat er nach 15 Jahren vergeblicher Therapieversuche helfen können. So begann sich sein Ruf als hervorragender Oculist (= Augenarzt – J. K.) herauszubilden. Darüber hinaus hat er mindestens fünf Darm- und Wasserbrüche erfolgreich operiert. Auch hatte er offenbar aus seinem Missgeschick in Gera Schlüsse gezogen und kümmerte sich nun nach der Operation selbst um seine Patienten, bis sie weitgehend geheilt waren. Die Patienten fanden in dieser Zeit Unterkunft bei Rochlitzer Bürgern. Dies veranlasste den Rochlitzer Rat und den Bürgermeister Georg König in seinem Attestat vom 27. Februar 1691 zu folgenden Schlussbemerkungen:

> *„Welche allerseits er nicht nur glücklich geheilt, sondern auch sehr fleißig, sowohl tags als nachts besucht und abgewartet und sehr behutsam mit ihnen umgegangen, dergleichen Fleiß und Dexterität (= Geschicklichkeit – J. K.) noch keiner allhier bewiesen."*

Schon hier begann sich Eisenbarth von seinen zeitgenössischen Kollegen zu unterscheiden. Dieser Abschlusssatz, der sich in zahlreichen seiner Beglaubigungsschreiben inhaltlich wiederfindet, ist mehr als eine hohle Floskel oder freundliche Gefälligkeit. Vielmehr verdeutlicht er die von den Bewohnern getragene Dankbarkeit der Stadtgemeinde für den ungewöhnlich aufopferungsvollen Chirurgen. Derartige *„Attestate"*, das waren Bescheinigungen von Seiten der Städte oder Landesverwaltungen über erfolgreiche Kuren, stellten für einen Wanderarzt wichtige Zeugnisse dar, die er bei der Beantragung eines neuen Privilegs als Beweis seines Könnens vorlegen konnte. Außer den Beurteilungen seiner Fähigkeiten durch studierte Ärzte im Rahmen der Prüfungen vor einer Privilegserteilung haben wir in diesen Zeugnissen, die ihm seine Patienten an Eides statt freiwillig und dankbar ausstellten, durchaus glaubwürdige Beweise seiner ärztlichen Erfolge.

Die nächste Station auf seiner sächsischen Tour war Döbeln, wo er sich im Frühjahr 1691 aufhielt. Der Bürgermeister Caspar Stefiger attestierte ihm am 9. Juni insgesamt 14 erfolgreiche Kuren. Unter den Patienten befanden sich auch zwei Kinder aus Roßwein, die an einem Darm- bzw. Wasserbruch litten. Gleiche Beschwerden führten auch den Leineweber Christian Pezoldt und den Müllerknecht Georg Buchheim aus Waldheim zu Eisenbarth. Aber auch mit Schwerhörigkeit, „Hinfallender Sucht" und anderen Erkrankungen wandten sich Patienten an ihn.

In Grimma hingegen gingen die Geschäfte vergleichsweise schlechter. Deshalb hielt er sich nur wenige Tage hier auf und konnte daher lediglich ein Zeugnis über drei Behandlungen erlangen. Dies waren ein elfjähriges Kind und ein 32-jähriger Mann mit einem Darmbruch und ein 13-jähriges von Kindheit an „staarblindes" Kind.

Danach reiste er nach Borna weiter. Hier muss er bereits zuvor einmal tätig gewesen sein, denn Bürgermeister Carl Dacheritz stellte ein *„Abermaliges Attest"* aus. Unter den sieben aufgeführten Heilungen betrafen allein sechs vorbestehende Darmbrüche. Diese heute allgemein als Leistenbruch bezeichnete Vorwölbung des Darmes im Unterbauch infolge einer Schwächung der Bauchwand trat damals, durch die schwere körperliche Arbeit bedingt, häufiger auf als heute. Die Behandlung aber gestaltete sich bis vor fast einhundert Jahren recht erfolglos. Wir werden später noch genauer auf die damaligen Operationsmethoden eingehen. Erwähnung fand aber auch ein Andreas Scheffler aus Hartmannsdorf, *„welchen der Schlag dermaßen gerührt, daß er an den Händen und Füßen ganz Contract geworden“*. Wie Eisenbarth allerdings diesem gelähmten Patienten helfen konnte, ist nicht vermerkt. Eine derartige Heilung erscheint aus heutiger Sicht mit den damals zur Verfügung stehenden Mitteln eher zweifelhaft. Jedoch ist manche Heilung auch weniger der ärztlichen Kunst oder den vorhandenen Therapiemitteln zu danken als vielmehr ein Ergebnis des natürlichen Heilungsprozesses. Hier in der Nachbetrachtung zu differenzieren ist schwierig und auch weniger von Bedeutung. Zweifel an so mancher stolzen Erfolgsmeldung sind jedoch angebracht.

Ähnlich haben wohl auch schon unsere Vorfahren gedacht. So verlangte beispielsweise der Stadtrat von Leipzig im Frühjahr 1692 vor Ausstellung des erbetenen Nachweises von Eisenbarth den Beweis für die angegebenen erfolgreichen Behandlungen. Zu diesem Zwecke wurden die Patienten aufs Rathaus gerufen, vereidigt und befragt. Unter ihnen befanden sich der Zeugmacher Johann Michael Simon, der seit 15 oder 16 Jahren an einem mehr als zwei Fäuste großen rechtsseitigen Bruch gelitten hatte, *„wobei ihm die Gedärme ins Scrotum getreten“* (= Hodensack – J. K.) und er von Eisenbarth *„wohl geschnitten und geheilt“* worden sei. Ferner bezeugten noch Bernhard Straubl mit einem Darmbruch so groß *„wie in Kannen Maß“* und Ambrosius Steusch mit einem linksseitigen Bruch *„über den genitalien wie ein Hühner Ey“* groß ihre erfolgreiche Heilung. Auch mehrere Kinder werden vorgeführt, deren zumeist angeborene Leistenbrüche Eisenbarth scheinbar mit anhaltendem Erfolg operierte. Das daraufhin ausgestellte Dokument weicht etwas von seinen Vorgängern ab. Das Selbstbewusstsein des Rates der mächtigen Messestadt ist noch heute spürbar, fällt der Text doch ungewöhnlich schlicht, dafür aber auch recht sachlich aus. Eisenbarth ist hier nicht mehr der *„Edle“*, sondern der *„Ehrenwerte und Kunsterfahrene“*. Es fehlt auch die sonst gebräuchliche umständliche Aufzählung all seiner Privilegien. Dafür aber sind die Behandlungsfälle ausführlicher als sonst geschildert. K. Hieke[53] zählt folgende Behandlungen auf:

- 42 Jahre männl. Leistenbruch li., zwei Fäuste groß
- Bürger männl. Leistenbruch re., zwei Fäuste gr., 12 Jahre Bruchband
- Bürger männl. Leistenbruch
- 7 Jahre männl. Bruch seit Geburt
- Bürger männl. Darmbruch „in scroto wie ein Kannen-Maß groß"
- Bürger männl. Bruch li., „Über denen Genitalibus", hühnereigr.
- 5 ½ Ja. männl. Darmbruch seit Geburt
- 7 Jahre männl. Darm- und Wasserbruch seit Geburt
- 4 Jahre männl. Skrotalhernie, gänseeigroß
- 4 ½ Jahre männl. Darmbruch, hühnereigroß
- 70 Jahre männl. seit 3 Jahren auf beiden Augen „starblind"

Leistenbrüche hat er im Verlauf dieses Zuges durch Kursachsen nachweislich 35 Mal erfolgreich behandelt. Sie stellten damit mehr als zwei Drittel der 48 belegbaren Eingriffe dieses Tätigkeitsabschnittes dar.

Von Leipzig aus wand sich Eisenbarth der sächsischen Metropole zu, wo er im Spätherbst 1692 eintraf. Die Behandlungserfolge der vergangenen 18 Monate im westlichen Landesteil stellten für ihn wohl die erforderliche Voraussetzung dar, um im Herzen des Kurfürstentums sein Glück zu versuchen und wenn möglich ein landesherrliches Privileg zu erlangen. Mit etwa 20000 Einwohnern[54] war Dresden am Ausgang des 17. Jahrhunderts zwar ökonomisch weniger bedeutend als die sächsische Messemetropole Leipzig, aber politisch und kulturell bereits auf dem Weg in das „*Augustinische Zeitalter*", das die Elbestadt vorübergehend zu den bekanntesten Städten Europas gehören ließ. Diese Stadt zog bereits in den 90er Jahren des 17. Jahrhunderts Menschen aus den verschiedensten Gegenden und mit den unterschiedlichsten Absichten an. Unter ihnen verständlicherweise auch zahlreiche Wanderärzte, die auf ein großes und zahlungskräftiges Patientenklientel hofften. Das änderte sich auch während der Herrschaft der beiden „Kurfürst-Könige" August „der Starke" (1670–1733) und seinem Sohn August II./III. (1696–1763) in den folgenden Jahrzehnten nicht. Dies fand seinen Widerhall in der Kunst der damaligen Zeit.

So nimmt es nicht wunder, dass zu den hervorragenden Kleinplastiken aus der Gründungsphase der Meißner Porzellan-Manufaktur eine farbige Gruppe gehört, die einen anpreisenden Wanderarzt in zeittypischer Kleidung, mit scharlachrotem Rock, Allonge-Perücke und Dreispitz, neben einem runden Tischchen darstellt, hinter dem ein als Hanswurst gekleideter Gehilfe Arzneien feilbietet. So ähnlich können wir uns auch das Auftreten des jungen Eisenbarth vorstellen. Noch in der Mitte des 18. Jahrhunderts hat der bedeutende Maler Bernardo Belotto, genannt Canaletto (1721–1780) eine derartige Szene als Detail auf seinem Bild vom Dresdner Neumarkt festgehalten.

Johann Andreas Eisenbarth musste sich dieser im Vergleich zu den kleinen Provinzstädten verstärkten Konkurrenzsituation in der Residenzstadt bewusst gewesen sein. Die von ihm hier angewandten Werbeaktionen lassen zumindest diesen Schluss zu. Ein von ihm verbreitetes Flugblatt enthält nicht nur die üblichen Anpreisungen seiner Fähigkeiten, Erfolge und speziellen Medikamente, sondern erstmals auch sein bereits erwähntes Porträt. Dies war ein in dieser Zeit nicht typisches Verfahren, auch wenn die inhaltliche Gestaltung weitgehend unverändert ist und sich auf seine Medikamente und Heilerfolge bezieht. Zwar war der Verkauf diverser Heilmittel ein erfolgreiches Geschäft, aber auch die berichtete hohe Zahl von Heilungen war wohl nicht gänzlich erfunden. Ob er das im Dresdner Werbezettel speziell angepriesene Rezept wirklich in Holland gekauft hat, ist nicht geklärt. Ein dortiger Aufenthalt ist bisher nicht zu belegen. Allerdings fehlen uns für die Zeit nach seinem Weggang aus Erfurt Anfang 1690 bis zum Beginn seiner sächsischen Tätigkeit zum Jahresbeginn 1691 für circa zwölf Monate sämtliche Spuren seines Weges. Ein Aufenthalt in diesem Zeitraum im nordwestdeutschen Raum und von dort aus in Holland ist nicht gänzlich auszuschließen, aber nicht sehr wahrscheinlich. Der Hinweis auf den holländischen Ursprung des Rezeptes hat an dieser Stelle aber wohl eine andere Funktion. Er soll die Welterfahrenheit des jungen Arztes betonen und auch geschickt die Vorbildwirkung der damals als fortschrittlich geltenden Niederlande als Verkaufsargument nutzen.

Die Werbung scheint Erfolg gehabt zu haben, lässt sich für ihn die Tätigkeit an der Elbe doch gewohnheitsgemäß gut an, auch wenn er nicht die in ländlichen Regionen erzielten Behandlungszahlen erreichte. Aber damit hatte der Realist Eisenbarth wohl kaum gerechnet. Vielmehr ging es ihm darum, ein Privileg für die Kurlande zu erreichen, was seine weitere Tätigkeit in dieser Region spürbar vereinfachen und von lokalen Zufällen unabhängiger machen würde. Noch im gleichen Jahr traf er alle notwendigen Vorbereitungen, um beim Landesherren Johann Georg IV. (1668–1694) den entsprechenden Antrag einzureichen. Zu diesem Zwecke ließ er sich am 8. November 1692 vom Rat der Stadt Dresden seine bisherigen erfolgreichen Kuren beglaubigen. Die Präambel dieses Dokumentes lässt erkennen, dass in dieser vergleichsweise großen Stadt, ähnlich wie in Leipzig, die Erlangung einer derartigen Bestätigung nicht so einfach war wie in den kleinen Provinzstädten ohne ein so geordnetes und hierarchisch gegliedertes Gesundheitswesen. Auch hier fällt wieder die relativ schlichte und objektive Schreibweise auf. Es kommt weniger auf klangvolle Titel als auf wahrheitsgetreue nachprüfbare Fakten an:

> „*Eines ehrbaren und hochwürdigen Rats der Stadt Dresden Attestat über sieben durch Gottes Güte glücklich verrichtete Kuren.*
> *Wir, Bürgermeister und Rat der kurfürstlichen sächsischen Residenz- und Haupt-Festungsstadt Dresden, urkunden hiermit, daß uns der ehrenfeste und kunsterfahrene Herr Johann Andreas Eysenbarth, Okulist, Stein- und Bruchschneider, zu erkennen gegeben, was seither durch göttliche Gnade und Beistand er in dieser Stadt viel glückliche Kuren, sowohl an Blinden als andern mit allerhand gefährlichen Darm-, Netz- und Wasserbrüchen behafteten Personen verrichtet, wollte uns daher, ihm hierüber mit einem glaubwürdigen Attestato zustatten zu kommen, angelanget haben, zu welchem Ende uns er nicht allein eine ziemliche Anzahl der gleichen Leute namhaft gemacht, sondern auch auf unser Begehren deren viel persönlich vorgestellet, die wir samt und sonders auf vorgegangene Ermahnung, die gründliche Wahrheit zu berichten und solches um keinerlei Ursache willen anders zu halten, nach allen Umständen genau und fleißig examinieret, nachmals die getane Aussage ihnen wiederum vorgehalten und folgends sie dieselbe statt eines körperlichen Eides, welchen zu Gott vor uns sie gewöhnlichermaßen wirklich abzunehmen, sie erbötig gewesen, mit denen beteuerlichen*

Worten, so wahr ihnen Gott helfen solle, bestärken lassen. Solche Aussage aber ist folgende gewesen:

1. *Stephan König, bei Gran in Ungarn bürtig, seines Alters 28 Jahr, Titel: Herzog Friedrichs Augusti zu Sachsen hochfürstlicher Durchlaucht Reitknecht, hat vorgebracht, wie er vorm Jahr durch einen Fall von einem Pferde aus der rechten Seite unten einen armbruch größer als eine Faust bekommen, daran ihn Impetrant (= Ansucher, der um ein Zeugnis ansucht – J. K.) innerhalb drei Wochen vermittels eines Schnittes glücklich kurieret, daß er nach deren Verlauf wiederum reiten können, wie er denn seither stark geritten.*
2. *Anna, Hansen Richters, Brücken-Meisters alhier Eheweib, von etlichen vierzig Jahren, es habe ihr Sohn von 8 Jahren im Geschäfte (= Hodensack – J. K.) auf der rechten Seite etliche Jahre her einen Wasserbruch als ein Hühnerei gehabt, worin ihn Impetrant, Gott Lob und Dank! so glücklich kurieret, daß der Knabe nicht allein in vierzehn Tagen wieder gehen können, sondern es wäre in drei Wochen wieder alles zugeheilt.*
3. *Anna Maria, Hans Diezens, eines Musketiers unter des Herrn Hauptmanns von Wehlen Kompanie Eheweib, ihres Alters 37 Jahr, sie habe eine Tochter Rosina Elisabeth, von 16 Jahren, welche seither stockblind gewesen und nicht einen Stich sehen können, diese habe Herr Eysenbarth verwichene Johannis (= 29. August – J. K.), Gott sei es gedankt! dergestalt glücklich und wohl kurieret, daß sie zu Weg und Steg gehen, auch den Morgen- und Abendsegen lesen könne.*
4. *Magdalena Blankensteinin von ettliche vierzig Jahren sagte aus, welchergestalt sie achtzehn Jahre her ihr Gehör nicht gehabt, daß sie keinen Zeiger (= Uhr – J. K.) schlagen, auch den Priester von der Kanzel nicht vernehmen können, allein Impetrant, dem es Gott im Himmel verlohnen würde, hätte sie in die Kur genommen und verholfen, daß sie schon vor 10 Wochen und gleich in der anderen Woche der Kur sowohl den Zeiger als den Priester von der Kanzel, Altar und sonst wiederum vernehmen können.*
5. *Johann Zeboldt, ein Kutscher von 26 Jahren, er habe bei einem halben Jahr her unten in der Schoß einen Dammbruch gehabt, daran ihn Herr Eysenbarth innerhalb zehn Tagen kuriert, woraus er wieder in seinen Dienst gegangen.*

6. Es hat uns auch Herr Eysenbarth außer obigen allhiesigen Leuten einen Bergmann von Altenberge vorgestellt, der ihm das Zeugnis gegeben, es auch eidlich bestärken wollen, daß der von ihm an einem großen gefährlichen Dammbruche, welchen er ganze dreizehn Jahre an seinem Leibe an der linken Seite getragen, durch den Schnitt glücklich und wohl vor etlichen wenigen Wochen daselbst kuriert, daß er jetzt seine Arbeit wie vorhin verrichten könne.

Wann dann uns und vielen Leuten hiesiges Orts mehr bekannt, wie Impetrant die Zeit über, da er bisher allhier gewesen, in und bei hiesiger Stadt gar viel und gute Kuren verrichtet und also um soviel weniger in vorher erzählter Personen Aussage einige Zweifel zu setzen. Als haben wir uns nicht entbrechen können, ihm, mehrgedachten Herrn Johann Andreas Eysenbarthen, mit dem gebetenen Zeugnis kraft dessen zu willfahren und männiglichen, dem dieses vorgelegt oder vorgelesen wird, zu ersuchen, solchem allem nicht allein vollen Glauben beizumessen, sondern auch dieser Person wegen ihrer Geschicklichkeit und erlernten Kunst allen beförderlichen guten Willen zu erweisen.

Dessen zu Urkunde haben wir dieses mit unserm Stadt-Sekret und gewöhnlicher Unterschrift bestärkt. So geschehen in Dresden, am 8. November Anno 1692. Bürgermeister und Rat zu Dresden.

Auch hat uns Herr Johann Andreas Eysenbarth Marie, Jacob Arnoldts, eines Schiffsmannes allhier hinter bliebene Witwe, vorgestellt, die auf Befragen ausgesagt, auch eidlich: daß er sie im abgewichenen Sommer an dem grauen Star, woran sie in beiden Augen zwei ganze Jahr über blind gewesen, daß sie nicht auf die Gasse gehen können, sondern sich alle Zeit müssen fahren lassen, glücklich kuriert und innerhalb 4 Wochen, wofür sie Gott zu tausend Malen zu danken Ursach hätte, wieder sehend gemacht habe. Nachdem er nun diese ihre Aussage, den vorhergesetzten nachzutragen gebeten, und wir ihm sein Ersuchen nicht abschlagen können, so ist solches zu Steuer der Wahrheit, daß diese Aussage auf unsrem Rathaus gleich denen vorgemeldeten geschehen, also erfolget und unterzeichnet worden. Dresden, den 14. Dezember Anno 1692. Bürgermeister und Rat zu Dresden.“[55]

Sein nächster Schritt bestand nun in der Einreichung der Dokumente beim Oberamtmann. Er legte hier auch Kopien der Attestate aus Altenburg, Rochlitz, Döbeln, Grimma, Borna, Leipzig und Dresden sowie der Privilegien von Sachsen-Weimar-Jena und von Kurmainz vor und ließ sie amtlicherseits mit den Originalen vergleichen. Mit diesen bestätigten Kopien als Anlage, wobei die Leipziger und Dresdner Dokumente besonders hervorgehoben wurden, unterbreitete er am 2. Dezember 1692 dem Kurfürsten sein Gesuch.

Hatte Eisenbarth in dieser Phase scheinbar sehr auf schnelle Erledigung aller Formalitäten gedrängt, so gestaltete sich nun einiges nicht nach seinen Vorstellungen. Es ist beispielsweise erkennbar, dass die am 14. Dezember vollzogene Nachbestätigung einer weiteren Kur im Dresdner Ratsattest vom 8. November 1692 sowie die Beglaubigung der dem Antrag beigefügten Kopien vom 3. Januar 1693 später datiert sind als die Petition selbst. Vielleicht wurde das bereits Anfang Dezember ausgefertigte Gesuch überhaupt erst zu Beginn des Jahres 1693 eingereicht, weil die Abschrift der Originale sich verzögerte oder die Ratsbestätigung zu spät schriftlich vorgelegen hatte? Vielleicht aber wurde die Petition zuerst ohne Anlagen eingereicht? Auffallend ist in diesem Zusammenhang auch das Fehlen des Sachsen-Altenburg-Gothaischen Privilegs von 1686. Hatte Eisenbarth zufällig in Dresden das Original nicht bei der Hand oder ist das Privileg in der Nachwirkung der Geraer Ereignisse doch eingezogen worden?

Fest steht jedoch, dass Eisenbarth in seinem Antragsschreiben auf die Aufführung seiner Titel völlig verzichtete, dafür aber betonte, von Jugend auf in der Wundarzneikunst beflissen gewesen zu sein und diese durch Hilfe seines verstorbenen Vaters, dessen Vorfahren bereits Oculisten, Bruch- und Steinschneider waren, erlernt zu haben. Deutlich erkennbar wird hier der Stolz auf eine lange Familientradition. Es handelte sich somit um einen Beruf, dessen Ausübung der Anerkennung würdig war und der deshalb nachhaltig betont wurde. Aber auch sein Lehrmeister fand Erwähnung, bei dem er seine Tätigkeit bis zu gründlichen wissenschaftlichen Kenntnissen und Fertigkeiten erlernt hatte und seine Fähigkeiten seither an vielen hundert Menschen erfolgreich unter Beweis stellen konnte. Abschließend bat er dann um die Erlaubnis zur Ausübung seiner Praxis nach dem Modus, der ihm auch sonst privilegiert worden sei, wobei er selbstbewusst darauf hinwies, dass

„hiesiger orthen wenig, oder fast niemandt gefunden wirdt, so dergleichen präsitiren könne."

Bereits zwei Tage später erfolgte die auf Befehl des Kurfürsten ausgestellte Antwort, in der Eisenbarth aufgefordert wurde, seine Geschicklichkeit und die Art seiner Kuren durch einen erfahrenen Medikus überprüfen zu lassen. Ein damals, wie die Altenburger Vorgänge bereits zeigten, durchaus übliches Verfahren. Eisenbarth war inzwischen erfahren genug, um zu versuchen, die weitere Entwicklung der Angelegenheit aktiv mitzugestalten. Am 25. Januar 1693 wandte er sich daher unter Hinweis auf das Kurfürstliche Schreiben an die für eine derartige Prüfung zuständige Kommission mit der Bitte, die Prüfung baldmöglichst vorzunehmen, da er aus Rücksicht auf ausländische (= auswärtige – J. K.) Patienten nicht mehr lange in Dresden verweilen könne. Abschließend bat er dann noch, den Leibarzt Dr. Heinrich Erndel (1638–1693) zu der Prüfung hinzuzuziehen. Das Schreiben unterzeichnete er als *„Johann Andreas Eyssenbarth, Oculist, Schnidt Leib und Wundtarzt"*.

Warum Eisenbarth einen zusätzlichen Examinator erbat, ging doch das kurfürstliche Schreiben nur von einem Prüfer aus, und hierfür den bekannten Dr. Erndel auswählte, ist nicht sicher erklärbar. Anzunehmen ist unter anderem, dass er eine einseitige Beurteilung durch einen der lokalen Medizin-Hierarchie verpflichteten Stadtphysikus vermeiden wollte. Ein Zusammenhang der Auswahl mit der südostdeutschen Herkunft Erndels ist nicht belegbar. Studiert hatte der einer alten böhmischen Apotheker-Familie entstammende und in Regensburg geborene Heinrich Erndel in Altdorf und Leipzig. Kurz darauf ließ er sich in Dresden nieder und wurde 1666 Stadtphysikus. In dieser Funktion machte er sich vor allem in den schweren Pestjahren um die Stadt und ihre Bewohner verdient. Daraufhin wurde er 1684 Leibarzt des Kurfürsten Johann Georg III. (1680–1691) und seines Nachfolgers Johann Georg IV. und gehört zu den Mitgliedern der „Academia Naturae Curiosorum". Diese geachtete Position könnte für Eisenbarth Anlass gewesen sein, Erndel auszuwählen, und somit als eine Geste in Richtung Kurfürst gewertet werden.

Eisenbarths Antrag wurde umgehend Rechnung getragen. Bereits zwei Tage später, am 27. Januar, fand die Prüfung statt. Neben dem gewünschten Dr. Erndel und Oberamtmann Siegmund Leister nahm an der Prüfung noch der neue Stadtphysikus Dr. Martin Schurig (1656–1733) teil. Dieser galt als wissenschaftlich überdurchschnittlich gebildet. Ihm verdanken wir unter anderem die Einführung des uns heute so vertrauten Begriffes *„Gynäkologia“* (= Frauenheilkunde – J. K.) in die medizinische Fachsprache. Für Eisenbarth von besonderer Wichtigkeit waren die Schurig zugeschriebenen besonderen Kenntnisse auf dem Gebiet der Zahn- und vor allem Augenheilkunde.[56] Obgleich somit dem Kandidaten eine respektable und wissenschaftlich ausgewiesene Prüfungskommission gegenübertrat, scheint Eisenbarth wenige Probleme gehabt zu haben. Diesen Eindruck vermittelt zumindest der sachlich abgefasste Prüfungsbericht, der sich sowohl zu Eisenbarths praktischen Kenntnissen als auch zur Rezeptur der von ihm angebotenen Arzneien recht zustimmend äußert. Die Prüfung selbst muss sehr umfangreich und gründlich gewesen sein, heißt es doch in dem Bericht, dass er in Star- und anderen Augenkrankheiten, Ohrenbeschwerden, bei Hasenscharten und im Stein-, Krebs- und Bruchschneiden sowie auch in der Wundversorgung geprüft worden war. Sowohl hierin als auch bei *„sich öfters ereignenden Zufällen“* während derartiger Operationen hat er sein Geschick bewiesen. Verwiesen wird gleichfalls auf das Vorhandensein der erforderlichen anatomischen Kenntnisse. Eine besondere Beachtung findet in diesem Bericht die angeblich von ihm erfundene Starnadel, welche *„die beyden Examinatores vor sehr gut gehalten“*. Abschließend geht die Prüfungskommission noch auf ein für Eisenbarths materielle Situation wichtiges Problem ein. Es heißt dazu:

> *„Nach der aber bey solchen äußerlichen curn auch die hierzu dienlichen innerlichen Medicamenta bißher zugehen gepflegen, als(o) haben wir ihn derwegen auch vernommen, und selbige disfals, als wie auch die Arzeneyen, so er öffentlich zu verkauffen pfleget, als einen Theriak, Wund Pflaster, Haupt und Fuß Pulver in die Nase zu ziehen, gar dienlich und guter Composition befunden.“*

Mit dieser Prüfungsbeurteilung konnte Eisenbarth mehr als zufrieden sein, werden doch nicht nur seine Eingriffe und äußerlich anzuwendenden Medikamente als gut befunden, wie ansonsten bei Wundärzten üblich, sondern dieses Urteil ausdrücklich auch auf innerlich zu verabreichende Medikamente ausgedehnt. Offenbar war es ihm gelungen, hier im Zentrum des sich entwickelnden deutschen Barocks, wo aber gleichzeitig die Scharlatanerie in der Medizin verpönt war, fern von allem marktschreierischen barocken Gehabe, seine wahren Fähigkeiten als versierter und tüchtiger Chirurg offenzulegen.

Mit der erfolgreich absolvierten Prüfung hatte Eisenbarth jedoch noch nicht das ersehnte Privileg erlangt. Auch in diesem Zusammenhang bestanden lange Unklarheiten. Während eine Reihe von Autoren den Prüfungsbericht mit der Privilegerteilung zeitlich gleichsetzten, ging der Dresdner Medizinhistoriker Kleine-Natrop sogar lange davon aus, dass Eisenbarth überhaupt kein sächsisches Privileg erhielt. Tatsache ist, dass sich die Situation im Anschluss an die Prüfung komplizierte. Scheinbar stand Eisenbarth, wie bereits in seinem Schreiben aufgeführt, wirklich unter Zeitdruck. Vermutlich hat er die Stadt noch Ende Januar 1693 verlassen und bevollmächtigte bereits einen Tag nach der Prüfung schriftlich den Rechtspraktikanten Georg Küchler, der auch die Kopien seiner Attestate verfasst hatte, mit der Wahrnehmung seiner Dresdner Angelegenheiten. Zu diesen zählte er ganz besonders die Entgegennahme der kurfürstlichen Antwort auf den Prüfungsbericht. Küchler scheint dann auch bald aktiv geworden zu sein. Als letztes Blatt der Dresdner Eisenbarth-Akte existiert ein, vermutlich auf sein Drängen hin entstandenes Schreiben des Oberamtmannes Leister an den Kurfürsten, in dem sich dieser für die Ausstellung des erbetenen Privilegs ausspricht. Trotz des spürbaren Wohlwollens des Briefschreibers ist nicht zu verkennen, dass dieser offenbar um bestimmte Bedenken wusste, sie selbst teilte oder aber ihr Aufkommen fürchtet, die sich auf das von Eisenbarth praktizierte innerliche Behandeln und das Anbieten selbst hergestellter Arzneien, also um eigentlich ungesetzliche Übergriffe in das Tätigkeitsfeld der akademischen Ärzte bezogen. Daher schlug Leister wohl eine vorsichtige Privilegseinschränkung vor, die forderte, dass Eisenbarth seine Medikamente, sofern sie neu angefertigt waren, vom jeweiligen Stadtphysikus analysieren lasse. Der weitere Verlauf der Geschehnisse ist nicht mehr zu rekonstruieren, da weitere Akten fehlen. Es verging noch fast genau ein Jahr, bevor am 27. Januar 1694 das Privileg endgültig ausgefertigt wurde. Die möglichen Ursachen hierfür können vielgestaltig gewesen sein. Einerseits war es für den Kurfürsten Johann Georg IV. ein recht turbulentes Jahr, das ihn möglicherweise daran hinderte, bestimmte Verwaltungsmaßnahmen, die er sich selber vorbehielt, rechtzeitig auszuführen.

Von Bedeutung kann auch gewesen sein, dass gerade in diesem Jahr der langanhaltende Streit zwischen den beiden gut organisierten Innungen der Barbiere und Bader in Dresden beigelegt werden konnte. Gleichzeitig erhielten die Barbier-Chirurgen eine neue Handwerksordnung, die sicherlich schon zum Zeitpunkt der Eisenbarth-Aktivitäten in der Diskussion war. Bader und Barbiere waren vermutlich in der Phase der Umformierung auf die Erhaltung und Beachtung ihrer Innungsprivilegien bedacht sowie eifrig bemüht, mögliche Störer und Konkurrenten auszuschalten. Sie konnten sich dabei der Unterstützung höchster Kreise des sächsischen Hofes gewiss sein.[57] All dies waren keine guten Rahmenbedingungen für die Durchsetzung der Wünsche Eisenbarths, genau wie seine persönliche Abwesenheit. Warum es am ersten Jahrestag seiner Dresdner Examination dann doch noch zur Erteilung des gewünschten Privilegs kam, wissen wir nicht. Ob sein Rechtsvertreter die Sache intensiv weiterverfolgt hat oder ob Eisenbarth selber noch einmal in Dresden aktiv wurde, ist unbekannt. Auch ist nicht überliefert, auf welchem Wege er das Privileg erhielt. Zwar war er in der Folgezeit wiederholt in Orten der Umgebung tätig, von einem neuerlichen Aufenthalt in der sächsischen Hauptstadt liegen aber keine Belege vor. Tatsache ist jedoch, dass er ein am 27. Januar 1694 ausgestelltes Privileg erhielt und somit den Titel zu Recht trug.

Am Ende des umfangreichen Textes heißt es:

„... *Daß wir nach genugsamer durch erfahrener Medicorum fürgegangenen examination seiner Geschicklichkeit und Fundamenten, auch hiervon durch unsern Amtmann und den Rath alhier eingezogenen Erkundigungen und erstatteten gehorsamsten Bericht, diesem seinem Suchen stattgegeben und gegenwärtigen unseren Freyheitsbrief Ihme in Gnaden bewilliget und ertheilet haben; Privilegiren und begnadigen demnach eingangs erwehnten Johann Andreas Eysenbarthen, aus Landesfürstl. Macht und von Obrigkeit wegen, hiermit und in Kraft dieses offenen Briefes, dergestalt, daß*

in unserem Churfürstenthum Sachsen und zugehörigen Ländern Er als ein Oculist, Schnitt-, Stein- und Wundarzt seine erlernte Kunst, wie obgesagt, allerorthen und Enden, wo und zu welcher Zeit es ihm gelägen und gefällig, ohne mänigliche Hindernüs und Einhalt, frey und öffentlich exerciren und treiben auch seine besonders dazu praeparirte medicamenta appliciren, anwenden und verkaufen möge. Jedoch daß Er hierbey solchen Curen und Arzeneymitteln ohne weitere Ausschreibung verbleibe, / die Arzeneyen untadelhafft und tüchtig zurichten, auch so offt er auffs Neue an einem orthe ankommt und seine medicamenta verkauffen will, eine Probe auf das Rathaus zu des Physici examination übergebe, / Und außer diesen Wundarzeneyen aber, wie er solche nach deren ingredientien angegeben, keiner mehrere praeparationes und ausgebung anderer Arzeneyen, denen Apothekern u. Chirurgis und Andern, so sonst privilegiret, zu Nachteil und Eintrag, sich unterfange, auch bey wichtigen Schäden einen bewährten Medicum, da des Orths und der Zeit einer zu erlangen, mit consultire und zuziehe, hierüber auch niemandem alzuhoch über seyn und seine cur und Mittel über gebühr anschlage, sondern denen armen und unvermögenden seine Hülffe umb ein leidliches willig wiederfahren laße (oder gar umsonst) / damit wir wiedrigen Falls dieses Privilegium zu ändern oder gänzlich aufzuheben, so Unß, unseren Erben und Nachkommen ohne dieß vorbehalten bleibet, nicht bewogen werden mögen, / Gebiethen hierauf oberwehnten unseren Prälaten, Grafen, Herren, denen von der Ritterschaft, Creys-, Haupt- und Amtleuten, Schößern, Verwaltern, Bürgermeistern, Richtern, Schultheißen und insgemein allen unsern Beamten, Unterthanen und Verwanten, Sie wollen mehr besagtem Johann Andreas Eysenbarthen zu solchem ende nebst seinen bey sich habenden Personen, wagen und Pferden iederorths sicher und unaufgehalten paßiren und repaßiren laßen, Ihme auch an Treibung seiner Kunst von Niemandem einigen Eintrag oder Hindernüs zufügen laßen, vielmehr demselben bey diesem unserm privilegio, so offt es von nöthen, jederzeit biß an Uns, wieder Gewalt und Unbiligkeit schützen und handhaben. Treulich dessen zu Uhrkund haben Wir diesen Brief eigenhändig unterschrieben und unser größer Ingesiegul wißentlich daran hangen laßen.
Geschehen und gegeben zu Dreßden am 27. Januarij Ao 1694."

Sicher trug auch sein zwischenzeitlich erworbener Ruf in den sächsischen Ländern dazu bei, dass ihm dieses Privileg zwar verspätet, aber dennoch ausgestellt wurde. Eisenbarths Bestreben ging dabei über die Durchführungsbestätigung der Operationen und den Verkauf der bereits von ihm vertriebenen Mittel hinaus. Er beabsichtigte vor allem die innerlichen Medikationen und die Arzneimittelherstellung auszuweiten und sowohl hierfür als auch für seine chirurgischen Eingriffe eine Art Ausschließlichkeitsrecht, einen gewissen Markenschutz zu erlangen. Ein Versuch, den er späterhin mit wechselndem Erfolg immer wieder unternahm. Dresden aber blieb hart und setzte ihm bei aller gewährten Achtung und Großzügigkeit deutliche Grenzen außerhalb seines eigentlichen Betätigungsfeldes. Eine zweite wichtige Klausel des Privilegs sollte schon bald für Eisenbarth Bedeutung erlangen. Genau drei Monate nach der Privilegserteilung verstarb der Kurfürst. Nun bestand die Möglichkeit des Widerrufs durch den Nachfolger. Aber der junge Kurfürst August „der Starke“ hatte vermutlich dazu keine Veranlassung, da sich Eisenbarth obendrein zu diesem Zeitpunkt anscheinend nicht auf sächsischem Territorium aufhielt.

Mit welchem Ziel Eisenbarth Dresden noch vor Erhalt des ersehnten kursächsischen Privilegs so dringend verließ, ist leider nicht mehr sicher nachzuweisen. Mit dem kursächsischen Privileg eröffnete sich ihm ein neues Tätigkeitsfeld, das die bisherigen Gebiete an Umfang weit übertraf, und es ist anzunehmen, dass Eisenbarth dies ausgiebig nutzte und auch in den Städten des östlichen Landesteiles tätig wurde. Belegbar ist dies aber nicht, sind doch die folgenden Jahre in einen noch undurchdringlichen Schleier gehüllt. Es ist die mit circa 36 Monaten längste Zeitspanne seiner wanderärztlichen Tätigkeit, über die wir heute noch keine Nachweise besitzen. Auffallend ist in diesem Zusammenhang auch die Tatsache, dass erst Ende 1697 sein nächstes Kind geboren wurde. War er die ganzen Jahre weit von Altenburg entfernt und nicht in seine Heimat zurückgekehrt? War er ohne Familie und vielleicht nur mit kleiner Begleitung unterwegs? Wir wissen es nicht. Er selbst hat später nur angedeutet, dass er im Ausland gewesen sei, ohne jedoch genauere Angaben zu machen. Österreich, Italien und Holland werden neben Polen von verschiedenen Autoren als mögliche Aufenthaltsorte angenommen. Die Einbeziehung Polens in eine mögliche Tätigkeit Eisenbarths mit dem Verweis auf die eigenmächtige Ausweitung des sächsischen Privilegs auf das Königreich Polen im Gefolge der Thronbesteigung des sächsischen Kurfürsten Friedrich August I. als August II. von Polen ist zu diesem Zeitpunkt nicht stichhaltig, kam die Augustinische Personalunion doch erst 1697 zum Tragen. Es ist aber nicht ausgeschlossen, dass Eisenbarth von Dresden aus in das nahegelegene Böhmen oder nach Schlesien gegangen ist. Beide Länder gehörten damals zur Habsburger Krone und in beiden Regionen ist infolge der Verwüstungen des Zweiten Weltkrieges die Archivlage sehr eingeschränkt. Allerdings stammt das schlesische Privileg auch erst aus dem Jahre 1697. Gehen wir von den verschiedentlich angeführten Aufenthaltsländern aus, so kann ihn sein weiterer Weg über Österreich nach Italien und von dort zurück nach Norden in Richtung Holland geführt haben. Dies könnte seine nachweisbare Tätigkeit an der Donau erklären. Sollte dies zutreffend sein, so kann aber auch davon ausgegangen werden, dass er gleichfalls durch Frankreich gekommen ist. Zumindest gab er diese Länder in seinem noch ausführlich zu zitierenden Nürnberger Werbeblatt von 1702 gezielt an. Einen Beleg seiner Tätigkeit im Ausland liefert lediglich die Dissertation seines Sohnes Michael, wo es im § VII heißt: *„Niemand nämlich, so meine ich, wird meinem – des Referenten Vater – diesen uneigennützigen Ruhm mißgönnen, den er sich im ganzen Heiligen Römischen Reich, ja sogar* ***auch in einigen ausländischen Gebieten, Fürstentümern, Königreichen und Provinzen erworben****. Davon bieten die sogenannten öffentlichen Beurkundungen der Römischen Kaiser, des Königs von Preußen, der polnischen Gebiete, der Kurfürsten von Braunschweig u. a. Kurfürsten und Fürsten des Reichs einen unerschütterlichen Beweis.“*

5.2. Weitere Wanderwege

Wenden wir uns nun den weiteren gesicherten Wanderwegen von Johann Andreas Eisenbarth zu. Nach drei Jahren fanden sich seine Spuren im Frühjahr 1696 in Berlin wieder, es war der erste gesicherte Aufenthalt in der Hauptstadt Brandenburg-Preußens. Hier wurde in diesem Jahr die „Akademie der Künste“ gegründet. Von da aus ging es nach Süddeutschland. Er stand hier unter anderem in Schwäbisch Gmünd[58] und Ulm aus.

Die letzten Jahre des 17. Jahrhunderts waren gekennzeichnet vom Bemühen Ludwigs XIV., die Grenzen Frankreichs weit nach Norden und Osten vorzuschieben. Mit Hilfe der von ihm eingesetzten „Reunionskammern" besetzten seine Truppen zunehmend deutsche Territorien. Die daraufhin gegründete „Augsburger Liga" versuchte mit wechselndem militärischem Erfolg, diesen Vormarsch Frankreichs zu stoppen. Waren es die kriegerischen Ereignisse, welche die Gegenden am Rhein so unsicher machten, die dazu führten, dass Eisenbarth ins Innere Deutschlands zurückkehrte? Sein Auftauchen in Südwestdeutschland lässt eine derartige Vermutung möglich erscheinen.

Von der Donau aus zog er weiter nach Tirol. Über Innsbruck kam er auch nach Lauffen, wo er angeblich mehr als zehn Jahre zuvor sein „Probestück" abgelegt hatte. Danach ging es über mehrere Zwischenstationen endlich wieder nach Mitteldeutschland zurück und schließlich wieder nach Altenburg, eine Strecke von mehr als 500 Kilometern.

Wenn auch der Begriff „*Wanderarzt*" eine recht positive Vorstellung im Sinne unseres heutigen Freizeitwanderns suggeriert, so war das Reisen auch am Übergang vom 17. zum 18. Jahrhundert kein Vergnügen. Insgesamt wurde in dieser Zeit noch wenig gereist. Die adeligen Kavalierstouren führten in der Regel ins Ausland, und die bürgerliche Bildungsreise wurde erst in der zweiten Hälfte des 18. Jahrhunderts häufiger.[59] Das hervorragende römische Straßensystem war im Laufe der Jahrhunderte verkommen. Die wenigen Rudimente des hochentwickelten antiken Verkehrswesens, die nach dem Zerfall des römischen Imperiums noch überlebten, resultierten aus den wirtschaftlichen und religiösen Beziehungen zwischen den europäischen Völkerschaften und Rom. Im ausgehenden Mittelalter nahm der Bedarf an Straßenverbindungen infolge der zunehmenden Kleinstaaterei weiter ab. Zwar profitierte Deutschland noch einige Jahrhunderte von seiner günstigen Position als Schnittpunkt der großen Handelsstraßen zwischen Nord und Süd sowie West und Ost. Aber mit den territorialen Entdeckungen des ausgehenden 15. und des 16. Jahrhunderts kam es zu einer nachhaltigen Veränderung der Handelsrouten, die Deutschland nun mehr in eine Randposition brachten. Für die Handelsstraßen wurde kaum noch etwas getan. Die Straßen und Wege waren daher bis zu Eisenbarths Lebzeiten zumeist unbefestigte Verbindungen zwischen Dörfern und Städten. Die Übergänge zwischen den dörflichen Nahverbindungen und den Heer- und Handelsstraßen waren ebenso fließend wie ihr Verlauf. Da sie generell nicht befestigt waren, weichten sie besonders im Frühjahr und Herbst auf, so dass sie nur schwer passierbar waren. Im Sommer wie im Winter waren sie dagegen überwiegend trocken oder festgefroren und somit gut zu befahren.[60] Darüber hinaus gefährdeten kriegerische Handlungen und Räuberbanden die Reisenden. Zu den Behinderungen der Reise gehörten zudem noch die Zölle, die für die Benutzung der Straßen und Brücken erhoben wurden. Infolge der herrschaftlichen Zersplitterung in Deutschland war die Zahl dieser Zölle beträchtlich und verteuerte das Reisen massiv. Die Reisegeschwindigkeit betrug daher nur zwischen 30 und maximal 50 Kilometer pro Tag.

Erst am Übergang zum 18. Jahrhundert begann man vor allem in den wirtschaftlich und militärisch fortschrittlicheren deutschen Ländern den Straßenbau von Staats wegen zu fördern, da die größeren Heere entsprechend schwere Geschütze mit sich führten und die entstehenden Landesposten an guten Verbindungswegen interessiert waren. Sachsen spielte in diesem Zusammenhang unter August „dem Starken" eine Vorbildrolle.

Beachtung verdienen auch die benutzten Wagen. Da der Wagenkasten zumeist noch direkt auf den Achsen ruhte, war der Reisekomfort denkbar gering. Er erhöhte sich auch kaum bei den „aufgehängten" Wagenkästen. Die Stöße wurden nur ungenügend gedämpft und verursachten den Reisenden durch das ständige Schaukeln über kurz oder lang eine nicht zu unterdrückende Übelkeit. In der zweiten Hälfte des 17. Jahrhunderts erfolgten dann einige Verbesserungen, die zu einem vorläufigen Höhepunkt im Kutschenbau führten. Zunächst wurden die Riemen, an denen der Wagenkasten aufgehängt war, durch hölzerne und dann durch stählerne Blattfedern ersetzt, so dass jetzt von einer wirklichen Federung gesprochen werden konnte. Außerdem wurden die Langbäume gekröpft und die mittlerweile eingeführten Türen und Fenster des Wagens verglast.[61] Auch im Inneren der Wagen wurden zahlreiche Verbesserungen durchgeführt. Verständlicherweise kamen all diese Neuerungen zuerst den adligen Prunkkutschen zugute, bevor die normalen Reisewagen sie übernahmen. Auch wenn wir davon ausgehen können, dass Eisenbarth selber eine derartige Prunkkutsche nutzte, bestand die Mehrzahl seiner Kutschen wohl aus einfacheren Gefährten.

Trotz beginnender Verbesserungen im Straßen- und Kutschenbau änderte sich an der Reisegeschwindigkeit bis ins 19. Jahrhundert nur wenig. Es ist davon auszugehen, dass Eisenbarth mit seiner Truppe einen großen Teil der Zeit auf der Landstraße zubrachte. Nimmt man die bekannte Reisedauer Martin Luthers (1483–1546) im Jahre 1521 von Wittenberg nach Worms, der 21 Tage dafür benötigte, zum Vergleich mit den Angaben eines sächsischen Postkursbuches von 1706, das für die Fahrt von Leipzig nach Paris eine reine Reisezeit von zwölf Tagen und von Dresden nach Leipzig 21 Stunden angibt, so kann man sich vorstellen, wie zeitraubend diese Reisen waren. Die Normgeschwindigkeit der kursächsischen Postkutschen betrug 1722 nur 4,5 Kilometer pro Stunde, während die reale Reisegeschwindigkeit der „Reichspost" auf Grund der schlechteren Wegeverhältnisse auf drei bis vier Kilometer pro Stunde rekonstruiert werden kann.[62]

Da beim umfangreichen Tross der Eisenbarth-Truppe wohl eher von der Geschwindigkeit der Reichspost auszugehen ist, kann man sich vorstellen, wie lange Eisenbarth unterwegs war, wenn er von Altenburg oder später Magdeburg aus zu seinen „Wanderfahrten" aufbrach. Es waren beachtliche Entfernungen, die seine Truppe im Verlaufe eines Jahres zurücklegte. Nehmen wir als Beispiel das gerade abgehandelte Jahr 1696 und nur die nachweislichen Tätigkeitsorte, so kommen wir auf eine Wegstrecke von ungefähr 1 700 Kilometern. Wenn man bedenkt, dass uns nicht alle Wirkungsorte in diesem Jahr bekannt sind, so können noch einige Kilometer hinzukommen. Derartig umfangreiche Reisewege waren aber keine Ausnahme. Im Folgejahr, auf das ich gleich noch näher eingehen werde, sind insgesamt 16 Orte nachweisbar, in denen Eisenbarth tätig wurde. Von Altenburg bis Preußisch-Holland kam eine Strecke von ebenfalls circa 1 700 Kilometer zusammen, auch wenn man den zweiten Aufenthalt in Kamenz auslässt. Jetzt muss noch die Rückreise von Preußisch-Holland nach Altenburg hinzugerechnet werden, war der Wanderarzt zum Jahreswechsel doch zu Hause, um an der Taufe seines Sohnes teilzunehmen. Selbst wenn er die kürzestmögliche Rückreisestrecke gewählt hätte, kämen nochmals circa 700 Kilometer hinzu. Unter den gegebenen Bedingungen stellten die zurückgelegten 2400 Kilometer schon eine gewaltige Leistung dar und bedeuteten, dass Eisenbarth und seine Truppe ungefähr zwei Monate auf der Landstraße verbrachten.

Bedenken muss man auch die klimatischen Verhältnisse. Seine Tätigkeitszeit fällt in das Ende der „Kleinen Eiszeit", die Winter waren kälter und länger, Frühjahr und Sommer kühler und feuchter als zuvor. Im Vergleich zu unseren heutigen Temperaturen war es zwei bis drei Grad kälter. Derartige Klimaverhältnisse förderten die Reisetätigkeit nicht. So wäre beispielsweise der strenge Winter von 1708/09 zu erwähnen, der in Mitteleuropa Temperaturen bis minus 30 Grad brachte.[63] Vor allem holländische Genrebilder dieser Zeit zeigen in auffallender Weise verschneite Winterlandschaften und zugefrorene Gewässer, aber auch, wie die Menschen sich darin einrichteten.

Es ist daher anzunehmen, dass die noch bestehenden Lücken in der Tätigkeitsliste von Eisenbarth auch durch längere Reisen hervorgerufen wurden. Es ist vor diesem Hintergrund vorstellbar, dass die gesamte Truppe auch über den Winter oder mehrere Jahre ohne Unterbrechung unterwegs war. Denn was für die Armeen der Zeit galt, war auch für derart große Begleittruppen gültig, sie mussten sich unterwegs ernähren. Nur eine aktive Truppe brachte Geld ein, eine Begleittruppe auf „Heimaturlaub" aber kostete Geld. So sind wohl auch die wiederholten kurzen Stippvisiten von Eisenbarth in Altenburg, vor allem zum Jahreswechsel, zu interpretieren. Während die Truppe, die ja als umfangreiche Kolonne noch langsamer vorankam, bereits zum nächsten Wirkungsort unterwegs war, konnte Eisenbarth, wenn es die Streckenführung erlaubte, einen Abstecher nach Hause machen und sich dann am nächsten Wirkungsort, wo bereits alles für ihn vorbereitet worden war, mit seiner Truppe treffen.

Lange Ruhepausen hat Eisenbarth sich aber trotz dieser Reisestrapazen nie gegönnt. Die nächsten Jahre sahen ihn sehr aktiv. Er war auf dem Weg zum Höhepunkt seiner Popularität. Im Frühjahr 1697 begab er sich mit der ihn begleitenden Truppe erneut auf Wanderschaft. Ausgiebig sollte nun das drei Jahre zuvor erhaltene sächsische Privileg genutzt werden. Die erste Station war die nicht weit entfernt liegende bedeutende Handelsstadt Leipzig, die er bereits wiederholt aufgesucht hatte. Im Mai traf er zur „Cantatemesse“ ein. Aber die Geschäfte scheinen hier erneut nicht seinen Vorstellungen entsprechend gegangen zu sein, wie aus einer Petition an den Rat der Stadt vom 10. des Monats zu entnehmen ist, in der er um eine Verlängerung seiner Zulassung bat.

War er in seiner engeren Heimat infolge der längeren Abwesenheit womöglich schon vergessen? Die Konkurrenz, besonders auf so bedeutenden Messen wie der Leipziger, war immer groß. Eisenbarth erkannte, dass er mehr für die eigene Werbung tun musste, um gegen die anderen Wander- und Wundärzte bestehen zu können und wirklich berühmt zu werden. Ihm wurde bewusst, dass gute Heilerfolge allein nicht lange genug im Gedächtnis der Menschen haften blieben. Er begann sich immer besser zu „verkaufen“.

Der inzwischen 34-jährige Wanderarzt warb gezielt mit seinem Namen. Dem Publikum pflegte er sich mit den Worten vorzustellen: *„Ich bin der berühmte Eisenbarth!“* Als einer der ersten seiner Berufsgruppe setzte er auch die gerade aufkommenden Zeitungen gezielt für seine Werbungen ein. Dadurch verknüpften sich alsbald Reklame und wirkliche Heilerfolge im Bewusstsein der Menschen zu einem überragenden Persönlichkeitsbild. Sein Name war zum Jahrhundertwechsel in aller Munde und wurde zum Begriff für chirurgisches Können und fürsorgliche Heilbehandlung, bevor er später zum Inbegriff der Scharlatanerie geworden ist.

Von Leipzig aus zog Eisenbarth weiter nach Osten. Zuerst hielt er sich in einigen sächsischen Städten auf, bevor er über Freiberg in die Lausitz ging. Im Sommer war er in Löbau, Bautzen, Kamenz, Zittau, Görlitz und erneut in Kamenz nachweisbar. Von hier aus begab er sich ins Schlesische, wo er in Breslau das habsburgische Privileg *„Ihrer Kayserlichen Majestät Königlichem Oberamt“* für Ober- und Niederschlesien erlangte. Eike Pies schreibt dazu:

> *„Und das berühmte Breslau wird die wunderbaren Augen- und Schnittkuren, die er meist an gräflichen und hochadligen Standespersonen von großem Renomee kunstreich verichtet, so bald nicht vergesen: vor allen Dingen, da er dort 25 Blinde, 9 Gehörlose und viele an desperaten (hoffnungslosen) innerlichen Krankheiten Leidende kuriert, auch 18 an Steinen und Brüchen in kurzer Zeit geschnitten hat …“*[64]

Von langer Dauer war sein Aufenthalt wirklich nicht, wurde er doch schon im Herbst auf brandenburgischem Territorium nachweisbar. Er hatte somit ein neues Wirkungsgebiet betreten, mit dem er Jahre später aufs Engste verbunden sein sollte. Über Frankfurt/Oder gelangte er nach Berlin. Hier erwarb er das brandenburgisch-preußische Privileg des Kurfürsten Friedrich III., in dem er auch als Landarzt bezeichnet wurde. Noch im gleichen Jahr setzte er seine Reise nordwärts fort und kam über Stettin, Stargard, Kolberg und Danzig bis nach Preußisch-Holland in Ostpreußen. Für ein Jahr eine beeindruckende Reisestrecke.

Zum Jahreswechsel aber weilte Eisenbarth schon wieder zu Hause in Altenburg und konnte der Taufe seines Sohnes Johann Andreas beiwohnen. Dieses „Jüngstes Söhngen" starb jedoch schon wenige Monate später und wurde am 16. März 1698 in der alten Universitätsstadt Wittenberg begraben. Es ist dies ein Hinweis darauf, dass Eisenbarth auf dieser „Wanderung" von seiner Frau und zumindest einem Teil der Kinder begleitet wurde. Sie führte nun über Zeitz und Zwickau nach Leipzig und weiter nach Kemberg. Er besuchte auch die Universitätsstadt Helmstedt, wo er vor der Medizinischen Fakultät sein operatives Können eindrucksvoll unter Beweis stellte. Danach ist er erneut in brandenburgisches Gebiet gewechselt, wo er sich vor allem in Spandau längere Zeit aufhielt. Hier ließ er einen neuen doppelseitigen Werbezettel verteilen, der in einem späteren Kapitel ausführlich wiedergeben werden wird. Der Aufenthalt in Spandau scheint für ihn sehr erfolgreich verlaufen zu sein. Der im „Rechnungsbuch der Kämmerei" vom 28. Mai 1698 datierte Eintrag: *„He Joh. Andreas Eisenbarth medicinae operateur, so öfentlich außgestanden, 2 Thr, davon der reg. Bürgermeister: 1 Thr und zur Cämmerey 1 Thr"* lässt bei einer damals ortsüblichen täglichen Standgebühr von einem Groschen und sechs Weißpfennigen auf eine Tätigkeitsdauer von 32 Tagen schließen.

5.3. Der Hallenser Theaterskandal

Von Spandau aus zog Eisenbarth mit seiner Truppe wieder nach Süden und kam auch nach Halle an der Saale (Abb. 7, S. 111). Die ehemalige Residenzstadt des Erzbistums Magdeburg war im 17. Jahrhundert sehr kunstfreudig. Die Hofkantorei und eine für damalige Verhältnisse gut besetzte Hofkapelle sind ein Beweis dafür. So wurde beispielsweise 1616 anlässlich der Taufe von Prinzessin Sophie Elisabeth das „Ballett der neun Nymphen“ aufgeführt, das somit eine der ersten höfischen Ballettaufzüge in Deutschland überhaupt war (Heidelberg 1613; Stuttgart 1617, Dresden 1622). Die 1654 gegründete Hofoper wurde zu einer der ältesten Pflegestätten der frühdeutschen Oper. Diese Tradition fand mit dem Tod des Herzogs aus dem Hause Wettin 1680 jedoch ein rasches Ende. Nach dem im westfälischen Frieden festgelegten Anschluss an Brandenburg-Preußen und der Gründung der Universität 1694 erlangte der theaterfeindliche Pietismus bedeutenden Einfluss. Der Kurfürst Friedrich III. von Brandenburg (1657–1713) förderte den mit Eisenbarth gleichaltrigen August Hermann Francke (1663–1727), sein Waisenhausprojekt und seinen schwärmerischen Pietismus nachhaltig. Francke bekannte: *„Wenn Jahrmärkte gehalten werden, habe ich mich manchmal verwundert, dass fast an allen Ecken Narren stehen, die öffentlich aggieren und das gemeine Volk, sonderlich aber die Jugend mit ärgerlichen Wesen und schändlichen Narrentheidungen, die Christen nicht geziemen, an sich locken,welche das Stadt-Ministerium ein Jahr nach dem anderen so kann hingehen lassen, dass solches heidnische und unchristliche Wesen unterbleiben möchte? Bei der Universität sind wir bald innen worden, was durch die Comoedianten und dergleichen Volk bei unserer studentischen Jugend für groß Unheil angerichtet werde, daher wir denn auch einige Mal erhalten, dass dieselben nicht agieren dürfen.*[65] Vor allem ihre Machtposition an der jungen und aufblühenden Universität und die guten Beziehungen zum Königshaus nutzend, setzten die Pietisten durch, dass in Halle ab Juli 1696 an öffentlichen Plätzen nicht mehr Theater gespielt werden durfte.

Eisenbarth ignorierte anlässlich seines Aufenthaltes 1698 in Halle offensichtlich dieses Verbot, und der Magistrat sah keinen Anlass gegen den *„berühmten Arzt Eisenbarth“* vorzugehen, brachte das Auftreten der Wanderchirurgen und ihrer Schauspieltruppen doch gute Steuereinnahmen. Auf die Art und Weise dieser Auftritte werde ich in den folgenden Kapiteln ausführlicher eingehen. Fest steht, dass Eisenbarth auch in der Nutzung der Schauspieler für seine Zwecke ein Meister war. Das „Theater“ ist ein essentieller Bestandteil seines Gesamtauftrittes gewesen. So auch in Halle. Daraufhin beschwerten sich die Theatergegner beim Kurfürsten und es entwickelte sich ein umfangreicher Briefwechsel mit gegenseitigen Vorwürfen, der sich über Jahre hinzog. Anfang Mai 1702 erfolgte dann ein vollständiges Theaterverbot für die Stadt Halle und ihre Vororte. Unseren Wanderarzt störte dies alles jedoch wenig und er ließ bei späteren Aufenthalten in der Saalestadt 1702 und 1703 erneut seine Schauspielertruppe auftreten. Nun war das Maß voll. Es kam zu einem Streit zwischen Universität und dem Magistrat der Stadt, in dessen Verlauf sich Stadtväter und Professoren gegenseitig beim inzwischen zum „König in Preußen" aufgestiegenen Friedrich I. anschwärzten. Die Universität forderte im September 1702 energisch vom Magistrat die Einhaltung des Theaterverbotes.[66] Aber auch auf dem Januarmarkt 1703 trat Eisenbarths Schauspieltruppe wieder auf. Die Universität intervenierte nun erneut massiv und forderte wegen der Verbotsverletzung eine Strafzahlung von 100 Talern für das Waisenhaus. Der Magistrat versuchte sich zu verteidigen, denn die Stadt habe eingegriffen und sogar *„letzten Jahrmarkt diesen Jahres"* dem *„sonst berühmten Oculisten Eisenbarthen"* den Gebrauch eines Pickelherings *„inhibiret"*. Dieser hätte sich aber nicht daran gehalten und den Pickelhering in *„spanischer Kleidung"* und mit Sprüngen auftreten lassen. Auf die Einwendungen der Stadt hin habe sich Eisenbarth beschwert, weil ihm dies in der königlichen Residenz erlaubt worden sei. Der Magistrat erwähnte auch, dass er die Magdeburger Regierung ordnungsgemäß informiert habe, und schließt mit dem Seitenhieb, dass die Universität sich im Übrigen doch lieber um ihre Studenten kümmern sollte.

Die Stadt Halle zog aber den Kürzeren, der König erließ jetzt ein striktes Theaterverbot für die Stadt Halle, das von seinen Nachfolgern bis ins 19. Jahrhundert hinein immer wieder erneuert wurde. Die einzige Ausnahme war Friedrich II. (1712–1786), der den „Hallischen Pfaffen" und ganz besonders *„Herrn Francke, oder wie der Schurke heißet"* (= gemeint ist der Sohn und Nachfolger von A. H. Francke – J. K.) zum Trotz das Theaterverbot 1745 aufgehoben hatte, allerdings nur, bis er 1771 per Kabinettsorder die Schauspieler wieder aus Halle verbannte. An diesem Faktum, dass die kulturelle Entwicklung der Stadt bis ins 19. Jahrhundert nachteilig beeinflusste, war unser Eisenbarth also maßgeblich beteiligt gewesen.

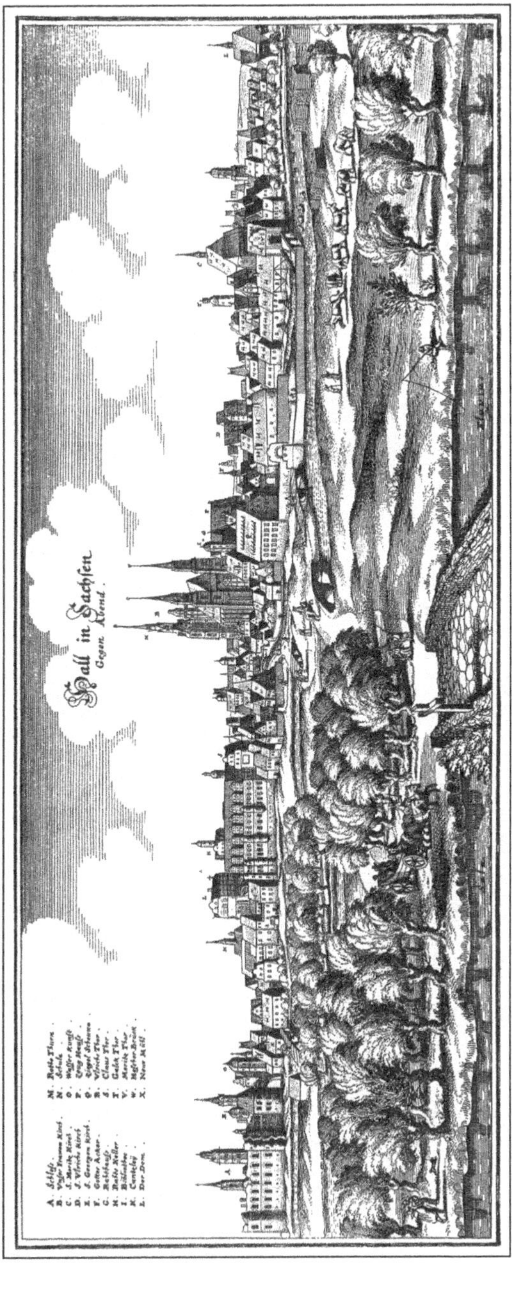

Abb. 7: Ansicht von Halle/S. Kupferstich von Matthäus Merian 1650.

Und es gab in diesem Zusammenhang noch eine interessante Randhandlung, die auch mit Eisenbarth zu tun hatte. Zwei Jahre nach dem erwähnten Auftritt der Eisenbarth-Truppe hat ein ehemaliges Mitglied dieser Truppe versucht, an der Halleschen Universität zum Doktor med. zu promovieren. Ein gewagtes Unterfangen in der stark ständisch geprägten Gesellschaft, in der der Beruf des Komödianten als einer der untersten in der sozialen Stufenleiter galt, während der promovierte Arzt zu den oberen Stufen gehörte.[67] Der bekannteste Hallenser Jurist jener Zeit, Thomasius (1655–1728), berichtete über diesen Fall in einem Buch von 1724:

> *(§VI: Der andere Casus von einem Gauckler/Seiltänzer und Pickelhering/der Doctor medicinae werden wollen/Fragen an die Fakultät) „Es hat George Friedrich sich in seinen jungen Jahren zu einem berühmten Marktschreyer Eisenbarth begeben, und bey ihm viel Jahre sich als Pickelhering und Seiltänzer gebrauchen lassen. Nachgehends hat er sich zu G. bei einer Wittwe eingefreyet und das Bürger-Recht gewonnen, auch sich als einen Chirurgen aufführen wollen. Weil aber die Chirurgen daselbst sich darwieder moviret, ist ihm solches bey 10 Rthlr. Straffe vom Rath daselbst verbothen worden. Worauf er sich nach Wittenberg begeben, in Meynung daselbst in Doctorem zu promovieren. Entsteht also die Frage: Ob gedachter Krause pro homine infami zu achten?“*[68]

Thomasius hat in seinem für die Medizinische Fakultät erstellten Gutachten zwar nicht prinzipiell etwas gegen die Promotion des ehemaligen Pickelherings, da dieser zwischenzeitlich Bürger geworden war, lehnte sie letztendlich aber doch ab, da er rückfällig geworden sei und gelegentlich „Possen“ reißt. Neben diesem interessanten Zeitcharakteristikum, das aufzeigt, wie schwer im 18. Jahrhundert ein sozialer Aufstieg war, spiegelt dieser Fall aber auch wider, wie vielseitig die Mitglieder der Eisenbarth-Truppe gewesen sein müssen. Der Antragsteller war nicht nur als Pickelhering oder Seiltänzer tätig, sondern nach dem Auftritt auch chirurgisch, ansonsten hätte er nicht versuchen können, sich als Chirurg niederzulassen. Seine medizinische Bildung muss auch recht umfangreich gewesen sein, denn nur so erklärt sich der Antrag zur Promovierung. Was für Eisenbarth als Lehrer spricht.

Es ist bis jetzt nicht klar, ob Eisenbarth 1698 erstmals in Halle tätig war, da bei der Nähe zu Leipzig und Altenburg ein früherer Aufenthalt wahrscheinlich erscheint. Und wäre dies der Fall gewesen, so könnte er auch Georg Händel (1622–1697), dem Vater des bekannten Komponisten Georg Friedrich, begegnet sein, der in Halle als Amtschirurg und Leibmedicus des Administrators des Erzstiftes Magdeburg tätig war und als hervorragender Chirurg galt.

5.4. Der Trick mit dem „Buckel“

Auf seinem weiteren Weg im Jahre 1698 kam Eisenbarth durch die anhaltinischen Lande und muss hier wohl auch eine Tätigkeitserlaubnis erhalten haben, rühmte er sich doch wenig später in Naumburg eines Eingriffes, den er angeblich an dem Ballenstedter Bauern Meinhardt vorgenommen hatte. Diesem will er einen Buckel wegoperiert haben und demonstrierte dem staunenden Publikum fortan einen mit Menschenhaut überzogenen Schwartenmagen. Dieser „Ballenstedter Buckel“ gehörte von nun an zu den Requisiten, mit denen er die Marktbesucher von seinen überdurchschnittlichen Fähigkeiten zu überzeugen versuchte. Er spekulierte dabei bewusst mit der Unwissenheit und Gutgläubigkeit der Bevölkerungsmehrheit, wenn er schrieb, dass dieses Täuschungsmanöver dazu diente, *„jene zu ködern, so in Ewigkeit nicht alle werden“*

Diese Äußerung stammt aus einem Rundschreiben von ihm, das an die „Ärzteschaft“ gerichtet war. Er machte darin aus seinen Betrügereien keinen Hehl, galt es für ihn doch, in diesen Kreisen sein Renommee zu wahren. Daher erklärte er, dass dies vorgezeigte Objekt künstlich angefertigt sei, da *„selbstverständlich ein Buckel überhaupt nicht abnehmbar ist, da er keine kompakte Fleischmasse bildet, sondern von einer Ausbuchtung der Wirbelsäule herrührt, so dass die Wirbelsäule selbst und damit der ganze Mensch abgesägt werden müsste.“*[69]

In diesem Verhalten kommen mehrere Wesenszüge Eisenbarths zum Tragen. Einerseits wird die geschickte Einbeziehung aller Mittel in die Patientenwerbung sichtbar, die bewusst auch den niedrigen Bildungsstand und den Wunderglauben des einfachen Menschen ins Kalkül zieht. Gleichzeitig aber wird deutlich, dass Eisenbarths medizinisch-anatomisches Wissen recht fundiert war und er genau wusste, wo die Grenzen seiner Tätigkeit waren. Darüber hinaus verlangte es seine Eitelkeit, gegenüber den akademisch gebildeten Ärzten und den Medizinstudenten lieber eine bewusste Täuschung einzugestehen, um nicht in den Ruf der Unwissenheit zu geraten. Daher sah er sich genötigt, seine Handlungsweise ihnen gegenüber zu rechtfertigen und nachzuweisen, dass er selber natürlich wusste, dass derartige Eingriffe in Wirklichkeit nicht möglich sind. Ob dies auch allen zeitgenössischen Ärzten bewusst war, deren anatomische Ausbildung ja noch sehr lückenhaft war, sei hier dahingestellt. Heister schreibt 1719 über den *„hohen Rucken oder Buckel:*

> *Wenn man diesem Ubel nicht beyzeiten vorkommt, verwachsen endlich die Wirbelbeine so krumm / daß hernach nimmer zu helffen: und derohalben ist unmöglich / einen alten Buckel mehr zu curiren. Wenn aber gleich anfäglich darzu gethan wird / so kann man solche offt wiederum zu recht bringen / oder doch / verhindern / daß selbige nicht gar zu heßlich werden.*
> *Dieses geschiehet / wenn man solchen Kinder steiffe Brüst von starckem Fischbein / oder gar mit darzwischen gelegten eisernen Blechlein / machen und tragen läßt / welche sonderlich so gemacht seyn sollen / daß sie da am härtesten sind / wo der Buckel heraus will: und diese Brüst sollen sie Tag und Nacht tragen / bis man nicht mehr zu besorgen hat / daß derselbe größer werde. Zu dem End hat man auch gegen die Buckel ein besonderes eisernes Instrument in Form eines Creutzes erdacht … / welches man auf dem Rückgrad behörig appliciret / und um den Leib / Hals und Schultern fest macht, so hält solches den Rückgrad beständig gerad / und verhindert / daß sich derselbe nicht weiter biegen könne: worauf endlich bey den Kindern wiederum verwächst / was ungleich gewesen / oder man verhinert doch / daß der Schade nicht grösser und heßlicher werde.“*

5.5. Nicht überall vom Glück verfolgt

Derartige Rechtfertigungsschreiben schützten Eisenbarth aber nicht vor den zunehmenden Angriffen auf seine Person. Vor allem seine Erfolge und der selbstbewusst zur Schau gestellte Reichtum waren es, die zahlreiche Aktivitäten vonseiten anderer Wundärzte, aber auch der akademischen Ärzte und Apotheker hervorriefen. Sie sahen in ihm einen gefährlichen Konkurrenten, der nicht nur erfolgreich operativ tätig war, sondern auch ein umfangreiches Medikamentensortiment vertrieb und mit seiner geschickten Werbung mögliche Nebenbuhler ausstach. Mit diesem Verhalten verstieß Eisenbarth aber keinesfalls gegen den damaligen medizinischen Ehrenkodex. Vielmehr befand er sich in erlesener Gesellschaft, scheuten doch selbst die bedeutendsten Mediziner der Zeit ein ähnliches Auftreten nicht. Als Beispiel soll nur der berühmte Hallenser Professor Friedrich Hoffmann angeführt werden, der die von ihm erfundenen „Hoffmanns-Tropfen" mit riesigem Reklameaufwand und nachweislich gutem finanziellen Erfolg als Mittel gegen die unterschiedlichsten Beschwerden anbot.

Von Naumburg aus zog Eisenbarth 1698 mit seiner großen Truppe weiter nach Zeitz, wo ihm die erfolgreiche Behandlung eines angeblich bereits seit zehn Jahren Gehörlosen die öffentliche Danksagung in einer Kirche einbrachte. Weiter ging es nach Zwickau. Wieder nordwärts ziehend, wandte er sich weiter nach Braunschweig, in eines der Zentren der Welfendynastien. Hier war er im Mai 1699 nachweisbar, bevor er nach Ostfriesland weiterzog und sich in Aurich um ein entsprechendes Privileg bemühte. Ob es erteilt wurde, ist nicht bekannt. Nach eigenen Angaben war Eisenbarth in dieser Zeit auch in Hamburg und anderen norddeutschen Orten gewesen. Auf dem Rückweg war er dann in Heiligenstadt und umliegenden Städten des Eichsfeldes nachweisbar. Dieses Gebiet gehörte ja zum Kurfürstentum Mainz, für das er bereits ein Privileg besaß. Von Heiligenstadt zog er weiter ins sächsische Freiberg, wo er ab dem 3. Dezember auf dem Weihnachtsmarkt ausstand.

Anfang des Jahres 1700 war er wieder einmal in Altenburg gewesen und nahm hier am 4. April an der Taufe seines Sohnes Ferdinand Christoph teil. Lange hat es ihn jedoch auch diesmal nicht am heimischen Herd gehalten. Die Frankfurter Ostermesse zog ihn in die Handelsstadt am Main. Ihre Messen zählten neben Leipzig zu den bedeutendsten in Deutschland und lockten entsprechend viel Volk an, weswegen Eisenbarth beide Städte auch mehrfach aufsuchte. Seine Truppe war ihm vermutlich bereits aus dem Erzgebirge ohne den Umweg über Altenburg an den Main vorausgeeilt, ist seine Tätigkeit in Frankfurt doch bereits für den 11. April 1700 belegt, sieben Tage nach der Taufe seines Sohnes in Altenburg. Von Frankfurt aus ging es nordwärts über Wildeshausen[70] und Röthenbach wieder nach Niedersachsen und Hamburg.

Im Frühjahr 1701 war er dann erneut in Frankfurt/M. zur „Ostermesse", wo es zu der noch zu besprechenden Begegnung mit dem jungen Lorenz Heister kam. Im Herbst des Jahres ging Eisenbarth mit seiner Truppe erneut ins Thüringische. Weimar, Erfurt und Gotha waren die entscheidenden Stationen, bevor er zum Jahreswechsel erstmals in der damals noch sehr bedeutsamen Reichsstadt Nürnberg weilte. Es war wieder eine sehr unruhige Zeit, die vor allem Süd- und Westdeutschland erneut zum Kriegsschauplatz machte. Im Herbst war der sogenannte „Spanische Erbfolgekrieg" ausgebrochen, in dem Bayern und der Kurfürst von Köln an der Seite Frankreichs und Spaniens gegen Habsburg, eine Reihe von Reichsständen sowie England und Holland kämpften. Dennoch zog wie alljährlich die Nürnberger „Neujahrsmesse" auch 1702 eine große Menschenmenge an. Während bei derartigen Anlässen die Stadt mit umfangreichen Einnahmen rechnen konnte, war die Stimmung bei den ortsansässigen Apothekern, Ärzten, Barbieren und Badern gedämpft. Zwar hofften auch sie auf zusätzlichen Gewinn durch die Marktbesucher, mehr noch aber fürchteten sie die Konkurrenz durch die gleichfalls herbeiströmenden Wanderärzte, verschärften sie doch den ohnehin bestehenden ökonomischen Wettbewerb. So nimmt es nicht wunder, wenn die zugereisten Chirurgen besonders argwöhnisch beobachtet und jeder Verstoß gegen die Vorgaben kleinlich geahndet wurde.

Eisenbarth weilte vom 8. Januar bis mindestens zum 14. März in Nürnberg und wohnte im Hotel „Drei Könige". Sein prunkvolles Auftreten muss diesbezüglich besonderen Unwillen hervorgerufen haben. Er begann damals den Höhepunkt seiner Bekanntheit zu erreichen und konnte es sich daher leisten, wahre „Werbe-

Broschüren" drucken zu lassen, auf die ich noch näher eingehen werde. Dieses Auftreten von Eisenbarth und seiner Truppe erregte verständlicherweise allgemeines Aufsehen und in den Nürnberger Ratsprotokollen ist nachzulesen, dass auch zu dieser Messe mehrere Wanderärzte auffallen, „*darunter die vornehmsten waren, der stolze und aufgeblasene, kostbar gekleidete und mit vielen Dienern versehene Arzt, Oculist und Bruchschneider: Eisenbart: 1. Johann Andreas Eysenbarth aus Altenburg, der alle anderen Ärzte mit seiner kostbaren Equipage eintreiben und zu boden richten wollen, der aber mehr hier verzehrt als gelöset.*" Diese Eintragung lässt nicht nur die Prachtentfaltung erkennen, die Eisenbarth und seine Truppe umgab, sondern weist auch darauf hin, dass die Geschäfte für ihn wohl nicht so liefen, wie er es erhofft hatte. Neben ihm sind in diesem Protokoll noch zwei weitere Wanderärzte namentlich aufgeführt:

> „*Günther: 2. Johann Adam Günther nun zu Mögldorf seßhaft, vormalig salavirter Stattarzt allhier.*
> *Döppr: 3. Johann Franz Döppr, ein bescheidener Mann, welcher seinen bruchschnitt und Stahrstich, wie davon geredet, sehr wohl verstanden, wiewohl Eysenbarth dießfalswegen seines gewandts doch mehr glauben bey dem gemeinen Mann gefunden.*"

Es wird hieraus ersichtlich, dass Eisenbarth es nachhaltig verstand, seine Konkurrenten dank seines Erscheinungsbildes auszustechen, auch wenn diese, wie bei Döppr extra hervorgehoben, gleichfalls über beachtliche Kenntnisse und Fähigkeiten verfügten. Die Ratsprotokolle verraten an anderer Stelle, dass Eisenbarth im weiteren Messeverlauf mit dem gleichfalls „ausstehenden" Johann Günther einige Auseinandersetzungen hatte. Diese beruhten wohl auf dem für alle insgesamt schlechten Geschäftsgang. Vom Rat war beiden zwar das Kurieren auf dem Markt und der Verkauf bestimmter Medikamente erlaubt worden, jedoch durften sie nicht in die Häuser gehen, und das Aufstellen von Bühnen zum Abhalten von Schaustellungen war ihnen ebenfalls untersagt. Derartige Beschränkungen waren ungewöhnlich und sind wohl Ausdruck des besonders harten Konkurrenzkampfes in Nürnberg. Die hier überdurchschnittlich zahlreich ansässigen Ärzte und Wundärzte versuchten die „ungeliebten Kollegen" so kurz wie möglich zu halten.

Diese Verbote sind wohl von Eisenbarth wiederholt überschritten worden, beschwerte sich doch sein Konkurrent, dass er *„sich des Curierens und Verkaufs der Arneyen ohne Erlaubnis auch außerhalb der Meßzeiten unterfangen"*. Das Collegium Medicum wurde daraufhin beauftragt, zu untersuchen, welche Behandlungen der Beklagte durchführte. *„Dem Klagenden Günther"* wurde wohl nicht grundlos gleichfalls nicht vertraut und daher angeordnet zu untersuchen, *„ob er nicht selbsten mit dem Curieren zu weit gehe"*. Am 14. März 1702 lag der Untersuchungsbericht vor und folgender Beschluss wurde gefasst:

> *„Johann Andreas Eysenbart, der des curierens unter der Bürgerschaft, ohne glücklichen succes, wie verlautet, sich anmaßet, Soll man nunmehr, daß er sich weiter begebe, andeuten. Dem sich wieder ihm beklagenden Johann Adam Günther auch anzeigen, daß er sich des Curierens außer denen Meßzeiten, sich in der Stadt, so wenig wie jener, anzumaßen habe."*[71]

Von den beiden Wanderärzten blieb eine sofortige Reaktion aus, woraufhin der Rat beschloss, beiden die weitere Aufenthaltsgenehmigung zu verwehren. *„Dem Johann Andreas Eisenbarth und dem Johann Adam Günther, den beiden Empirikern, wurde geboten, sofern sie noch hier sind, aufzuhören zu heilen."* In diesen Stellungnahmen kam die feindselige Haltung des Stadtrates deutlich zum Ausdruck. Das Ziel der Aktion kann nur die Vertreibung von Eisenbarth und seinen Berufsgenossen gewesen sein. Und dieser verließ auch wirklich einen Tag später die ungastliche Reichsstadt.

Wieder nordwärts ziehend erschien er vier Tage später in dem 100 Kilometer entfernten Würzburg zur „Mitfastenmesse". Die kurze Reisedauer spricht für ein rasches Tempo der gesamten Truppe. Auch in Würzburg stellte er den üblichen Genehmigungsantrag unter Vorlage seiner Privilegien, worauf ihm vom Physikus der Stadt erlaubt wurde, *„seine particularen Medicamente auf offenem Theater der Meßzeit blößlich hindurch feil zu bieten."* Aber wiederum hielt er sich nicht an diese Vorgaben, blieb über die Messezeit hinaus in der Stadt und verkaufte *„nit approbierte (= genehmigte – J. K.) Medicin."* In einer gemeinsamen Aktion wandten sich deshalb die hiesige Medizinische Fakultät der Universität, die Barbiere und die Apotheker an den Rat, der daraufhin am 27. April den Wanderarzt zur Zahlung von 50 Reichstalern verurteilte.

Wie von Eisenbarth schon bekannt, versuchte dieser das Urteil abzumildern. Mit einem geschickt formulierten Schreiben wandte er sich an den Fürstbischof Johann Philipp von Greiffenclau-Vollraths (1652–1719):

> „*Hochwürdigster Fürst, Gnädigster Fürst undt Herr. Auß der Beylage geruhen Euer Hochfürstliche Gnaden Sich unterthänigst referiren zu lassen, aus waß vor Ursachen von dero Hochlöbl. Ober Schultheißen Ambt mit 50 Thlr. statt Straf zudictirt werden wollen: wobey noch über dießes meinen Wirth im wahlfisch inhibirt wordten, mir nichts auß seinem Wirthaus von meinem Mobiliar zu verabfolgen, ehe und bevor gedachte 50 Thlr. bezahlt sein würdten. 1. Wann aber Hochwürdigster Fürst gnädigster Herr ich aber in procinctu stehe gar von hinnen zu reißen undt 2. der Ochsenfurter Marckt ist morgen: 3. der Bamberger aber auff die nechst kommenden Tage zu besuchen, und da ich daran gehindert würde; 4. großer Schaden Versäumnis, Cösten, und Schimpf: 5. mit vilipendenz meiner fam und existimation ohnschuldig zu leiden veranlaßet werden würde; da 5. doch dießes externe und zwar an sich höchst hochrespectirliche Decretum … nur publicirt worden, mithin 6. auch mir nicht inhibirt worden ist, bis erst jetzo meine medicamente preßhaften armen leuthen umbsonst kommen oder um billichen preiß zu verkauffen.*“

Es folgten noch weitere Darlegungen in der typischen barocken Weitschweifigkeit mit lateinischen Einfügungen, in deren Ergebnis Eisenbarth meinte, „*dahero auch die Straferlassung desto ehender hoffen und bitten darff.*“ Und er weist darauf hin, dass die ausgegebenen Medikamente „*nicht schädlich, sondern sehr nützlich geworden.*“ Nach weiteren beschwörenden Betrachtungen trug Eisenbarth erneut die Bitte vor, dass er „*dieser 50 Thlr. verschont bleibe und freyen abzug behalten werde*“ und er versicherte, dass er „*in allen außwärtigen Orthen und publiqum – lebenlang zu rümen wissen werde in debotester Darstellung als Euer Hochfürstl.Gnad. – Underthänigster gehorsamster Johann Andreas Eysenbarth Landarzt über Erfurt, Sachsen-Weimar und Gotha.*“

Bis zur endgültigen Klärung der Angelegenheit wurde er jedoch in Würzburg festgehalten und sein Besitz vorübergehend beschlagnahmt. Deshalb konnte er nicht wie geplant zum Ochsenfurter Markt weiterziehen. Er wandte sich deshalb am 2. Mai 1702 nochmals an den Landesherren. Aber auch dieses Schreiben blieb unbeantwortet. Eisenbarth gab jedoch nicht auf und schrieb zwei Tage später erneut an den Bischof und klagte: *„wobey durch solchen Aufenthalt und Wartten allein an Zehrung mehrere Unkosten ertragen habe."* Das ist bei der Größe seiner Begleitmannschaft und dem bestehenden Tätigkeitsverbot gut vorstellbar. Das Ausharren hat sich letztlich aber gelohnt, wurde ihm am 6. Mai doch die Hälfte der ursprünglichen Strafsumme erlassen.

Nun durfte Eisenbarth mit seiner Truppe nach Bamberg weiterziehen. Seit seinem Weggang aus der Stadt waren inzwischen 17 Jahre vergangen. Welch ein Triumph für ihn, dass er nun als weithin bekannter Spezialist am Ort seiner Ausbildung auftreten konnte, wenn auch sein Lehrmeister zwischenzeitlich nach München verzogen und verstorben war. Weitere Aussagen über den Verlauf seines Bamberger Aufenthaltes fehlen zwar, aber es muss doch festgestellt werden, dass sich seine Tätigkeit in Süddeutschland insgesamt weniger erfolgreich gestaltete, als er dies aus dem Norden Deutschlands gewohnt war.

5.6. Wieder in Sachsen

Zurück ins Jahr 1702, als Eisenbarth von Bamberg aus saaleabwärts über Halle, wo er das bereits erwähnte Theaterverbot auslöste, nach Sachsen zurückkehrte. Im Sommer hielt er sich dann in Meerane auf, wo er erfolgreicher und länger in der Stadt und ihrer Umgebung tätig war. Persönliche Kontakte verbanden ihn mit dem „Arzt und Bürger" Johann Michael Köppler, der ihn auch bei der Taufe seines jüngsten Sohnes Christian Friedrich vertrat. Mit weiteren Zwischenhalten ging es zum Jahresende wieder nach Altenburg. Anfang Januar 1703 war er wieder in Leipzig zur Messe und von dort aus erneut im benachbarten Halle tätig. Man kann weitere Tätigkeitsorte an der Reisestrecke vermuten, aber bis jetzt nicht belegen. Auffällig ist jedoch, dass sich in Altenburg für die Jahre seines dortigen Wohnsitzes keine Tätigkeitsbelege finden. Wurde er in der Stadt und ihrer direkte Umgebung aus Rücksicht auf seinen Schwiegervater nicht aktiv oder gab es andere Gründe, wie etwa ein Tätigkeitsverbot? Auch dies wissen wir nicht und können daher nur vermuten.

6. Jahrmarkt der Medizin

„Marktschreyer:
Liebe Freunde, gute Leute,
daß Menschlieb' und Freundlichkeit,
sorge für eure Gesundheit
und Leibeswohl zu dieser Zeit
mich diesen weiten Weg geführt,
das seid ihr alle perschwadiert.
Und von meiner Wissenschaft und Kunst
werdet ihr, liebe Freund', mit Gunst
euch selbst am besten überführen,
und ist so wenig zu verlieren.
Zwar könnt' ich euch Brief und Siegel weisen
Von der Kayserin aller Reußen
Und von Friedrich, dem König der Preußen,
und allen Eiropens Potentaten –
doch wer spricht gern von seinen Thaten? …
Drum rühm ich nichts und zeig' euch hier
ein Päckel Arzney, köstlich und gut,
die Waar sich selber loben tut …
und enthält das Päckel ganz
ein Magenpulver und Purganz,
ein Zahnpülverlein, honigsüße,
und einen Ring gegen alle Flüsse.
Wird nur dafür ein Batzen begehrt;
Ist in der Not wohl hundert werth.

Hanswurst:
Schnupftuch 'rauf!
(Die Zuschauer kaufen beim Marktschreyer)"

So wie Johann Wolfgang von Goethe (1749–1832) diese Szene in „Das Jahrmarktsfest zu Plundersweilern" schildert, könnte man sich den Auftritt von Johann Andreas Eisenbarth mit seiner Truppe eventuell auch vorstellen. Die Jahrmärkte waren natürlich nicht nur

Treffpunkte der Kaufleute und Handwerker sowie der Stadtbevölkerung vom reichen Patrizier bis zum armen Lohnarbeiter, sie zogen selbstverständlich auch Gruppen an, die ihre „dunklen" Geschäfte treiben oder die Gelegenheit nutzen wollten, ihre „Künste" anzubieten, um so ebenfalls von den großen Umsätzen zu profitieren. Gerade dieses Schillernde, das vielfältige Treiben der Menschen machte das Besondere der Jahrmärkte der frühen Neuzeit aus. Eine Faszination für „weltliche" Menschen, ein Dorn im Auge aber der puritanischen Geistlichkeit, im Besonderen der Pietisten. Obwohl Stadtobrigkeit und Landesherren *„keinen herumziehenden musicanten, bärenführern, vorzeigen fremder tiere, taschenspielern, seiltänzern, zahnärzten, beiden comoedianten und andere in diese classe gehörigen leute den eintritt in die hiesigen lande"*[72] und damit auch zu den Märkten offiziell gestatteten, war dieses Verbot kaum zu realisieren. Im Gegenteil, zum Erscheinungsbild jedes Jahrmarktes, wie überhaut aller großen Volksveranstaltungen, gehörten die Gaukler und die Schausteller, die Bettler und Zigeuner, aber auch die unterschiedlichsten medizinisch Tätigen. Solange durch sie den Händlern und Kaufleuten kein unmittelbarer Schaden erwuchs, dachte letztlich auch niemand daran, sie vom Markt zu vertreiben.[73] Wären dadurch doch auch potentielle Kunden der Händler dem Markt eventuell ferngeblieben. Eine herausgehobene Gruppe dieser Jahrmarktsreisenden stellten die Wanderärzte dar, die zumeist besonders prunkhaft und auffällig auftraten.

„So hatten sie in allen Mauern
Endlosen Zulauf von Bürgern und Bauern.
Jegliche Krankheit konnten sie heilen,
Hatten Mittelchen auszutheilen,
Deren Jedes unfehlbar curirte,
Ob es stringierte oder purgirte."

In Christian Fürchtegott Gellerts (1715–1769) Fabel vom Fuchs und der Elster ist das Auftreten eines solchen Mannes gemeint, wenn es heißt:

„So wie ein weiser Arzt, der auf der Bühne steht
Und seine Künste rühmt, bald vor-, bald rückwärts geht,

Sein seidnes Schnupftuch nimmt, sich räuspert und dann spricht;
So lief die Elster auch den Ast bald auf, bald nieder …"

Diese Erscheinung als Vereinigung von „Heilkünsten und spielerisch theatralen Künsten" ist vom Mittelalter ausgehend bis ins 18. Jahrhundert in ganz Europa nachweisbar. In diesem Umfeld müssen wir auch das Auftreten von Eisenbarth sehen. Allerdings ist hier wenig vom Theater hochkultureller Prägung die Rede, sondern von den vielfältigen grenzgängerischen theatralen Bereichen, die sich aber gerade im hier behandelten historischen Rahmen herkömmlicher Begrifflichkeit weitgehend entziehen. Während in der Zeit der beginnenden Aufklärung Theaterreformer predigten, das Theater müsse seine Zuschauer bilden, entzogen sich die „Wanderschauspieler" schlicht diesem Anspruch und verwandten die Auftritte ihrer Truppen darauf, die Zuschauer zu unterhalten und auf die kommende medizinische Tätigkeit vorzubereiten. Wie kann man sich nun diese Theateraufführungen vorstellen?

Im Zentrum der Stadt angekommen, wurde an der vorher ausgesuchten bestmöglichen Stelle der „Stand" in Form einer „Phylakenbühne" (Abb. 8, S. 134) aufgebaut. Deren Grundelement war eine hölzerne Plattform, die in etwa ein Meter Höhe von Pfosten oder auch Fässern getragen wurde. Die Zwischenräume waren meist mit Vorhängen oder bemalten Tafeln kaschiert. Auf die Plattform führte eine Treppe, die Hinterwand enthielt eine Tür. Dieser Bühnentyp war bereits in der griechischen Antike bei Wanderschauspieltruppen bekannt und eignete sich ausgezeichnet für die Tätigkeit der Wanderärzte, ließen sie sich doch schnell auf- und abbauen und gut transportieren. Die künstlerischen Aktivitäten fanden dann meist auf diesem „Theatrum" statt, wo dann auch zumeist die Versorgung der Patienten vor sich ging. Zum Repertoire gehörten verschiedenste Kunststücke, Seiltanz, unterschiedliche Vorführungen, die an die Schaulust der Bevölkerung appellierten, vor allen Dingen aber Komödien und Ballette. Im Unterschied zu anderen Jahrmarktskünstlern und Wanderschauspielern nahmen die Heilkünstler für ihre Spektakel kein Eintrittsgeld, auch wenn die Kosten sicher nur teilweise durch den anschließenden Arzneimittelhandel kompensiert wurden. Obwohl die kurzweiligen Künste keinen direkten ökonomischen Vorteil brachten, wurden sie, wie die Quellen versichern, aus pragmatischen Gründen veranstaltet. Immer aber diente die Darbietung der Anlockung potentieller Käufer. Diese Schauspielertruppen waren jedoch nicht sehr groß, jeder Komödiant musste in mehrere Rollen schlüpfen. Für die deutsche Theatergeschichte des 17. und 18. Jahrhunderts sind die Wandertruppen das charakteristische Zustandsbild. Ausgangspunkt dieser Entwicklung war die italienische Commedia dell'arte. Das zuvor existierende komödiantisch-mimische Theater war aber um die Jahrhundertwende in ein Stegreifspiel abgesunken und von Rohheit und Unanständigkeit geprägt, so dass die „gute Gesellschaft" diese Auftritte nicht mehr besuchte und Dramatiker es sich geradezu im Vorwort verbaten, von solchen „Banden" gespielt zu werden.

Im Mittelpunkt der „Handlung" stand auf den Märkten der „Hanswurst". Sein Vorbild, der „Pickelhering" war am Anfang des 17. Jahrhunderts mit englischen Schauspielertrupps nach Deutschland gekommen. Das italienische Pendant ist der „Harlekin". Ende des 17. Jahrhunderts gelang es dieser „Witzfigur", sich als Trabant der wandernden Ärzte und Scharlatane einzuschleichen und das Quacksalberpodium besetzt zu halten.[74] Die „Theateraufführungen" waren für die Wanderärzte ein wesentliches Mittel, um potentielle Patienten auf sich aufmerksam zu machen. Gespielt wurden keine großen Dramen, sondern einfache Stücke, die auch von einem ungebildeten Publikum verstanden wurden und häufig wenig Handlung, aber viel Klamauk und Lacheffekte enthielten. Es gab nur grobe Handlungsvorgaben, für die Dialogisierung waren die Schauspieler selbst verantwortlich. Diese „Komödianten" müssen also Leute mit viel Witz und Verstand gewesen sein, wenn ihnen zur rechten Zeit und in jeder Situation etwas einfiel, was sie zu sagen hatten. Zwar kannten sie den Phrasenschatz des Liebhabers, des alten Vaters, des trottligen Lüstlings, der klugen Tochter und so weiter, passten ihn aber häufig der Situation und der Reaktion des Publikums an. Darin bestand auch die Chance für den Wanderarzt, der durch bestimmte Textpassagen auf sich aufmerksam machen oder auf aktuelle Ereignisse hinweisen konnte. Hinzu kommt, dass die Handlung jederzeit durch den „Hanswurst, Pickelhering oder Harlekin" unterbrochen werden konnte. Auch dies immer wieder eine Gelegenheit, auf den Wanderarzt hinzuweisen.

Dem „Hanswurst“ fiel dabei eine entscheidende Rolle zu. Nicht nur sollte er mit seinen Späßen die Zuschauer zur Bühne locken, sondern auch mögliche Kritik der potentiellen „Kunden“ am Doktor wirksam zum Verstummen bringen. Damit konnte ein wesentliches Kommunikations- und Verkaufshindernis zwischen Bühne und Publikum, nämlich das pauschale Misstrauen gegenüber dem fremden Operateur, durch die Thematisierung desselben im inszenierbaren Kommunikationsraum der Bühne gezielt entschärft werden. Der „Hanswurst“ als Arztdiener durfte den Arzt aufs Gröbste desavouieren, damit erstens das Publikum nicht dasselbe tat und zweitens der Arzt nach einem gezielten Bruch mit der Spielebene als vertrauenswürdiger Mann dastand. Je direkter Betrug und Inkompetenz auf der Bühne thematisiert wurden, desto weniger blieb sie am Arzt haften.[75]

Eine weitere wichtige Aufgabe der Komödianten war es, die Menschen zu erheitern, durch ihre spielerische Verbindung von Leib und Seele belebten sie sie auch. Medizinische und spielerische Praktiken bildeten eine Einheit, deren Funktionsweise sich nach Hädge gegenseitig bedingte.[76] Durch die sinnliche Vorstellung unsichtbarer physiologischer Vorgänge konnte der Patient aktiv am Heilungsvorgang teilnehmen. Auf der symbolischen Ebene wurden diese somit im phantasievollen Spiel verbildlicht, zum Teil mit Unterstützung musikalischer Elemente. Gelächter wird zum Heilmittel, es verhindert, der Täuschung nachzugehen, durch „Heilen die Natur (zu) besiegen“, als lachende Vermittlung zwischen Leben und Tod, „der natürlichen Notwendigkeit der Sterblichkeit“.[77] Durch das Lachen und Schockieren sollte der Mensch für die primäre und unmittelbare Erfahrung geöffnet werden. Mit dem Erschrecken wollte man unnütze Gedanken, Kummer und Furcht vertreiben. Die Realität wurde im Lachen erträglich gemacht, relativiert oder aufgehoben. Diese Heilmethode als Kombination von theatralischem Spiel und medizinischer Versorgung setzte aber eine sinnliche, körpernahe und vor allem lebensbejahende Einstellung voraus. Aber was wissen wir nun wirklich über die Zusammensetzung und das Auftreten der Eisenbarth-Truppe? Es gibt nur sehr wenige Quellenbelege über diese „reisende Poli-Klinik“. Versuchen wir dennoch aus allgemeinen Hinweisen eine Rekonstruktion eines solchen Auftritts.

6.1. Eisenbarths Truppe und Auftreten

Einige Tage vor dem Eintreffen von Eisenbarth kamen bereits die ersten Truppenmitglieder in die Stadt der beabsichtigten Tätigkeit. Ihre Aufgabe bestand nicht nur in der organisatorischen Vorbereitung, wie Einholung der erforderlichen Genehmigungen, Auswahl des Stellplatzes und der Quartiere. Vielmehr verteilten sie die bereits erwähnten Werbezettel und bereiteten so den Einzug und das Wirken des „Chirurgus“ vor. Die Reklametrommel wurde aber nicht nur in der Stadt, sondern auch in den umliegenden ländlichen Gebieten gerührt. Durch ihre prachtvolle Erscheinung in scharlachroter Livree mit silbernen Besatzstreifen unterstrichen diese Truppenmitglieder die Wirkung der von ihnen verteilten Flugblätter. Darüber hinaus betrieben sie selbstverständlich auch intensive Mundpropaganda. Von besonderer Zurückhaltung bei der Patientenwerbung kann dabei nicht die Rede sein. Die Eisenbarthschen Methoden, Aufmerksamkeit zu erzielen, waren selbst für die Blütezeit der „Marktschreierei“ ungewöhnlich. Er wird daher heute auch oft als „barockes Public-Relations-Genie“ bezeichnet. Aber man muss sich vor zu schnellen einseitigen Abwertungen hüten. Eisenbarths großsprecherische Werbung hatte auch darauf abgezielt, dem Kranken die Angst vor der schmerzhaften Operation zu nehmen und Vertrauen zu dem ihm ja völlig unbekannten Arzt zu wecken. Ein psychologisch gut durchdachtes Verfahren, das entscheidend die Selbstheilkräfte des Patienten anregte.

So gründlich vorbereitet, hielt der „Meister“ würdigen Einzug in die Stadt. Dieser gestaltete sich zumeist zu einer Art Prozession zum Platz der späteren Tätigkeit. Ein solcher Einmarsch war vermutlich einem heutigen Zirkus-Reklameumzug sehr ähnlich. Verschiedene Archivalien vermitteln einen Eindruck derartiger Ereignisse, so zum Beispiel eine Memminger Chronik: *„Am 2. Juli kam ein berühmter Arzt an mit fünf Kutschen, darunter zwei sehr prächtig, hatte bei sich fünfzig Personen, darunter eine Zwergin, zwei Heiduken, zwei Trompeter und verschiedene gute Musikanten, so sich auf den Waldhörnern sehr gut hören ließen, auch achtzehn Pferde und zwei Kamele. Er hatte sein Theatrum auf dem Ratzengraben, verkaufte seine Ware, spielte vor und nach Komödien, hatte höfliche Leute und proper in Kleidern.“*[78] Zeitgenössische Berichte zeigen, dass Eisenbarths Auftreten vergleichbar war, so für Zeitz im Jahr 1698.[79] Am Anfang des Zuges marschierten die Musiker, die durch Trompetenstöße die Aufmerksamkeit der Bevölkerung auf das Ereignis lenken sollten. Ihnen folgten die Spaßmacher und Gaukler in auffallenden Kostümen. Sie zeigten Proben ihrer Kunst, um die Neugier der Zuschauer zu wecken. Es schlossen sich die prächtig uniformierten Reiter an, während der Schluss vom umfangreichen Tross gebildet wurde. In der Mitte des Zuges aber befand sich der „Prunkwagen", in dem Eisenbarth stehend Einzug in den Ort hielt. Eine wahrlich auffallende prächtige Erscheinung. Zusätzlich war sein Reisewagen gänzlich mit Augen bemalt, was als Hinweis auf seine besonderen Leistungen als „Augenarzt" zu verstehen war. Mitgeführt wurden auch seltene Tiere, wie zum Beispiel ein Dromedar oder ein Elefant. Ein spezieller Wagen enthielt, dem Geschmack der Zeit Rechnung tragend, eine Kuriositäten-Sammlung aus Kunst und Natur. Derartige Naturalien- oder Kuriositäten-Kabinette erfreuten sich damals nicht nur beim Adel, sondern auch im Bürgertum großer Beliebtheit und galten als Ausdruck von Bildung und Welterfahrenheit. Darüber hinaus sollten die ausgestellten speziellen „Trophäen", darunter besonders große Blasensteine, unförmige Zähne, künstliche Augen, die nach Bedarf eingesetzt werden konnten, aber auch der bereits erwähnte, angeblich von Eisenbarth operativ entfernte Buckel, beim Publikum das Vertrauen zum Wissen und Können des angekommenen „Hochgerühmten Eisenbarth" festigen.

Im Zentrum der Stadt angekommen, wurde an der vorher ausgesuchten bestmöglichen Stelle der „Stand" in Form der bereits geschilderten „Phylakenbühne" aufgebaut. Diese war dann geschmückt mit Bildern von Behandlungen und herausgeschnittenen Steinen. Auch in Lernes „Beschreibung der weltberühmten ansehnlichen Frankfurter Mess" von 1694 lesen wir: *„Wir sahen Brüch und Stein / an vielen Taffeln hencken"*, eine zwar wenig appetitliche Werbung, aber in einer Zeit, in der es den ortsansässigen Wundärzten gestattet war, die beim Aderlass mit Blut gefüllten Becken an der Straße zur Schau zu stellen, nicht sonderlich aus dem Rahmen fallend. Die Wirkungsstelle unseres Wanderarztes war damit geschaffen. Aber bevor es soweit war, wurde noch ein umfangreiches Vorbereitungsprogramm absolviert. Zuerst führten Artisten ihre Kunststücke vor, darunter auch zahlreiche waghalsige Aktionen. So gehörte eine Seiltänzerin zur Truppe, die auf dem Seil atemberaubende Aktionen mit einem Schwert vollführte.[80] Unfälle konnten da nicht ausbleiben. Es folgten die Schauspieler mit ihren Possen. Zu Eisenbarths Truppe gehörten eigene Stückeschreiber. Leider sind keine Manuskripte dieser Theateraufführungen überliefert. Anders ist das bei französischen Theatertruppen jener Zeit, die gemeinsam mit Ärzten herumzogen. Ein wichtiger inhaltlicher Bestandteil war bei ihnen die Auseinandersetzung mit den akademischen Ärzten, ihrer Borniertheit und therapeutischen Beschränktheit.[81] Man kann ähnliche Themen auch bei dem selbstbewussten Eisenbarth vermuten. Dieser hatte mit seinen Aufführungen an verschiedenen Orten für eine nachhaltige Unruhe gesorgt, wie bereits im Hallenser Theaterskandal dargestellt wurde und noch im Geschehen in Wetzlar zu zeigen sein wird. Dem Geschmack des Publikums dieser Epoche entsprechend, spielte der Pickelhering (= Hanswurst – J.K., franz. Jean Potage), als Handlungsträger „*Courtisan*" genannt, allgemein noch eine bedeutende Rolle. Entscheidendes Ziel aber blieb immer die psychologische Vorbereitung des Patienten, auch wenn es Eisenbarth wohl nie so formuliert hätte.

Das Publikum hatte indessen Muße, die mit Werkzeugen, Arzneigefäßen, Attesten und Bildern des „hochgerühmten und hochgelehrten medici" ausgestattete Bühne in Augenschein zu nehmen. Dann trat der auch „Courtisan" genannte Gehilfe in Aktion, der nochmals lautstark den Wanderarzt ankündigte. Nun kamen die Wanderarztgehilfen und nahmen die ersten einfachen Eingriffe vor, während der „Meister" selbst auf der Bühne erscheinend eine aufmunternde Ansprache hielt, um die letzten Ängste der potentiellen Patienten zu überwinden. Diese eröffnete er zumeist mit: „Hochgeehrteste Herrschaften, ich bin der berühmte Eisenbarth." Sein ausgeprägtes Selbstbewusstsein kam auch hier zum Vorschein. Er wiederholte dabei inhaltlich den Werbezettel und zählte nochmals auf, mit welchen Leiden man sich vertrauensvoll an ihn wenden könne und welche hilfreichen Medikamente er zum Verkauf anbiete. Als besondere Werbemethode wurden häufig die ersten Patienten kostenlos behandelt. Eine Maßnahme mit Mehrfachwirkung. Erstens konnte man damit im Bedarfsfalle höheren Stellen gegenüber ein soziales Argument nachweisen, das auch häufig angeführt wurde, zweitens war es eine gute Reklame und drittens brachen diejenigen Patienten, die zumeist aus materiellen Notsituationen heraus diese kostenlose Behandlung annahmen, mit einer erfolgreichen Therapie die letzten Hemmungen. Nach manchmal längerem Zögern löste sich dann der erste vom Schmerz geplagte aus der gespannten Menge und stieg die Treppe zum „Herrn Doctor" empor, der den Patienten freundlich in Empfang nahm und zu einem Stuhl begleitete. Zumeist waren es ältere starkranke Leute, die sich in dieser Phase behandeln lassen wollten. Eisenbarth untersuchte die Person publikumswirksam mit allerhand Bemerkungen, danach wurden der Patient und die Zuschauer durch verschiedene Gaukeleien der wieder in den Vordergrund tretenden Truppenmitglieder in ihrer Aufmerksamkeit abgelenkt. Ganz plötzlich griffen starke Gehilfen den überraschten Kranken und hielten ihn ganz fest. Im gleichen Augenblick vollführte Eisenbarth blitzschnell den Eingriff. Noch bevor der Patient richtig zur Besinnung kam, musste alles vorbei sein. Der Schmerzensschrei wurde von einem Trommelwirbel und wiederholten Fanfarenstößen übertönt. Alles musste rasch und zeitlich gut koordiniert ablaufen.

Stolz präsentierte Eisenbarth nun den glücklich Operierten dem Publikum, der Bann war gebrochen. Jetzt begann der eigentliche Ansturm. Dieser war zumeist so groß, dass seine Gehilfen ausreichend Arbeit hatten. Ihnen überließ er die einfacheren „Routineeingriffe". So hatte er für das Zähneziehen eigens einen Bader in seinem Gefolge. Eisenbarth selbst konzentrierte sich in seinem Operationssaal auf Rädern auf die komplizierteren Eingriffe. Musikanten und Komödianten lenkten auch hier die Neugierigen vom Geschehen hinter den Wagenwänden ab und übertönten die unvermeidlichen Schmerzensausbrüche der ohne Betäubung Geschnittenen. Die beachtenswerte ärztliche Leistung bestand vor allem darin, unter diesen Bedingungen mit ruhiger Hand, großer Schnelligkeit und stahlharter Disziplin angesichts der markerschütternden Schreie der Patienten unbeirrt und zielstrebig seine Arbeit zu vollführen. Größere operative Eingriffe, wie beispielsweise Leistenbruchoperationen oder Blasensteinschnitte, führte Eisenbarth erst nach gründlicher Untersuchung und Vorbereitung des Patienten in ruhiger Umgebung aus.

Gleichzeitig verkauften andere Truppenmitglieder Arzneien oder standen für spezielle Fragen zur Verfügung. Damit auch die besonders schamhaften Frauen nicht auf seine Behandlung verzichten mussten, legte er ihnen nahe, sich weiblichen Mitgliedern der Truppe, soweit möglich vor allem seiner Ehefrau, zu offenbaren. Eisenbarth zeigte sich mit all diesen Maßnahmen als guter Psychologe, der ängstliche Patienten beruhigte und auf die unumgängliche Operation seelisch vorbereitete.

Drei Quellen sollen diese Rekonstruktion eines Eisenbarthschen Marktauftrittes untermauern.

Seinen Zeitzer Auftritt 1698 schilderte mehr als 40 Jahre später der bereits erwähnte Göttinger Professor der Theologie Christoph August Heumann (1681–1764) aus der Erinnerung in einem Brief:

> *„In meiner Jugend lebte ein dahmals sehr bekannter Marckt-Artzt, welcher auf allen Märckten heranzog. Ich habe ihn am Ende des vorigen Jahrhunderts, da ich zu Zeitz ein Schüler war, daselbst gesehen, als er mit großer Pracht aufgezogen kam, und, nachdem er auf seine Schaubühne getreten war, seine Rede mit diesen Worten anfing: Hochverehrte Herren, ich bin der berühmte Eisenbart. Ich habe aber schon das Ende seines Ruhmes erlebet, und glaube, daß nach hundert Jahren niemand wissen wird, daß ein Marcktschreyer, Nahmens Eisenbart, in der Welt gewesen. Sollte aber dieses meine Post scriptee so alt werden, wenn auch gleich in den Theatro Europaeo, in Struvens Historia Germaniae, in der Europäischen Fama, in den Actis eruditorum, und in anderen dergleichen Bändern, des Eisenbart's nicht geringste Erwehnung solte geschehen seyn."*

Welch ein Irrtum. War sein Ruhm Mitte des 18. Jahrhunderts zwar weitgehend verblasst, so wendete sich das Blatt, 150 Jahre später ist sein Name über die Grenzen Deutschlands hinaus bekannt, wer aber kennt heute noch den Theologen Heumann? Ein zweites Zeugnis ist die Aussage der Johanna Carolina Reinhardt im Hildesheimer Hexereiprozess von 1724. Sie gab bei der Vernehmung am 3. Februar an, sie *„hette von dem Doctor Eisenbarth gelernet, mannigen braven Menschen zu curien …"* Aus späteren Aussagen ergibt sich folgendes Bild. Mit sechs Jahren ist sie *„von ihren Eltern abkommen, da sie dann folglich bey Doctor Eisenbarth kommen und bey demselben sich 22 Jahre auffgehalten. … Sie hätte müssen auffm Seyl tantzen, so lange sie klein gewesen, wie sie aber einstmahls mit dem blanken Degen auffm Seyl* *getantzt und herunter gefallen, dadurch aber beschädiget worden, also dass sie nicht mehr auffm Seile dantzen können, so hätte sie sich dahin qualificirt, den Urin kennen zu lernen und die leuthe zu curiren.*" Von dem Vorwurf der Hexerei wurde sie durch ein Gutachten der Universität Erfurt freigesprochen, sie scheint also eine gute Schülerin des Doktors gewesen zu sein.[82] Einen dritten Hinweis geben uns die noch zu behandelnden Schilderungen der operativen Tätigkeit von Eisenbarth durch Lorenz Heister im Gasthaus seiner Eltern in Frankfurt.

Aus diesen drei Schilderungen wird ersichtlich, wie groß ein solches Gefolge sein konnte. Kamen doch zu den Schauspielern, Artisten, Musikanten und den Wanderarztgehilfen noch die „Heiducken", die als Boten des „Meisters" die Werbezettel verteilten, sowie eine Anzahl von Handlangern, die beim Aus- und Einladen der Wagen, beim Aufschlagen und Niederreißen der Bühne und anderen Hilfsarbeiten beschäftigt waren. Hinzu kam der unerlässliche „Secretär", der die schriftlichen Arbeiten erledigte. Diese Grundstruktur wurde nach Bedarf noch durch weitere Wundärzte und andere gebildete Personen ergänzt, wie sich aus verschiedenen Quellen erschließt. Es gibt keine Zeugnisse über die genaue Zusammensetzung seines Gefolges, das in der besten Zeit bis zu 120 Personen betragen haben soll. Eine beinahe unvorstellbar große Truppe, die aus heutigem Verständnis einem mittelständischen Unternehmen entsprechen würde. Wir wissen leider nicht, wie der entsprechend große Tross organisiert war, welche konkrete Arbeitsteilung innerhalb der Eisenbarthschen Truppe existierte und wie die Auftritte im Einzelnen abliefen. Die Kosten für den Unterhalt einer so großen Begleittruppe müssen immens gewesen sein und bezeugen den materiellen Erfolg von Eisenbarth. Mit dieser Truppe, zu der auch teilweise Studenten und andere gebildete Mitglieder gehörten, die ihm vor allem beim Entwerfen von Werbetexten, Gesuchen und Theaterstücken halfen, zog er Jahrzehnte über die Straßen Mitteleuropas.

6.2. Namentlich fassbare Truppenmitglieder

Nicht von Eisenbarth selbst, sondern aus sekundären Quellen kennen wir einige Namen von Mitgliedern seiner Truppe. So zog die oben erwähnte Carolina Reinhardt seit Dresden 1692 insgesamt

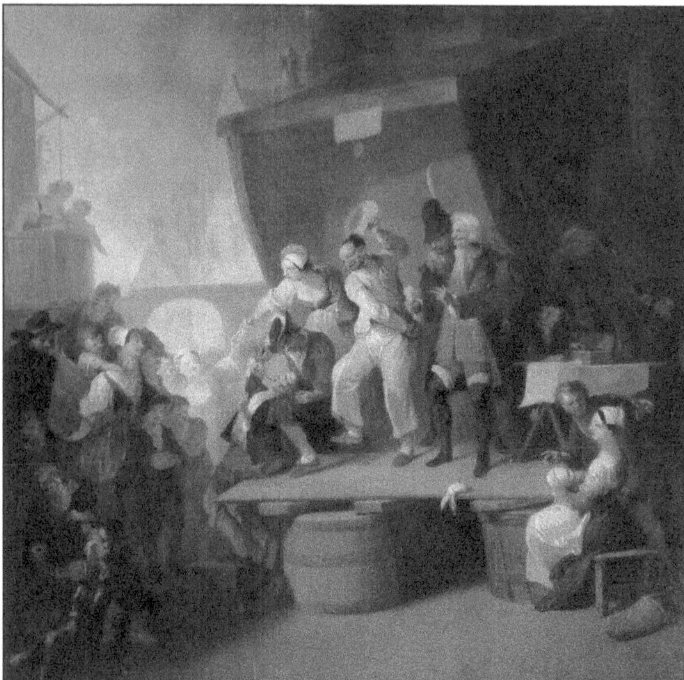

Abb. 8: Darstellung eines Quacksalbers auf seiner Bühne. Gemälde von F. A. Maulbertsch.

22 Jahre mit der Truppe durch die Lande und erfüllte wechselnde Aufgaben. Im Zusammenhang mit einer angestrebten Promotion zum Dr. med. an der Hallenser Universität taucht der Name George Friedrich in einem Gutachten auf. Dieser war über Jahre als Schauspieler bei der Truppe und da wohl auch chirurgisch tätig, was ihn später zum Studium der Medizin veranlasste.

Ein interessantes Zeugnis aus Spandau gibt uns Auskunft über weitere Mitglieder der Eisenbarth-Truppe. Bei der Taufe eines „Hurenkindes" (= unehelich geborenes Kind – J. K.) am 1. Juli 1698 in der Nicolai-Kirche wurden unter den Paten *„ein Christian Hagenest, oculist u. Bruchschneider bay H. Andreas Eisenbart Medico alhir"* und *„Friedrich Martius deßen Doctors Diener"* aufgeführt. Dieses Dokument zeigt einerseits die enge Verbindung zwischen den Wanderärzten und den anderen die Jahrmärkte bevölkernden „fahrenden" Personengruppen, wie Gauklern, Komödianten und Dirnen. Andererseits ist es ein interessanter Hinweis darauf, dass Eisenbarth schon vor 1700 mit Christian Hagenest mindestens einen ausgebildeten Kollegen beschäftigte. Er muss zu diesem Zeitpunkt also bereits eine recht umfangreiche Truppe unterhalten haben. Mit Friederich Martius hatte er auch einen standesgemäßen Diener dabei.

In Taufurkunden von zwei Kindern von Eisenbarth tauchen Namen auf, die ebenfalls mit der Begleittruppe in Verbindung stehen könnten. So 1691 Friedrich Jodocus Rabe, Student beider Rechte, und 1702 Georg Helmersshausen, Theologiestudent aus Weimar. Möglicherweise haben diese sich nach dem Studienabbruch der Truppe angeschlossen. Einige Indizien sprechen dafür, dass der Truppe auch akademisch Gebildete angehörten. So zeugen einige Eingaben an Behörden und Gerichte von juristischen Kenntnissen des Verfassers. Und manche seiner Flugblätter zeigen die Handschrift eines Menschen, der sich ganz genau in der Bibel auskannte.

Mit Gottlieb Heinigke begleitete ihn wohl sein Schwager, der auch 1706 Taufpate von Eisenbarths jüngstem Sohn war und auf dieser Taufurkunde als „Medicus und Operateur" bezeichnet wurde. Wohl ein weiterer Beweis dafür, dass der Meister die viele Arbeit nicht allein schaffen konnte und kleinere Eingriffe an andere Chirurgen seiner Truppe übergab.

6.3. Das Ende der Begleittruppe

Die Blütezeit dieser umfangreichen Begleittruppe, die auch die Bedeutung von Eisenbarth widerspiegeln sollte, war recht kurz. Sie umfasste knapp drei Jahrzehnte. Mit dem Beginn seiner Wandertätigkeit hat er vermutlich angefangen, diese Truppe zusammenzustellen, die danach ständig an Größe zugenommen hat. Der Höhepunkt dürfte um die Jahrhundertwende erreicht gewesen sein. Es ist aber anzunehmen, dass im zweiten Jahrzehnt des 18. Jahrhunderts sich die Begleittruppe rasch verkleinerte. Dies war vor allem auf die sich ändernden gesetzlichen Rahmenbedingungen zurückzuführen, erschwerten diese doch zunehmend derartige theatralische Auftritte. Bereits 1702 hatte ihm der Rat in Nürnberg verboten, Schauspiele aufzuführen. Wie schon erwähnt, kam es aus gleichem Anlass in Halle wiederholt zu Protesten, vor allem von der pietistisch geprägten Universität. Als Eisenbarth sich im Frühjahr 1713 in Jena mit seinen Komödianten aufhielt, erregte er auch hier den Unmut der Professoren der Universität. Diese beklagten sich am 9. Mai in einer Eingabe an den Herzog über das Auftreten von „*Marktschreiern*", die um des Zulaufs des Volkes willen „*Schalksnarren*" auftreten lassen und „*durch schadbare Possen grausame Ärgernis in sonderlich bey der studirenden Jugend und aufwachsenden Kindern*" stiften würden. Deshalb sei es notwendig, „*von den Studenten alles Ärgernis abzuwenden und jenem Unwesen zu begegnen ... Als am vorigen Jahrmarkte der bekannte Stein- und Bruchschneider Eisenbart hier war, liess er seine Narrenpossen auf öffentlichem Markt bis in die Nacht hinein treiben und continuirte damit etliche Wochen bis in die heilige Fastenzeit, darüber die Herren Geistlichen zu eifern bewogen wurden. Ja, die Studiosi gesellten sich zu einem Narren, der vor diesem ein Studiosus gewesen, und baten ihn fast alle Tage zu sich auf ihre Stuben, da denn leicht abzunehmen, was weiter für ärgerliche Händel vorgefallen.*"

Derartige Probleme nahmen im Laufe der Zeit immer mehr zu, so dass Eisenbarth wohl allmählich seine Begleittruppe zu verkleinern begann. Es war dann aber vor allem der Erlass des preußischen Königs vom 28. Januar 1716, der das Zeitalter der ärztlichen Wandertruppen endgültig beendete:

„Nachdem Sr. Königl. Majestät in Preußen in Erfahrung kommen, dass auf Jahmärkten sich Marktschreyer, Comödianten, Gaukler, Seiltänzer, Riemenstecher, Glücks-Töpfer, Taschen-, Marionetten- oder Puppenspieler und dergleichen loses Gesindel mehr eingefunden, welche nicht nur durch ärgerliche Schau-Spiele, Gaukeleyen, schandbare Worte und Narrenteidingen der Jugend böses Exempel geben, wodurch dieselbe zum Müßiggang und lüderlichen Leben verführt wird, sondern auch sowohl die Zuschauer durch ihren Betrug und Gaukel-Spiel umb ihr Geld gebracht … verordnen höchstgedachte S. K. Majestät hiemit allergnädigst, dass hinfüro: 1) diejenigen Marktschreyer oder sg Quacksalber, welche von Dero collegio medico nicht examinirt und darüber ein glaubwürdiges Attestatum originaliter nicht aufzuweisen haben, auf denen Jahrmärkten gar nicht admittiret, diejenigen aber, so dergleichen glaubwürdiges Attestatum und Concession züm öffentlichen Verkauf ihrer Medicamenta zu produciren haben, dennoch keinen Jean Potagen oder Picklehering aufstellen und sich dessen bedienen, sondern ohne dergleichen Narrenteidingen ihre Artzneyen öffentlich verkaufen sollen …“

Eisenbarth war privilegiert, er brauchte seine Tätigkeit natürlich nicht einzustellen, aber er musste sich umstellen und zumindest in Brandenburg-Preußen auf alles Marktschreierische verzichten, auf Musikanten und Komödienspiel, auf Seiltänzer, Feuerfresser und sogar die Spaßmacher. Friedrich Wilhelm I. zwang eben sich selbst als Herrscher, erst recht als „Landesvater“, und seine Untertanen zu zweckmäßiger Nüchternheit.

Ab 1720 war Eisenbarth dann nur noch mit sehr wenigen Begleitpersonen unterwegs, aber wohl niemals alleine. Eine Annonce aus Preußisch-Holland erwähnte 1724 noch einen bei ihm befindlichen Chirurgen, der sich besonders auf die Zahnbehandlung verstand. In den letzten beiden Jahren wurde er dann aber wohl nur noch von seinem jüngsten Sohn begleitet. Diese Entwicklung führte auch dazu, dass in dieser Zeit die Behandlung der Patienten vom Marktplatz vor Publikum in die privatere Atmosphäre eines Gasthauses oder eines angemieteten Wohnhauses verlegt wurde. Eisenbarth war dabei auch wieder einer der Vorreiter, ist doch seine operative Tätigkeit bereits zu Beginn des Jahrhunderts in Frankfurt/M. in einem

Gasthaus und hier in einem gesonderten Zimmer nachweisbar. Er war auch von Anfang an einer der wenigen Wanderärzte, die immer wieder in dem gleichen Quartier und dort oft für lange Zeit logierten und damit gleichsam den Übergang zwischen dem wandernden und dem sesshaften Arzt darstellten.

7. Welche Krankheiten behandelte Eisenbarth?

Am Übergang vom 17. zum 18. Jahrhundert war Eisenbarth bereits ein in ganz Deutschland bekannter Wanderarzt. Aber welchen Erkrankungen wandte er sich besonders zu? Es gibt zahlreiche zu beachtende Unterschiede zu den heute vorherrschenden Erkrankungen. Außer den alltäglichen Krankheiten, unter denen die Menschen damals litten, und außer den Seuchen, die periodisch ihren Tribut forderten, erzeugten die Mühen und Anstrengungen des frühneuzeitlichen Arbeitslebens eine Vielzahl von Gebrechen und Beschwerden, mit denen die Betroffenen sich auch an Eisenbarth wandten. Befassen wir uns nun mit dem von ihm angebotenen Behandlungsspektrum etwas genauer. In seinem „Nürnberger Flugblatt" von 1701/02 hatte er seine therapeutischen Angebote selbst aufgeführt:

„... Denn er schneidet bei Mann und Frau, jungen und alten Menschen kunstreich schmerzhafte Blasensteine, so wie solche Patienten, vor wenigen Wochen zu Gotha, Erfurt und Weimar glücklich von ihm operiert wurden, unter denen er einem Herren von 57 Jahren drei ziemlich große Steine herausgenommen hat. Sonst lindert er auch alle Steinschmerzen in Nieren und Blasen und hat eine Tinktur, durch die den Menschen lebenslänglich kein Stein wachsen kann.
In ganz Deutschland, Frankreich und Holland ist noch von keinem Operateur dergleichen Methode observiert worden, deren er sich bedient, durch welche er auf neue Art – vermittels einer kleinen Inzision (= Einschnitt – J. K.) fast ohne Schmerzen und Gefahr, auch sine castratione (= Hodenentfernung – J. K.) – alle Brüche innerhalb weniger Wochen ex fundamento kuriert und deren über 1000 er an vornehmen und einfachen Leuten, Mann und Weib, jung und alt, geschnitten. Er hilft auch vielen Menschen ohne Schnitt.
Krebs, Gewächse, Hasenscharten schneidet er ohne großes Bedenken in geschwinder Zeit. So hat er auch viele Leute an Kröpfen und dicken Hälsen – auch ausgewachsene Leiber – kuriert. Neben

diesen äußerlichen Kuren hat dieser Medicus auch viel ungezählte Patienten von vielen gefährlichen innerlichen Krankheiten befreit, wie dieses seit vielen Jahren aus den Advisen (= Werbung, Reklame – J. K.) bekannt ist. Denn aus dem menschlichen Urin erkennt er fast alle Krankheiten, besonders dann, wenn ihn der Mensch frühmorgens nüchtern auffängt und ihm verdeckt zuschickt. Solche Proben er in mancher Stadt am Tag bis zu 100 und mehr besieht.

Die hoffnungslose Wassersucht, die dreierlei Ursprung hat, kuriert er durch ein seltenes Arkanum (=Wundermittel – J. K.) gewiss in drei Wochen, wobei die innerlichen Organe unversehrt bleiben. Vielen schwindsüchtigen, engbrüstigen, melancholischen und kontrakten (= verkrampften – J. K.) Leuten hat er zu ihrem höchsten Vergnügen geholfen. Gegen Schwindel, Schlagflüsse und schwaches Gedächtnis hat er treffliche Geheimmittel. Morbus Gallicum (= Franzosenkrankheit/Syphylis – J. K.) kuriert er auch durch ein seltenes Medikament und verschwiegen innerhalb von drei Wochen. Epilepsie oder „schwere Not" – besonders wenn sie noch nicht lange besteht und zu oft eingetreten ist – hat er vielen alten und jungen Menschen vertrieben. Auch kuriert er alle Fieber innerhalb von vier Tagen.

Frauen, die im Kindbett gelitten, ihre Monatsblutungen zu viel, zu wenig oder gar nicht haben oder florealbo (= Scheidenausfluss – J. K.) laborieren, die unfruchtbar sind, finden bei ihm vortreffliche und viele Male approbierte (= bestätigte, zugelassene – J. K.) Medikamente.

Gegen Kopfschmerzen, Augenleiden und Gehörkrankheiten hat er besondere und hilfreiche Geheimmittel. Auch alle flüssigen roten tränenden Augen – wenn man auch viele Jahre darunter gelitten hat – kuriert er glücklich in kurzer Zeit. Er heilt auch äußerliche Fälbe der Augen, die durch die Blattern gelitten haben, und hat vielen 100 Menschen rühmlich geholfen. Wenn jemand ein Auge verloren hat, setzt er künstliche von Gold und seltsamen Schmelzwert ein – ohne Inkommodität (= Belästigung – J. K.) –, so dass man keinen Unterschied zwischen dem natürlichen und dem falschen Auge erkennt, denn man kann es drehen und wenden. Solche hat er vielen Grafen und anderen wackeren Leuten eingesetzt. Er setzt auch Zähne in den Mund, so dass man darauf kauen kann, vertreibt üblen Mundgeruch, Scharbock und Mundfäule und hat auch ein ganz besonderes

Kunststück gegen Finnen, Sommersprossen und Leberflecken, welches sehr selten und sonst bei keinem anderen zu finden.
Wenn es solche gebrechlichen Patienten gibt, die mit Blindheit, Brüchen, Krebsschäden, Steingewächsen, Hasenscharten und allerhand innerlichen Defekten beladen sind, so gelangt an diese sein dienstliches Ersuchen, sich seines Rates zu bedienen und er nicht manquieren (= zögern – J. K.) wird, wo Hilfe möglich, ihnen dextre zum besten und billigen Preis christlich zu dienen. Den Armen, die blind, taub und gebrechlich sind, will er aber umsonst helfen, denn er sucht nichts anderes, als Gottes Ehre zu fördern und jetzt auch hier in dieser kaiserlichen freien Reichsstadt Nürnberg seine Erfahrung – wie in genannten Landen – bekannt zu machen, damit er bei der Nachwelt in löblichem Andenken bleiben möge. Womit er sich nach Empfehlung göttlicher Protektion allen Hilfsbegierigen bestens rekommandiert (= empfiehlt – J. K.) zu bereitwilligen Diensten. NB. Hochlöbliche Frauenzimmer, die zu scheu sind, um ihre Gebrechen zu entdecken (= eingestehen/bekanntgeben – J. K.), können bei dessen Ehefrau sich Rat holen, da sie vielen Frauen und Jungfrauen mit treuem Rat hilft, natürlich alles in Verschwiegenheit …“[83]

Aus den von Eisenbarth genannten Krankheiten und Symptomen können wir heute auf sein Behandlungsspektrum schließen. Schaut man sich das Flugblatt genauer an, so stehen an vorderster Stelle seine bedeutendsten chirurgischen Eingriffe, der Stein- und Bruchschnitt, seine Augeneingriffe und seine zahnärztliche Tätigkeit. Auf diese Behandlungsschwerpunkte soll in den folgenden Kapiteln detaillierter eingegangen werden, aber auch kurz auf die Hasenscharten-Behandlung und andere operative Eingriffe. Erwähnenswert ist, dass er in diesem Flugblatt erstmals bei der Bruchoperation auf die von ihm praktizierte Hodenerhaltung verwiesen hat. „*In gantz Teutsch-Land, Frankreich und Holland, ist von keinem Operatore dergleichen Methode observiret worden, als er sich bedienet, durch welche er auf neue Art, vermittels einer kleinen incision fast ohne Schmertzen und Gefahr auch sine castratione alle Brüche innerhalb wenig Wochen ex fundmento curirt.*“ Dass es sich dabei nicht um die von Heister erwähnte aufwendige Bruchoperation handeln konnte, wird durch die Formulierung „*vermittels einer kleinen incision*“ klar. Eisenbarth unterscheidet hier nicht klar zwischen Leisten-

und Wasserbrüchen. Es kann sich hierbei wohl nur um die Punktion, den *„güldenen Stich"*, gehandelt haben. Es ist möglich, dass er hierfür eine besondere Technik oder eine spezielle Hohlsonde entwickelt hatte, so dass ihm deshalb kein anderer Chirurg diesen Eingriff auf *„neue Art"* nachmachen konnte. Auf diese Art heilte er den Wasserbruch zwar wirklich ohne Kastration, jedoch mit der hohen Wahrscheinlichkeit eines Rückfalles. Auf geschickte Weise hat er somit nicht die ganze Wahrheit gesagt, ohne allerdings dabei zu lügen und stattdessen seine Fähigkeiten in noch strahlenderem Licht erscheinen zu lassen.

Bei der von ihm angeführten Krebstherapie kann er sich wohl nur auf die Entfernung äußerlicher Geschwüre beziehen. Darunter fallen wohl auch verschiedenste Hautgewächse. Bei den von Eisenbarth erwähnten „Kröpfen" und „dicken Hälsen" handelte es sich um eine Wucherung der Schilddrüse (= Struma – J. K.).

Negativ zu werten ist hingegen die Betonung der „Uroskopie" (= Harnschau – J. K., die Krankheitsdiagnose aus dem Urin) genannten Harndiagnostik. Der Arzt hatte bis ins 19. Jahrhundert hinein nur wenig diagnostische Möglichkeiten. Puls, Temperatur und vor allem der Urin waren die Grundlagen der ärztlichen Diagnose und oft auch der Therapie. Das Harnglas war somit zu dieser Zeit das Sinnbild des Arztes, wie es heute das Stethoskop ist. Für Eisenbarth war, wie für die Mehrzahl der gebildeten Ärzte der Zeit, der Harn ein Spiegelbild der gesamten individuellen Konstitution des Menschen und ein Indikator für alle krankhaften Prozesse im Körper, die es zu deuten galt. Die „Uroskopie" betrieb er während seiner gesamten Tätigkeitszeit. Bereits im „Altenburger Flugblatt" forderte er die potentiellen Patienten auf, *„ihren unverfälschten Urin oder wasser"* zu ihm zu bringen, damit *„Er (Eisenbarth – J. K.) nebst Göttlicher Gnad und der Natur Beystand / solche Kranckheit zu erledigen und judiciren weiß"*. In seinem „Erfurter Flugblatt" von 1692 schrieb er: *„Wer seinen Urin oder Wasser will besegen lassen / der sol von mir gründlichen Bericht seiner Krankheit bekommen."* Im „Nürnberger Flugblatt" zehn Jahre später heißt es gar: *„Denn aus des Menschen Urin erkennt er fast alle Kranckheiten / zumahlen wenn ihn der Mensch früh nüchtern auffänget und verdeckt zusendet / derselben er in mancher Stadt den Tag. Zu 100. Und mehr besihet."* Es soll auch nicht unerwähnt bleiben, dass die

„Harnschau" auch ein lukratives Geschäft darstellte. Hier passte sich Eisenbarth nicht nur einem Zeittrend an, sondern trat damit direkt in Konkurrenz zu den akademischen Ärzten, die die „Harnschau" für sich beanspruchten. Einerseits stellte er sich somit mit diesen auf eine Stufe, andererseits dürfte er selbst als eher operativ orientierter Arzt der Harnschau wohl kaum eine zu große Bedeutung zugemessen haben. Dennoch kann man im „Stettiner Flugblatt" von 1716 lesen: *„Aus des Menschen Urin erkennet er fast alle Kranckheiten, wann solcher früh nüchtern gefangen, und in sein Quartier gesendet wird, saget es auch gleich, ob einem Patienten zu helffen ist oder nicht."* Selbst in einer seiner letzten Anzeigen im Jahre 1724 in Berlin spielt die „Uroskopie" noch eine Rolle: *„So jemand seiner Hülffe benöthiget, kann des Morgends nichtern seinen Urin auffangen und ihm zusenden."*

Dieses insgesamt hilfreiche Untersuchungsverfahren hatte aber vom ausgehenden Mittelalter bis ins 18. Jahrhundert hinein eine zu beherrschende Stellung in der Patientenuntersuchung erlangt, die mit einer fatalen Überbewertung der Methode verbunden war. Allein aus dem Aussehen des Urins konnte nun einmal ohne Kenntnis des Patienten und ohne chemische Analysemethoden keine sinnvolle Aussage gewonnen werden.

Eindeutig falsche Versprechungen hat er hingegen bei der Behandlung der Syphilis gemacht. Für sie gab es zu dieser Zeit noch keine grundlegende Therapie. Das häufig angewandte Quecksilber erzielte nur vorübergehende Effekte, die mit starken Nebenwirkungen verbunden waren. Auf frische Verletzungen und Knochenbrüche ging er gar nicht ein, denn das war das Aufgabengebiet der ortsansässigen Chirurgen. Umfangreich erscheint hingegen das Angebot der inneren Therapien, das eigentlich nur sehr begrenzt einem Wanderarzt zustand. Hier waren anhaltende Kontroversen mit den Ärzten und Apothekern unausweichlich.

Das sich aus diesem und anderen Flugblättern erschließende Behandlungsspektrum von Eisenbarth soll jetzt in Anlehnung an die Dissertation von K. Hieke[84] alphabetisch geordnet nach der heute üblichen Fachnomenklatur und den von Eisenbarth gebrauchten Bezeichnungen wiedergegeben werden:

- ABSZESSE = Apostemata; Eitergeschwüre
  (chirurgisch und medikamentös)

- AKNE = Finnen
- ANGINA LACUNARIS = Tonsilitis, Mandelentzündung
- ANURIE = „dass sie die urinam nicht reddieren könne", Harnverhaltung durch Steine oder Prostatavergrößerung
- APOPLEXIE = „Schlag-Fluss", Schlag; Gottes Hand; contracte Personen (Lähmungen)
- ASTHMA = „Engbrüstigkeit"
- ASZITES = „Wassersucht, so dreyerlei ist" (chirurgisch und medikamentös)
- AUGENVERLETZUNGEN DURCH FREMDKÖRPER (chirurgische und anschließend medikamentöse Behandlung)
- BRONCHIALERKRANKUNGRN = „Engbrüstigkeit, raue Husten"
- BURSITIS = „Knie- oder Gliedschwamm"
- CLAVUS = „Leichdorn, Hühnerauge"
- DEMENZ = „Unsinnigkeit, oder gar unsinnig und närrisch geworden, Delirium oder Raserei"
- DERMATOSEN = Hauterkrankungen
- DIABETES MELLITUS = Zuckerkrankheit, „Auszehrung"
- DIARRHOE = „Bauchfluss, Durchfluss, weiße Ruhr, Ruhren"
- DIPHTERIE = „Gebrechen des Halses, sonderlich die Bräune" (Halsbräune)
- DYSENTERIE = „Bauchfluss, rote Ruhr, blutige Ruhr"
- ENDOGENE DEPRESSIONEN = „Melancholey, Schwermütigkeit"
- EPILEPSIE = „morbus comitialis, fallende Sucht, hinfallende Sucht, schwerde Noth, Jammer, Gewalt gottes"
- ERFRIERUNGEN = „erfrohrne Glieder"
- ERKÄLTUNGSKRANKHEITEN = „Cathar, Hauptfluss"
- FIEBERKRANKHEITEN = „Tertianfieber, Quartanfieber, allerhand Fieber, gefährliche langwierige Fieber, Flussfieber", wobei „auszehrende Fieber" wohl für TUBERKULOSE standen
- FRAUENKRANKHEITEN = „Mutterbeschwerung, Mutter-Krankheit, Mutterweh" (hierzu gehören auch die Menstruationsbeschwerden)
- FURUNKEL = „eitriges Geschwür"
- GEDÄCHTNISSCHWÄCHE = „schwaches Gedächtnis"
- GICHT = „Gliederreißen, gichtisch, contracte Personen"

- GONORRHOE = „gülden oder Saamen-Fluß“
- GUTTA ROSACEA = „Kupffer-Handl“
- HELMINTHIASIS = „treibet alle Würmer von Kondern alten Leuten“ (Wurmerkrankungen)
- HERNIEN = „Leibesbrüche mit und ohne Schnitt zu heilen“ (operativ und konservativ, medikamentös, Bruchbänder)
- HERZKRANKHEITEN = „Wengbrüstigkeit, Herzangst“
- HYDROZELE = „Wasserbruch“ (chirurgisch)
- IMPETIGO CONTAGIOSA = „böse Köpffe“ (bei Kindern)
- IMPOTENZ = Zeugungsunfähigkeit allgemein
- INFLUENZA = „Cathar; Hauptfluss“ (Virusgrippe)
- INFERTILITÄT = „zerbrochen an Mannheit oder Schooß“ (Zeugungsunfähigkeit)
- KARIES = eine Zahnerkrankung
- KARZINOME = „Krebß, Krebs, Krebs-Schäden, Gewächse, Leibsgewächse, wegen fressenden Krebs“
- KATARAKT = „Catharacta obstractiones suffusiones; Blödigkeit der Augen, blödes Gesicht, Hirnfall, Staar, Stahren, starblind, stockblind“ (Grauer Star – chirurgisch mit medikamentöser Nachbehandlung)
- KEPHALGIE = „Hauptweh“ (Kopfschmerzen unterschiedlicher Form)
- KOLIKEN = „Colica“ (krampfartige Leibbeschwerden)
- KONJUNKTIVITIS = „blöde fließende Sugen, rothe Hitze, Flüsse in den Augen“
- KREISLAUFSTÖRUNGEN = „Schwindel“
- KYPHOSE = „denen Kindern, welche ausgewachsen sind, oder pucklich werden wollen“ (Morbus Scheuermann)
- LEUKORRHOE = „flore albo, in fluxu albo“ (Weißfluss)
- LIPOM = „Geschwulst, Speckgewächs“
- LUES = „Morbus gallicus oder Frantzosen“ (Syphilis)
- LUNGENÖDEM = „Steckfluss, Stickfluss“
- LUNGENTUBERKULOSE = „Gelbwassersucht, Lungensucht, Schwindsucht, auszehrendes Fieber, Nachtschweiß“
- MAMMAKARZINOM = „die linke Brust wegen fressenden Krebses abgeschnitten“
- MENSTRUATIONSBESCHWERDEN = „Mutterweh, Mutter-Beschwerung“

- METEORISMUS = „Tympanitis, Trommel- oder Windsucht, Blähsucht"
- MIOSIS = „Miopia" (Pupillenerweiterung)
- MORBILI = „blind an beiden Augen durch Masern"
- MORBUS SCHEUERNMANN = Kyphose
- NAEVI = „Muttermale, Leberflecken, Sommersprossen"
- NASENPOLYPEN = „Polyprin in der Nasen"
- NYKTALOPIE = „Netaiope, Amourosi oder Lichtertropfen" (Tagblindheit)
- OBSTIPATION = „Stringardem" (Verstopfung)
- PAROTITIS EPIDEMICA = „Bräune" (Mumps)
- PLEURITIS = „Seitenstechen"
- POTT'SCHES ÜBEL = Kyphose
- PYODERMIEN = „grindtig Köpf" (Kopfhautveränderungen)
- RHEUMATISCHE ERKRANKUNGEN = „Kalter Fluß, Gliederschmerzen, Gliederreißen"
- RUHR = „Dysenterie" (starker Durchfall)
- SCABIES = „krätzig, Rauden" (mit Juckreiz verbundene Hauterkrankungen, z. T. durch Ungeziefer hervorgerufen)
- SCHLAFSTÖRUNGEN = „macht wohl schlafen"
- SCHNUPFEN = „Hauptfluß, Rotz"
- SCHWERHÖRIGKEIT = Zerumen
- SKORBUT = „Scharbock, Mundfäule, übler Mundgeruch, schwartze Blattern" (durch Vitamin-C-Mangel verursachte Munderkrankung mit Zahnausfall) = STOMATITIS
- SPERMATORRHOE = „gülden oder Saamen-Fluß" (Gonorrhoe, Tripper)
- SPONDYLITIS = „Rücken-Schmertzen"
- STEINLEIDEN = „Blasenstein"
- STOMATITIS = „Mundfäule, Scharbock, Skorbut" – Entzündungen der Mundschleimhaut unterschiedlichster Ursache
- STRUMA = „Kröpffe, dicke Hälse, Driesen am Halse" (Vergrößerung der Schilddrüse)
- SYNKOPE = „Ohnmacht"
- TONSILLITIS = „Bräune" (Mandelentzündung)
- TUBERKULOSE = Lungentuberkulose
- TUSSIS = „Hauptfluss, Husten"

- TYPHUS EXANTHEMATICUS = „Petetschen“ (epidemisches Fleckfieber)
- ULCUSERKRANKUNGEN = „ulcus virulentum, depascens, carminosum verminosum“ (verschiedene von Eisenbarth aufgeführte Geschwürvarianten)
- VARIOLA = „Kinder-Plattern“ (Windpocken, Pocken; wobei Eisenbarth die Folgen der überstandenen Erkrankung behandelte: „Blatternfelle, von Pocken dicke Felle auf die Sehe oder Pupilla“)
- VENERISCHE KRANKHEITEN = Syphilis, Gonorrhoe
- VERBRENNUNGEN = „wenn man sich verbrannt“
- VERSTAUCHUNGEN = „Verstauchung der Glieder“
- WUNDEN = „allerlei Wunden“
- ZAHNFISTELN = „fistulöse Zähne“
- ZAHNSCHMERZEN = „Zahn wehe, Zahnschmertzen“
- ZAHNKARIES = „Beinfraß“ (im Zusammenhang mit Zähnen erwähnt)
- ZERUMEN = „gehörlos, wenig Gehör und Brausen in den Ohren, Ohrenbrausen, Taubsucht“ (Schwerhörigkeit, Tinitus. Wobei anhand der Gebrauchsanweisung seines „Balsamus Vite“ davon auszugehen ist, dass Eisenbarth in diesem Zusammenhang überwiegend durch Ohrenschmalz verursachte Schwerhörigkeit behandelte)

Neben seiner Tätigkeit als „Operateur“ wirkte Eisenbarth vor allem nach der Erteilung von Privilegien als „Landarzt“ 1707 in Brandenburg-Preußen und 1714 im Kurfürstentum Hannover als „Medicus Praktikus“ (= Internist – J. K.). Dies beinhaltet auch die erlaubte innere Kur mit Medikamenten. Einen wesentlichen Teil der Behandlungsmaßnahmen von Eisenbarth umfasste die Anwendung von Salben, Tinkturen und Verbänden sowie kleinere chirurgische Tätigkeiten, wie Abszessspaltungen und ähnliches. Natürlich bot er entgegen der gängigen Vorschrift auch zahlreiche Medikamente zur inneren Anwendung an. Auf diese „Therapeutika“ werde ich in einem späteren Kapitel noch genauer eingehen. Beschäftigen wir uns nunmehr mit den von ihm praktizierten operativen Eingriffen.

7.1. Operatives Behandlungsspektrum

Bevor wir auf die einzelnen Operationsmethoden eingehen, muss man sich bewusst machen, dass es bis in die zweite Hälfte des 19. Jahrhunderts kein wirklich wirksames Verfahren der Schmerzstillung gab. Das vorherrschende Mittel der Schmerzbehandlung war schon in der archaischen Medizin antiker Hochkulturen das Opium. Hippokrates und Dioskurides nannten ferner Mandragora, Bilsenkraut und Weidenrinde. Im Mittelalter wurden Gemische dieser Substanzen mit den sogenannten „Schlafschwämmen" zur Betäubung eingesetzt. Im Zuge der gesellschaftlichen Rationalisierung setzte um 1600 ein Deutungswandel des Schmerzes ein und infolgedessen eine Diskreditierung der Rauschmittel. Zumindest in der offiziellen Medizinliteratur ließen nicht-rationale Bewusstseinszustände, verbreiteter Missbrauch im Hexenkult und ihre schwierige Handhabung die Nachtschattengewächse oder Solanaceen in Verruf geraten. Das Wissen um die Rauschwirkung ging den Ärzten aber nicht gänzlich verloren. In den vorhandenen Quellen finden sich jedoch keine Hinweise, ob Eisenbarth mit derartigen Mitteln gearbeitet hat. Vor dem Hintergrund der bekannten Gefahren ist dies aber eher unwahrscheinlich.

Da Eisenbarth sein blutiges Handwerk ohne nennenswerte Schmerz- und Betäubungsmittel durchführen musste, war er darauf bedacht, solche Operationstechniken anzuwenden oder zu entwickeln, die zu einem schnellen und erfolgreichen Ende führten. Seinen Patienten versuchte er die Angst vor einem schmerzhaften chirurgischen Eingriff psychologisch geschickt zu nehmen. Schon in seinem ersten Flugblatt betonte er, durch einen *„geschwinden Handgriff"* helfen zu können. Im Weimarer Privileg wurde schon 1688 bestätigt, dass er *„uf eine besondere geschwinde Ahrt"* und *„ohne grosse Schmertzens=Empfindung"* kuriere. 1716 hieß es, er habe *„sonderliche Inventiones mit so geschwind- und leichter Manier, daß es Ihm kein Operateur in Teutschland nach thun wird."* In seinen Werbemitteln rühmte sich Eisenbarth, rund 3 000 größere Operationen durchgeführt zu haben. Postoperativen Komplikationen versuchte er durch eine sorgfältige Nachbehandlung zu begegnen. Bereits 1692 und 1693 wurde ihm bestätigt, dass er solange an einem Ort verblieb, bis seine Patienten genesen waren. Darin unterschied er sich wohl deutlich von anderen Wanderärzten seiner Zeit, die nachdem sie ihr Werk verrichtet hatten und es nichts mehr zu verdienen gab, gewöhnlich schnell weitergezogen sind und ihre Patienten dem Schicksal oder den ortsansässigen Chirurgen überlassen haben.

Eisenbarth benötigte zur Durchführung seines großen Therapiespektrums ein umfangreiches Instrumentarium. Zu seinen wichtigsten Bestandteilen gehörten neben verschiedenen Messern und Scheren vor allem Kauter zur Blutstillung, Wundklammern und Nadeln und Nahtmaterial. Die Kauter waren Instrumente aus Eisen, die erhitzt direkt auf die blutenden Gefäße aufgesetzt wurden. Eisenbarth verwendete aber auch „potentielle Kauter" wie das chemisch hergestellte „Vitriol" und dem aus der Natur gewonnenen Blutschwamm. Die Nähnadeln ähnelten denen der Schneider, das Nahtmaterial bestand unter anderem aus Seide, Rosshaar und gewachsten Fäden. Eisenbarth entwickelte auch selbst das Instrumentarium weiter. So erfand er eine *"neue bequehme"* Starnadel, die er bereits 1692 auf seinem Flugblatt in der rechten Hand hält und die 1693 in dem Bericht der Prüfärzte Erndel und Schurig eine ausdrückliche Erwähnung findet. 1716 erwähnt er in der „Stettinischen Post=Zeitung" einen von ihm entwickelten Polypenhaken, mit dem er hochsitzende Nasenpolypen abdreht.

Begonnen hatte Eisenbarth seine operative Karriere zeittypisch auf einer Bühne auf dem Markt. Doch schon bald führte er größere Eingriffe in einem extra dafür mitgebrachten Zelt hinter der Bühne aus. Auf dem Höhepunkt seines Wirkens führte er nur noch kleine Eingriffe auf der Bühne durch, wohl um potentielle Kunden auf sich aufmerksam zu machen. Aufwendigere Operationen erfolgten dann meist in den Wohnungen der Patienten oder in Gasthäusern, in denen er logierte und in denen auch seine auswärtigen Patienten bis zur Genesung untergebracht waren. Im Vergleich zu den öffentlichen Operationen auf den Marktplätzen stellte das auch in hygienischer Hinsicht einen großen Fortschritt dar. Dies wird auch in seinem Magdeburger Wohnhaus sichtbar, wo er neben einem speziellen Operationsraum auch Krankenzimmer einrichtete.

Es ist klar, dass Eisenbarth nicht alle Behandlungen selbst durchgeführt hat. Zahlreiche Mitglieder seiner umfangreichen Truppe waren ebenfalls Chirurgen und unterstützten ihn dabei mit speziellen Therapieangeboten. Da er in zahlreichen Orten wiederholt tätig geworden ist, müssen seine Eingriffe recht erfolgreich verlaufen sein, sonst hätte er bei seinem erneuten Erscheinen wohl keinen großen Zulauf erhalten. Zeittypisch konnten natürlich nicht alle Eingriffe gut ausgegangen sein, aber in zahlreichen Attesten wurde seine Sorgfalt in der Nachsorge der Patienten gerühmt. Er war auch „orthopädisch" tätig, wie aus einem Flugblatt von 1724 hervor geht, in dem es heißt: *denen Kindern, welche ausgewachsen (= verwachsen – J. K.) sind, oder pucklich werden wollen, weiß er in der Tat zu helfen.*" Da er sich aber infolge seiner Wandertätigkeit immer nur einen begrenzten Zeitraum an jedem Ort aufhalten konnte, den Betroffenen jedoch über einen längeren Zeitraum zu helfen versprach, kann es sich wohl nur um eine Art vorgefertigtes Korsett gehandelt haben, das er dann den Patienten angepasst hat. Damit bestand eine weitere Einnahmequelle.

Schauen wir uns die Eisenbarth-Archivalien im Hinblick auf seine chirurgische Tätigkeit an, so stehen vier Eingriffe zahlenmäßig deutlich im Vordergrund, die später etwas ausführlicher dargestellt werden sollen. Blicken wir aber zuvor noch auf die zahlreichen anderen chirurgischen Eingriffe, die er anbot und wohl auch ausführte.

7.1.1. Kleinere Eingriffe

Ähnlich wie bei den von Eisenbarth verkauften Medikamenten besitzen wir auch über sein operatives Vorgehen bei den unterschiedlichsten Erkrankungen keine schriftlichen Äußerungen von ihm. Wie können wir uns vor diesem Hintergrund vorstellen, wie seine Eingriffe abliefen? Im Gegensatz zu seinen Medikamenten gibt es aber zu seinem operativen Handeln sehr glaubhafte Quellen. Beim Steinschnitt können wir uns indirekt auf die Dissertation seines Sohnes stützen, auf die ich noch eingehen werde. Als Quelle für andere Operationen unseres Wanderarztes dient uns ein Buch von Lorenz Heister, der ja nachweislich unseren Eisenbarth kannte und schätzte. Seine 1719, also zu Lebzeiten unseres Wanderarztes erschienene „Wund-Artzney Chirurgie" fasste das chirurgische Wissen am Anfang des 18. Jahrhunderts zusammen. Wir können wohl davon ausgehen, dass sich auch Eisenbarth bei seinen Operationen so oder ähnlich verhalten hat, wie es Heister in seinem Buch beschreibt. Dabei darf aber insgesamt nicht vergessen werden, dass die von ihm durchgeführten therapeutischen Maßnahmen nicht mit heutigen Operationen vergleichbar sind. Abszesse wird er lediglich gespalten, Furunkel und Lipome wohl nur ausgeschnitten haben.

Eine von ihm wohl häufiger durchgeführte Operation scheint die **Polypen**entfernung oder Tonsillektomie gewesen zu sein, hat er doch angeblich einen speziellen Polypenhaken erfunden. Heister empfiehlt die lokale medikamentöse Behandlung, gibt aber als Möglichkeit an *„das Ausschneider derselben, welches bey den Alten sehr gebräuchlich gewesen: nemlich sie haben die scirrhösen Mandel mit Hacken gefasset, und hernach mit einem Messer stückweise weggeschnitten …"*

Aszites (= Bauchwassersucht – J. K.) war früher eine weiter verbreitete Erkrankung als heute, über deren Ursachen aber nichts bekannt war. Galen hatte zwar den „Hydrops" schon in Zusammenhang mit einer gestörten Leberfunktion betrachtet. Im 17. Jahrhundert gab es jedoch immer noch keine gesicherten Vorstellungen von einem Zusammenhang zwischen der Funktion innerer Organe und der Wassersucht, die wesentlich über die Überlegungen Galens hinausgingen. Man erinnere sich, dass zu dieser Zeit überhaupt weder die Herzklappenfehler noch die Herzinsuffizienz, die glomeruläre Nierenerkrankung oder die Leberzirrhose als umschriebene Krankheitsbilder bekannt waren. Vor diesem Hintergrund ist verständlich, dass an eine ursächliche Therapie nicht zu denken war und Eisenbarth wird wohl oft nur durch eine Punktion durch die Bauchdecke zur zeitweiligen Entlastung beigetragen hat. Heister gibt beim Aszites einen Troicart an, den man mehrere Finger breit oberhalb vom Nabel in die Bauchdecke einstach und dann entfernte und über die verbleibende Hohlsonde das Bauchwasser ablaufen ließ.

Bei **Hydrozelen** (= Wasserbruch, Flüssigkeitsansammlung im Hodensack – J. K.) gab Heister die Punktion als palliative, also entlastende, aber nicht heilende Methode an. Neben der äußerlichen Anwendung von Salben empfahl er die operative Sanierung. *„Die Intention bey der Cur der Wasser-Brüche ist 1.) das Wasser aus dem Scrotum zu bringen, und 2.) zu verhindern, daß sich nichts neues mehr sammle."* Das Vorgehen entspricht dabei dem bei der Bruchoperation, der Hodensack wird mit einem langen Schnitt eröffnet und nach Ablaufen des Wassers mit „Carpie" ausgestopft und der Verband täglich gewechselt. Alternativ kann der Hodensack aber auch wieder verschlossen und zuvor ein „Schnürlein“ eingelegt werden.

Zum Therapiespektrum von Eisenbarth gehörten auch die Hasenscharten. Diese Operation, *„so seine geringste Cur“*, wurde in seinen Werbeschriften häufig genannt. Diese **Lippen-Kiefer-Gaumensegel-Spalten** bilden eine Gruppe von angeborenen Fehlbildungen, die zu den häufigsten angeborenen Fehlbildungen beim Menschen zählen. Ihnen ist gemeinsam, dass sich in der Embryonalentwicklung Teile der Mundpartie nicht normal entwickeln. Umgangssprachlich wird die Lippenspalte oft als „Hasenscharte“ (lat. Labium leporinum; dt. Hasenlippe) bzw. die Gaumenspalte als „Wolfsrachen“ (lat. Rictus lupinus) bezeichnet. Wenden wir uns wieder Heister zu, der bezeichnet als *„Haasen-Schart“* eine von Natur aus gespaltene Oberlippe. Diese trägt ihren Namen, weil *„bey den Haasen die öberste Lippe gleichsam zertheilet ist“*. Die betroffenen Kinder leiden unter einer *„grossen Heßlichkeit des Gesichts“*, Ess- und Sprechstörungen. Die einzige Hilfe liefert ihnen die möglichst frühzeitige Operation im sechsten oder siebten Lebensmonat. Heister beobachtet diesen Eingriff zum ersten Mal während seines Studienaufenthalts in den Niederlanden in den Jahren 1708/09. Das Verfahren eines Amsterdamer Wundarztes diente ihm als Vorbild für die Entwicklung seiner eigenen Technik. Eisenbarth wird wohl ähnlich vorgegangen sein: *„Ein sitzender Helfer nimmt das Kind auf den Schoß und hält die Hände zurück. Ein zweiter Gehilfe tritt von hinten an den Stuhl heran und fixiert den Kopf des jungen Patienten. Ein dritter hält die Füße fest. Nun beschneidet der Chirurg die Spaltränder der klaffenden Lippe mit einer scharfen Schere, um frische Wundflächen zu schaffen. Hierzu faßt er die beiden Spaltränder mit zwei geknickten Klemmen, über die er Druck auf das Gewebe ausübt. Dadurch verringert er die Blutung. Vor allem aber nimmt er dem Kind den großen Schmerz. Zudem erlauben ihm die geraden Kanten der Klemmen eine glatte Schnittführung. Sind die Wunden gesetzt, werden die Spaltränder mit 2 oder 3 Nadeln aus Silber oder Gold durchstoßen. Um die Nadelenden windet der Operateur jeweils einen eingewachsten Seidenfaden in mehreren Lagen in Gestalt einer liegenden Acht (?) und zieht damit die Wundränder aneinander. Die Wunde wird nun mit einem Wundbalsam bestrichen, mit Charpie-Bäuschchen sowie mit einem vierendigen Pflaster abgedeckt. Darüber wird noch eine Binde* *gezogen, um den Verband zu halten. 3 bis 4 Tage nach dem Eingriff prüft der Operateur erstmals die Wunde. Im Lauf der nächsten 14 Tage entfernt er nach und nach die Nadeln.*" Ein operativer Zusammenschluss des Oberkieferknochens und Gaumens war damals aber noch nicht möglich.

Eine bedeutende Rolle kam auch der Behandlung der für die Betroffenen nicht nur lebensbedrohlichen, sondern auch sehr lästigen und unangenehmen **Krebsgeschwüre** zu. Für Eisenbarth sind derartige Eingriffe wiederholt nachweisbar. 1686 operierte er einen 64-jährigen Mann mit „fressenden Schäden am Mund" und führte 1716 in Stargard eine „Brustamputation" aus. Krebs ist keineswegs eine Erscheinung unserer industrialisierten Welt. Die älteste Beschreibung von Krebs, nämlich dem der Brust, findet sich auf einem ägyptischen Papyrus von circa 3000 bis 1500 v. Chr. Einen ersten Nachweis erbrachte ein weiblicher Schädel der Bronzezeit (1900 bis 1600 v. Chr.). An den circa 2400 Jahre alten Mumien peruanischer Inkas zeigen sich Hautläsionen, die sehr wahrscheinlich von Melanomen stammen. Selbst Krebsarten, die heute äußerst selten vorkommen, haben eine lange Geschichte. Hippokrates war der erste, der zwischen gutartigen und bösartigen Tumoren differenzierte. Für die Chirurgen war dabei vor allem der Brustkrebs bedeutsam, da die äußerlichen Geschwüre gut abzutragen waren. Die ersten Dokumentationen von Brustkrebserkrankungen stammen aus der Zeit von 2650 v. Chr. aus Ägypten. Zu dieser Zeit wurden sie mit einem Brenneisen behandelt. Diese Erkrankungen galten zur Zeit Eisenbarths allgemein noch als nicht heilbar. Die erste Operation bei Brustkrebs soll Leonidas aus Alexandria um 100 n. Chr. durchgeführt haben. Andreas Vesalius empfahl um 1543 bei Brustkrebs eine Entfernung der Brust (Mastektomie), bei welcher er jedoch eine Blutstillung mit Nähten der Kauterisation vorzog. Im gleichen Jahrhundert führte Paré zahlreiche Neuerungen auf dem Gebiet der Krebschirurgie ein. 1693 erschien in Rouen ein Büchlein mit dem Titel „Die Heilung des Brustkrebses", der Autor versicherte darin, dass die Amputation quasi schmerzlos erfolge. Der bereits erwähnte französische Chirurg J.-L. Petit (1674–1750) legte das erste Konzept zur operativen Behandlung von Brustkrebs vor, welches jedoch erst 24 Jahre nach seinem Tode veröffentlicht wurde Über das exakte operative Vorgehen unseres Wanderarztes ist nichts bekannt, genauso wenig über seine therapeutischen Erfolge bei Krebspatienten. Nachweisbar ist eine am 15. August 1716 in Stargard von ihm durchgeführte Brustamputation links *„wegen fressenden Krebses"*. Unser Gewährsmann Heister stellt als Bedingung einer erfolgreichen Krebsoperation das noch nicht stattgefundene Eindringen des Krebsgeschwürs in tiefere Regionen, das heißt der Tumor musste verschiebbar sein. Den Eingriff schildert er folgendermaßen: „… *setzet man in der Operation den Patienten auf einen dienlichen Stuhl, und läst den Arm an der Seit, wo der Krebs ist, entweder ausstrecken, oder zurück hinter den Stuhl binden oder halten, auf daß dadurch der Musculus pectoralis wohl ausgespannet werde, und der Krebs sich desto besser darvon separiren lasse. In dieser Position läßt man den Patienten fest halten, und alsdann macht der Chirurgus über dem Krebs einen Kreuz-Schnitt, welcher groß genug seyn soll, um den selben herauszubringen: und hernach separiert er die lippen der Wunde voneinander, so viel als nöthig, die krebshaffte Geschwulst herauszunehmen. Nach diesem fasset er denselben entweder mit einer besonderen von Helvetius hierfür erdachten Zange, oder stichtt eine große Nadel mit einem Faden durch, machet eine Schling, um damit den Krebs in die Höhe, und von den darunter liegenden Theilen abzuziehen; oder faßt solchen nur mit den Fingern der einen Hand, und separirt selbigen durch ein Messer mit der anderen Hand, so, daß alles krebsige herauskomme: denn sonst wächst er bald wieder.*"

Eisenbarth erwähnt in seinem Therapiespektrum auch noch die Therapie bei **Kröpfen** (= Struma, Schilddrüsenvergrößerung – J. K.). Heister empfiehlt auch hier die äußere Salbenanwendung. Nur bei kleinen, frei beweglichen Kröpfen hält er die Entfernung nach einem Kreuzschnitt für möglich. Tiefergehende Operationen werden wegen der Gefahr der Verletzung der Luftröhre, großer Blutgefäße oder wichtiger Nerven abgelehnt. Daher sind die ersten wirklichen Strumaoperationen auch erst im 19. Jahrhundert nachweisbar. Eisenbarth wird wohl häufiger mit der äußerlichen Anwendung abschwellender Salben oder ähnlichem versucht haben, den Druck auf die Luftröhre zu mindern.

Das Behandlungsspektrum von Johann Andreas Eisenbarth ist insgesamt beeindruckend umfangreich, wenn man auch davon ausgehen muss, dass Bruch- und Stein-Operationen neben der Behandlung von Zahn- und Augenerkrankungen, vor allem dem Grauen

Star, die Masse der therapeutischen Eingriffe ausmachten. Diesen Eingriffen, die infolge ihrer Schwierigkeit von den ortsansässigen Chirurgen in der Regel nicht durchgeführt wurden, wollen wir uns daher jetzt etwas ausführlicher zuwenden.

7.1.2. Der Bruchschneider

Der *„Bruchschnitt"* spielte bei Eisenbarth von Anfang an eine entscheidende Rolle und ich möchte daher zuerst auf seine Ursachen und Formen etwas näher eingehen. Von Brüchen oder Hernien spricht man, wenn aus einer Körperhöhle, gewöhnlich der Bauchhöhle, Eingeweide, etwa Darmschlingen, durch eine *„Bruchpforte"*, das ist eine angeborene oder erworbene Lücke in der Wandung, meist der Bauchwand, austreten und mit dem sie umgebenden Bauchfell einen *„Bruchsack"* bilden. Diese sind von außen als Schwellung zu sehen und zu tasten. Enthalten sie Darmschlingen, dann spürt man beim Tasten *„einiges Grunzen der Därme"*. Solche Brüche, wenn sie nicht angeboren sind, entstehen entweder langsam oder plötzlich bei starker Belastung. Der Leistenbruch, oder auch *„Hernia inguinalis"*, ist ein Bruch der Bauchwand im Bereich des Leistenkanals, der nicht nur sehr schmerzhaft, sondern auch tödlich sein kann. Diese sowohl angeboren als auch erworben auftretende Erkrankung kam früher infolge der stärkeren körperlichen Belastung häufiger vor als heute. Wo heute nahezu ausschließlich operativ vorgegangen wird, erprobte man früher die unterschiedlichsten Behandlungsmethoden. Der im Zusammenhang mit allen chirurgischen Eingriffen zu erwähnende Celsus riet im ersten Jahrhundert zu Aderlass und heißen Wickeln. Der gelehrte griechische Arzt Paulos von Ägina (siebtes Jahrhundert n. Chr.) propagierte sechshundert Jahre später die ungleich drastischere Verwendung von Glüheisen. Im 16. Jahrhundert bevorzugte der italienische Anatom Gabriele Falloppio (1523–1562) eine harmlosere Methode und berichtete von „guten Erfahrungen", nachdem er Bruchpatienten auf den Kopf gestellt und sie sodann an den Füßen geschüttelt hatte. Wiederum andere empfahlen Tabakeinläufe oder verabreichten Eisenspäne, um danach den Bruchsack unter Zuhilfenahme eines Magneten zurück in den Bauchinnenraum zu bewegen. Alle diese Methoden waren ohne bleibenden Erfolg. Unter allen therapeutischen Maßnahmen erwies sich eine Methode über die Jahrhunderte hinweg als konstant, die Versorgung des Bruches mit einem sogenannten „Bruchband“. Aus Leder oder Metall gefertigt und individuell angepasst, soll es einen kontinuierlichen Druck auf die Bruchpforte ausüben und so das Heraustreten des Bruchsackes verhindern. Der Leistenbruchpatient am Übergang vom 17. zum 18. Jahrhundert hatte somit nur die Wahl zwischen Bruchband und Operation. Das Risiko eines solchen Eingriffes war aber beträchtlich.

Zu unterscheiden ist grundsätzlich zwischen dem zurückdrückbaren (= reponiblen) und dem eingeklemmten Leistenbrüchen. Die ersteren sind häufiger und stellen die Domäne der chirurgischen Behandlung bis in das 19. Jahrhundert dar und sollen später ausführlicher behandelt werden. Die Einklemmung eines Leistenbruches, das heißt das Unvermögen, den eingeklemmten Darmabschnitt in die Bauchhöhle zurückzudrücken, stellte seit der Antike eine der großen Herausforderungen des Chirurgen dar.[85] Die Symptomatik einer derartigen *„Inkarzeration“* ist seit Jahrtausenden bekannt und wurde auch von dem schon erwähnten römischen Enzyklopädisten A. C. Celsus im ersten Jahrhundert n. Chr. beschrieben. Eine Operation in diesem Zustand wurde von vielen Autoren abgelehnt, da der durch die einklemmungsbedingte Durchblutungsstörung geschädigte Darm in der Mehrzahl der Fälle einen tödlichen Ausgang des Eingriffes nach sich zog. Der Tod war also so oder so nicht zu vermeiden. Nur ganz wenige Chirurgen unternahmen das Wagnis, unter ihnen Pierre Franco (1505–1578) und Ambroise Paré (1509–1590). Sie nutzten dazu ein spezielles Instrumentarium. Die Haut wurde über den tastbaren Bruchsack eröffnet und der Bruchsack teils stumpf, teils scharf bis zu seiner Einmündung am äußeren Leistenring freigelegt. Anschließend wurde eine Hohlsonde oder ein Finger in den Leistenkanal blind vorgeschoben und auf der Rinne der Sonde ein Messer eingeführt, mit dem der Schnürring gespaltet und der Bruchsack zurückgedrängt werden konnte.[86] Dabei wurde darauf geachtet, dass der Bruchsack nicht eröffnet wurde, um keine offene Verbindung zur Bauchhöhle zu schaffen und die gefürchtete Bauchfellentzündung zu vermeiden. Da durch Vorschieben der Sonde nicht kontrollierbare Verletzungen entstehen konnten oder der eingeklemmte Darmabschnitt zum Zeitpunkt der Rückverlagerung schon abgestorben war und damit der Tod nicht abgewendet werden konnte, hat sich diese *„blinde Hernienchirurgie"* nicht durchsetzen können und blieb Ausnahmefällen vorbehalten. Ob Eisenbarth auch eingeklemmte Leistenbrüche operiert hat, ist nicht überliefert, aber wohl eher unwahrscheinlich, da er sich des wahrscheinlich tödlichen Ausgangs bei seinem Wissensstand wohl bewusst war. Anders verhält es sich bei dem nicht eingeklemmten Leistenbruch, den er nachweislich sehr oft und mit gutem Erfolg operierte.

Die älteste Beschreibung einer derartigen Leistenbruchoperation stammt wiederum von A. C. Celsus, der in seinem Buch *„De medicina libri octo"* Symptome, Technik und Komplikationen beschrieb. Über die Jahrhunderte hat sich dann wenig an der Vorgehensweise geändert. Mitte des 16. Jahrhunderts beschrieb der in Lindau am Bodensee tätige *„Schnidt unnd Augen Artzt"* Caspar Stromayr († 1566) in seiner Handschrift *„Practica Copiosa von dem Rechten Grundt Deß Bruch Schnidts"* ausführlich die typische Operationsmethode und illustriert sie mit ungewöhnlich genauen Aquarellen. Im Folgenden werden die einzelnen Schritte einer Leistenbruchoperation in der Frühen Neuzeit an Hand des Stromayr-Textes dargestellt, da dieses operative Vorgehen dem von Eisenbarth wohl vergleichbar ist:

> *„Wichtig für eine erfolgreiche Operation ist der Stuhlgang, danach sei ein längeres Sitzbad erforderlich. Währenddessen richtet der Schnittarzt das Instrumentarium und die benötigten Verbandsstoffe. Außerdem muss die Lagerung des Patienten in Kopftieflage und Beckenhochlage auf einem schief von einem Tisch zu einer Bank gelegenen Brett vorbereitet werden. Nach der Lagerung des Patienten werden zuerst die Hände und dann die Füße festgebunden und zusätzlich von zwei kräftigen Männern gehalten. Dem Schnittarzt gegenüber steht ein Assistent. Der Schnittarzt versucht ohne Gewalt den Bruchsack zurückzuschieben und markiert dann mit einem* **‚Rettelstain'** *den Schnittverlauf. Die Operation beginnt mit dem Vorschieben des Hodens mit dem Zeige- und Mittelfinger der linken Hand vom Skrotum bis in die Leiste. Anschließend erfolgt der Hautschnitt über dem in die Leiste luxierten Hoden mit schrittweiser Durchtrennung der Hodenhüllen. Danach wird der Hoden aus der Wunde geholt und der leere Bruchsack wird gemeinsam mit Hoden und Samenstrang bis auf den äußeren Leistenring*

stumpf mit den Fingern der rechten Hand präpariert. ***‚Wann du dann den Hoden … oben zue der Wunden herauß truckht hast / So fange an unnd schelle den Hoden mit sampt dem Leren schlauch oder Sackh deß Bruchs darein die derm gelauffen … Bis an das Loch da der Bruch sein anfng nimbt.‘*** *Danach erfolgt eine Verdrehung des leeren Bruchsackes, damit keine Darmschlingen mehr hineintreten können. Anschließend wird die Bruchsackbasis unter Schonung des Darmes mit einer gebogenen Nadel durchstochen. Als nächster Schritt wird die Abtragung des Bruchsackes samt Hoden an seiner Basis mit einer Schere empfohlen. Abschließend erfolgt die Drainage der Leistenwunde mit einem* ***‚durch zug Bendel‘****, um den Eiter aus der Wunde abfließen zu lassen. Nach der Operation wird ein mehrschichtiger Verband angelegt.“*[87]

Das geschilderte Vorgehen entsprach weitgehend dem, wie es in einem späteren Kapitel der bekannte Chirurg Lorenz Heister von Eisenbarth berichtete. Dabei kritisierte er aber den unnötigen Hodenverlust. Diese Bemerkung wurde allerdings 50 Jahre später aufgeschrieben, da hatte sich die neue, hodenschonende Methode des Breslauer Chirurgen Matthäus Gottfried Purmann (1649–1711) durchgesetzt, die dieser etwa zeitgleich mit der geschilderten Eisenbarth-Operation entwickelte und die Eisenbarth zu diesem Zeitpunkt noch nicht kennen konnte. Aber bereits 1702 verweist auch er in seinem Nürnberger Werbeblatt auf die von ihm angewandte hodenschonende Operationsmethode beim „Darmbruch“. Auch dies ein Beweis dafür, dass Eisenbarth nicht einfach mit dem Erreichten zufrieden war, sondern immer an Verbesserungen der Operationsmethoden interessiert und Neuem aufgeschlossen war. Es ist für die damalige Zeit beachtlich, dass bereits wenige Jahre nach der Erstbeschreibung dieser Operationsmethode Eisenbarth nicht nur Kenntnis davon hatte, sondern sie auch selbst erfolgreich anwandte. Medizinische Zeitschriften im heutigen Sinne gab es damals noch nicht, wir wissen daher nicht, welche Informationsquellen er nutzte, sie waren auf jeden Fall effektiv. Man darf in diesem Zusammenhang jedoch auch nicht vergessen, dass die wirklich erfolgreiche operative Heilung dieser nicht seltenen Erkrankung erst vor etwas mehr als 100 Jahren durch Edoardo Bassini (1844–1924) möglich geworden ist.

Von den Leistenbrüchen zu unterscheiden sind die Sonderformen „Nabel-und Netzbrüche". Der Nabelbruch ist häufig angeboren. Die Darmschlingen treten dabei durch den nicht verschlossenen Nabelring aus der Bauchhöhle ins Unterhautgewebe. Das operative Vorgehen gestaltete sich so, dass nach der Hautdurchtrennung die Bruchpforte mit einem Messer erweitert wurde, die Darmschlingen zurück in den Bauchraum gedrückt und abschließend der Nabelring vernäht wurde. Bei den Netzbrüchen drangen keine Darmschlingen, sondern das große Bauchnetz durch den Leistenkanal in den Hodensack. Man konnte sie von den „Darmbrüchen" unterscheiden, da beim Betasten des verdickten Hodensackes das typische „Grunzen der Därme" ausblieb. Die Netzbrüche waren zumeist leicht zurückzuschieben und die Patienten wurden überwiegend mit Bruchbändern versorgt.

Da die operative Behandlung des Leistenbruches, wie beschrieben, bis zum Beginn des 18. Jahrhunderts zumindest mit dem Verlust eines Hodens verbunden war, wurde sie natürlich nur in besonders dringenden Fällen und vor allem bei Kindern durchgeführt. Weit verbreitet war die konservative Behandlung mit Bruchbändern, die natürlich auch Eisenbarth mit sich führte und feilbot.

7.1.3. Der Oculist (Augenarzt)

Die Behandlung von Augenkrankheiten war insgesamt ein wichtiger Teil von Eisenbarths Behandlungsspektrum. Im Zentrum stand dabei der sehr häufig ausgeführte „Starstich". Der Begriff „Star" für eine Gruppe von Augenkrankheiten, die mit einer Sehverschlechterung oder gar Erblindung einhergehen, ist aus dem althochdeutschen „starplint" und dem angelsächsischen „staer-blind", von starren und blind, abzuleiten. Damit ist ursprünglich der leblose Blick gemeint. Allgemein werden der „weiße Star" (= Leucoma, Hornhautnarben), der „schwarze Star" (= Amarose, Erblindung), der „grüne Star" (= Glaukom, durch erhöhten Augeninnendruck) und der „graue Star" (= Katarakt, Linsentrübung) voneinander unterschieden. Nur im Falle des „Grauen Stars", der vor allem durch Verletzung, Gifte oder Stoffwechselstörungen, zum Beispiel Zuckerkrankheit und Alter, hervorgerufenen Trübung der Augenlinse, konnte durch ein relativ einfaches Verfahren von alters her die Sehkraft wiedergewonnen werden. Der bereits mehrfach erwähnte Celsus gab bereits vor 2000 Jahren in seinem medizinischen Werk eine genaue Beschreibung des „Starstichs" und der möglichen postoperativen Komplikationen, wie sie bis zu Eisenbarths Lebzeiten aktuell blieben.

Insbesondere die Wander- und Schnittärzte der frühen Neuzeit betätigten sich als Augenspezialisten, sogenannte „Oculisten", indem sie mit speziellen Nadeln, den „Starnadeln", den (grauen) Star stachen. Dabei „stachen" sie in die getrübte Linse und versenkten diese nach unserem heutigen Wissen mit der Nadel nach unten in den Augapfel. Im 16. Jahrhundert veröffentlichte der Dresdner Georg Bartisch (1535–1607) sein in deutscher Sprache geschriebenes Lehrbuch der Augenheilkunde *„Ophthalmodouleia. Das ist Augendienst"* mit einer ausführlichen Beschreibung des Starstisches und entsprechenden Bildern (Abb. 9, S. 163). Dieses Buch gibt uns einen Einblick in den zeittypischen Wissensstand über Augenerkrankungen und deren Behandlung.

Auch Eisenbarth ist ein sehr erfolgreicher „Starstecher" gewesen. Wir können bei ihm wohl den Kenntnisstand von Bartischs Augenlehrbuch voraussetzen. Er führte diesen Eingriff an fast jedem Aufenthaltsort aus und hat darin eine große Meisterschaft entwickelt, die auch darin zum Ausdruck kommt, dass er eine spezielle *„Starnadel"* entwickelte und diese stolz auf seinem Porträt präsentierte. Zugegeben, dass manch Star-Operierter in jenen Tagen für Lichteindrücke wieder empfänglich wurde, deutlich sehen, geschweige denn lesen oder schreiben, das konnte er sicher nach wie vor nicht. Dafür hat er das Übel nicht an der richtigen Stelle gepackt. Zu Beginn des 18. Jahrhunderts bahnte sich dann eine Wende in der Erklärung und der Behandlung des „grauen Stars" an. Während bis dahin ein unnatürliches Häutchen zwischen Linse und Pupille für die fortschreitende Sehverschlechterung verantwortlich gemacht wurde, belegten die beiden französischen Wundärzte Michel Briseau und Antoine Maitre Jan 1705 in Paris, dass nicht das angenommene Häutchen, sondern der *„verdunkelte Krystall"* (= die Augenlinse – J. K.) den Katarakt bildete. Wenige Jahre später konnte der Wundarzt Jean-Louis Petit (1674–1750) am 17. April 1708 in Paris erstmals mit einer Lanzette die Linse herausziehen und führte damit die erste erfolgreiche Starextraktion aus. Ob Eisenbarth von diesen Erkenntnissen wusste oder sie gar in die eigene Therapie einbaute, ist nicht bekannt.

Um zu verkünden, hier wirkt ein erfahrener Spezialist für Augenkrankheiten, war der „*Krankenwagen*“ von Eisenbarth mit großen Augen bemalt. Sein Behandlungsspektrum ging aber weit über den einfachen Starstich hinaus. So führte er beispielsweise auch die von Bartisch beschriebene, operative Entfernung des erkrankten Augapfels durch und bot entsprechende Augenprothesen an. Hinzu kamen noch Fremdkörperentfernungen aus dem Auge. Auch der nichtoperativen Seite der Augenbehandlung widmete Eisenbarth große Aufmerksamkeit. So verkaufte er Augenwässer und Salben und führte Augenspülungen durch.

7.1.4. Der Zahnbrecher

Auch der Mundraum war Bestandteil des Behandlungsspektrums von Eisenbarth und seinen Mitarbeitern. Eike Pies behauptet, dass Eisenbarth selbst sich nie als Zahnarzt betätigt habe. Er belegt das mit dem Hinweis auf sein Flugblatt von 1724 aus Preußisch-Holland, in dem es am Schluss heißt: „*P. S. Er hat einen geschickten Chirurgum bey sich in Diensten, der in Zahn-Curen, vor alle schadhaffte Zähne, Scorbut, Bluten des Zahnfleisches, übeln Geruch des Mundes, imgleichen vor Brand und Fäulung derselben, curieuse und approbirte Mittel, auch köstliches Englisches Zahn-Pulver hat.*“ Mir erscheint dies als Beleg für seine These, das Eisenbarth selbst nie im Mundraum seiner Patienten aktiv war, etwas zu schwach. Unbestritten lag sein therapeutischer Schwerpunkt beim Starstich sowie Bruch- und Steinschnitt. Abgesehen davon gehörte die Zahnbehandlung damals in den Aufgabenbereich der Chirurgen und wurde auch von den Wanderärzten mit ausgeführt. Unabhängig davon, ob Eisenbarth derartige Behandlungen selbst vornahm, waren sie unabdingbarer Bestandteil des therapeutischen Angebotes seiner Truppe.

Zahnprobleme waren damals nicht selten. Die Mundhygiene war zwar bekannt, aber wohl vor allem zu seinen Lebzeiten wie alle Fragen der Körperpflege nicht sehr gebräuchlich. Dabei ist es interessant, dass die Zahnbürste ihre erstmalige Erwähnung im Jahre 1700 in der vom Tennstedter Stadtphysikus Christoph von Hellwig (1663–1721) verfassten und in Leipzig gedruckten „Frauenzimmer-Apotheke“ fand.

Bis ins 18. Jahrhundert hinein galt der mythische Zahnwurm als Ursache des Zahnschmerzes. Deren periodisches Auftreten wurde auf die stoßweisen Bewegungen des Wurmes zurückgeführt. Eine auch von Eisenbarth praktizierte Behandlungsmethode war das Beträufeln des schmerzhaften Zahnes mit einem aufwendig zubereiteten „*Geheimmittel*". Zumeist wurden dazu scharfe Säuren wie das „*Scheidewasser*" (= Salpetersäure – J. K.) benutzt, der restliche Mundraum durch spezielle Vorrichtungen aber vor Verätzungen geschützt. Die Schmerzbeseitigung wurde dabei durch das Absterben des Nervs im kariösen Zahn erreicht. Darüber hinaus waren Räucherungen mit Bilsenkraut und Lauchsamen sowie lokale Salbenbehandlungen gelegentlich erfolgreich. Sehr oft aber wurden die absonderlichsten Versuche unternommen, den „*Zahnwurm*" zu vertreiben, die manchmal so haarsträubend und schmerzhaft waren, dass es überrascht, dass die gequälten Patienten ihre Peiniger nicht ermordeten. So war beispielsweise der im 17. Jahrhundert in Montpellier tätige Medizinprofessor Lazare Rivière (1589–1655) äußerst gründlich in der Behandlung der Zahnschmerzen, wie folgende Beschreibung belegt: „*Wo der Schmerz durch warme Säfte verursacht war, begann die Behandlung mit einem Aderlaß aus dem Arm. Wenn danach der Schmerz noch anhielt, wurde der Leidende in der Region der Schulterblätter oder des Rückgrates geschröpft; hinter den Ohren oder im Nacken wurden Blasen hervorgerufen; harzige Pflaster wurden auf die Schläfen gesetzt. Dazu wurden verschiedene Mittel in die Ohren eingeführt, und an der Schmerzstelle selbst wurden verschiedene Operationen durchgeführt. Nach all dem wurde der schmerzende Zahn gezogen.*"[88]

Es ist wohl verständlich, dass viele Patienten lieber gleich den erkrankten Zahn ziehen lassen wollten, um von ihren Schmerzen befreit zu werden. Dazu wurden im Laufe der Jahrhunderte spezielle Instrumente entwickelt, die üblicherweise zur Ausrüstung eines jeden Chirurgen gehörten. Bis zur Mitte des 18. Jahrhunderts stellte jedoch der „*Pelikan*" (Abb. 10, S. 163), nach dem die Chirurgen auch „Pelikanierer" genannt wurden, das wichtigste Zahnextraktionsinstrument dar. Beim Zahnziehen kam es aber darauf an, dass die angewandte Kraft nicht zu groß war, da wie bereits Paré hundert Jahre früher warnte: „*... man dabei Luxationen des Kiefers oder Erschütterungen des Gehirns und der Augen riskiert oder sogar mit dem Zahn*

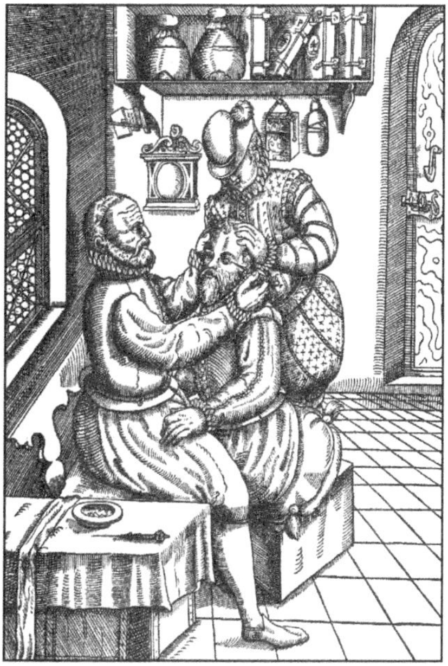

Abb. 9: Der Starstich. Aus Bartisch: „*Ophthalmodouleia. Das ist Augendienst*“ von 1583.

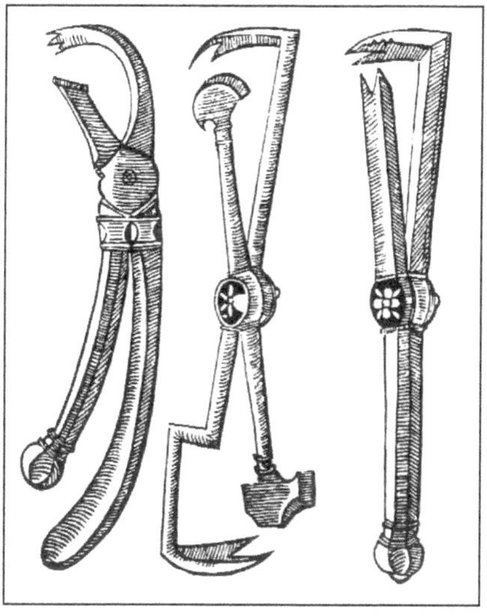

Abb. 10: Zeichnung von zwei sogenannten Pelikanen und einer Extraktionszange. Aus „Dix livres de la chirurgie“ von A. Paré.

Stücke des Kiefers herausreißt, nicht zu reden von anderen ernsten Unglücken, die hinzukommen können, wie zum Beispiel Fieber, Apostemata (= Abszesse), starke Blutungen und sogar der Tod."

Die Patienten pflegten beim „Zahnbrechen" auf dem Boden zu sitzen oder zu liegen. Diese Position war die gebräuchlichste, da der „Operateur" gern den Kopf des Patienten zwischen seinen Knien festklemmte. Eine andere Methode war, den Patienten unter Mithilfe von Assistenten auf einem niedrigen Stuhl zu fixieren, damit die beim Zahnziehen erforderlichen Kräfte aktiviert werden konnten. Doch wie auch immer die Position des Patienten war, geschah es nicht selten, dass beide Teile in eine unwürdige Lage gerieten, wenn der „Operateur" das Gleichgewicht verlor und über den Patienten stürzte. Um die Extraktion zu erleichtern wurden vor allem, wie schon von Galen empfohlen, gelockerte Zähne gezogen. Noch festsitzende extraktionsbedürftige Zähne versuchte man zuvor durch geeignete Drogen oder andere Manipulationen in ihrem Bett zu lockern.

Die zahnärztliche Tätigkeit Eisenbarths beschränkte sich aber nicht auf das Ziehen von schmerzhaften Zähnen. Er, und wohl noch viel mehr seine Helfer, eröffneten auch Abszesse im Mundbereich, feilten und glätteten abgebrochene Zähne, führten kleinere Zahnoperationen aus, entfernten Zahnstein und säuberten die Zähne. Die befallenen Stellen der Zähne wurden mit pfriem- oder lanzettartigen Instrumenten, gestielten Feilen, Sticheln, Sonden und ähnlichen Geräten abgeschabt und ausgekratzt, die entstehenden Höhlungen, vor allem wenn das Zahnmark frei lag, mit einem kleinen Brenneisen ausgebrannt, mit Säuren und anderen Mitteln gereinigt und danach plombiert, also mit Wachs oder Metall ausgefüllt. Das letztere geschah, indem man kleine Blei-, Zinn- oder bei wohlhabenderen Patienten auch Goldplättchen hineinpresste und -schlug, bis die Höhlung ausgefüllt war.

Eine wesentlich wichtigere Einnahmequelle stellte jedoch die Zahnprothetik dar, auch wenn der Zahnersatz, gleich welcher Art, zu dieser Zeit allgemein nicht sehr ernst genommen wurde, wie aus der häufigen Zahnlosigkeit ersichtlich, der wir auf Portraits des 17. und 18. Jahrhunderts allenthalben begegnen. Eisenbarth setzte aus Knochen oder Elfenbein, und zwar gewöhnlich aus den Stoßzähnen von Nilpferd oder Walross gefertigte künstliche Zähne ein und befestigte die Brücke zumeist mit Golddraht an den Nachbarzähnen. War eine Reihe von Schneidezähnen anzufertigen, so wurde einfach ein Elfenbeinstück im Ganzen genommen und eingekerbt, um dann an beiden Seiten mit einem Draht oder Seidenfaden an den noch vorhandenen Zähnen befestigt zu werden.

Die Zahnbehandlung war zu der Zeit von Johann Andreas Eisenbarth, wie wir gesehen haben, noch fester Bestandteil der Handwerkschirurgie. Zeitgleich war es aber der Franzose Pierre Fauchard (1678–1761), der entscheidend dazu beitrug, die Zahnmedizin von einem Handwerk zum akademischen Beruf zu machen. 1723 verfasste er sein auf reiche eigene Beobachtungen gestütztes umfangreiches zahnärztliches Lehrbuch „Le Chirurgien Dentiste", das ihn zum Begründer der modernen Zahnheilkunde machte.

7.1.5. Der Steinschneider

Einen zentralen Therapie-Platz nahm bei Johann Andreas Eisenbarth der Blasenstein ein, will er doch im Laufe von 40 Berufsjahren mehrere tausend Steine „herausgeschnitten" haben. Wir wollen uns deshalb abschließend mit diesem Behandlungsverfahren beschäftigen und hier etwas näher auf den „*Steinschnitt*" eingehen, was mich als Urologen natürlich besonders interessiert.

Frankreich stellte während der Herrschaft des „Sonnenkönigs" Ludwig XIV. nicht nur politisch und militärisch die bedeutendste Macht auf dem Kontinent dar, sondern bildete auch kulturell ein Leitbild, dem auf verschiedensten Ebenen nachzueifern angestrebt wurde. Die Medizin war davon nicht ausgenommen, auch wenn nur die Chirurgie einen wirklich führenden Rang in Europa beanspruchen konnte. Sie basierte vor allem auf der Tradition eines Ambroise Paré und einer für die Zeit vorbildlich organisierten Chirurgenausbildung. Aber auch diese gut ausgebildeten und geachteten Operateure mieden bestimmte Eingriffe, wie beispielsweise den „Steinschnitt". Hier gab es neben großen Unterschieden auch Ähnlichkeiten zu Deutschland, wo die ortsansässigen Chirurgen sich überwiegend auf die „kleine Chirurgie", die Wundversorgung und den Aderlass beschränkten und die aufwendigeren Eingriffe den „Wanderchirurgen" überlassen haben.

Wie kam es, dass diese Behandlungsform seit Jahrtausenden wandernden „*Spezialisten*", den sogenannten „*Steinschneidern*" vorbehalten war? Da sie den Stein (= Lithos) aus der Blase schnitten (tomere = schneiden), trugen sie häufig auch die Bezeichnung *„Lithotomisten"*. Ihr Wirken lässt sich bis in die Frühgeschichte der Menschheit zurückverfolgen, wurde doch bereits in einer fast 7000 Jahre alten ägyptischen Mumie ein Blasenstein nachgewiesen.[89] Da dieses Leiden bei den betroffenen Patienten sehr große Beschwerden hervorruft, wurde schon frühzeitig seine Beseitigung versucht. Konnte mit konservativen (= nicht operativen – J. K.) Mitteln kein Erfolg erzielt werden, und das war in der überwiegenden Mehrheit der Fälle so, dann blieb der Steinschnitt als letzte Möglichkeit. Er gehörte somit als eine *„Operation der täglichen Notwendigkeit"* zu den frühesten chirurgischen Eingriffen. Bereits im „Codex Hammurabi", einer steinernen Gesetzessammlung aus dem zweiten Jahrtausend vor Christi, war er ausgewiesen und im Indien der frühen Kulturepoche recht weit entwickelt. Und dies, obwohl es sich dabei um einen komplizierten Eingriff handelte, der große Geschicklichkeit und Erfahrungen erfordert. Schon früh begann man, verschiedene Operationswege auszuprobieren. Es verwundert daher nicht, dass es schnell zur Herausbildung von Spezialisten kam, die sich im Wesentlichen auf diesen Eingriff konzentrierten und dadurch überdurchschnittliche Fähigkeiten erwarben.

Bereits in der Antike kam dem Steinschnitt eine außerordentliche Bedeutung zu, heißt es doch bereits im Hippokrates zugeschriebenen Eid: *„Ich will bei Steinkranken unter keinen Umständen den Schnitt machen, sondern dies jenen Männern überlassen, deren Beruf es ist."* Dieses „Steinschnittverbot" hat über die Jahrhunderte immer wieder zu verschiedensten Deutungen Anlass gegeben. So sollte es ein Hinweis auf eine bereits in der Antike bestehende Trennung von Innerer Medizin und Chirurgie sein oder wegen der hohen Risiken des Eingriffes das Ansehen der Ärzte nicht gefährden. Es ist daher sicher angebracht, sich etwas näher mit dem medizinhistorischen Hintergrund und den sich daraus ergebenden ethischen Schlussfolgerungen zu befassen. Der „hippokratische Eid" gilt allgemein als Teil des sogenannten „Corpus Hippocraticum", einer Sammlung medizinischer Abhandlungen, welche die mittelalterlichen Herausgeber dem Hippokrates selbst zuschrieben. Heute wissen wir jedoch, dass es eine spätere Zusammenstellung ist, deren Verfasser in verschiedenen Jahrhunderten gelebt haben, wohl bis in unsere Zeitrechnung hinein. Die erste Erwähnung des „hippokratischen Eides" in einer antiken Quelle findet sich bei Scribonius Largus (1–50 n. Chr.?), einem römischen Arzt des ersten nachchristlichen Jahrhunderts. Er schreibt, dass *„Hippokrates, der Begründer unseres Berufstandes, seine wissenschaftliche Unterweisung mit einem Eide begonnen"* habe. Die ältesten handschriftlichen Überlieferungen des „Corpus Hippocraticum" stammen hingegen aus dem Mittelalter, aus dem elften Jahrhundert. Sie wurden demnach etwa 1 400 Jahre nach dem Tod des griechischen Arztes kopiert und enthalten interessanterweise nicht den hippokratischen Eid. Die erste gedruckte Ausgabe des „hippokratischen Eides" erschien fünf Jahrhunderte später in Basel im Jahre 1524, beachtenswerterweise zusammen mit einer Ausgabe der Fabeln Aesops (sechstes Jahrhundert v. Chr.), noch ein Jahr vor der Gesamtausgabe des „Corpus Hippocraticum". Der Begriff Steinschneider taucht außerhalb des Eides im gesamten „Corpus Hippocraticum" nicht auf, sondern ist erstmals bei Celsus zu finden. Vom Aufbau des Eides ausgehend, kann man die These verwerfen, dass das „Steinschnittverbot" nachträglich eingeschoben wurde.[90] Vielmehr ist anzunehmen, dass der „Eid" erst der hellenistischen Epoche entstammt. Durch die Eroberungszüge Alexander des Großen (356–323 v. Chr.) kamen die Griechen in Kontakt mit Indien, wo der Steinschnitt nachweislich schon bekannt war und von entsprechenden Spezialisten ausgeführt wurde. Diese können nun, ähnlich den italienischen Steinschneiderfamilien im Mittelalter nach Nordeuropa, in die griechischen Gebiete eingewandert sein und die im „Eid" erwähnten Spezialisten darstellen. Durch die geübten „Spezialisten" wurde die bekannte Gefährlichkeit des Operationsverfahrens etwas gemindert. Das „Steinschnittverbot" kann somit im Nachhinein als eine Aufforderung zum Erkennen der Grenzen des eigenen ärztlichen Handelns angesehen werden. Dieses im Grundsatz vernünftige Gebot führte infolge seiner dogmatischen Beachtung in Europa mit zu der langanhaltenden Disqualifizierung des Steinschnittes als niederes Gewerbe. Akademisch gebildete Ärzte lehnten ja über Jahrhunderte hinweg jede chirurgische Tätigkeit ab, aber auch ortsansässige Wundärzte führten zum Teil aus Standesdünkel, zumeist aber aus mangelnder Kenntnis und Fertigkeit den Steinschnitt ebenfalls nicht durch. So blieb er bis weit in das 18. Jahrhundert hinein in den Händen wandernder *„Lithotomisten"*, die ihre Erfahrungen zumeist in Familien über Generationen weitergaben und geheim hielten.

Besonders seit der Renaissance wanderten aus Norditalien mehrere dieser Steinschneiderfamilien über die Alpen nach Deutschland und Frankreich. Die bekannteste unter ihnen war die seit 1556 in Frankreich nachweisbare Familie „Collot". Auch sie konnte jahrzehntelang ihr Operationsverfahren als Familiengeheimnis bewahren, *„bis es einigen gewinnsüchtigen Chirurgen gelungen war, die Operation durch einen der Colots machen zu sehen, indem sie durch die Decke der Säle, in welchen diese Cystotomisten (= Blasenschneider – J. K.) im Hotel Dieu und in der Charité ihre Operationen zu verrichten pflegten, eine Öffnung machten."*[91]

Am Ende des 17. Jahrhunderts war jedoch der Ruhm der Collots bereits verblasst, dafür sorgte unter anderem der als *„Frère Jacques"* (= Bruder Jacob – J. K.) bekannt gewordene Jacques Beaulieu (1651–1719), auf den wir in einem späteren Kapitel noch genauer zu sprechen kommen werden. Der mit Mönchskutte bekleidete Bauernsohn aus Burgund pflegte nach jedem Eingriff theatralisch zu beten: *„Ich habe den Stein herausgeschnitten, Gott möge heilen."* Welche Ähnlichkeiten in der Berufung auf den erforderlichen göttlichen Beistand beim weiteren Heilungsverlauf mit den Äußerungen von Eisenbarth. Haben sich diese beiden großen Könner ihres Faches getroffen? Wollte Eisenbarth gar zum bekannten „Bruder Jacob"? Es bleibt alles Spekulation, wenn auch manches dafür spricht. Zu sehen gab es in Frankreich für einen jungen strebsamen Wanderarzt genug.

Am Ausgang des 17. Jahrhunderts waren bereits mehrere Operationsverfahren bekannt, aber wohl nur die *„Methode nach Celsus"* allgemein verbreitet. Dieses Vorgehen ist schon den alten Kulturvölkern vertraut gewesen und vor allem in der indischen Medizin nachweisbar. Beschrieben wurde es ebenfalls durch den römischen Enzyklopädisten Aulus Cornelius Celsus. Erwähnt werden muss in diesem Rahmen unbedingt erneut Georg Bartisch, der sich etwa einhundert Jahre vor Eisenbarth nach umfangreicher Wandertätigkeit in Dresden niederließ, nachdem er bereits 1558 zum *„Hofoculisten"* des sächsischen Kurfürsten August (1526–1586) ernannt worden war. Bartisch reifte zu einem Wundarzt, der nicht nur sein Handwerk auf überdurchschnittlichem Niveau beherrschte, sondern auch mit scharfem Blick den wesentlichen Problemen der damaligen Chirurgie auf den Grund ging.[92] Im Jahre 1575 fasste er sein Wissen über den Steinschnitt in einem ungewöhnlichen Manuskript zusammen. Das „*Kunstbuch, darinnen ist der gantze gründliche ... bericht unnd Lehr des ... schmertzhafftigen, peinlichen Blasenn Steines*"[93] war ein von ihm selbst mit zahlreichen Federzeichnungen reich illustriertes Werk von 238 Folioseiten, welches das gesamte damalige Wissen über das Harnblasensteinleiden und seine Behandlung berücksichtigte. Es stellt die erste wirklich brauchbare deutschsprachige Quelle über den Steinschnitt dar.[94] Der Titel des Manuskripts hatte nicht zu viel versprochen, stand der Inhalt doch weit über dem Niveau ähnlicher zeitgenössischer Schriften. Nur acht Jahre später gab er die schon erwähnte „*Ophthalmoduleia, das ist Augendienst*" heraus, die das Wissen über die Augenerkrankungen und ihre Behandlung zusammenfasste. Hier wird eine Ähnlichkeit zu Eisenbarth sichtbar, ist Bartisch doch bemüht, durch das griechische Gewand seinem Werk Zugang zur akademischen Medizin zu schaffen und selbst den Eindruck von über das Handwerkliche hinausgehender Bildung zu erwecken. Wie andere bedeutende Chirurgen der Zeit hatte auch Bartisch Schwierigkeiten, einen Verleger für seine Bücher zu finden. Chirurgische Bücher waren für die lesekundigen Bader und Wundärzte zu teuer, für die Gelehrten zumeist aus akademisch-arroganten Gründen zu uninteressant. Die Werke von Bartisch verkörperten sowohl den allgemeinen Wissensstand zu den Themen Steinschnitt und Augenbehandlungen in der zweiten Hälfte des 16. Jahrhunderts als auch den großen Erfahrungsschatz seines Autors, der in seinem Leben nachweislich mehr als 400 Steinschnitte durchgeführt hat. Über seine letzten Lebensjahre ist nicht viel bekannt, er verstarb 1607 in Dresden. Seine Tätigkeit wurde in guter alter Familientradition von seinem Sohn Tobias fortgesetzt. Ob Eisenbarth die Werke von Bartisch bekannt waren, ist nicht überliefert, ihr Inhalt wäre aber auch noch 100 Jahre nach ihrer Entstehung für einen interessierten Steinschneider und Oculisten, wie er es war, von Bedeutung gewesen, hat sich in dem abgelaufenen Säculum in den betroffenen Behandlungsmethoden doch nicht wesentlich viel geändert.

Trotz der im Laufe der Jahrhunderte zahlreich eingeführten Veränderungen und neuen Zugangswege blieb die von Celsus und auch Bartisch angegebene Schnittführung das einfachste und von den wandernden Lithotomisten, so auch von Eisenbarth, fast ständig angewandte Verfahren. Es handelt sich dabei um die sogenannte „*Lithotomia Celsiana*“ oder „*Boutonnière*“, den Harnröhrenschnitt. Diese Operationsweise wurde bereits zu Beginn unserer Zeitrechnung von Auluis Cornelius Celsus in seiner bekannten Abhandlung „De re medicina“ beschrieben. Der Patient wurde dazu in einer speziellen Rückenlage mit angewinkelten Beinen, die noch heute als „*Steinschnitt-Lage*“ bekannt ist, von mehreren Helfern festgehalten oder angebunden. Dem Operateur wurde somit der Damm, wo er den Schnitt vornehmen musste, entgegengehalten. Dieser führte den geölten Zeige- und Mittelfinger der linken Hand in den Enddarm des Patienten ein und von hier aus ertastete er den Stein, um ihn nach vorn gegen das Schambein zu drücken. Danach stieß er mit dem Messer, dass mit einem Leinenband so umwickelt war, dass nur die Spitze eine bestimmte Länge frei blieb, damit es nicht zu tief eindrang, zwischen die Beine des Patienten und führte einen bogenförmigen Schnitt quer über der Harnröhre aus. Der Operateur schnitt dabei zumeist wahllos in die Dammgegend ein. Von der Anatomie der Beckenbodenmuskulatur und der Organe im kleinen Becken sowie ihrer Funktionsweise wusste er ja so gut wie nichts. Der Schnitt wurde zwischen Hoden und After gesetzt und in Richtung der Blase erweitert. Danach galt es die Wunde und die miteröffnete Harnröhre in Richtung Blase zu spreizen und den durch die Finger der anderen Hand fixierten Stein mittels eines speziellen Hakens zu erfassen und aus der Blase zu ziehen. Nach der Operation ließ man, um einer Entzündung vorzubeugen, die Wunde etwas bluten. Eine abschließende Wundnaht unterblieb zumeist, lediglich mit einem kräutergetränkten Verband wurde die Wunde abgedeckt. Dabei wurden häufig die Oberschenkel zusammengebunden, damit die Wundränder zusammenlagen und verheilen konnten. Eine Nachbehandlung war im Allgemeinen nicht vorgesehen und oblag den Familienangehörigen.

Im Vordergrund konnte unter diesen Umständen weder das saubere noch langsame, sorgfältige mit Blutstillung verbundene Operieren stehen. Viel entscheidender war es, schnell und sicher zu handeln. Bei der zeitbedingten unzureichenden Schmerzstillung bestand immer die Gefahr eines schmerzbedingten Kreislaufschocks. Die durchschnittliche Operationsdauer lag entsprechend zwischen zwei und fünf Minuten. Es konnte nicht ausbleiben, dass mit Messer und Dehninstrumenten die Harnröhre und die Schließmuskulatur der Blase in Mitleidenschaft gezogen wurden und der Patient, falls er diesen Eingriff überlebte, für den Rest seines Lebens an den Folgen der Behandlung litt. Vor allem eine fortbestehende Urinfistel trat häufig auf und beeinträchtigte nicht nur durch die Geruchsbelastung das tägliche Leben.

Zu diesem Eingriff wurden nur wenige Instrumente benötigt, weshalb er auch *„apparatus minor"* oder *„kleine Gerätschaft"* genannt wurde. Verantwortungsbewusste Lithotomisten wandten ihn nur bei kleinen Steinen, die in die Harnröhre gelangen konnten oder bereits dort festsaßen, und bei Kindern an. Auch haben sie versucht, die Fistelgefahr durch Verschieben der Haut über der Harnröhre beim Einschnitt zu vermindern. Gut ausgebildete und ausgerüstete Operateure wandten lieber die *„Mariannsche Methode"* an. Der infolge seines umfangreicheren Instrumentenbedarfs auch als *„großer Apparat"* oder *„apparatus major"* bezeichnete Eingriff wurde 1520 erstmals von Franciscus de Romanis aus Cremona ausgeführt. Sein Schüler Mariano Santo de Barletta (1489–1550) hat ihn dann 1522 beschrieben. Für ihn waren erforderlich: mehrere Sonden und Katheter (aus Metall oder Silber), besondere zweischneidige Stichmesser, zwei Condecktoren (gerade und krumme Zangen), ein Haken, ein Dilatorium (zum Erweitern der Wunde) und ein Steinlöffel mit Knopf (= bouton). Das Werkzeug war vor allem in der Zeit des Barocks kunstvoll verziert und symbolisierte den gesellschaftlichen Stand des jeweiligen Chirurgen.

Diese operative Technik war eine teilweise Weiterentwicklung des „kleinen Apparates". Der Operateur führte zuerst einen gefurchten Katheter in die Harnröhre ein und schnitt dann gezielt auf diesem entlang. Die Rille des Katheters verhinderte ein Abgleiten des Messers und einhergehende unkontrollierbare Verletzungen, vor allem wenn sich der Patient schmerzbedingt bewegte. Mit dem Steinschnittmesser (Lithotom) wurde die Harnröhre in ihrem membranösen Bereich eröffnet. Sofort wurde dann eine Führungssonde (Gorgret) über den Katheter in die Blase vorgeschoben, um den Zugangsweg ja nicht zu verlieren. Hierauf wurde nach Katheterentfernung ein Wegweiser (Conductor) in die Blase eingebracht. Danach konnte je nach Situation mittels eines Dilatators der Zugang erweitert werden, um schlussendlich mit der Steinfasszange (Forceps) den oder die Steine herauszuziehen.[95] Der schnelle Wechsel der Geräte erforderte eine beachtliche Geschicklichkeit und Sicherheit, wirkte aber auf Umstehende sehr eindrucksvoll. Die Lithotomia Mariana verbreitete sich rasch in Italien, Frankreich, England und auch Deutschland. Berühmte Steinschneider der Renaissance wie Jakob Ruf (1505–1558), Pierre Franco, Wilhelm Fabry von Hilden (1560–1634) und auch Georg Bartisch übernahmen diese Operationstechnik.

Beachtenswert ist aber die Tatsache, dass Steinschneider des 17. und 18. Jahrhunderts häufig wieder zur „Methode nach Celsus" zurückkehrten. Offenbar hatten sie den großen Nachteil der „Marianischen Methode" erkannt. Waren die Gefahren tödlicher Blutungen und der Verletzung benachbarter Organe, vor allem der Vorsteherdrüse (= Prostata – J. K.) und des Darmes, bei dieser Methode deutlich geringer, so blieben Impotenz (= ausbleibende Gliedsteifigkeit – J. K.) und besonders die Urinfisteln doch auch weiterhin ständige Begleiterscheinungen. Eine unvollständige „Operationsstatistik" von Beaulieu vor seiner holländischen Zeit, die uns überliefert ist, zeigt, dass von 60 „Geschnittenen" 25 starben und 31 überlebten, 22 von ihnen behielten jedoch eine Urinfistel zurück. Über das Schicksal der fehlenden vier Patienten ist nichts bekannt. Alles in allem nicht eben ein begeisterndes Ergebnis.

Beaulieu versuchte daher zu Beginn des 18. Jahrhunderts diese schweren Nebenwirkungen zu umgehen, indem er den Schnitt links neben der Harnröhre ausführte und die Blase seitlich eröffnete. Das Messer drang hierbei ohne Kontakt zur Harnröhre und zum Schließmuskel seitlich in die Blase ein. Inkontinenz und Steinfistel waren bei diesem „*Sectio lateralis*" (= Seitenschnitt – J. K.) genannten Verfahren wesentlich seltener, ermöglichte doch ein weitgehend ungestörter Urinabfluss auf normalem Wege eine günstigere Heilung der Operationswunde. Das weitere Vorgehen bei der Extraktion (= Hervorholen) des Steines glich den anderen Methoden. Dieser Zugangsweg war aber nicht neu, soll er doch ähnlich schon im alten Indien angewandt worden sein. Mit magisch-religiöser Vorstellung wird hier auch die Führung des Schnittes links von der Mitte erklärt. Verständlicher erscheint hingegen die Tatsache, dass es für den zumeist rechtshändigen Chirurgen einfacher war, am Patienten links zu schneiden.[96] Infolge seiner vergleichsweise größeren Schwierigkeit konnte sich dieses Verfahren lange nicht durchsetzen und geriet sogar weitgehend in Vergessenheit.

Ob Beaulieu wirklich der erste war, der diese Schnittführung in Europa wiederbelebte, ist nicht mit Sicherheit zu sagen. Zu Beginn des 18. Jahrhunderts operierten auch der berühmte englische Chirurg William Cheselden (1688–1752) und der Deutsche Johann Jakob Rau (1668–1719) nach dieser Methode. Die bei Eisenbarth nachweisbare verhältnismäßig geringe Komplikationsrate legt die Annahme nahe, dass auch er zumindest nach 1700 dieses Verfahren angewandt hat. Sein Sohn jedenfalls führte diese Schnittführung in seiner 1712 vorlegten Dissertationsarbeit, auf die noch ausführlich eingegangen wird, mit auf.

Interessant ist in diesem Zusammenhang, dass Urinfisteln für Eisenbarth wohl seltene und erklärungsbedürftige Komplikationen darstellten. So wird in den Koblenzer Ratsprotokollen von der erfolgreichen Entfernung eines großen Blasensteines bei dem Soldaten Anthon Härtter aus Cochem durch Eisenbarth berichtet, der nun jedoch das Wasser nicht mehr richtig halten konnte. Dieser gab zu Protokoll, *„das dies seine eigen Schuld sei, weil er ihm vorher nicht die Wahrheit gesagt habe; er habe den Stein schon 14 Jahre lang gehabt, diese Tatsache aber dem Steinschneider verschwiegen. Er hätte ihm sicher besser helfen können, wenn er ihm darüber vorher berichtet hätte. Er habe es aus Angst verschwiegen, von Eisenbarth nicht operiert zu werden, da früher konsultierte Ärzte sich wegen des langanhaltenden Übels zu diesem Eingriff hatten nicht entschließen können.“*[97] Noch Ende des 18. Jahrhunderts schreibt der „Staads-Operatuer van den Stehen“ Gerit van Wy (1748–1810): *„Unter allen Operationen der Heilkunde ist, so viel mir bekannt ist, keine, die von frühester Zeit bis jetzt so vielen Verdrießlichkeiten und Veränderungen in der Behandlung unterworfen gewesen wäre, als der Steinschnitt.“*[98]

Allen bisher geschilderten Operationsmethoden war eines gemeinsam, es blieb unvermeidlich, dass während der Operation beim Mann das eindringende Messer gelegentlich Lappen der Prostata traf oder Steinzangen mit den Steinen auch Gewebsteile der Prostata erfassten und zusammen mit den Steinen hervorzogen. Doch offenbar hielt kein Steinschneider solche Vorfälle für erwähnenswert. Warum auch, war doch bis zu Eisenbarths Lebzeiten kaum etwas über die Prostata (= Vorsteherdrüse – J.K.), dieses kleine, aber sowohl wichtige wie auch oft bösartige Organ des Mannes bekannt. Die Anatomen übersahen es einfach. Selbst der vielseitigste Renaissancekünstler und anatomisch interessierte Leonardo da Vinci hat in seiner Sammlung anatomischer Zeichnungen die Prostata vergessen.[99] Auch der Begründer der modernen Anatomie, Andreas Vesalius, publizierte in seinem Hauptwerk „De humani corporis fabrica" eine falsche Darstellung der menschlichen Prostata, die wohl auf Tiersektionen basierte. So blieb es Giovanni Battista Morgagni (1682–1761) vorbehalten, am Lebensende von Eisenbarth mit seinen pathologisch-anatomischen Studien etwas Licht in das Dunkel um die Prostata zu bringen.[100] So wird es verständlich, dass manche Steinschneider unwissentlich Männern mit vergrößerter Prostata zu einem leichteren Wasserlassen verhalfen, zumeist aber durch Verletzung der Prostata starke, manchmal sogar tödliche Blutungen hervorgerufen haben.

Der Vollständigkeit halber soll noch eine weitere Steinschnittmethode Erwähnung finden, die schon lange bekannt war und auch immer wieder einmal angewandt wurde, jedoch keine allgemeine Verbreitung fand. Diese „*Sectio alta*" (= hoher Schnitt – J.K.) wird im Gegensatz zu den anderen Zugangswegen noch heute zur operativen Steinentfernung aus der Blase eingesetzt. Aus dem 16. Jahrhundert stammt eine Schilderung des bekannten französischen Chirurgen Pierre Franco, der 1561 bei einem Jungen einen so großen Blasenstein vorfand, dass er ihn auf die übliche Methode nicht entfernen konnte. Er vollführte daraufhin eine für seine Zeit ungewöhnliche, ja tollkühne Tat, indem er die Bauchdecken oberhalb des Schambeines eröffnete und von hier aus in die Blase eindrang und den Stein entfernte. Er selbst warnte vor der Wiederholung dieses Vorgehens, wurde doch allgemein eine Verletzung des Bauchfells, das einen Teil der Blase überzieht, oder des Darmes mit tödlichen Folgen befürchtet. Die Furcht vor diesem Eingriff konnten auch die zwanzig Jahre später erfolgten, überzeugenden Versuche von Rousset nicht beseitigen. Dieser Wundarzt und Geburtshelfer aus Montpellier beschäftigte sich mit dem Kaiserschnitt und fand Parallelen zwischen dem schwangeren Uterus und der steintragenden Blase. Er wies nach, dass die volle Blase beim flach liegenden Menschen ohne Verletzungen von Bauchfell oder Darm durch den tiefen Bauchschnitt eröffnet werden konnte. Die tonangebenden Zeitgenossen ließen sich dadurch aber nicht umstimmen. Anfang des 18. Jahrhunderts studierte dann der englische Anatom James Douglas (1675–1742) die Strukturen des kleinen Beckens genauer und definierte den „cul-de-sac", den wir heute den Douglasschen Raum nennen. Es handelt sich dabei um die außerhalb des Bauchfells gelegene Region, in der auch der nicht vom Bauchfell überzogene Anteil der Blase angesiedelt ist. Er überzeugte mit seinen Überlegungen seinen Bruder, den Chirurgen John Douglas († 1759), dass die Blase auf diesem Wege gefahrlos zu eröffnen sei. Ab dem Jahre 1719 wandte er diesen Zugangsweg erfolgreich an und publizierte sein Vorgehen 1723 unter dem Titel *„Lithotomia Douglassiana"*. Enthusiastisch wurde diese Operationsmethode vom englischen Steinschneider William Cheselden aufgenommen und häufig praktiziert. Somit ist belegt, dass zum Ende des Wirkens von Johann Andreas Eisenbarth auch dieser Zugangsweg praktiziert wurde, aber wohl nicht von ihm. Eine weitere Gefahr bestand aus heutiger Sicht darin, dass nach Eröffnung der Blase Urin in den Bauchraum eindrang. Dieser ist beim Blasensteinleiden zumeist reich an Bakterien, was in der vorantibiotischen Ära unweigerlich zu tödlichen Infektionen führen musste. Dies alles machte das Verfahren erst in den letzten 150 Jahren wirklich praxisfähig, starben doch im 18. Jahrhundert trotz aller Verbesserungen der Operationstechnik noch immer fast ein Drittel aller Blasenstein-Patienten.

Das Steinleiden muss jedoch für die Betroffenen so quälend gewesen sein, vor allem die wiederholten Blasenentzündungen und der ständige Harndrang, dass sie die mit dem Steinschnitt verbundenen Schmerzen und Komplikationen auf sich nahmen. Zu Eisenbarths Lebzeiten hat ein französischer Künstler seine entsprechenden Empfindungen musikalisch zum Ausdruck gebracht. Marin Marais (1656–1728) schuf 1725 in Lyon ein kleines Musikstück für Violine und Cembalo unter dem Titel „Le opération de la Taille" (= Die Operation des Blasensteines – J. K.). Er setzte in diesem einmaligen Werk um, was ein Patient vor, während und nach einem Steinschnitt erleben musste. Wohl nicht ohne eigene Erfahrung auf dem Gebiet des Steinschnittes, wandelte er Angst, Schmerz und wohltätige Ohnmacht, aber auch die Situation nach erfolgreich beendeter Operation und fröhlichem Aufstand vom Krankenlager gelungen in Töne um. Das Stück beginnt mit der Betrachtung der zur Operation notwendigen Instrumente und dem Grausen des Patienten beim Anblick derselben. Der Not gehorchend entschließt er sich zum Besteigen des Behandlungstisches, wo schließlich Arme und Beine festgeschnallt werden. Die eigentliche Operation ist charakterisiert durch mehrfaches Ansteigen der Tonhöhe. Mit einem scharfen Messer wird der Schnitt geführt und in höchsten Tönen erlebt man das Einführen der Fasszange und das Herausziehen des Steines mit. Eine wohltätige Ohnmacht überfällt den Patienten und man hört geradezu, wie das Blut unentwegt tropft. Der erste Teil endet mit der postoperativen Lagerung des Patienten und der zweite Teil schließt gavotteartig durch einen fröhlichen Abgesang nach erfolgreicher Blasensteinentfernung das musikalische Werk ab.

Dies ist zwar ein Beispiel für eine besonders originelle künstlerische Verarbeitung dieser Problematik, aber keineswegs ein Einzelfall. Malerei und Literatur haben sich seit der Neuzeit wiederholt mit diesem Thema befasst.

7.1.5.1. Das Steinleiden

Aus heutiger Sicht stellt sich uns die Frage, warum Blasensteine eine anscheinend so große Rolle gespielt haben, ist diese Erkrankung heute doch eher selten und tritt überwiegend bei älteren Männern auf, während in Quellen der Frühen Neuzeit immer wieder betont wurde, dass vor allem Kinder und jüngere Menschen davon befallen seien. Zum besseren Verständnis der Situation beschäftigen wir uns kurz mit dem „Steinleiden".

Harnsteine begleiten den Menschen seit frühester Zeit, so jedenfalls belegen es archäologische Funde. Das Leiden ist somit nicht, wie vielfach angenommen, eine moderne Zivilisationskrankheit, die auf Fehlernährung beruht. Zu allen Zeiten waren Menschen aller Altersgruppen und Geschlechter davon befallen. Der Harnstein ist nur Endprodukt und Symptom eines komplexen Krankheitsbildes, das als Komplikation anderer Erkrankungen auftreten kann, weit häufiger aber selbst Komplikationen herbeiführt. Der Entstehungsmechanismus war über lange Zeit völlig unbekannt und ist auch heute noch nicht vollständig aufgeklärt. Die von Harnsteinen hervorgerufenen Probleme waren seit alters her sehr schmerzhaft und konnten oft tödlich enden. Daher galt vor allem der Blasenstein bis in die beginnende Neuzeit auch als „mordender Stein“. Bereits Johann K. Kentmann (1518–1574) schrieb Mitte des 16. Jahrhunderts über die ganze grausame Problematik und die oft todbringende Konsequenz dieser Erkrankung:

> *„Was über die Nierensteine (Kap. 14) gesagt wurde, gilt auch für die Steine, die sich in der Blase bilden, die den Urin aufnimmt. Auch sie sind ebenso verschieden in Gestalt, Größe und Farbe, nur sind sie bei einigen Menschen besonders groß und hart. Ja, sie sind oft so groß und hart, dass Medikamente sie nicht zerfressen und abtreiben können, ja dass man sie auch mit Instrumenten nicht zertrümmern und extrahieren kann, selbst wenn die Patienten infolge des Blasenschnittes darniederliegen. Deshalb werden die, die so gequält werden – und ich habe das des Öfteren mit Erschütterung mit angesehen – von unsäglichen Qualen elendig zugrunde gehen. Daher kann wenigstens nach meiner Überzeugung keinem Menschen ein grausamerer Tod beschieden sein als gerade der, den die Steine verursachen, wo einer bei vollkommen gesunden Gliedern und ungeschwächten Kräften unter einem schweren Schmerzanfall sinnlos sterben muss.“*

Wegen dieser qualvollen Begleitumstände wurden Steine als eine Geißel der Menschheit betrachtet, und verschiedenste Therapieversuche lassen sich in allen Entwicklungsepochen nachweisen. Bereits vor rund 5 000 Jahren entwickelte sich im alten Ägypten eine der ältesten und am längsten andauernden Hochkulturen der Menschheit. Einen ganz besonderen Fund machte der Engländer Elliot Smith 1901 in einer noch vor Beginn der Hochkultur entstandenen Begräbnisstätte zu El Amrah in Oberägypten. Hier fand er zwischen den Beckenknochen eines etwa 19-jährigen Mannes einen circa 7 000 Jahre alten Blasenstein. Es ist somit der älteste uns überhaupt bekannte Harnstein. Sein Kern bestand aus Harnsäure und der Mantel aus Kalzium-Oxalat und Magnesium-Phosphat, einer auch heute noch typischen Steinzusammensetzung. Leider wurde der Stein, der sich im Museum des chirurgischen Kollegiums in London befand, während eines Bombenangriffes im Zweiten Weltkrieg zerstört. Einen zweiten historischen Stein fand J. G. Shattok 1905 in einem ägyptischen Grab aus der II. Dynastie, also vor circa 5 000 Jahren. Entsprechend seiner Lage neben dem zweiten Lendenwirbelkörper vermutet man in ihm einen Nierenstein. Schließlich entdeckte Smith auch noch im Nasenloch einer Mumie eines Priesters aus Amon einen weiteren Stein, der vermutlich 3 000 Jahre alt ist. Die Lage des in seiner Zusammensetzung typischen Blasensteines erklärt sich aus der Gewohnheit der ägyptischen Einbalsamierer, alles zum Körper gehörende in die Mumie zurückzulegen.

Ähnlich wie Ägypter und Babylonier verfassten auch die frühen Inder umfangreiche medizinische Abhandlungen.[101] Während in den alten indischen „Veden" Blasensteine noch nicht speziell erwähnt werden, empfahl bereits im sechsten Jahrhundert v. Chr. Sushruta den „Steinschnitt", der sich anscheinend mittlerweile in der indischen Medizin etabliert hatte. Im ersten Jahrhundert n. Chr. berichtete Charaka, der Leibarzt von Kaniska, dem König von Indo-Scythia, in seiner „Samhita" über Steinentfernungen aus der Harnröhre mittels eines Hakens. Auch wenn es bei diesen Eingriffen zu zahlreichen Komplikationen und auch Todesfällen kam, war dies doch die erste Möglichkeit, einem unter massivsten Schmerzen Leidenden effektiv zu helfen. Da ein derartiges Vorgehen eine große Fingerfertigkeit und Übung erforderte, wurde es zunehmend von Spezialisten durchgeführt, die durch die Gegend reisend sich auf diesen Eingriff konzentrierten. Somit waren die *„wandernden Steinschneider"* geboren, die, wie bereits dargestellt, bis ins 18. Jahrhundert hinein das Bild der Behandlung auch in Europa prägten und sich nicht wesentlich verändern sollten. Die indischen Wanderärzte waren es auch, die das Wissen vom Steinschnitt über das antike Griechenland nach Europa brachten.

Aber warum war das Steinleiden gerade vor 300 Jahren so stark verbreitet, dass zahlreiche wandernde Spezialisten ein erträgliches Auskommen mit dem Steinschnitt finden konnten? Beachtenswert ist in diesem Zusammenhang noch die Tatsache, dass im 18. Jahrhundert in Mitteleuropa der Anteil der Kinder an den Steinoperationen je nach Region zwischen 20 und 60 Prozent lag.

Die Ursachen hierfür sind vielgestaltig, aber vor allem in einer sich verändernden Lebensgrundlage zu sehen. Eine Ursache sind die zeittypischen Lebensumstände. Die Erfahrungen des Dreißigjährigen Krieges führten zu einer Ambivalenz, ständig den Tod vor Augen, entstand eine Sucht nach Leben, die sich auch in der Ernährung widerspiegelte. Einen entscheidenden Einfluss auf die Steinbildung hatten nachweislich schon immer die Essgewohnheiten gehabt. In der zweiten Hälfte des 17. und der ersten Hälfte des 18. Jahrhunderts war das Steinleiden allgegenwärtig und in allen sozialen Schichten vertreten. Nach den Bevölkerungsverlusten durch die mittelalterlichen Pestzüge verbesserte sich die Ernährungsgrundlage im 16. Jahrhundert spürbar, die Kalorienzufuhr stieg deutlich an.[102] Das gleiche geschah in noch stärkerem Maße nach dem Dreißigjährigen Krieg. Aber wie ist es zu diesen Veränderungen in der für uns heute ungewöhnlichen Ernährungsweise gekommen? Hier muss man in Betracht ziehen, dass infolge des Dreißigjährigen Krieges und der mit diesem in Zusammenhang stehenden Seuchenzüge erneut ein massiver Bevölkerungsverlust eingetreten war. In manchen Regionen lebten in der zweiten Jahrhunderthälfte weniger als 50 Prozent der Vorkriegsbevölkerung. Betroffen davon war nicht nur Deutschland, sondern ganz Mitteleuropa. Bei gleichbleibender landwirtschaftlicher Nutzfläche führte dies zu einem ausgeprägten Nahrungsüberangebot. Dies wiederum hatte eine Preisstabilität und teilweise Preissenkungen für Nahrungsmittel zur Folge, die damit auch für die ärmeren Bevölkerungsgruppen in ausreichender Menge zur Verfügung standen. Dieser Prozess wird noch unterstützt durch eine Klimaveränderung in Form einer kleinen Warmzeit.[103] Der anhaltende Menschenmangel wiederum führte zu einem spürbaren Lohnanstieg. Aus beiden Entwicklungen resultierte ein anhaltend verbessertes Kaufkraftverhältnis.[104] In dieser Zeit gaben darüber hinaus Adelige, Bürger und auch Handwerker bewusst viel Geld für eine reiche Tafel aus. La Fontaine lässt einen Hund aus „gutem Stall“ sagen:

„Die Leibesfülle lieber Herr, ist's Euer Wille …
blüht Euch so gut wie mir.“

Lebensstandard drückte sich damals eben auch durch Fett aus, das zugleich ein Zeichen für Erfolg, Lebensart und Intelligenz war. Dieses wiederum in Kombination mit einer geänderten Lebenseinstellung, die aus den Todeserfahrungen der vergangenen Jahrzehnte eine bewusst diesseitige Lebenshaltung machte, zog eine bewusste Umstellung der Ernährungsgewohnheiten nach sich, mit allen daraus folgenden Krankheitserscheinungen, wie beispielsweise dem nun massenhaft auftretenden Blasenstein. Dieser erfasste beide Geschlechter und auch die Kinder und Jugendlichen. Erst das zunehmende Bevölkerungswachstum in der zweiten Hälfte des 18. Jahrhunderts und vor allem dann im 19. Jahrhundert führte zu der uns bekannten Unterernährung. Davon konnte in der Zeit von Eisenbarth keine Rede sein. Im 16. Jahrhundert dominierte der Fleischverbrauch, der als wesentlicher Faktor der Steinbildung anzusehen ist. Er ging dann im Gebiet des Deutschen Reiches von etwa 100 Kilogramm pro Kopf und Jahr auf ungefähr 16 Kilogramm um 1800 zurück.[105] Brot und Getreidebrei waren in Europa vom Mittelalter bis ins 19. Jahrhundert die wichtigsten Lebensmittel, der Verbrauch lag bei 500 bis 1000 Gramm täglich. Erst im späten 18. Jahrhundert begann der Siegeszug der aus Amerika stammenden Kartoffel, was den Rückgang der Steinmortalität am Ende der Epoche erklärt.

Ein weiterer wesentlicher Faktor, der die zeittypisch hohe Steinrate erklärt, ist der starke Konsum alkoholischer Getränke, besonders von Wein, der in dieser Zeit Alltagsgetränk in allen Bevölkerungsschichten war. Der bekannte und bereits erwähnte Steinschneider Bartisch schreibt daher auch am Ausgang des 16. Jahrhunderts: „*Wie denn alle erfahrnen, geübten und weitgereisten Steinschneider sagen und bekennen müssen, dass man in keinem Lande mehr Menschen findet, die mit dem Steibn beladen sindt als in Ungarn, Oestereych, am Rhein, Boehemen und dergleichen Landen, ob mann viel Wein hat und trinket. Daher auch bei den Schnittärtzten ein Sprichwort und Vers entstanden ist wie folget:*

Wer ein guter Steinschneider will werden und sein
Der zieht inn die Land, do mann hat viel Wein,
Da haben die Menschen gar sehr den Stein
Do kann mann die Kunst Lernen wol und fein.“

Aber auch Bier wurde viel getrunken und selbst Kinder bekamen regelmäßig Alkohol. Die Essensordnung für die Zöglinge der Franckeschen Stiftungen in Halle/S. sprach ihren Zöglingen zu Beginn des 18. Jahrhunderts altersentsprechend eine bestimmte Menge Bier als Getränk zu. Dies beruht auf der Tatsache, dass es in den meisten Orten kein sauberes Trinkwasser gab und nur alkoholische Getränke nicht zu Darmproblemen führten. Ein weiterer Faktor war eine vor allem in den Städten mangelhafte Milchzufuhr, da diese damals nur in verarbeiteter Form haltbar war. Fruchtsäfte waren vergleichsweise teuer und ebenfalls nur beschränkt haltbar. Darüber hinaus hatten inzwischen die Spirituosen ihren Siegeszug angetreten und erlangten jetzt auch erstmals Bedeutung im Massenkonsum, vor allem in Nordeuropa. Erst die mit abgekochtem Wasser hergestellten stimulierenden Getränke Kaffee und Tee drängten in der zweiten Hälfte des 18. Jahrhunderts den Alkoholkonsum etwas zurück.

Zur Steinbildung führte auch eine damals nicht seltene Erkrankung, die Gicht (= Podagra). Diese wird durch die reichliche Aufnahme tierischer Fette und Alkohol hervorgerufen und war schon früher vor allem in den wohlhabenden Kreisen weit verbreitet. Gichtkrank waren neben Alexander dem Großen auch Christoph Kolumbus (1451–1506), Martin Luther, Ludwig XIV., Friedrich der Große und Johann Wolfgang von Goethe. Hierbei kommt es zur verstärkten Ausscheidung von Harnsäure, einem Endprodukt des Purinstoffwechsels. Die Harnsäurekristalle können sich dann aneinanderlagern und Steine bilden.

Im Charité-Museum befindet sich der Blasenstein der zum Tode des Theologen Johannes Saubert der Jüngere (1638–1688) geführt hat. Dieser Stein ist immens groß und muss starke Schmerzen verursacht haben. Und derartige Schmerzen hatten im 17. Jahrhundert eine bestimmte Bedeutung. Verweisen sie auf Sünden, so sind sie eine Strafe Gottes. Oder handelt es sich um eine Hiobs-Botschaft? Dann wäre die Frömmigkeit des Theologen mit dem Stein auf eine Probe gestellt worden. So führt ein medizinhistorischer Fund zur gesellschaftlichen Interpretation von Krankheit.

Ein probates Mittel zur Erforschung des Steinleidens im 17. und beginnenden 18. Jahrhundert sind auch die Leichenpredigten. In einer entsprechenden Untersuchung fanden sich bei 3310 derartigen Schriften insgesamt 167 Verstorbene mit einem Steinleiden. Eine Studie, die sich speziell mit dieser Patientengruppe kritisch auseinandersetzte, zeigt exemplarisch die Fülle an Erkenntnissen, die im Bezug auf das Steinleiden aus Leichenpredigten gewonnen werden können. Das Spektrum reicht dabei von der Krankenversorgung und den Behandlungsformen über natürliche Steinabgänge bis hin zu den konkreten Todesumständen.[106] Auffällig ist, dass auch in der Darstellung dieser Schicksale die Thematisierung des Schmerzes, denen die Kranken ausgesetzt waren, einen besonders großen Raum einnimmt.

Entsprechend der spürbaren Zunahme des Harnsteinleidens wurden die Versuche zur Erforschung dieser Erkrankung verstärkt. Aus heutiger Sicht muss man sich zunächst vergegenwärtigen, dass Nierenstein- und Blasensteinleiden zwei verschiedene Ursachen haben. Schon die Steinzusammensetzung unterscheidet sich seit dem Altertum, Nierensteine beinhalten vor allem Kalzium, Oxalat und Phosphate, die Blasensteine bestehen überwiegend aus Harnsäure und Phosphat.[107] Während Nierensteine, deren Therapie zu Eisenbarths Zeit operativ nicht möglich war, in der Regel primär auf eine Erkrankung des Nierengewebes zurückgehen, entstehen Blasenkonkremente aus einem Kern, aus welchem durch Anlagerung der endgültige Blasenstein anwächst. Der Kern kann aus Bakterien, abgeschilferten Gewebeanteilen, Harnkristallen, aber auch Blutanteilen bestehen. Es kann sich aber auch um einen kleinen, in die Blase abgegangenen Nierenstein handeln, der nicht mehr durch die Harnröhre ausgestoßen werden konnte.[108] Dies ist untypisch, da die Harnleiter als Verbindung von Niere zur Blase dünner sind als die Harnröhre, die von der Blase nach außen führt. Es mussten also Abflussbehinderungen vorliegen, die dazu führten, dass der kleine Stein nicht ausgeschieden werden konnte. Dies kam vor allem bei einer altersbedingten Prostatavergrößerung und Restharnbildung vor. Bereits Hippokrates und Celsus hatten das Blasensteinleiden bei abgeschwächtem Harnstrahl beschrieben. Von ärztlicher Seite bestand in der Folgezeit wenig Interesse an der Erforschung der Ursachen einer Blasensteinbildung. Erst am Ausgang des Mittelalters begann man sich dann etwas intensiver mit diesem Thema zu beschäftigen. Der berühmte Renaissancearzt Theophrastus Bombastus von Hohenheim, genannt auch Paracelsus (1493–1541), betrachtete alle Erkrankungen als Störungen alchemistisch-chemischer Prozesse im Organismus. Die steinbildende Materie, die sich durch gewisse Prozesse im Körper verhärtete, war für ihn unsichtbar und durch Planeten und ihre Bahn beeinflusst. Sein Zeitgenosse Jean Fernel (1497–1558) vertrat in seinem Werk „De pulsibus et urinis" die Auffassung, dass eine Abflussbehinderung Ursache der Blasensteinbildung ist. Mehr als eine Generation später war es dann

Jean-Baptist van Helmont (1577–1644), der ebenfalls den Gedanken der Blasensteinentstehung unter dem Einfluss von Planeten verwarf. Er zerlegte den Urin durch Gärung und Destillation und fand dabei verschiedene Harnbestandteile: Meersalz, ein spezifisches fixes Harnsalz, ein flüssiges Harnsalz, das er „Harngeist" nannte, eine Art Erde und einen flüssigen Kot, den er Scoria nannte, der für die Farbe des Harns verantwortlich sein sollte. Zur Steinbildung nahm er zusätzlich einen möglicherweise im Harn vorhandenen Weingeist an, der sich unter der fermentierenden Wirkung eines „gefäulten" Geistes mit der „gerinnend-machenden" Wirkung des Harngeistes verbinden würde.[109] Wirklich bedeutende Schritte fielen dann erst in Eisenbarths Lebenszeit. So beschrieb 1665 Robert Hooke (1635–1703) in den Niederlanden erstmals das kristalline Harnsediment und 30 Jahre später führte der um die Entwicklung des Mikroskops verdiente Antony van Leeuwenhoek (1632–1723) die ersten Untersuchungen an Harnsteinen durch. Ebenfalls einem Niederländer, Anton Nuck (1650–1692), gelang es erstmals experimentell, einen Fremdkörperstein beim Hund zu erzeugen.

7.1.5.2. Steinauflösende Mittel

Alle diese aufgeführten Versuche und Untersuchungen dienten vor allem dem Ziel, dazu beizutragen, die schmerzhafte und komplikationsreiche Operation als bisher einzige wirksame Therapiemöglichkeit durch eine medikamentöse Behandlung abzulösen. Wie groß die Sehnsucht nach einem derartigen Mittel war, belegt die Tatsache, dass die Engländerin Joanna Stephens noch 1739 ein Rezept zur Steinauflösung für 5000 Pfund an das Parlament verkaufen konnte. Danach wurde die in Wirklichkeit völlig wertlose Rezeptur veröffentlicht: Pulver aus Eierschalen und Schnecken, Kräuter, gekocht mit Seife, Schweinsborsten und Honig, sowie Pillen, ebenso aus Honig, Seife und Kräutern.

Obgleich gerade auf diesem Gebiet, wie man sieht, die größten Scharlatane und Kurpfuscher ein weites Betätigungsfeld fanden, indem sie den hilfesuchenden und von unerträglichen Schmerzen gepeinigten Patienten ihre wirkungslosen und nicht immer billigen Heiltränke und Wunderarzneien aufschwatzten, gab es zu allen Zeiten auch verantwortungsbewusste Steinschneider, die nach anderen

Wegen suchten. Hundert Jahre vor Eisenbarth wandte sich auch Georg Bartisch in seinem bereits erwähnten „*Kunstbuch*" der Problematik der medikamentösen Steinauflösung zu. Im dritten Kapitel begründet er dies mit den Worten: „*Weil das Schneiden des Steines nicht nur abscheulich, sondern auch gefährlich ist, graut sich einer, der damit umgehen muß und entsetzt sich. Geschweige denn, der diese Operation erdulden und ertragen muß. Diese Operation ist fürwahr kein Kinderspiel und Kurzweil, wie manche vielleicht gleuben, daß man damit sein Geld leicht verdiene!*"

Eine fast 30-jährige Berufserfahrung und über 400 Steinschnitte mit all ihren Problemen haben ihn wiederholt darüber nachdenken lassen, wie man den Patienten ohne Schnitt von seinen Steinbeschwerden befreien könne. „*Aber ich habe bis jetzt nicht erfahren können, obwohl ich viel und auf mancherlei Art versucht habe.*" Eine sehr ehrliche Aussage über die medikamentösen Möglichkeiten seiner Zeit, die allerdings auch heute noch nicht wesentlich besser sind. Dennoch führte er zwölf Rezepte auf, die er selbst in der Praxis angewandt hatte. Prüft man diese Drogen auf ihre medizinische Wirksamkeit, so ergeben sich vor allem folgende Aspekte: Im Vordergrund stehen Schmerzlinderung sowie krampflösende und harntreibende Effekte. Eingesetzt wurden Weinraute, Bibernelle, Lungenkraut und andere, zur Geschmacksverbesserung benutzte man Süßholz, Zucker und Zimt.[110] Alle diese Heilkräutermischungen dienten somit im Wesentlichen dazu, beim Steinleidenden einen Abtreibungsversuch zu unternehmen und schmerzlindernd zu wirken. Dieser eingeschränkten Wirkungsmöglichkeiten war sich Bartisch vollauf bewusst, wenn er schrieb:

> „*Es soll daher jeder wissen, ist der Stein beim Menschen größer als eine Haselnuß oder als eine Eichel geworden, dann ist es unmöglich ihn abzutreiben.*"

Trotz dieser Erkenntnis der Unmöglichkeit einer Auflösung bestehender Steine gab es noch zu Eisenbarths Zeiten viele „Quacksalber", die auf Märkten und Messen Wundermittel zur Steinauflösung anboten, die natürlich ohne Wirkung bleiben mussten und vielmehr durch die Verzögerung der entsprechenden operativen Behandlung das Steinwachstum noch förderten.

Bei der Bevölkerung war die Angst vor einer Steinerkrankung und den Folgen des mit ihr verbundenen Steinschnittes verständlicherweise weit verbreitet und somit das Interesse an steinauflösenden oder -abtreibenden Substanzen sehr groß. Eisenbarth wäre nicht der geschäftstüchtige Wundarzt gewesen, als der er in der Erinnerung geblieben ist, hätte er diesen Markt nicht erkannt und für sich genutzt. Bereits kurz nach Erhalt seines ersten Privilegs wandte sich im Januar 1687 der Altenburger Hof-Apotheker Stephan Stephani mit einer Beschwerdeschrift an seinen Landesherrn, worin er darauf hinweist:

> *„Eisenbarth habe auf öffentlichen und Wochenmärkten Medikamente und Spezereien angepriesen und verkauft, auch die Leute für sich eingenommen und nicht nur seine Kunst als Operateur, sondern auch seine Heilmittel angepriesen."*

7.2. Komplikationen nach Eingriffen von Eisenbarth

Insgesamt hat Eisenbarth wohl mehr als 4000 operative Eingriffe durchgeführt. Dass er dabei *„den einen oder anderen sterben sehen musste"*, wie sein Sohn in seiner Dissertation formulierte, ist wohl nicht überraschend. Dies war einerseits auf die noch unzureichenden anatomischen Kenntnisse, die damaligen hygienischen Zustände und die noch mangelhaften Operationstechniken, andererseits aber wohl auch auf „Kunstfehler", die ihm zuzuschreiben sind, zurückzuführen. Allerdings muss man beachten, dass er schwierige Operationen wagte, die ortsansässige Chirurgen nicht durchführen wollten oder konnten. Wenn man berücksichtigt, dass selbst Heister mit seinen operativen Erfolgen oft unzufrieden war, muss man Eisenbarth eine glückliche Hand bestätigen. Die wenigen Akten über „Kunstfehler-Prozesse" und die ihm erteilten Zeugnisse und Privilegien sind Beweise seines zumeist sehr erfolgreichen Wirkens. Die Patienten wussten damals auch, welchen Risiken und Gefahren sie sich aussetzten, wenn sich derartigen Eingriffen unterzogen. Die Verhältnisse sind mit heutigen Operationen und deren Risiken überhaupt nicht vergleichbar. Die komplette Wiederherstellung der Gesundheit konnte damals noch nicht das Ziel der chirurgischen Eingriffe sein, sondern nur die Befreiung von starken Schmerzen oder Bewegungseinschränkungen. Dem Operateur fehlten nicht nur wichtige anatomische und physiologische Kenntnisse, sondern vor allem Zeit bei der Durchführung des Eingriffes. Nebenwirkungen wurden daher wissentlich in Kauf genommen. Urinfisteln nach dem Steinschnitt oder der Hodenverlust bei Leistenbruchoperationen galten nicht als „Kunstfehler", sondern gehörten zu den häufigen Folgen derartiger Operationen. Dies muss man sich bewusst machen, wenn man die Operationsergebnisse der Wanderärzte beurteilen will. Diese zeittypischen Nebenwirkungen wurden nur selten aktenkundig und sind zumeist nur aus Biographien der betroffenen Patienten ablesbar. In den Archiven finden sich nur Hinweise auf wahre „Kunstfehler", das heißt Operationen oder auch medikamentöse Behandlungen mit tödlichem Ausgang.

Es ist Eike Pies völlig zuzustimmen, wenn er behauptet, dass Eisenbarth genau wusste, dass Fehlschläge sich schnell herumsprachen, lange in der Erinnerung der Bevölkerung haften blieben und seinem guten Ruf schadeten. Da er auf seinen Reisen häufig den gleichen Ort besuchte, wäre er dort wohl kaum willkommen gewesen, wenn sein handwerkliches Geschick infrage gestellt worden wäre. Zudem war ihm bekannt, dass die Medizinalbehörden auf Anzeige hin Operationen mit Todesfolge untersuchen würden und ihm im Falle von nachgewiesener Fahrlässigkeit das Privileg als Landarzt hätte entzogen werden können. Nachweislich hatte Eisenbarth viermal mit dem Vorwurf der fahrlässigen Tötung seiner Patienten zu tun. Bereits wenige Wochen nach Beginn seiner selbständigen Tätigkeit hatte er in Gera auf dem Marktplatz den Sohn von Hans Raumschüssel operiert, der aber wenige Tage später verstarb. Dieser Fall soll zur Illustration des amtlichen Ablaufes derartiger Prozesse etwas ausführlicher dargestellt werden. Der Junge litt an einem Hodenbruch (= Inguinalhernie oder Leistenbruch – J. K.). Eisenbarth hatte für die operative Behandlung des Jungen die erforderliche Zustimmung des Rates und des Stadtphysikus Dr. Johann Christoph Zopf erhalten. Letzterer war zwar nicht persönlich zugegen, hatte aber die ortsansässigen Chirurgen, den Barbier Zacharias Hager und den Bader Zacharias Klaunigen beauftragt, *„auf des Professoris Operationes und enchireses (= Geschicklichkeit – J. K.) achtzu-*

geben". Dies war ein durchaus übliches Verfahren, gehörte es doch zu den Obliegenheiten eines Stadtarztes, die nichtakademischen Heilpersonen in ihrer Tätigkeit zu überwachen. Nach dem angefertigten Bericht wurde der Eingriff *„von ihm mit guter Geschwindigkeit vollzogen und das Knäblein alsbald, mit Tüchern umhüllt und vor der kalten Luft bewahrt, in sein Logement getragen.*"[111] Obwohl die Operation ohne Fehler ausgeführt wurde, kam es zu keinem guten Ende. Eisenbarth rechtfertigte sich, er habe *„an des Reimschüßels Kindes Todte sowenig, denn ein Medicus, er seine Arzney dem patienten ehrlich und redlich appliciret und doch den erwünschten effect nicht erreichet, ursach.*" Als Zeugen führte er den Physicus Hopf und die anwesenden Bader auf. Er wollte deshalb auch so behandelt werden, wie es *„einem ehrlichen Arzt und Künstler zusteht.*" Auch dass er sich bei seinen Operationen für Leib und Leben der Patienten verbürgte, konnte ihm nicht zum Vorwurf gemacht werden. *„Ja wie kann sich der Vorwand, ich hätte nämlich für Leib und Leben des Kindes gut gesagt sich gegen mich richten? Ich verspreche jeder Zeit öffentlich, dass soviel es den Schnitt an sich betrifft, ich für Leib und Leben gut sagen will, wenn nur der Patient, wie ich es ihm vorschreibe, sich hernach verhält oder gehalten wird. Also ist auch das an die Eltern gegebene Versprechen nicht anders als mit oben gesagter Bedingung geschehen.*"

Geschickt hat er damit den „Schwarzen Peter" weitergereicht. Rückblickend muss man bestätigen, dass er Recht hatte. An dem tödlichen Ausgang der Behandlung war wohl vor allem die mangelnde elterliche Sorgfalt Schuld. Der Vater, der bei dem Kind wachen sollte, legte sich schlafen, das Kind fiel aus dem Bett und wurde *„dadurch von dem Frost befallen*". Eisenbarth kümmerte sich weiter um das Kind, wie die Verschreibung eines stärkenden Mittels gegen Fallsucht, *„Potiuncula antiseptico-conformativa*", durch den Stadtphysikus Hopf auf Eisenbarths Anregung hin belegt. Trotz dieser Bemühungen verstarb das Kind nach wenigen Tagen. Ein solcher Behandlungsausgang war an sich damals in Anbetracht der üblichen hohen postoperativen Sterblichkeit nichts Ungewöhnliches.

Für den jungen Eisenbarth gab es jedoch ein unangenehmes Nachspiel. Mit seinem raschen Aufstieg hatte er sich nicht nur Freunde geschaffen. Der Konkurrenzkampf gestaltete sich auch damals schon recht hart und keinesfalls immer kollegial. Nicht nur der Altenburger Stadtphysikus Ussleben war gegen ihn eingenommen. Wie die Akten beweisen, hatte er auch zahlreiche Feinde sowohl unter den ortsansässigen Badern und Barbieren als auch unter den Apothekern und Ärzten. Vor diesem Hintergrund war es nicht verwunderlich, dass die Geraer Ereignisse von seinen Gegner sofort ausgenutzt und der Landesregierung hinterbracht wurden. Dies ist auch ein Beleg dafür, dass es in jener Zeit nicht möglich war, unkontrolliert seine Tätigkeit auszuüben oder sogar bewusst Fehlhandlungen auszuführen. Neben der staatlichen Kontrolle spielte der Konkurrenzkampf überall eine wesentliche Rolle. Eisenbarth aber war trotz seines jugendlichen Alters von 23 Jahren erfahren und gewandt genug, um angemessen zu reagieren. In einem wohlgesetzten Rechtfertigungsschreiben an seinen Landesherrn schilderte er die Ereignisse und entschuldigte sich für den misslungenen Eingriff.

Wie das Beispiel zeigt, wusste sich Eisenbarth geschickt zu verteidigen. Seine Argumente waren nicht von der Hand zu weisen, zumal Physikus und Magistrat der Stadt Gera involviert waren und eine Sektion der Leiche, welche Klima oder Sturz als Todesursache hätte abklären können, nicht durchgeführt wurde. Die Angelegenheit hätte schnell erledigt sein können, hielt der Herzog „*wegen des geschnittenen Knabens, Hans Reimschüssels zu Poderau Söhnleins, und dabei angeschuldigter Verwahrlosung*“ doch eine Ermahnung und eine Bestrafung mit 20 Talern für ausreichend. Am 29. Oktober veranlasste er Eisenbarth durch seinen Amtmann, „*in Zukunft in seinen Curen*“ mehr Vorsicht walten zu lassen und „*das menschen leben nicht so gering zu achten*“. Für den Fall der Missachtung dieser Verwarnung drohte er mit dem Entzug der Tätigkeitsberechtigung und hoffte damit beiden Seiten Genüge getan zu haben.

Eisenbarth selbst war mit dieser Bestrafung aber nicht einverstanden und bat, ihm die Strafe zu erlassen, weil es sich um einen „*Casus fortuitus*“ (= unvorhersehbarer Unglücksfall – J. K.) handelte, an dem der Vater die größte Schuld trage. Weiterhin versuchte er darzustellen, dass nach so kurzer Zeit der Tätigkeit seine finanzielle Lage die Begleichung einer derartigen Strafe noch nicht zuließe. Hieraus entwickelte sich ein längeres Verfahren, denn auch die am 6. Dezember festgesetzten zehn Taler Strafgeld erschienen Eisenbarth noch unangemessen. Nach seiner Rückkehr nach Altenburg griff er die alte Sache noch am Silvestertag 1687 mit einem neuerlichen Schreiben auf. Darin appellierte er an die *„weit gepriesene Clemenz“* (= Milde – J. K.) des Fürsten und bat, die Strafe gänzlich zu erlassen, *„um dadurch dieser Sache ein Ende zu geben, wo nicht mein höchstes Unvermögen, wozu ich durch diese Sache gebracht worden, indem ich etliche Zeit ohne Verdienst leben, an einem gefährlichen Fieber laboriren und alles zusetzen müssen … zumal ich auch bey dieser Sache ein gutes Gewissen habe …“* Weiter führt er an, *„dass er durch vornehme Mediziner aus Leipzig bestätigen lassen könne, dass dies nicht der erste Patient gewesen sei, der in wohl noch rauerer Jahreszeit auf öffentlichem Markt operiert und dennoch geheilt worden sei. Das habe auch er an diesem Kind „praestiren“ (= leisten – J. K.) wollen, aber durch des Vaters Unachtsamkeit sei das Kind so gefährlich aus dem Bett gefallen. Das sei in Gera hinlänglich bekannt, aber seine hiesigen Widersacher suchten den einen oder anderen gegen ihn aufzubringen und seine Gottlob! so vielfältig tatsächlich glücklich erwiesene Kunst zu verkleinern.“*[112]

Erreicht hat er mit diesem Schreiben letztlich nichts, denn es blieb bei der auf zehn Taler festgesetzten Strafe. Aber der Inhalt des Briefes ist für uns recht interessant, geht er doch auf einige wichtige Punkte ein. So wird deutlich, dass es doch recht starke Kräfte gab, die versuchten, seine Wirkungsmöglichkeiten einzuschränken und dies zumindest vorübergehend auch erreicht haben. Gleichfalls kommt hier die Konkurrenz zu den akademischen Medizinern zum Ausdruck, die selbst am Patienten keine Eingriffe vornahmen, sondern nur Medikamente verordneten. Da deren Nebenwirkungen nicht so direkt sichtbar waren, wurden sie auch nicht im gleichen Maße wie die Wundärzte für ausbleibende Heilerfolge oder Misserfolge zur Verantwortung gezogen. Dass eine Strafe von zehn Talern (vereinfacht umgerechnet 1 000 Euro) in der damaligen Zeit für einen Berufsanfänger und bei eventuell verfahrensbedingtem zeitweisen Verdienstausfall eine schwere materielle Belastung darstellten, sei abschließend nur am Rande erwähnt. Insgesamt ist die Geschichte für Eisenbarth recht glimpflich abgegangen. Er jedoch hatte für die Zukunft seine Schlussfolgerungen daraus gezogen. Aus den Archivalien sind keine weiteren Todesfälle nach Leistenbruchoperationen bekannt.

Nach Blasenstein-Operationen sind noch drei weitere Todesfälle aktenkundig. Bei allen drei handelte es sich um Kinder, zwei davon fallen in das ansonsten so erfolgreiche Jahr 1714 und gehören wohl nicht in die Kategorie „Kunstfehler". Am 8. Januar ist ihm in Salzwedel ein zwölf Jahre alter Knabe nach der Operation verstorben. Am 10. September operierte Eisenbarth in Bremen einen 13-jährigen Jungen mit einem Blasenstein von 13 Loth (ungefähr 200 Gramm) Gewicht. Zwölf Tage später verstarb der Patient. Knapp zehn Jahre später kam es in Königsberg ebenfalls zu einem tödlichen Ausgang einer Blasenstein-Operation. Da es sich hierbei nachweislich um einen Kunstfehler von Eisenbarth handelte, wird in einem späteren Kapitel auf dieses wohl einmalige Ereignis noch ausführlicher eingegangen.

Bei einem Todesfall in Sonneberg im Jahr 1713 verstarb der Adjunkt Joachim Hildebrand aus Sonnenfeld. Hier sind aber weder Alter noch Art der Operation bekannt. Dass es mehr Todesfälle gegeben haben muss, belegt eine Äußerung von Michael Eisenbarth in seiner Hallenser Dissertation: *„Von vielen Hundert Steinkranken, die mein, des Kandidaten, Vater operiert hat, war es sehr selten, dass er den einen oder anderen sterben sehen musste."* Es handelte sich bei diesen Todesfällen anscheinend um erwartete Therapieausgänge, die keinen Fehler beim Operateur vermuten ließen.

Nur zwei bekannte Todesfälle mit amtlicher Nachprüfung wegen eines „Kunstfehler-Verdachtes" bei circa 4 000 operativen Eingriffen sind ein wirklich beeindruckendes Ergebnis, das nachhaltig die Fähigkeiten und das Verantwortungsbewusstsein von Johann Andreas Eisenbarth belegen. Ein beeindruckendes Ergebnis, können doch auch heute nicht alle Ärzte eine solch erfolgreiche Bilanz ihres Lebenswerkes vorlegen. Er war auch hier besser als sein Ruf und wohl die Mehrzahl seiner Berufskollegen.

8. Der Umzug nach Magdeburg

8.1. Im Haus „Zum goldenen Apfel“

Kehren wir zurück zu Johann Andreas Eisenbarth und ins Jahr 1703. Auch in diesem Jahr begleitete die Familie den Wanderarzt wieder auf seinen Touren. Am 16. September 1703 wurde in diesem Zusammenhang sein jüngstes Kind im Alter von 13 Monaten in Braunschweig beerdigt.

Das unstete Leben war für die Mutter zu einer schweren Last und für die kleinen Kinder zu einer tödlichen Gefahr geworden, hatte die Familie doch schon zwei Söhne auf den Reisen verloren. Dies und der nach Sachsen übergreifende „Nordische Krieg“ könnten für den mittlerweile weithin bekannten und wohlhabenden Eisenbarth ausschlaggebend gewesen sein, Altenburg als Wohnort zu verlassen und ein neues, den gestiegenen Ansprüchen gerecht werdendes Domizil zu suchen.

War es Zufall oder von langer Hand vorbereitet, als Eisenbarth auf der Rückreise von Braunschweig in Magdeburg (Abb. 11, S. 193) Station machte und die Verhandlungen zum Kauf eines Hauses aufnahm? Von einem früheren Aufenthalt in Magdeburg ist bisher nichts bekannt. Hier bot sich ihm die Gelegenheit, ein Gebäude zu erwerben, welches sowohl seinen wirtschaftlichen Vorstellungen als auch seinen repräsentativen Ansprüchen gerecht wurde. Relativ rasch ist man sich handelseinig geworden. Am 26. November 1703 schloss er den Vorvertrag mit den bisherigen Besitzern ab und wurde am 1. Dezember des gleichen Jahres offiziell Magdeburger Bürger, indem er das *„Bürgermahl nebst dem Eymer … mit 12 Thlr.“* bezahlt hat. Auf Seite 164 des Bürgerbuches ist dann vermerkt: *„Johann Andreas Eisenbarth, Operator bürtig von Fichtac …“* hat die nötige Gebühr für den Erwerb des Bürgerrechtes entrichtet. Dies darf man sich jedoch so einfach nicht vorstellen. Die frühneuzeitliche Stadtgesellschaft setzte sich aus den verschiedensten Gruppen mit höchst unterschiedlichen Interessen zusammen. Als Auswärtiger hier einzudringen war kompliziert. Sicherlich spielte der Besitz eine entscheidende Rolle, ohne ausreichendes Vermögen konnte niemand Bürger sein oder sich offiziell in einer Stadt niederlassen und seinem Gewerbe nachgehen.

Die am Beginn der Neuzeit so bedeutende Stadt Magdeburg hat sich bereits 1577 mit der *„Confirmatio der Balbirer Ordenung in der alten und Neüe Stadt und Sudenbürgk Magdebürgk"* eine Handwerksordnung für die Chirurgen gegeben. Diese regelte den Zugang zu den begrenzten Meisterstellen. Sie spielte beim geplanten Umzug nach Magdeburg und dem Erwerb des dortigen Bürgerrechts sicherlich eine Rolle. Wenn Eisenbarth sich auch nicht um eine Wundarzt-Stelle bemühte, so war doch vorauszusehen, dass er in der Stadt medizinisch aktiv werden würde. In diesem Zusammenhang war vor allem der Artikel 9 der Handwerksordnung von Bedeutung: *„Dieweil auch durch die landtfahrer und andere unbekante artzte die leute betrogen werden, und den burgern schade und nachteil daraus entstehet, So soll kein Landfahrer oder frembder der alhier nicht burger ist, gelitten werden, ausgenehmmen Steinschneider, Bruchschneider, Starstecher, die irer kunst von fursten, Herren und Stedten genugsamen schein und briefflich Urkunden hetten."*[113] Dies traf ja voll auf unseren Eisenbarth zu und erleichterte ihm sicher den Umzug nach Magdeburg. Eine Prüfung durch den Stadtphysikus hat scheinbar aber doch stattgefunden, da sie im Antrag auf die Bestätigung des „brandenburgisch-preußischen Privilegs" Anfang 1714 aufgeführt wurde.

Mit dem Haus- und Bürgerrechtserwerb änderte Johann Andreas Eisenbarth jedoch nicht nur den Wohnort, sondern auch die Landeszugehörigkeit. Aus einem sachsen-thüringischen Kleinstaat kommend, wechselte er in das wesentlich größere, bedeutsamere und aufstrebende Brandenburg-Preußen. Hier hatte sich erst zwei Jahre zuvor aus eigener Machtvollkommenheit heraus der Kurfürst von Brandenburg, Friedrich III., in Königsberg als Friedrich I. zum König in Preußen gekrönt. Er dokumentierte damit die erreichte Macht seines Landes im Verband der etwa 1 500 selbständigen Herrschaftsgebiete im deutschen Kaiserreich. Dieser vergleichsweise große und in vielen Punkten moderne Territorialstaat bot Eisenbarth für seine Tätigkeit nicht nur günstigere Voraussetzungen, sondern vor allem auch ein großes Wirkungsfeld. Hinzu kommt, dass er im Besitz eines brandenburgischen Privilegs war, welches ihm die Ausübung seiner Tätigkeit ohne größere Formalitäten erlaubte. Die zentrale Lage der Stadt Magdeburg am Schnittpunkt einer wichtigen

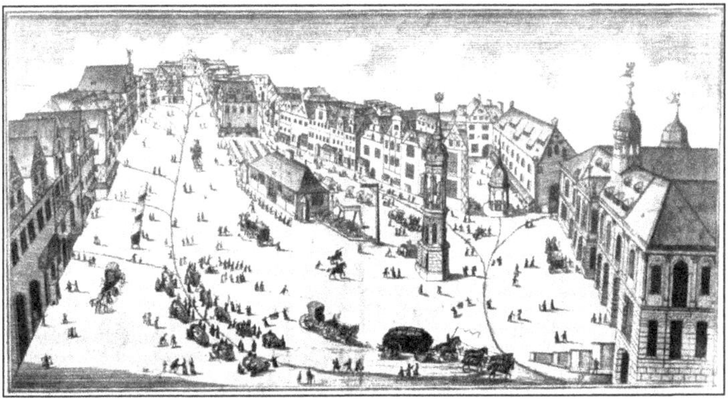

Abb. 11: Magdeburg, Alter Markt 1701. Kupferstich von Daniel Müller.

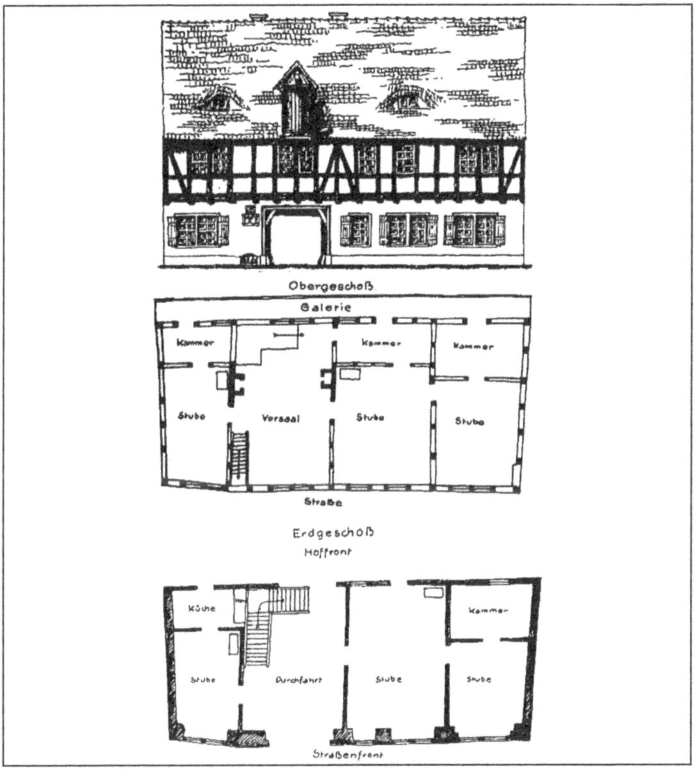

Abb. 12: Das „Haus zum goldenen Apfel“ in Magdeburg.

Ost-West- mit einer bedeutsamen Nord-Süd-Verbindung stellte darüber hinaus für den häufig auf Reisen in die verschiedensten Himmelsrichtungen befindlichen Vaganten eine äußerst günstige Ausgangsbasis dar.

Die alte Elbestadt selbst, früher nominelle Hauptstadt des gleichnamigen Erzbistums und erst seit 23 Jahren zu Brandenburg gehörig, war zu Beginn des 18. Jahrhundert noch deutlich von den Folgen des Dreißigjährigen Krieges gezeichnet. Die Erstürmung der Stadt am 10. Mai 1631 durch kaiserliche Truppen hatte nicht nur zu schweren Zerstörungen, sondern auch zu lange nachwirkenden Menschenverlusten geführt. Der Wiederaufbau der zerstörten Stadt dauerte etwa 100 Jahre. In dieser Zeit geschahen einschneidende Ereignisse. Im Westfälischen Frieden erhielt Kurfürst Friedrich Wilhelm von Brandenburg die Anwartschaft auf das Erzstift Magdeburg. Damit war das lange Ringen zwischen Kurbrandenburg und Kursachsen um die Vormacht im mitteldeutschen Raum entschieden. Nach dem Tod des letzten Administrators des Erzstifts Magdeburg, August von Sachsen, sollte das säkularisierte Erzstift als Herzogtum Magdeburg in den Besitz der Hohenzollern übergehen. Dies geschah 1680. Eine brandenburgische Garnison lag allerdings schon seit 1666 in der Stadt. Als die ersten Maßnahmen zum Wiederaufbau liefen, brach 1681 die Pest aus. Sie hatte verheerende Auswirkungen. 2 649 Personen, ein Drittel der Bevölkerung, fielen der Seuche zum Opfer. Am 17. Januar 1683 wurden nur noch 5 155 Einwohner gezählt. Daher betrug die Einwohnerschaft zum Zeitpunkt von Eisenbarths Umzug nur knapp 9 000 Menschen und überschritt erst in dessen Todesjahr wieder die 10 000. Magdeburg war damit vergleichsweise kleiner als Köln, Erfurt oder auch das benachbarte Halle. Diese ökonomischen Rahmenbedingungen und seine Erfurter Erfahrungen können dazu beigetragen haben, dass Eisenbarth sich nicht um die Stelle eines Stadtwundarztes beworben hat, sondern auch von seinem neuen Wohnort aus noch fast ein Vierteljahrhundert seine Reisen zu den verschiedensten Jahrmärkten fortsetzte.

Das von Eisenbarth erworbene Haus (Abb. 12, S. 193) war ein im Zentrum der Stadt gelegener imposanter Fachwerkbau. Er war 30 Jahre zuvor nach dem großen Stadtbrand von 1671 errichtet worden und besaß umfangreiche Nebengelasse und einen großen Garten. Sein Hauszeichen „Zweig mit goldenem Apfel" gab ihm den Namen *„Haus zum goldenen Apfel"*. Es lag an der Brandenburger Straße, die später in Apfelstraße umbenannt wurde, und gehörte damals zu den größten Bürgerhäusern der Stadt. Erst im Jahre 1895 musste es einem Neubau weichen, der das Hauszeichen übernahm. Dieser wiederum wurde 1945 ein Opfer der Bomben. Heute steht auf diesem Grundstück das Gebäude des Magistrats. Der 1939 errichtete Eisenbarth-Brunnen weist auf die etwaige Lage des ehemaligen Eisenbarth-Hauses hin. Seit 1684 war das Haus im Besitz der Witwe des Kriegskommissars Johann Friedrich Hoffmeister. Ihre drei Söhne führten die Verhandlungen mit dem „Medicus und Operateur": *„Es verkauffen erstgemeldete Herren Gebrüder der Hoffmeistern ihr am Veinen Wege gelegenes, Zum goldenen Apfel genanntes Wohn- und Brauhauß samt den dabey befindlichen HOFF Raum, Ställen, Brandwein Blase, Garten, Braugeräthe und allen was darinnnen Erdt-Niedt- und Nagelveste ist."* Die vereinbarte Kaufsumme betrug 3 100 Taler. Ein für damalige Verhältnisse beachtlicher Betrag, der einer heutigen Summe von mindestens 300 000 Euro vergleichbar ist. Die Tatsache, dass Eisenbarth diese Geldmenge relativ schnell vorlegen konnte, beweist seinen zwischenzeitlich erworbenen Reichtum. Da das Gehöft jedoch nicht völlig schuldenfrei war und noch andere Probleme geklärt werden mussten, zogen sich die abschließenden Verhandlungen in die Länge. Eisenbarth selbst blieb noch bis zum 20. Dezember in der Stadt, während seine Truppe vermutlich schon im November zurück in ihr altes Quartier gezogen war. Er beauftragte nun den Juristen Dr. Johann Tobias Nappius (1671–1753) mit der Wahrnehmung seiner Interessen und begab sich selbst zu seiner Familie nach Altenburg, um den Umzug zu organisieren. Im Mai 1704 waren dann alle Vorbereitungen zur Übersiedlung seiner Familie und vor allem der großen Begleittruppe abgeschlossen. Im Rathaus der Stadt Magdeburg trafen sich die Parteien und besiegelten nach traditioneller Art durch Handschlag vor dem Bürgermeister Peter Neukrantz (Bürgermeister von 1698 bis 1704) den Handel. Eisenbarth zahlte an die Vorbesitzer 2 890 Taler. Weitere 150 erhielt die Kirche Sankt Johannis Baptist und 60 Taler das Augustinerkloster. Damit waren auch alle auf dem Gebäude lastenden Hypotheken abgelöst worden und das Haus stand dem neuen Besitzer zur vollständigen Nutzung zur Verfügung.

Dank der Bemühungen von Herrn Werner Priegnitz vom kunsthistorischen Institut in Magdeburg, der 1963 das Haus anhand von alten Unterlagen und Grabungsergebnissen rekonstruierte, und Herrn Dr. Hasenbach, der ein entsprechendes Modell erstellte, besitzen wir heute relativ genaue Vorstellungen von Eisenbarths Magdeburger Domizil.[114] Daraus wird ersichtlich, dass dieser Gebäudekomplex mit insgesamt 570 Quadratmetern Nutzfläche ideale Möglichkeiten für die verschiedensten Ansprüche des neuen Nutzers besaß. Die Straßenfront wurde von einem zweigeschossigen Fachwerkbau mit einer Länge von etwa 18 Metern gebildet, der als eigentliches Wohnhaus diente. Im Erdgeschoss befand sich links von der breiten Durchfahrt eine Stube mit anschließender Küche zur Hoffront. Es kann dies der Speisesaal für die Familie und Teile der Truppe gewesen sein, welche auch im Winter bei Eisenbarth blieben. Auf der anderen Seite war ein großer Raum mit zwei Zugängen, der möglicherweise als Behandlungsraum diente. Ihm schlossen sich eine kleinere Stube, eventuell als Krankenzimmer genutzt, und eine Kammer an. Nachweislich hat Eisenbarth in seinem Haus chirurgische Eingriffe durchgeführt und auch Patienten zur Betreuung aufgenommen. Er hat sich aber nie um die Aufnahme in die örtliche Chirurgen-Zunft bemüht. Aus der Durchfahrt führte eine Treppe in das Obergeschoss, das die eigentlichen Wohnräume enthielt. Mittelpunkt war ein großer Vorraum mit zwei offenen Kaminen. Daran grenzten zu beiden Seiten insgesamt drei Stuben mit je einem kleinen Nebenraum an. Den Abschluss zur Hoffront bildete eine offene Galerie. Über eine Treppe gelangte man in das auf dem Dachboden befindliche Vorratslager. Dieses konnte mit Hilfe eines Lastenaufzuges von der Straße her beladen werden.

Im Hof schlossen sich beiderseits der Durchfahrt Seitenflügel an. Im linken befanden sich die Wagenremisen und der Stall. Den Abschluss bildeten das Laboratorium und die Zimmer der Truppenmitglieder. Im rechten Flügel befand sich das eigentliche Brauhaus, welches nun als Produktionsstätte für die Eisenbarthschen Medikamente genutzt wurde. Er benötigte aber neben dem eigentlichen Laboratorium noch Räume zum Trocknen der Heilpflanzen, zum übersichtlichen Aufbewahren der Rohmaterialien und zum Verpacken und Stapeln der fertigen Arzneien. Auch diese Möglichkeiten waren gegeben. Das sich nach hinten erweiternde, etwa 32 Meter tiefe Grundstück wurde von einem Garten begrenzt.

Dieser Grundstückskomplex war somit sowohl ideal geeignet, die inzwischen recht große Familie des Wanderarztes aufzunehmen, als auch Teilen der Truppe eine vorübergehende Unterbringung, zumindest aber des technischen Materials zu ermöglichen. Darüber hinaus konnte Eisenbarth jetzt eine intensive Medikamentenproduktion aufziehen, die die wachsende Nachfrage nach seinen „*Geheimmitteln*" zu decken vermochte. Auch existierte nun der Rahmen, der es ihm ermöglichte, seinem Selbstverständnis entsprechend zu repräsentieren.

In der Magdeburger Bürgerschaft fand Eisenbarth sehr schnell Kontakt und Achtung, auch wenn er keine öffentlichen Ämter übernahm. 1709 und 1711 ist er Schützenkönig der Stadt gewesen. Der Chirurgen-Gilde gehörte er, wie bereits erwähnt, nicht an, operierte aber dennoch ungestraft in seinem Hause und beschwerte sich sogar 1711 beim Magistrat der Stadt über „*Operatores und Winkelärzte*", die „*außerhalb der Märkte*" während seiner Abwesenheit „*Curen unternommen und viele Leute ins Verderben gestürzt*" hätten. Der Magistrat ließ den geachteten Mitbürger seines Schutzes versichern und verbot unter Hinweis auf Eisenbarths Privileg den Fremden das Behandeln. Da hier seinen Wünschen entsprechend gehandelt wurde, wird sichtbar, welche Anerkennung und gesellschaftliche Position der neue Bürger innerhalb kurzer Zeit erlangt hatte.

8.2. Geheimmittel: Eisenbarth als Medikamentenproduzent

Ein körperliches Leiden heilen lassen zu wollen, bedeutete in früheren Zeiten oftmals, sich einer wahren Tortur zu unterwerfen. Ärzte, Apotheker, Wundärzte und vor allem zahlreiche „Quacksalber" kannten keine „Gnade". Es ist daher verständlich, dass die Kranken primär bemüht waren, ihre Beschwerden mittels innerlich oder äußerlich anzuwendender Kräuterzubereitungen zu lindern. Neben der Bibel gehörten in der frühen Neuzeit die „Kräuterbücher" zu den am meisten verbreiteten gedruckten Hausbüchern. Man interessierte sich für das Wohl des Leibes nicht weniger als für das Heil der

Seele. Aber ebenso wenig wie die Lektüre der Bibel den Leser zum Theologen machte, wurde er durch das Blättern im Kräuterbuch zum Arzt. Hier öffnete sich nun dem Scharlatan ein bis dahin ungeahnt weites Feld der Betätigung, denn ihr angestrebtes Klientel war ja nicht die Schicht der ärmsten und somit ungebildetsten Tagelöhner, sondern vielmehr diejenigen, die auch Geld für ihre Gesundheit auszugeben in der Lage waren.

Es stellt sich nun natürlich die Frage, waren denn die Medikamente, die von den Wanderärzten, Drogenhändlern und „Scharlatanen" an den Mann gebracht wurden, in der Tat immer minderwertig? Waren sie so viel schlechter als die Arzneien, die die Ärzte verschrieben und die die Apotheker daraufhin herstellten? Für die frühe Neuzeit kann man das gewiss nicht ohne Weiteres behaupten. Bis weit in das 18. Jahrhundert hinein waren die pharmakologischen Heilmittel eine seltsame Quintessenz aus Aberglauben, Mystizismus und dem Hang, sich der leicht erreichbaren Dinge aus Küche und Keller sowie Hof und Garten zu bedienen. Daraus entstanden die Tränke, Salben, Pulverlein und Latwergen *„wider die verschiedenartigsten Gebrechen"* der Menschheit. Aber auch ein Hauch köstlicher Naivität haftete manchen dieser Rezepte an. Nicht selten war die Einnahme derartiger Mittel für den Patienten jedoch gesundheitsschädigender als die eigentliche Krankheit selbst. Neben dem seit der Antike bewährten Arzneimittelschatz, der *Materia medica,* die pflanzliche, mineralische, tierische und auch menschliche Substanzen umfasste, waren in der Frühen Neuzeit im Labor durch chemische Stoffverwandlungen hergestellte, vor allem metallische Arzneimittel und im Zuge der Kolonialisierung neue Drogen aus fernen Ländern hinzugekommen.

Zwar war in der ständisch gegliederten Gesellschaft der Frühen Neuzeit die medikamentöse Therapie hierarchisch geregelt, aber durch praktische Zwänge längst aufgeweicht. In den einzelnen Medizinalordnungen ist immer wieder festgelegt worden, dass Medikamente zur inneren Anwendung nur vom akademisch gebildeten Arzt verordnet und vom approbierten Apotheker angefertigt und ausgegeben werden durften. Den Chirurgen verblieben theoretisch nur die Salben und Lösungen zur äußeren Anwendung im Rahmen der wundärztlichen Nachbehandlung. Allerdings nahm diese „pharmazeutische" Behandlung in der Praxis eine sehr große

Rolle in der wundärztlichen Tätigkeit ein. Bereits in den mittelalterlichen Chirurgenbüchern widmeten die Autoren nur gut ein Drittel der manuellen Operationstechnik,[115] der chirurgischen „Handwirckung", während der Löwenanteil von der Pharmazeutik handelte. Zu einem kleineren Teil befasste sich die Propädeutik mit dem diätetischen Regiment. Die Herstellung insbesondere äußerlich anwendbarer Arzneien, von Pflastern, aber auch die Zubereitung der Wundtränke bildete seit alters her das Meisterstück in der Chirurgischen Abschlussprüfung. Außerdem handelte der Chirurg erlaubterweise auch mit Heilmitteln, solche zum Einreiben, ätzende, adstringierende, blutstillende Mittel, Wundpulver aus bestimmten Pilzsorten (insbesondere Boviste), Mittel zur Behandlung von Entzündungen, das Wundfieber senkende Mittel, Purgiermittel und Laxantien, schmerzstillende Mittel: Opium, Mandragora, Bilsenkraut und Weidenrinde. Wir müssen dabei bedenken, einen eigentlichen „chirurgischen Eingriff" im modernen Sinne hat es mit wenigen Ausnahmen, zum Beispiel der Amputation, bis ins 19. Jahrhundert nicht gegeben.[116] Die meisten wundärztlichen Verrichtungen bestanden in der Wundversorgung und hierbei spielten Salben, Öle und ähnliches. eine zentrale Rolle. Lediglich bei den Wanderchirurgen mit ihrem Spezialangebot an Operationen stand das Schneiden im Vordergrund, die medikamentöse Nachbehandlung wurde aber nicht vernachlässigt. Aus einer Studie über Chirurgenfamilien im 18. Jahrhundert geht hervor, dass die Handwerkschirurgen in der Kenntnis der einschlägigen Arzneimitteltherapie den Medici nicht nachstanden und durchaus auf der Höhe ihrer Zeit waren, die innere Medizin sogar den ersten Platz ihres therapeutischen Handelns einnahm.[117]

Eisenbarth war somit nicht nur als wandernder Chirurg tätig, sondern verkaufte darüber hinaus eine umfangreiche Palette von Arzneimitteln, die er recht erfolgreich selber herstellte. Der Erlös aus diesem Handel stellte einen entscheidenden Anteil seines Einkommens und der ökonomischen Absicherung seiner Truppe dar. Verbunden mit diesem Vertrieb war eine entsprechend aufwendige Reklame. In seinen Flugblättern versprach Eisenbarth Heilung von *„gefährlichen Krankheiten des Hauptes, Fallsucht, böses Gehör, Gelbsucht, Schwindel, Schlagfluß, Durchfall"* und anderen mehr. Für viele spezielle Fälle hatte er seine „Arcana" (= eingedeutschte Mehrzahl des lateinischen Wortes *arcanum* = Geheimnis), die sich von Anfang an gut verkauften. Dabei kam es zwangsläufig regelmäßig zu Kompetenzstreitigkeiten mit den streng über die Privilegien wachenden Apothekern und den die „Inneren Curen" für sich beanspruchenden akademischen Ärzten. Wiederholt wurden derartige Vorfälle aktenkundig. Es wird in diesem Zusammenhang aber auch sichtbar, dass Eisenbarth keinesfalls ungebildet war. So wurde betont, dass er neben Vesals berühmtem Anatomie-Lehrbuch auch das 1685 erschienene zweibändige Werk von Johann Schröder (1600–1664) „Höchstkostbarer Arzney-Schatz" kannte oder gar besaß.

Generell war es den Wundärzten gestattet, Salben und andere Mittel zur äußerlichen Anwendung herzustellen, zu benutzen und zu verkaufen. Entsprechend den gegebenen örtlichen Bedingungen, das heißt vor allem der Versorgung mit Apothekern, wurde dieses Recht zuweilen auch auf andere Medikamentengruppen ausgedehnt. In den jeweiligen landesherrlichen Privilegien wurde dies zumeist präzisiert. So enthielt ein frühes für Eisenbarth ausgestelltes Privileg beispielsweise lediglich das Recht folgende drei Mittel öffentlich feilzubieten: Kräutersalben, Mitridat und Augenwasser. Der Verkauf anderer Mittel war ihm somit versagt. Was lag für ihn nun näher, als seine Möglichkeiten voll auszuschöpfen, wenn dabei auch oft die vorgegebenen Grenzen überschritten wurden. Mit zunehmender Tätigkeitsdauer wuchs sein Medikamentenhandel stetig an. Er bot nun Mittel gegen die verschiedensten Gebrechen feil. Irgendein Kraut oder deren Extrakt war in jeder Salbe enthalten und bot dem geschickten Eisenbarth somit die Möglichkeit, sie unter der Rubrik Kräutersalbe zu verkaufen. In seinem neuen Quartier in Magdeburg baute er das alte Brauhaus im Seitenflügel zu einer Art vorindustrieller Medikamentenproduktionsstätte aus und entwickelte in seinem kleinen Laboratorium immer neue Zusammensetzungen.

Bis in das 17. Jahrhundert hinein war es generell üblich, dass Medikamente lediglich von Apothekern auf gezielte Anforderungen hin hergestellt wurden. Eine fabrikmäßige Produktion von Fertigmedikamenten war noch unbekannt. Nach dem Aufkommen der „chymischen" oder „chemiatrischen" Arzneiherstellung neben der bis dahin üblichen „galenischen" entstanden unter bestimmten sozialen und wirtschaftlichen Voraussetzungen in verschiedenen Gebieten seit dem 17. Jahrhundert Arzneimittelproduktionen in „Heimarbeit", die für ihre Produkte eigene Vertriebsverfahren aufbauten und ihre Waren unter Umgehung der Apotheken direkt an die Verbraucher verkauften. Es waren dies neben den „Tiroler Olitätenhändlern" vor allem die „Thüringer Balsamträger". Die frühe Geschichte der organisierten Arzneiversorgung außerhalb der Apotheke begann aber erst 1654 nach dem Aufbau eines „chemischen Großbetriebes" durch Johann Rudolph Glauber (1604–1670). Mit zahlreichen Experimenten, den Verbesserungen technischer Geräte und Vorschlägen zur rationellen Herstellung von Chemikalien, die er in 25 Büchern und Schriften publizierte, wurde er der „Vater der chemischen Industrie"[118]. In einem Punkte aber, in dem überregionalen Handel war ihm ein anderer, nur wenig später auftretender Großhersteller voraus. August Hermann Francke (1663–1727 = Lebensdaten wie Eisenbarth) gründete Ende des 17. Jahrhunderts im Geiste des Pietismus in Halle an der Saale die „Franckeschen Stiftungen". Diese hatten 1701 eine königliche Apothekenlizenz erhalten, die sie von Anfang an dazu berechtigte, Medikamente über den örtlichen Bedarf hinaus zu produzieren.[119] So wurden verschieden Medikamente in einer sogenannten „Haus-, Feld- und Reiseapotheke" für verschiedene Bedürfnisse zusammengestellt. Bereits die ersten von dem Arzt und Laboratoriumsleiter der Medikamentenexpedition, Christian Friedrich Richter (1676–1711), entwickelten Medikamente waren außerordentlich erfolgreich. Dank einer geschickten und rührigen Werbung, die der Eisenbarthschen durchaus vergleichbar ist, wurden diese pharmazeutischen Produkte rasch auch weit über die Grenzen Deutschlands hinaus in fast ganz Europa bekannt, ja schließlich bis nach Übersee exportiert.[120] Der daraus resultierende finanzielle Gewinn war beachtlich und soll im zweiten Jahrzehnt des 18. Jahrhunderts circa 9000 Taler jährlich betragen haben.[121] Das Produktionsspektrum enthielt auch zahlreiche „Geheimmittel", wie vor allem die noch bis vor 50 Jahren in Lizenz produzierte „Essentia dulcis", ein weingeistiges Goldpräparat, das als Universalmittel angepriesen wurde. Aber auch zahlreiche andere Präparate waren sehr erfolgreich, wie beispielsweise die „Essentia amara", „Kopfbalsam" und „Pulvis Vitalis"[122], die doch sehr an die von unserem Wanderarzt produzierten Medikamente erinnern.

Eisenbarth stellte in seiner kleinen „Fabrik" in Magdeburg ab 1704 ebenfalls Fertigarzneien zum späteren Verkauf auf Jahrmärkten her. Darüber hinaus gab er nun auf seinen Werbezetteln, Zeitungsannoncen und so weiter wiederholt seine Heimatadresse an, damit die Patienten auch direkt bei ihm in Magdeburg bestellen konnten. Er stand mit seinen Produkten somit am Übergang von der individuellen zur industriellen Medikamentenherstellung und eilte auch hierin der Mehrzahl seiner Kollegen voraus.

Wie kann man sich eine derartige Arzneimittelherstellung vor 300 Jahren vorstellen? Bei der Arzneibereitung müssen wir die althergebrachte galenischen Verfahrensweise von den vor allem seit dem 16. Jahrhundert verbreiteten „chymischen" oder „chemiatrischen" unterscheiden. Bei den ersteren wurden die pflanzlichen, tierischen und mineralischen Grundsubstanzen zum Arzneimittel gemischt, das heißt „*komponiert* oder *dispensiert*", bei den anderen versuchte man nach den Grundsätzen und Vorschriften des Paracelsus die besonderen Heilkräfte freizusetzen, idem man die Drogen in Alkohol legte und auszog, „*extrahierte*", oder unter Erwärmung „*digerierte*", den Extrakt oft brannte, „*destillierte*", oder noch andere chymische Operationen vornahm. Wohl vor allem auf diese Weise stellte Eisenbarth seine Arzneimittel her. Kernstück der Arzneimittelfertigung war der Destillierofen. In dem gemauerten Ofen standen im Wasser- oder Sandbad Tonkolben mit aufgesetztem „Alembik", dem Destillerhelm, zum Destillieren der Olitäten und gebrannten Wasser. Es konnte auch eine „Blase", also ein kupferner Destillierkessel, verwendet werden. Als Kühlvorrichtung diente ein von einem Hohlrohr durchbohrtes Wasserfass oder gewundene Bleirohrleitungen. Als Auffanggefäße dienten zumeist Tontöpfe.[123] Die Kräuter wurden zuerst klein gehackt, nachdem sie zuvor getrocknet worden waren. Mit heißem Wasser übergossen, mussten sie einige Tage stehen, bevor sie bei „gelindem Feuer" durch die „Blase" in das Kühlfass destilliert wurden. Fass, Destillierhelm und Röhren sollten inwendig verzinkt sein, „*damit das Wasser nicht etwas Widriges an sich ziehen kann*", darauf wies Eisenbarth bereits in seinem Erfurter Flugblatt hin. Darüber hinnaus gab es noch Kupfer- und Eisenkessel zum Kochen von Schwefelbalsam, Pflastern und anderem. Hölzerne und eiserne Kräuterpressen dienten zum Abpressen des Kräutersaftes. Außerdem gab es natürlich Waagen, Messgefäße, Mörser, Reibschalen, Siebe und vieles mehr. Durch das Extrahieren, Destillieren und so weiter erhielten Eisenbarth und seine Mitarbeiter Tinkturen, Elixiere, Essenzen, Spiritus oder Geister, gebrannte Wässer und vieles mehr. Neben pflanzlichen wurden auch tierische und mineralische Stoffe verarbeitet, zuweilen auch Gold und Edelsteine.[124]

Wie sind nun seine Rezepturen einzuschätzen? Eine fundierte Aussage darüber ist nicht möglich, da ihre genaue Zusammensetzung nicht überliefert ist. Der erzielte beachtliche Umsatz darf nicht alleine als Ausdruck der Wirksamkeit angesehen werden, sondern ist zum Teil sicherlich auf die geschickte Werbung zurückzuführen. In seinem Spandauer Flugblatt hat er 1698 erstmals zwölf näher bezeichnete Arznei- und drei Hilfsmittel angegeben. Da er 18 Jahre später in seiner Stettiner Gebrauchsanweisung nur noch drei Arzneimittel anbot, von denen zwei einen großen Teil der Krankheiten abdeckten, die er zuvor genannt hatte, liegt die Vermutung nahe, dass es sich bei einigen der erstgenannten um geringfügige Modifikationen der beiden später erwähnten Universalmittel gehandelt hat. Ein Trend, der für das beginnende 18. Jahrhundert typisch war, in dem man von spezifischen Mitteln zu sogenannten „Universalmitteln“ wechselte.

Eisenbarth stellte in Magdeburg im Laufe der Zeit ungefähr zwanzig verschiedene Rezepturen her, von denen die bekanntesten etwas näher beleuchtet werden sollen. Grundlage des Medikamentenhandels waren die Mittel zur äußeren Anwendung, denn nur mit ihnen durften die Wanderchirurgen eigentlich Handel treiben. Zur Wundversorgung, vor allem nach chirurgischen Eingriffen, verwandte Eisenbarth eine Kräutersalbe oder „Wundbalsam“. Heister nennt Eieröl als wichtigsten Bestandteil dieses Mittels. In der noch zu besprechenden Dissertation von Johann Michael Eisenbarth wurde ein Gemisch aus Wasser, Essig und aufgeschlagenen Eiern oder Rotwein als Wundpflaster angegeben. In der Dresdner Prüfung wurde 1693 das Wundpflaster nach eingehender Prüfung für gut befunden. Um eine Preisvorstellung zu erhalten, sei erwähnt, dass unser Wanderarzt beispielsweise 1710 für die Behandlung eines „Kochjungen“ mit Anlegen einer Bandage und eines Pflasters 15 Taler verlangt hat. Ein 1692 von Eisenbarth feilgebotenes *Emplastrum Corallorum, „wohl bei Kohl-Feuer geschmieret“* und pflasterweise übergelegt, diente der Behandlung alter und neuer Schäden, bei Erfrierungen genau wie bei Verbrennungen, Rückenschmerzen, Verstauchung der

Glieder oder „*Kopfgrind*" bei Kindern. Rot ist die Koralle und rot die blutende Wunde, die es zu heilen galt. Nach dem Sympathiebegriff der Humoralpathologie, der Signaturenlehre und der ärztlichen Empirie halfen entsprechend farbige Mittel oder dem zu behandelnden Organ ähnlich aussehende Pflanzen. Wegen der darin enthaltenden roten Substanzen nennt Eisenbarth seine Salbe „*Emplastorum Corallorum*". Dabei muss er nicht rote Korallen zur Herstellung benutzt haben, denn Wallwurz (= Beinwell) benutzten schon Hildegard von Bingen (1098–1179) und Paracelsus zur Heilung von Wunden und Geschwüren.

1716 empfahlt er sein „*Balsamisches Pflaster*" bei allen offenen Wunden, aber auch bei Herz-, Brust- und Seitenstechen. Doch in diesen Fällen sollte davon eine haselnussgroße Menge in warmen Bier gelöst und eingenommen werden. Wir haben hier den stufenlosen Übergang zur innerlichen Anwendung seiner Medikamente. Zwar war er dazu nur begrenzt befugt, was ihn aber nicht an Produktion und Verkauf derartiger innerer Medikamente hinderte. Ihre genaue Zusammensetzung kennen wir kaum, aber Sammlungen mit bewährten Rezepten der Zeit sind für uns heute eine gute Quelle zur Klärung der Bestandteile derartiger Präparate. Bereits vor dreihundert Jahren dürften Rezeptsammlungen, wie die des mit Eisenbarth gleichaltrigen Erfurter Arztes Christoph Hellwig (1663–1721) auch für unseren Wanderarzt eine ergiebige Fundgrube gewesen sein. So finden wir bei Hellwig auch für die meisten der von Eisenbarth angegebenen Arzneimittel entsprechende Rezepte. Zur Verdeutlichung sollen einige von ihnen aufgeführt werden: „*Gut Meditzin zum Gehoer: Heb ein Rättig-Wurzel aus, thue Jungfrau-Honig dazu, grabs drey Tage in das Erdreich, so wird es ein lauteres Wasser, das behalt in einem Gläslein, thue denen ein wenig zu ethlicher Zeit in die Ohren.*" Bei Schnupfen wurde empfohlen: „*Ey gut Salb wider den Nasen-Katharr: Nimm Pappel- und Binsen-Wasser, alles gleich viel, weiche darinnen frische Butter neun mal. Diese selbe des Tages oft in die Nasen, und auch wenn man schlafen gehet, schmiere.*" Als letztes sei empfohlen „*Eyn vortrefflich Zahn-Latwerge: Man nehme agley-Blüthe, jedes 2 quintlein, wissen florentinischen violen-Wurtzel, rohe alaun, jedes anderthalb quintlein, myrren 2 quintlein, alles klein gepulvert, mit Rosen-Honig zu einem Latwerge gemacht. Morgends und abends das Zahnfleisch damit geschmieret.*"

So unverständlich uns manche dieser Zusammensetzungen heute erscheinen mag, so gehörten sie doch nicht in den damals noch recht aktuellen Bereich der „Dreckapotheke". Von dieser distanzierte sich auch Eisenbarth mit seinen Medikamenten bewusst. Zu seinen meistverkauften Arzneien gehörten die Augentropfen. Ein „*Augenstein*" wurde bereits 1686 als eines seiner Arzneimittel im ersten Privileg erwähnt. Im Dresdner Prüfbericht wurde sein „*Haupt und fluß Pulver in die Stahr zu ziehen, gar dienlich und guter composition befunden.*" Er bot seine Augenmittel vor allem den Gebildeten an: „*Bei allen Gebrechen der Augen hilft mein vortreffliches Wasser. Man lasse alle Morgen und Abend zwei oder drei Tropfen ins Auge fallen ... und eine halbe viertel Stunde das Wasser durchdringen. Und wenn das Übel sehr groß ist, muß man damit solange anhalten, bis es genesen ....*

Wer dieses Wasser kauffen will, kann's bey keinem anderen Menschen in der Welt bekomen als bey mir.

Und wann das Glaß mit Wachs wohl verbunden wird, bleibt es 100 Jahre gut. Und ist dieses Wasser ein sonderbahr Geheimniß, womit ich vielen 1000 Menschen gedienet."

Damit das Medikament lange wirke, sei das Glas mit Wachs verschlossen worden. Zur Behandlung gegen Augenschmerzen, entzündete Augen, Pupillenverengungen (= Miosis – J. K.) und Tagblindheit (= Netaiope – J. K.) empfahl er, abends und morgens ein bis drei Tropfen in das betroffene Auge zu träufeln.

Aus der gleichen geheimnisvollen holländischen Quelle, wie die Rezeptur der Augentropfen, hatte er angeblich ein Pulver, „in die Nase zu schnupfen", gegen Ohrensausen, Schwindel, Zahnweh und Kopfschmerzen. Sobald es geschnupft wird, verlieren sich darauf „*alle Schmertzen und zieht auch auf wunderliche Weise alle Flüsse durch die Nase und Mund*" und behütet den Menschen vor „Schlagflüssen" (= Schlaganfall – J. K.).

In fast allen Ankündigungszetteln warb Eisenbarth unter den verschiedensten Bezeichnungen für seinen „Spezialspiritus". 1692 nannte er ihn „*Haupt- und Schlag-Balsam*" und verordnete ihn gegen Schlaganfall, Magenbeschwerden, Gliederschmerzen, Epilepsie, Kopfschmerzen und zur Stärkung von Gedächtnis und Herz. Aber auch bei Frauenkrankheiten und Ohnmacht sollte er wirksam sein. 25 Jahre später formierte das gleiche Medikament in einer Berliner Zeitungsanzeige als „*Lebensbalsam*" und war sowohl äußerlich als auch innerlich unverdünnt oder mit Wein gemischt anwendbar. Dieser, so betonte er, habe in seiner 32-jährigen Praxis vielen Menschen geholfen: *„Weilen denn nun dieser Spiritus wegen seiner bey sich führenden volatisch-aromatischen und Balsamischen Particularum die Viscidität-Feuchtigkeiten zertheilet, die Crassamat, obstrictiones in tubuklis resorbiret, die Accida temperiret sanguinem gleichsam balsamiret, und die Lebens-Geister confrantiret.“* Die Schilderung der verschiedenen Wirkungen lässt auf einen Melissenextrakt schließen, wie er ja auch heute noch vielfach in Gebrauch ist. Die Wirksubstanz ist hierbei das aus Melisse gewonnene ätherische Öl. Es hat eine beruhigende Wirkung auf Kopf und Herz und hilft bei Schlaflosigkeit und Erkältung. Er gewann seinen *„wohlriechenden Haupt- und Schlag-Balsam“* durch Destillation, das Lot kostete 1724 bei ihm einen halben Taler, also circa 50 Euro nach heutigem Wert.

Bei den Gewichtsangaben ist auch wieder Vorsicht angebracht. Auch sie variierten von Ort zu Ort etwas. Prinzipiell beruhten die Apotheker- oder Medizinal-Gewichte auf den alten römischen Gewichten, ein Pfund gleich zwölf Unzen, gleich 96 Drachmen, gleich 288 Skrupel, gleich 576 Oboli, gleich 5 760 Gran. Das Pfund beispielsweise schwankte dabei zwischen 357,6 Gramm und 420,1 Gramm und das Gran als kleinste Einheit zwischen 0,061 und 0,073 Gramm.

Zentrales Medikament damaliger Apotheken und Arzneimittelhändler war der „Theriak“, der bereits seit der Antike bekannt war. Die Legende berichtet, dass ein unbekannter griechischer Priesterarzt das Mittel gegen den Biss giftiger Tiere schlechthin entwickelt habe. Es bestand laut einer Tempelinschrift aus Anis, Fenchel und Kümmel, dem jedoch keinerlei antitoxische Bedeutung zukam. Später hat der König von Pontos, Mithridates VI. Eupator (134–63 v. Chr.), aus Furcht vor einem Giftmordanschlag dieses Mittel durch langjährige Versuche an sich selbst und an Verbrechern weiterentwickelt. Es enthielt nun 54 Bestandteile und erhielt seinen Namen. Dieses „Mithridatikon“ soll Pompeius (106–48 v. Chr.), der Sieger über Mithridates, vor 2 000 Jahren nach Rom gebracht haben, wo die Zahl der verwendeten Bestandteile auf 64 vermehrt wurde. Neben Mineralien, Honig und Gemüseschleim wurde als wirksamster Bestandteil das Fleisch von frischgetöteten Vipern hinzugefügt. Andromachus (drittes Jahrhundert n. Chr.) nannte diese neue

Zusammensetzung „Theriak". Ursprünglich als Gegengift gerühmt, erlangte es als Universalheil- und Wundermittel eine überragende wirtschaftliche Bedeutung. 1546 erschien der Theriak als offizielles Arzneimittel in dem „Dispensatorium pharmacopolarum" des Valerius Cordus (1515–1544). Von diesem Zeitpunkt an war er in allen amtlichen Vorschriften vertreten, selbst noch im Ergänzungsband zum „Deutschen Arzneibuch" von 1953. Allerdings schrumpften die Bestandteile zwischenzeitlich auf lediglich zwölf zusammen und das Fleisch der Viper wurde durch die Substanz „Schlangenwurz" ersetzt.

Hauptausgangspunkt der Theriak-Herstellung war traditionell Italien. Aber auch in Deutschland versuchten schon bald ortsansässige Apotheker wie auch fahrende Ärzte und Händler ihr Geschäft damit zu machen. Es verwundert daher kaum, wenn ein Mann wie Eisenbarth lautstark auf offener Bühne verkündete: „Mein Theriak ist der beste!" Während die Apotheker gehalten waren, in Anwesenheit des gesamten Magistrats und des Stadtphysici eine Prüfung der Einzelbestandteile durch Vorlage der entsprechenden Atteste durchführen zu lassen und die Herstellung der Latwerge „Electuarium theriakale" öffentlich vornehmen mussten, unterlagen die Wanderärzte keiner derartig strengen Kontrolle. Die Zusammensetzung ihres Theriaks war somit nicht überprüfbar.

Die Prozedur der Theriak-Herstellung war mühselig und sehr aufwendig. Als Grundstoffe kamen eine Reihe pflanzlicher Substanzen zum Einsatz: *„schneidet und stoßet alles, dann gießet vier kannen Hollunderbeer-Geist darauf, und lasset es in einem verschlossenen Gefäße einen Monat in der Digestion stehen; hernach destillirt die abgegossene Essentz über gelindem Feuer durch das Frauenbad, das Destillat aber gießet zweymahl auf die ersten Specien und ziehet auch wieder so ofte davon: Solcher gestalt werdet ihr einen Theriakgeist bekommen, zu welchem man eine Untze Campher thut, damit er campherirt werde. Will man daraus eine Theriak-Essentz, anstatt der Bezoar-Tinctur, bereiten, so giesset man ihn auf den von der ersten Destillation zurückgebliebenen dicken Extract, und thut dazu den mit Branntewein bereiteten flüssigen Myrrhen- Saffran- und Galban-Extract."*

Eine von Eisenbarth vertriebene Sonderform dieser „Allerweltsmedizin" stellte das „Orvietan" dar, das aus nicht weniger als 20 verschiedenen Kräutern und Wurzeln hergestellt wurde. Es beseitigte angeblich *„alle Uneinigkeit des Magens, hilft bei schweren Husten und Engbrüstigkeit, schützt vor Leberflecken und Scharbock, (das ist Skorbut). Item in allerhand Fiebern bey jungen und alten Leuten … Ist ein köstlich Preservativ bei grassirenden Seuchen, wird gebraucht in allen Kranckheiten, vertreibt die Colica, Seitenstechen, Mutterkranckheit, machet wohl schlafen, treibt alle Würmer aus von Kindern und alten Leuten. Wenn ein Theriac oder Mithridat wenig ausrichtet, ist die Krafft und Würkung des köstlichen Orvietans unglaublich."* Zur Unterstreichung der Wirksamkeit des angepriesenen Medikaments verwies Eisenbarth auf die Tatsache, dass er selber dieses Mittel bereits siebzehnmal am eigenen Körper erfolgreich ausprobiert habe. Leider ist über diese frühe Form eines „Selbstversuches" nichts weiter überliefert. Vor diesem Hintergrund erscheint der Preis für ein Pfund dieses „Wundermittels" mit zwei Talern und zwölf Groschen, ca. 250 Euro, nicht zu hoch.

Abschließend sei zu diesem Thema noch auf die bereits kurz erwähnte Steintinktur eingegangen. Auch sie besaß kein eng begrenztes Wirkungsspektrum, sondern half nach Eisenbarths Aussagen bei Krankheiten der verschiedensten Lokalisationen und Ursachen. In seinem 1716 in Stettin verbreiteten Werbeblatt schrieb er dazu:

> *„Tinctura contra Calculum & morbum scorbiticum*
> *Solche Tinctur wird von mir in grosser Quantität gerecht und mit großem Fleiß laborirt, und bestehet in folgender Krafft:*
> 1. *Ist sie eine vortreffliche Reinigung des menschlichen Geblüts, erwärmet und macht subtil das verstockt- und kalte Geblüt …*
> 2. *In allen Stein-Schmertzen, in Nieren, Lenden und Blasen thut diese Tinctur Wundersame Proben …*
> 3. *Kann auch diese köstliche Tinctur bey kleinen Kindern von 1. 2. bis 3. und mehr Jahren zur Vorsorge gebraucht werden, zumahl, wenn Eltern mit dem Stein behafftet sind, deren Kindern gleichsam ein Scorbut- und Tartarisches Geblüt eingepflanzt wird.*
> 4. *In obstructione mensium, fluxo albo … ist sie sonderlich probat …*
> 5. *In Brust- und Magen-Schmertze, Colica und Mutterbeschwerungen können 20. bis 30. Tropffen in Kümmel-Wasser oder Wein genommen und einige Tage damit angehalten werden.*

Das Loth von dieser Tinctur wird vor 8 Gr. verkauffet.
Es wird auch hierbey ein Balsamisches Pflaster recomandiret. Solches dienet in allen offenen Wunden, in verbrandten und erfrornen Gliedern ... Es zertheilet auch das geronnene Geblüt, verhütet Apostemata und kan auch mit guten Success vor das Schwinden der Glieder gebraucht werden."

Darüber hinaus gehörten noch Mittel gegen Wassersucht (= Aszites), Unfruchtbarkeit von Mann und Frau, gegen „*Miltz=Kranckheit, Melancholey und Unsinnigkeit*" sowie „*fressende Runzeln, ... Sommersprossen und Leberflecken*", zu dem von ihm vertriebenen Medikamenten. Ein Abführmittel, das er seinen Patienten vor Bruch- und Steinoperationen verabreicht hat, wurde von Heister und in der Dissertation seines Sohnes erwähnt. Es ist jedoch von Eisenbarth sonst nicht verkauft oder beworben worden. „*Kröpffe oder Driesen am Halse*" versprach er „*ohne Operation*" binnen zweier Monate medikamentös heilen zu können. Gleiches versprach er wohl wider besseres Wissen auch für Leibesbrüche. Mit einer Kur, die er aus Italien mitgebracht haben will, versprach er „*Morborum Gallicum oder Frantzosen*" (= Syphilis – J. K.) „*ohne Salivation*" innerhalb von drei bis vier Wochen zu heilen. Ein wahrlich so reichhaltiger Arzneimittelschatz, wie die Nachfrage in jener Zeit groß und relativ unkritisch war. Vergleicht man die zeitgenössischen Apothekerordnungen und Medizinalgesetzgebungen mit dieser Praxis, so wird sichtbar, dass sich Eisenbarth ständiger Übergriffe in die Privilegien von Ärzten und Apothekern schuldig gemacht hat. Es kann daher nicht weiter verwundern, dass diese, eifersüchtig auf seinen Erfolg, wiederholt und mit wechselndem Erfolg Beschwerde gegen den erfolgreichen Konkurrenten führten.

Eisenbarths Produktions- und Angebotspalette beschränkte sich jedoch nicht nur auf Medikamente im eigentlichen Sinne, sondern umfasste auch, wie schon erwähnt, medizinische Hilfsmittel wie Bruchbänder, Korsette bei Wirbelsäulenveränderungen, künstliche Zähne und künstliche Augen. Besonders die beiden letzteren waren sehr beliebt und gefragt.

8.3. Armer Schlucker oder wohlhabender Bürger?

Der Magdeburger Hauskauf lässt zwangsläufig die Frage nach den finanziellen Verhältnissen von Eisenbarth aufkommen. Die von ihm aufgebrachte Kaufsumme von insgesamt 3 100 Talern erscheint beachtlich, vor allem wenn man bedenkt, dass er erst 17 Jahre selbständig tätig war und eine große Begleittruppe zu finanzieren hatte. Ein zuverlässiger Geldwertvergleich über einen Zeitraum von mehr als drei Jahrhunderten ist jedoch schwierig. Vor allem der Preisverfall der Edelmetalle, besonders des Silbers, erschweren derartige Analysen. Auch der Vergleich anderer Indikatoren ist auf Grund der Preisentwicklung über so lange Zeit problematisch, so sind beispielsweise die Grundstückspreise allein auf Grund des Bevölkerungswachstums unverhältnismäßig angestiegen.[125] Abgesehen davon gibt es erst seit etwa 200 Jahren annähernd zuverlässige Lebenshaltungskosten-Indices. Vergleicht man unter diesem Vorbehalt die von Rittmann angegeben Preise für Waren und Dienstleistungen[126] am Ende des 17. Jahrhunderts mit heutigen Preisen ergibt sich ein grobes Verhältnis von 100 Euro zu 1 Taler.

Ein guter Kaufkraftvergleich ergibt sich auch, wenn man die Preise bestimmter Lebensmittel über die Zeit vergleicht. Damit kann man auch regionale und zeitliche Währungsschwankungen ausgleichen. Eine entsprechende Analyse „Wieviel Eier kostete ein Steinschnitt?“[127] wurde bereits erstellt. Eier eignen sich zu einem derartigen Vergleich vor allem deshalb, da sie nicht zu den Grundnahrungsmitteln zählten, sondern nur zu bestimmten Gelegenheiten den Speiseplan eines großen Teils der Bevölkerung ergänzten. Entsprechend elastisch war die Nachfrage, wodurch große Preisschwankungen, wie zum Beispiel bei Getreideprodukten, die ständig, auch bei knappen Angebot nachgefragt wurden, kaum vorkamen. Auch sind über die Jahrhunderte keine wesentlichen Qualitätsveränderungen aufgetreten. Daher erweist sich die Umrechnung auf Eier als recht sinnvoll, um die in verschiedenen Regionen und Jahrhunderten bezahlten Honorare besser vergleichen zu können. Von kleinen Schwankungen abgesehen, bekam man über die Jahrhunderte für 1 Taler circa 500 Eier, wofür man heute etwa 100 Euro ausgeben muss, was das oben angeführte Umrechnungsverhältnis bestätigt.

Eisenbarths Haus hat somit circa 310000 Euro gekostet. Für heutige Verhältnisse bei der Größe und Lage des Objektes ein Schnäppchen, für damalige Bedingungen jedoch ein Vermögen, betrug doch beispielsweise das Jahreseinkommen eines Schneiders 1680 lediglich 24 Taler.[128]

Wir werden auf das Einkommen von Eisenbarth noch genauer eingehen. Jetzt stellt sich erst die Frage nach der sozialen Stellung und dem ökonomischen Umfeld einer solchen unsteten Wandertätigkeit. In den letzten Jahren haben umfangreichere Forschungen entscheidend dazu beigetragen, das Bild vom „fahrenden Mann" in der frühen Neuzeit zu korrigieren. Er war in der Regel kein Außenseiter mit Verbindungen ins kriminelle Milieu, sondern ging oft erfolgreich mehreren Berufen nach, Handwerker, Apotheker, Krämer, Journalist und nicht zuletzt Arzt. Auch bot, wie in Erfurt und Meerane gezeigt, die sozio-kulturelle Struktur der frühneuzeitlichen Stadt „fahrenden Leuten" vielfältige, temporäre Integrationsmöglichkeiten.[129] Hervorzuheben ist, dass das Wanderleben bei Eisenbarth und wohl den meisten Vertretern dieser Zunft nicht aus sozialer Not geboren wurde, sondern weitgehend freie Entscheidung war. Die soziale Stellung war also keinesfalls so schlecht, wie sie die ältere Medizingeschichtsschreibung darstellt. Da die Wanderärzte für die Behandlung bestimmter Erkrankungen die einzig kompetente Berufsgruppe waren, müssen sie von Angehörigen sämtlicher Gesellschaftsschichten in Anspruch genommen worden sein. Dies lässt sich auch noch am Beispiel von Charles Bernoin nachweisen, auf den später noch ausführlicher eingegangen werden wird. Vor seiner Wandertätigkeit in Deutschland war er im Jahre 1665 von Herzog Charles IV (1604–1675). zum herzoglich lothringischen Opérateur ernannt worden, eine Stellung, die mit außergewöhnlichen Privilegien verbunden war. Als Pension auf Lebenszeit erhielt er aus herzoglicher Kasse jährlich 30 Säcke Weizen, wurde zum Freibürger der Stadt Nancy ernannt, erhielt deshalb eine Freiwohnung und ein Jahresgehalt von 700 Francs sowie die Erlaubnis, Arzneimittelhandel zu treiben. Er war zu diesem Zeitpunkt 50 Jahre alt und hatte nach eigenen Aussagen eine große Familie. Statt sich auf eine gesicherte Altersposition zurückzuziehen, gab er nach einem Jahr diese Stellung auf und begann wieder sein Wanderleben.

Auch Eisenbarth hat zwar wiederholt Versuche unternommen, als angestellter Chirurg sesshaft zu werden, hat diese aber nie mit letzter Konsequenz verfolgt. Auch nicht nach dem Hauserwerb in Magdeburg. Die Wanderschaft war zwar mit sozialer und persönlicher Unsicherheit verbunden, nicht aber mit dem Bettelstab. Für die Prosperität des Eisenbarthschen Unternehmens spricht allein schon die große Zahl der mit ihm Reisenden, die manchmal 100 Personen überstieg. Die Truppe logierte oft über Wochen und sogar Monate in öffentlichen Herbergen, oder es wurde ein entsprechendes Haus angemietet, wenn die Möglichkeit dazu bestand.

Für das Florieren des Geschäftes spricht auch die immer wieder auftauchende Offerte, Bedürftige kostenlos zu behandeln. Dies wurde nicht nur angeboten, sondern auch von den meisten Wanderärzten praktiziert. Diese „Armenfürsorge" durch die fahrenden Ärzte lässt ein Motiv für das allgemeine Entgegenkommen der territorialen Verwaltungsbehörden erkennen. Wohltätigkeit aber konnte sich nur leisten, wer mehr verdiente, als der finanzielle Aufwand des fahrenden Lebens und der Unterhalt der großen Truppe erforderten. Und derartig hohe Einkünfte konnte nur erzielen, wer starken Zulauf von bemittelten Patienten hatte. Der fahrende Chirurg kam dem Gemeinwesen billiger und stand sich dabei ökonomisch besser als die angestellten akademischen Ärzte und Chirurgen. Je höher seine Qualifikation war, desto günstiger die Chance, im „fahrenden Leben" eine faszinierende und lukrative Alternative zu finden. Und Eisenbarth hatte sich im Laufe seines Wanderlebens eine nachweislich hohe Qualifikation und einen Namen erworben. Er und seine fahrenden Kollegen gaben, wie zeitgenössische Quellen oft mit unübersehbarer Irritation vermerken, ihr (redlich) verdientes Geld sofort wieder aus, führten aber, verglichen mit den meisten sesshaften Kollegen, ein ungleich großzügigeres und abwechslungsreicheres Leben, das sie mit allen sozialen Schichten in Berührung brachte und einer Neugier auf die Welt ebenso viel Spielraum ließ wie der Aneignung praktisch medizinischer Erfahrung.[130] Schon Paracelsus hatte in diesem Sinne die Vorteile des „fahrenden Lebens" der Sesshaftigkeit entgegengestellt, indem er die Kunst als seinen „besten

Reichtum" bezeichnete und „ärztliches Vermögen" gegen „weltliches Vermögen" ausspielte: „*Ob ich schon das gelt mit gutem gesellen vertumle, so ist doch meinem hauptgut nichts abgangen, dan die kunst ist mein hauptgut .... – da schmecket an.*"[131]

Das Wanderleben wurde jedoch auch von politischen Rahmenbedingungen beeinflusst. Das beginnende 18. Jahrhundert hat Europa nicht zur Ruhe kommen lassen. Die Wunden des Pfälzischen Erbfolgekrieges und der Expansionspolitik Ludwigs XIV. waren in Süddeutschland noch nicht verheilt, da marschieren die Soldaten schon wieder und die Luft ist erfüllt vom Kanonendonner. Bereits 1700 begann der bis 1721 andauernde „Nordische Krieg" Dänemarks, Sachsen-Polens und Russlands gegen Schweden, der bis 1710 vor allem Sachsen in Mitleidenschaft zog. Der von 1701 bis 1713 andauernde „Spanische Erbfolgekrieg", in dem England im Bunde mit Österreich und den Niederlanden die kontinentale Vormachtstellung des mit Bayern und Köln verbündeten Frankreich zu brechen versuchte, betraf wie bereits erwähnt hingegen besonders den Westen und Südwesten Deutschlands. Der Wirkungskreis der Wanderchirurgen wurde dadurch nachhaltig eingeschränkt. Auch Eisenbarth konnte es nicht verhindern, wiederholt mit seinem aufwendigen Tross in den vielen in kriegerische Auseinandersetzungen verwickelten Territorien mitten durch die verschiedensten marschierenden Soldatenkolonnen zu ziehen. Für ihn scheinen dabei aber keine größeren Komplikationen entstanden zu sein, da es keine entsprechenden Quellenaussagen gibt.

8.3.1. Welche Einnahmequellen hatte Eisenbarth?

In den neunziger Jahren des vergangenen Jahrhunderts behauptete „Der Spiegel", dass wir mit den heutigen „hohen" Ärztehonoraren auch für die jahrhundertelange Diskriminierung der medizinischen Praktiker bezahlen. Daran ist sicher ein gutes Stück Wahrheit, wenngleich es auch nicht an Nachrichten über extreme Honorarforderungen in dieser Zeit fehlt und das Beispiel Eisenbarth belegt, dass fähige Heiler ein gutes Auskommen besaßen.

Er hat also sein Geld nicht verschleudert, sondern im Laufe der Jahre ein beachtliches Vermögen erworben, das ihn in die Lage versetzte, ein entsprechendes Anwesen zu kaufen. Es ist vor diesem

Hintergrund interessant, einen Blick auf die Einnahmequellen der Wanderchirurgen zu werfen. Was bekam der Mediziner damals, egal ob akademischer Arzt oder Chirurg, für seine Tätigkeit? Der Ausgleich von Lohn und Leistung in den sogenannten „freien Künsten" unterlag seit alters her vielfach den Vorstellungen des „Honorars", das heißt dem „freiwillig gegebenen Entgelt für höhere, nach ihrem wirtschaftlichen Wert nicht schätzbaren Leistungen"[132]. Dieses Entgelt fiel freilich nicht unbegrenzt aus, denn die materielle Kompensation für die Linderung von Schmerzen konnte nicht gleichbedeutend sein mit den Wohltaten, die sie verschaffte. Aber wie sollte man den Wert medizinischer Leistungen festlegen? Da messbare Leistungen immer dann in ihrem wirtschaftlichen Wert berechenbar waren, wenn man die Mittel zu ihrer Berechnung fand, lag die Konstruktion von mehr oder weniger differenzierten Leistungsskalen nahe, den Taxen, die den Wert gewisser Leistungen bestimmten. Diese sogenannten „Taxordnungen", die von den Territorialverwaltungen seit der zweiten Hälfte des 17. Jahrhunderts zunehmend herausgegeben wurden und unter anderem festschrieben, was Ärzte und andere Medizinalpersonen für ihre Tätigkeit fordern konnten, geben uns einen Einblick in die Verdienstmöglichkeiten von Ärzten und anderen Heilpersonen. Sie sind demnach vergleichbar den heutigen Gebührenordnungen, EBM (= Einheitlicher Bewertungsmaßstab; Abrechnungsgrundlage mit den Gesetzlichen Krankenkassen) und GOÄ (= Gebührenordnung für Ärzte; Abrechnungsgrundlage bei Privatpatienten), nach denen Ärzte gegenwärtig ihre Leistungen honoriert bekommen.

Die regionalen Taxordnungen unterschieden sich nur relativ gering in der Höhe der Leistungshonorierung und veränderten sich vom Ende des 17. bis zur Mitte des 18. Jahrhunderts kaum, wie die hier analysierte Taxordnung aus Württemberg[133] von 1686, die 1755 und 1786 erneut veröffentlicht wurde, und die Braunschweiger Taxordnung von 1721 (Abb. 13, S. 216) aufzeigen. Die im Jahre 1685 erlassene „Preußische Medizinalordnung" regelte die Honorare in ähnlicher Weise. Diese Taxordnungen geben uns darüber hinaus einen informativen Überblick über das chirurgische Arbeitsspektrum, da sie alle entsprechenden Handlungen auflisten. Was zunächst auffällt, ist die außerordentlich große Zahl von chirurgischen Verrichtungen. Die württembergische Gebührenordnung enthält Mitte des 18. Jahrhunderts nicht weniger als 104 derartige Positionen. Dem gegenüber lag die Zahl der darin genannten ärztlich-akademischen Dienstleistungen bei nur 15. Dies verdeutlicht den beherrschenden Anteil der Wundärzte aller Couleur an der medizinischen Versorgung der Bevölkerung. Somit wurde den Handwerkschirurgen Fachkompetenz unterstellt, ein Sachverhalt, der bei zahlreichen Medizinhistorikern Verwunderung auslöste, weil er nicht in ihr Bild vom inkompetenten Wundarzt passte.[134]

Vergleichen wir die damals gesetzlich festgelegte Höhe der chirurgischen Gebühren mit denen anderer Heilpersonen, so wird erkennbar, dass die Gebührensätze direkt mit dem Rang des Heilers in der medizinischen Hierarchie verbunden waren. Akademisch ausgebildete Ärzte erhielten etwa das Doppelte von dem, was Wundärzte fordern konnten. Auffällig ist weiterhin, dass die Gebühren für chirurgische Behandlungen nur teils als fixe Größen angegeben wurden, teils sich große Preisspannen fanden. Ob sich der Chirurg in seiner Honorarforderung an der Unter- oder Obergrenze orientierte, wurde von mehreren Faktoren abhängig gemacht:

- Erstens von der Art des Ortes seines Wirkens. So konnten in einem Dorf, entsprechend den niedrigeren dortigen Lebenshaltungskosten, nur die niedrigeren Gebühren eingefordert werden, während in einer großen Handels- oder Residenzstadt Gebühren aus dem oberen Teil der Taxordnung berechnet werden konnten.
- Zweitens musste auch der Sozialstatus des Patienten beachtet werden, es wird in diesem Zusammenhang von „geringen“ und „vermögenden“ Personen gesprochen.
- Drittens lassen die nach dem Alter des Patienten gestaffelten Preise erkennen, dass man hier Zusammenhänge mit dem notwendigen Aufwand sah. Unterschieden wurden drei Altersgruppen, Kinder, Junge und Alte. Für die Alten galten die höchsten Sätze, da bei ihnen die Eingriffe gefährlicher und der Heilungsprozess langwieriger waren.
- Viertens richtete sich die Entlohnung schließlich auch nach dem Therapieergebnis. Dies wird an den Gebühren für lebensgefährliche Operationen erkennbar. Wenn der Patient während oder bald nach dem Eingriff verstarb und somit ein direkter Zusammenhang als unbezweifelbar galt, durften nur 40–50 Prozent der eigentlichen Gebühr gefordert werden. Auf diese Weise gewann

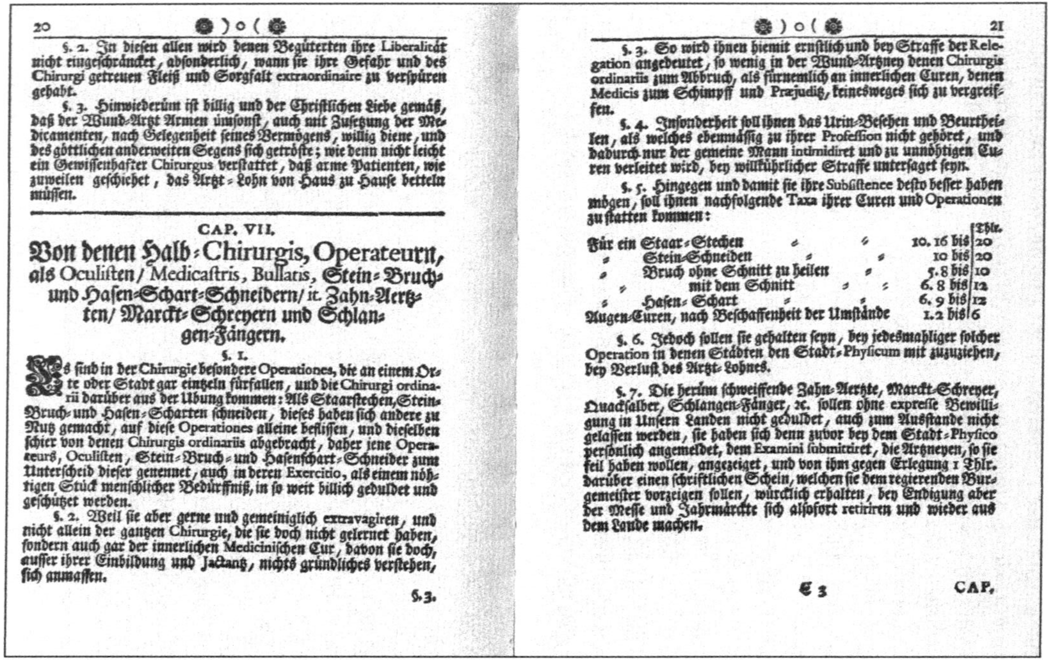

20)o(

§. 2. In diesen allen wird denen Begüterten ihre Liberalität nicht eingeschräncket, absonderlich, wann sie ihre Gefahr und des Chirurgi getreuen Fleiß und Sorgfalt extraordinaire zu verspüren gehabt.

§. 3. Hinwiederum ist billig und der Christlichen Liebe gemäß, daß der Wund-Artzt Armen umsonst, auch mit Zusetzung der Medicamenten, nach Gelegenheit seines Vermögens, willig diene, und des göttlichen anderweiten Segens sich getröste; wie denn nicht leicht ein Gewissenhafter Chirurgus verstattet, daß arme Patienten, wie zuweilen geschiehet, das Artzt-Lohn von Haus zu Hause betteln müssen.

CAP. VII.

Von denen Halb-Chirurgis, Operateurn, als Oculisten/ Medicastris, Bullatis, Stein-Bruch- und Hasen-Schart-Schneidern/ it. Zahn-Aertzten/ Marckt-Schreyern und Schlangen-Fängern.

§. 1.

Es sind in der Chirurgie besondere Operationes, die an einem Orte oder Stadt gar eintzeln fürfallen, und die Chirurgi ordinarii darüber aus der Ubung kommen: Als Staarstechen, Stein-Bruch- und Hasen-Scharten schneiden, dieses haben sich andere zu Nutz gemacht, auf diese Operationes alleine beflissen, und dieselben schier von denen Chirurgis ordinariis abgebracht, daher jene Operateurs, Oculisten, Stein-Bruch- und Hasenschart-Schneider zum Unterscheid dieser genennet, auch in deren Exercitio, als einem nöhtigen Stück menschlicher Bedürffniß, in so weit billich geduldet und geschützet werden.

§. 2. Weil sie aber gerne und gemeiniglich extravagiren, und nicht allein der gantzen Chirurgie, die sie doch nicht gelernet haben, sondern auch gar der innerlichen Medicinischen Cur, davon sie doch, ausser ihrer Einbildung und Jactantz, nichts gründliches verstehen, sich anmassen.

§. 3.

)o(21

§. 3. So wird ihnen hiemit ernstlich und bey Straffe der Relegation angedeutet, so wenig in der Wund-Artzney denen Chirurgis ordinariis zum Abbruch, als fürnemlich an innerlichen Curen, denen Medicis zum Schimpff und Præjudiz, keinesweges sich zu vergreiffen.

§. 4. Insonderheit soll ihnen das Urin-Besehen und Beurtheilen, als welches ebenmässig zu ihrer Profession nicht gehöret, und dadurch nur der gemeine Mann intimidiret und zu unnöhtigen Curen verleitet wird, bey willkührlicher Straffe untersaget seyn.

§. 5. Hingegen und damit sie ihre Subsistence desto besser haben mögen, soll ihnen nachfolgende Taxa ihrer Curen und Operationen zu statten kommen:

		Thlr.
Für ein Staar-Stechen	10. 16 bis	20
" Stein-Schneiden	10 bis	20
" Bruch ohne Schnitt zu heilen	5. 8 bis	10
" mit dem Schnitt	6. 8 bis	12
" Hasen-Schart	6. 9 bis	12
Augen-Curen, nach Beschaffenheit der Umstände	1. 2 bis	6

§. 6. Jedoch sollen sie gehalten seyn, bey jedesmahliger solcher Operation in denen Städten den Stadt-Physicum mit zuzuziehen, bey Verlust des Artzt-Lohnes.

§. 7. Die herum schweiffende Zahn-Aertzte, Marckt-Schreyer, Quacksalber, Schlangen-Fänger, &c. sollen ohne expresse Bewilligung in Unsern Landen nicht geduldet, auch zum Ausstande nicht gelassen werden, sie haben sich denn zuvor bey dem Stadt-Physico persönlich angemeldet, dem Examini submittiret, die Artzneyen, so sie feil haben wollen, angezeiget, und von ihm gegen Erlegung 1 Thlr. darüber einen schrifftlichen Schein, welchen sie dem regierenden Burgemeister vorzeigen sollen, würcklich erhalten, bey Endigung aber der Messe und Jahrmärckte sich alsofort retiriren und wieder aus dem Lande machen.

E 3 CAP.

Abb. 13: Braunschweiger Taxordnung von 1721 mit für Eisenbarths Tätigkeit wichtigen Angaben.

der Heiler auch ein starkes persönliches Interesse am glücklichen Ausgang seiner Behandlung.

In der Mehrzahl der Positionen handelte es sich um relativ niedrige Gebühren. So wurde beispielsweise das Schröpfen mit zwei bis 30 Kreuzern je nach Anzahl der Schröpfköpfe berechnet. Auch zahnheilkundliche Maßnahmen wurden lediglich mit bis zu einem Taler berechnet. Allerdings korrelierten Schwere und Risiko des Eingriffs nicht immer mit der dafür angerechneten Gebühr. So konnten für eine Zahnextraktion sechs bis zwölf Kreuzer gefordert werden, während die Anwendung einer Mundschraube bei Behandlungen im Mund und Rachen mit einem Taler 30 Kreuzern etwa das Zehnfache erbrachte. Die hohe Gebühr für den Einsatz dieses Instrumentes leitete sich wohl nicht von den hohen Anschaffungskosten und der Notwendigkeit ihrer Amortisation ab, sondern hängt wohl mit dem Prestige zusammen, das dem seltenen Instrument anhaftete und die damit zusammenhängende Tätigkeit aufwertete. Eine Tatsache, die auch von Eisenbarth durch Einbeziehung seltener Instrumente, beispielsweise seiner Starnadel oder seines Tonsillenhakens, immer beachtet wurde.

Von den niedrigen Gebührensätzen heben sich die Taxen für die schwierigen Operationen, wie sie vor allem die Wanderärzte durchführten, deutlich ab. Die Braunschweiger Gebührenordnung befasste sich explizit mit den Gebühren von Wanderchirurgen. Im Kapitel 7, das die Überschrift trägt: „*Von denen Halb-Chirurgis, Operateurn, als Oculisten/Medicastris, Bullatis, Stein- Bruch- und Hasenschart-Schneidern/it. Zahn-Aerzten/Marckt-Shreyern und Schlangen-Fängern*“ werden nach einer interessanten Einleitung die Taxen für die sechs zentralen Tätigkeiten der Wanderchirurgen aufgeführt:

Starstechen	10, 16–20 Taler
Steinschnitt	10–20 Taler
Bruch ohne Schnitt	5, 8–10 Taler
Bruch mit Schnitt	6, 8–12 Taler
Hasenscharte	6, 9–12 Taler
Augenkuren	1, 2–6 Taler

Diese Gebühren erscheinen auf den ersten Blick sehr hoch, vor allem wenn man bedenkt, dass zu dieser Zeit in Köln ein Pfund Butter fünf Kreuzer, ein Pfund Schweinefleisch einen Groschen und zwölf Pfennige und in Berlin um 1720 ein Scheffel Roggen einen Taler und acht Groschen kostete,[135] in Frankfurt ein Maurergeselle am Tag 80 Pfennig verdiente. Allerdings ist davon auszugehen, dass auch Eisenbarth nur selten den vollen Taxsatz von 20 Talern, das heißt circa 2 000 Euro für einen erfolgreichen Steinschnitt in Ansatz bringen konnte und die Nachbehandlung einschließlich der Grundmedikamente im Taxpreis einbeschlossen war.

Was Eisenbarth tatsächlich verdiente, lässt sich heute nicht mehr sicher rekonstruieren, da es keine Aufzeichnungen über die Anzahl seiner Operationen gibt. Eike Pies hat in seinem 2004 erschienen Buch trotzdem eine derartige Einnahmeberechnung versucht, die hier wiedergegeben werden soll: „*Nach eigenen Angaben hat Eisenbarth im Laufe seiner chirurgischen Tätigkeit etwa 2 000 Bruch- und 450 Steinoperationen durchgeführt. Bei einem durchschnittlichen Honorar von 25 Thalern betrugen seine Einnahmen allein für diese chirurgischen Leistungen rund 61 250 Thaler. Dazu kommen etwa 2 000 Staroperationen, die schätzungsweise durchschnittlich mit ca. 12,5 Thalern anzusetzen sind und ihm insgesamt etwa 25 000 Thaler eingebracht haben dürften. Etwa die gleiche Summe kann für Krebs-, Hasenscharten- und weitere kleinere Operationen angenommen werden, sodass die Einkünfte Eisenbarths während seiner 41-jährigen chirurgischen Tätigkeit als Landarzt allein auf 110 000 Thaler zu schätzen sind. Dabei sind die Einnahmen aus dem Verkauf seiner selbst hergestellten Arzneimittel nicht mitgerechnet. Da er diese in großen Mengen in seiner „pharmazeutischen Fabrik“ in Magdeburg produzierte, von dort auf Bestellung verschickte und selbst auf seinen Reisen verkaufte (das Loth kostete zwischen 8 Groschen und einem halben Reichsthaler), müssen die erzielten Einnahmen dieses Geschäftsbereiches ebenfalls erheblich gewesen sein und können bei geschätzten 5 000 abgesetzten „Packungen“ pro Jahr mit insgesamt 70 000 Thalern angesetzt werden. Dazu sind die Einnahmen aus seiner Tätigkeit als „praktischer Arzt“ durch Beratungen, Urindiagnosen und Hausbesuche von etwa 40 000 Thaler zu rechnen. Somit kann der Gesamtumsatz bei der ‚Unternehmensgruppe Eisenbarth‘ innerhalb von 41 Jahren auf rund 200 000 Thaler bzw. jährlich auf durchschnittlich 5 400 Thaler geschätzt werden.*

Andererseits müssen die hohen Ausgaben berücksichtigt werden, die Eisenbarth an Reise- und Logiskosten, für die Unterhaltung der

Wagen und Pferde, an Gehältern und Verpflegung für seine zeitweise 120 Mitarbeiter, an Werbungskosten für seine Flugblätter und Zeitungsinserate, an Standkosten für seine Bühne auf den Märkten sowie für den Einkauf der Rohstoffe, die er zur Herstellung seiner Medikamente benötigte, aufzubringen hatte ...

Da Eisenbarth zeitweise mit 120 Bediensteten reist, musste er alleine für diese jährlich etwa 1 200 Reichsthaler an Löhnen und etwa die gleiche Summe an Verpflegungskosten aufbringen. Abzüglich der anderen genannten Aufwendungen in Höhe von ca. 2 000 Reichsthalern dürfte er bei dem geschätzten Jahresumsatz von 5 400 Rthlr kaum mehr als 1 000 Thaler Gewinn gehabt haben. Im Vergleich dazu hatte ein Ratsherr ein Jahreseinkommen von 1 200 Thalern."[136]

Auch wenn diese Rechnung auf keinen wirklich belegbaren Grundlagen basiert, so stellt sie doch eine anerkennenswerte Leistung dar. Wenn man die zeittypischen Taxordnungen zu Grunde legt, können die von Pies angesetzten Einnahmen seiner chirurgischen Tätigkeit nicht so hoch angesetzt werden, dafür ist meines Erachtens der Gewinn aus der Arzneimittelproduktion zu niedrig angesetzt. Zwar haben wir keinen ausreichenden Überblick über den Umfang seiner Medikamentenproduktion und dem daraus resultierenden Gewinn. Schaut man sich aber die Preise für vergleichbare Medikamente, zum Beispiel der Hallenser Waisenhausapotheke an, so kann man schon von beachtlichen Einnahmen ausgehen. Betrug doch der jährliche Reinertrag der „Waisenhaus Medikamenten-Expedition" während des zweiten Jahrzehntes des 18. Jahrhunderts durchschnittlich 9 000 Taler.[137] Die hohe Mitgliederzahl seiner Truppe lässt vermuten, dass er zahlreiche Helfer für kleinere Eingriffe hatte und auch hier kräftig kassierte, was in seiner Operationsstatistik gar nicht zum Tragen kam. Nicht zuletzt hat er sich bewusst auch seinen Namen und Ruf bezahlen lassen.

Bei all diesen Einschränkungen ist die Rechnung von Pies doch geeignet, uns ein Rahmen für die Einnahmen und die finanzielle Situation von Eisenbarth zu schaffen. Gehen wir von den 5 400 Talern Jahresumsatz aus, was immerhin einer halben Million Euro entspricht, so handelt es sich hierbei schon um ein „gutes mittelständisches Unternehmen". Ein möglicher Gewinn von umgerechnet 100 000 Euro ist auch nicht zu verachten. Man muss sich dabei allerdings bewusst sein, dass die berechneten 5 400 Taler Jahresumsatz nur ein Durchschnittswert sind. Am Anfang und besonders am Schluss seiner Karriere waren die Einnahmen deutlich geringer, dafür in den drei guten Jahrzehnten zwischen 1690 und 1720 vermutlich wesentlich höher. Ein Beleg dafür ist die Tatsache, dass er bereits 1703 das Geld für das große Magdeburger Haus hatte, 1727 aber keine Reserven mehr vorhanden waren.

Insgesamt können wir davon ausgehen, dass Eisenbarth selber eine hohe Anzahl der honorarträchtigen Operationen wie Steinschnitt, Starstechen und Bruchschnitt durchgeführt hat und damit wesentlich mehr verdiente als ortsansässige Chirurgen, die sich nur mit der „Kleinen Chirurgie“ befassten. Aber wohl auch mehr als die Mehrzahl der „Wanderärzte“. Zusammenfassend kann man wohl davon ausgehen, dass Eisenbarth zumindest um die Jahrhundertwende überdurchschnittlich gut verdiente und zu den wohlhabenderen Bürgern von Magdeburg zählte.

8.4. Eisenbarth war kein Einzelfall

In der zweiten Hälfte des 17. und der ersten Hälfte des 18. Jahrhunderts gab es eine große Anzahl von Wanderärzten, die wie Eisenbarth mit eigener Truppe durch die Lande zogen und temporär auch einen überregionalen Bekanntheitsgrad erreichten, keiner aber war wohl so erfolgreich wie Eisenbarth. Das von Eike Pies herausgegebene „Principal-Lexikon“[138] führt annähernd 20 derartiger Wanderärzte auf, die zu Lebzeiten von Eisenbarth vorwiegend mit Komödianten umherzogen und auch selbst als Schauspieler oder „Hanswurst“ auf der Bühne standen. Beispielgebend sollen hier nur fünf derartige Vertreter aufgeführt werden.

- Der aus Sachsen stammende Johann Caspar Haak (1660–1722), erwirkte für seine Truppe Anfang des 18. Jahrhunderts die kursächsische und königlich polnische Schauspielkonzession. Wie der gebürtige Dresdner vom Barbiergewerbe zu den wandernden Schauspieltruppen kam, ist nicht überliefert. Erst in der Elenson'schen Schauspielergesellschaft, die das hochfürstlich mecklenburgische Privileg innehatte, trat er Anfang des 18. Jahrhunderts als Harlekin-Spieler hervor.

- Johann Balthasar Keck wurde 1702 wohl infolge des bereits erwähnten „Theaterskandals“ mit seinen Komödianten in Halle verhaftet.
- Johann Balthasar Carl Kohn, Operateur und Komödiant „von Mannheim“, bestand im Mai 1724 vor der Ingolstädter Medizinischen Fakultät erfolgreich sein Examen. Mit seiner Komödiantentruppe ist er bis in die Jahrhundertmitte vor allem in Süddeutschland und der Schweiz nachweisbar. Seine Werbezettel und sein Operationsspektrum sind mit denen von Eisenbarth vergleichbar.
- Johann Ferdinand Beck (1700–1743), aus Sachsen gebürtig, spielte den „Hanswurst“ und zog als Zahn- und Wundarzt, Marionetten- und Schattenspieler, Komödiant und Leiter einer Wandertruppe umher, die den Titel „hochfürstlich Waldecksche privilegirte hochdeutsche Hofkomödianten-Gesellschaft“ führte.
- Abschließend sei noch der mit unserem Eisenbarth fast gleichzeitig wirkende Joseph Anton Stranitzky (1676–1726) erwähnt, ein von der Medizinischen Fakultät in Wien „examinireter Zahn- und Mundarzt“, der seit 1699 mit Marionetten und ab 1706 mit lebenden Personen agierte.

Aber nicht nur deutsche Wanderärzte zogen mit ihren Komödianten durchs Land. Auch auf diese „Ausländer“ wollen wir einen kurzen Blick werfen. Einer von ihnen war der Italiener Sebastiano di Sico. Er hatte sich in Wien durch Seiltänzerkünste und italienische Pantomimen einen gewissen Ruf erworben und ist zwischen 1687 und 1709 auch in Norddeutschland nachweisbar.

Ebenfalls aus Italien stammend, erhielt Johannes Danese Tabarino 1691 von der Medizinischen Fakultät in Wien eine Befugnis zum Medikamentenhandel. Er gab sich als Lizentiat der Chirurgie und Heilmittelkunde aus und trat neben seiner wundärztlichen Tätigkeit auch als Komödiant auf. Besondere Berühmtheit erlangte sein „Orvietanum“, eine als Wundermittel angepriesene Arznei.

Johann Herman Francken (vor 1694–nach 1738) wurde in Braunschweig geboren und gilt als einer der vielseitigsten und talentiertesten Chirurgen seiner Zeit. Seine Lebensdaten liegen zum größten Teil im Dunkeln, Porträts von ihm sind nicht bekannt. Er war ein erfolgreicher Steinschneider, der sowohl den seitlichen als auch den hohen Steinschnitt ausführte. Daneben betätigte er sich wie Eisenbarth auch als Bruchschneider, Okulist und „Chemist", nach Überlieferung von Zeitzeugen sehr erfolgreich. Aus unbekannten Gründen musste er 1694 Deutschland verlassen und ging nach Holland, wo sich seine Spuren 1734 verlieren. Sein Auftreten und seine Ankündigungszettel sind ebenfalls mit Eisenbarth vergleichbar.[139]

Zu den bedeutenderen Wanderärzten gehört auch Buonafede Vitali (1686–1745), genannt „d'Anonimo". Er zog mit seiner Truppe durch ganz Europa, wurde aber gleichzeitig von verschiedenen Fakultäten als bedeutender Arzt anerkannt und besaß Doktordiplome von Padua, Parma und Palermo. Gegen Ende seines Lebens war er Protomedikus von Verona. In seiner Schrift *„Lettera in difesa-della Professione del Saltimbanco"* verteidigte er die mit Bühne umherziehenden Wanderärzte. (Saltimbanca = italienisch auf die Bank springen, als Bezeichnung für Scharlatan – J. K.).

Zwei ausführlichere Beispiele bedeutender Wanderärzte sollen das Umfeld, in dem sich Eisenbarth bewegte, verdeutlichen. Das Leben des Charles Bernoin (1615–1673), der die Spanne zwischen dem Tod des bereits erwähnten Bartisch und dem Wirken von Eisenbarth ausfüllt, soll uns dies sichtbar machen. Der aus Grenoble stammende Steinschneider und Oculist, der ganz Frankreichs und halb Deutschlands *„Folia mit den Füßen getreten"*, dass heißt durchwandert hatte, bevor ihm in Regensburg ein tödlicher Unfall widerfuhr, ist in seinem Auftreten und Handeln charakteristisch für das 17. Jahrhundert. Sein facettenreiches Leben verdient umso mehr Beachtung, da er neben der Chirurgie doch noch zahlreiche andere Künste trieb, allen voran Feuerwerkerei und Seilfliegen, was den Mythos vom „fahrenden Heilkünstler" gleichzeitig zu bestätigen und zu widerlegen scheint.

Über seinen frühen Entwicklungsweg wissen wir nichts. Er scheint jedoch einer für die Zeit typische Ausbildung erhalten zu haben und schon sehr bald durch seine Fingerfertigkeit und seine Erfahrung erfolgreich gewesen zu sein. Seit der Mitte des Jahrhunderts belegten dann zahlreiche Zeugnisse sein erfolgreiches Wirken in Frankreich. Über die Vogesen kommend, begann er im Jahre 1666 seine Tätigkeit in Deutschland. Über acht Jahre hinweg sind nun seine Spuren fast lückenlos nachvollziehbar.[140] Von Colmar über Straßburg erreichte er die Pfalz, wo er in Speyer, Neustadt, Landau und Heidelberg tätig war. Von hier aus zog er weiter nach Frankfurt am Main. Drei Jahre später war er erneut in Straßburg, wandte sich von dort weiter südlich nach Freiburg im Breisgau und dann ostwärts über Ulm und München nach Regensburg.

Haben wir uns bisher vor allem mit der ärztlichen Tätigkeit von Bernoin befasst, so bietet sein denkwürdiger Tod 1673 in Regensburg Anlass, auch einmal auf die Rahmenhandlungen derartiger medizinischer Unternehmungen einzugehen. Auch Bernoin beteuerte, er bedürfe des „Theatri" lediglich, damit er *„nothleidenden personen bekandt bleiben – respektive werden möchte"*. Die Formen der künstlerischen Darbietungen variierten sehr stark und waren oft auch ein bekanntes Charakteristikum für den jeweiligen fahrenden Heiler. Die von Charles Bernoin praktizierte Form des *„Seilfliegens"* war zu einem solchen Zwecke besonders gut geeignet, weil er – im Gegensatz zu den Taschenspielerkünsten – seine Technik offen zur Schau stellte und daher ganz offensichtlich nicht auf „Augenbetrug" abzielte. Hinzu kommt, dass es sich beim „Seilfliegen" um eine erst im 16. Jahrhundert beginnende, also „moderne" Darbietungsform handelte. Er war allerdings nicht der erste, der riskante chirurgische Eingriffe mit waghalsigen Flügen verband. Bereits 100 Jahre vor ihm ist der aus Venedig stammende Mathis Hol als Flieger und „Stein- und Bruchschneider" aufgetreten.

Bernoin übte das „Seilfliegen" nachweislich über Jahre hinweg mit spektakulärem Erfolg aus. Wie kam es nun aber zu dem tödlichen Unfall in Regensburg? Ein Artikel des „Theatrum Europaeum" gibt uns darüber Aufschluss: *„Deß Abends gegen 7. Uhr gieng er von selbigenm Platz / woselbst sich etliche tausend Menschen versammlet hatten / auf den Thurm hinauff / und legt sich mit eine, nassen Hembd / und nassen leinen Gewand an / ließ ihm die verfertigten Raquetten auff den Rucken / und an Händ und Füssen anbinden; und als solches geschehen / schrie er noch zuvor laut vom Thurm herunter / daß seine Leuthe mit den Lichtern zu dem am Ende haltenden Polstern gehen / und gute Achtung auff ihn haben sollten / legte sich darauff auff das Seil ins gewicht / und sagte zu seinem Diener Allumez, das ist / Zündet an; welches er dann auch gethan; weil aber das Feuerwerck an einem Ende stärcker als am anderen anging / kam er auß dem gewicht vom Seil / daß er nur mit den Armen hangen blieb / und gleich rieff: O Jesu ma vie perdu! Mein Leben ist verlohren! Hangete sich also an eine Hand / mit* *der anderen aber hielte er die Nasen zu / blieb also eine gute Weile in dem Brand der Raquetten hangen / bis er vom Dampff ersticket / ertödtet auff die Erde fiel / das Volck hielte es Anfangs vor ein von Papier und Pulver als zugerichtetes Bild / biß sie diesen feurigen Vogel an der Erden selbsten zu sehen bekamen.*"[141]

Somit hatte „ein kleiner Regen" dem „feurigen Vogel" Bernoin das Leben gekostet, ist doch vermutlich durch die Nässe eines zuvor gefallenen Regens ein Teil des Pulvers feucht geworden und daher nicht explodiert, was den Künstler aus der vorberechneten Bahn warf. Der Tod ereilte ihn zwar im Rahmen seiner künstlerischen Vorführung, was aber an seinen medizinischen Leistungen nichts änderte, wie auch die Grabinschrift in Regensburg belegt:

„... Gott läßt nicht ungestrafft
Den/der sich all zutieff in seiner Kunst vergafft
Ist deine Wissenschaft vom Himmel selbst herrührend?
So brauche wie du kannst / derselben auch gebührend
Verlaß den Ubermuth / dein Bruff sey dir genug
Wer dies Regel acht / den halten wir für klug."

Bernoin ist keine Ausnahmeerscheinung, sondern verdeutlicht nur, dass die Wanderärzte zunehmend versuchten, durch besondere Darbietungen das Interesse der Menschen zu gewinnen und überdurchschnittliche Fähigkeiten zu suggerieren.

Verlassen wir Deutschland und wenden uns einem der bekanntesten Landsleute Bernoins zu. Der 1651 in der Gegend von Besançon geborene Bauernsohn Jacques Beaulieu (1651–1719) war nicht nur Zeitgenosse Eisenbarths, sondern wohl auch eine der abenteuerlichsten und schillerndsten Persönlichkeiten der Medizingeschichte überhaupt. Sein bisher rekonstruierbarer Lebenslauf ist in vielerlei Hinsicht geradezu typisch für den Gang der Dinge zu jener Zeit.[142] Seine Kindheit verlebte er in ärmlichen Verhältnissen und inmitten von Kriegswirren. Es war daher wohl mehr der Zwang der Umstände als freier Wille, dass er sich schon sehr früh bei den Landsknechten anwerben ließ. Obgleich sein rascher Aufstieg zum Kavalleristen die Vermutung nahelegt, das er nicht ungeschickt und finanziell erfolglos agierte, quittierte er schon nach einigen Jahren den Dienst wieder. Wenig später wird er als Gehilfe eines italienischen Stein- und Bruchschneiders aktenkundig, der durch Südfrankreich zog. Damit hatte er einen Weg betreten, den er bis zu seinem Lebensende nicht mehr verlassen sollte.

Ob Jacques Beaulieu die hohe Kunst des Steinschnittes nur bei diesem Meister oder noch bei anderen fahrenden Lithotomisten erlernte, ist nicht sicher nachweisbar. Er wollte jedoch sein Handwerk so gut beherrschen, wie es nur irgend möglich war. Um dies zu erreichen, beschränkte er sich im Vergleich zur Mehrzahl seiner Zeitgenossen auf den Blasensteinschnitt. Seine freiwillige Beschränkung auf das, was er meinte, einigermaßen zu beherrschen, war aus heutiger Sicht gesehen eine fast weise, zumindest aber klug zu nennende Haltung. Nach Jahren der Lehre und der Wanderschaft in Mittelfrankreich erschien er 1697 erstmals in Paris. Wie fast jeder Wanderarzt dieser Zeit war auch er bemüht, ein unverkennbares Markenzeichen zu gewinnen. In ein Mönchsgewand gehüllt, hatte „Bruder Jacob" damit begonnen, die Rolle zu spielen, die ihn berühmt machen sollte. Dabei war die Idee mit der Mönchskutte gar nicht so schlecht, suggerierte er seinen potentiellen Patienten ja nicht nur höhere Berufung und göttlichen Segen, sondern auch die positive Vorstellung vom uralten und viel gepriesenen Wissen der Klosterschulen. So also kam *„Frère Jacques"*, wie er auf Französisch hieß, in die Hauptstadt Paris. Nach anfänglich großem Erfolg musste er sie jedoch bald bei Nacht und Nebel verlassen. War er beruflich vorerst auch gescheitert, finanziell hatte sich die Zeit in Paris für ihn gelohnt. Trotz seines arg lädierten Rufes übte er sein Handwerk in der Provinz weiter aus, zog es dann aber vor, Frankreich ganz zu verlassen, um in den Niederlanden tätig zu werden, wo sich sein Schicksal nachhaltig wandeln sollte.

Beaulieu hatte in Erkenntnis der vielen Operationskomplikationen und Todesfälle seine Art des Steinschnittes einer ernsthaften Kritik unterzogen und dabei auch die Anregungen anderer Chirurgen berücksichtigt. Einen besonderen Einfluss auf die Umgestaltung seines operativen Vorgehens hatte vermutlich der seinerzeit berühmte Johann Jakob Rau (1668–1719) in Leiden, einem europäischen Zentrum der Wissenschaften, zumal der Medizin. In Leiden und Amsterdam, wo Rau zeitweise im Lazarett operierte, mögen sich der „unliebenswürdige" Professor und der falsche Mönch erstmals begegnet sein. In Leiden sahen sie nachweislich einander operieren. Später unterzog Rau die Methode von Beaulieu, wie er sie kennengelernt hatte, einer scharfen Kritik. Wir müssen annehmen, dass es diese Begegnungen waren, die „Frère Jacques“ veranlassten, seine Art des Steinschnittes zu überdenken und zu verbessern, wie Gerard van Swieten (1700–1772) es geschildert hat: „*… Es wird aber bewiesen, dass der Bruder Jacob nicht ungelehrig gewesen ist, sondern aus den Erinnerungen der besten Männer, die das, was an seiner Methode als fehlerhaft und gefährlich gefunden wurde, angemerkt haben, Nutzen gezogen hat. … Denn nachgehend hat er in verschiedenen Oertern Frankreichs weit glücklicher verrichtet.*“[143]

Wer nun diese Art des Steinschnittes in Europa eingeführt hat, wird kaum noch mit Sicherheit festzustellen sein. Jacques Beaulieu hat sie gleichwohl erlernt und übernommen, bevor er nach Frankreich zurückkehrte. Hier wurde er jetzt endgültig zu einem erfolgreichen und hochgeachteten Steinoperateur. Mit einem Privileg Ludwigs XIV. reiste er erneut durch viele Gegenden Frankreichs, war aber auch in Norditalien, in Österreich, Holland und wie Bernoin 50 Jahre zuvor auch in Südwestdeutschland tätig. Der Jacques Beaulieu dieser Jahre war ein anderer geworden als der reklamesüchtige falsche Mönch des ersten Pariser Aufenthaltes. Bemüht um die Qualität seiner Arbeit, ließ er Effekthascherei und Scharlatanerie völlig beiseite. Sichtlich hatte er aus den Erfahrungen seines Lebens gelernt und „Nutzen gezogen“. Im Jahre 1713 war Beaulieu in Frankfurt/M. tätig, wobei ihn der Chirurg Surorius gegenüber Heister als „*sehr grob und ungeschikt, kann nicht einmal eine Wunde verbinden, ja weder recht lesen noch schreiben*“ schilderte. Welche Unterschied zu der Schilderung Heisters über Eisenbarths Operationen.

Die letzten Lebensjahre verbrachte dieser bedeutende Steinschneider des beginnenden 18. Jahrhunderts „*von so vielen Reisen müde*“ in seiner Heimatstadt Besançon. Er starb erschöpft und altersschwach, aber von vielen Menschen und der Medizinhistorie nicht vergessen, im Jahre 1719.

Neben den Wanderchirurgen begannen zu Eisenbarths Lebzeiten bereits vereinzelt sesshafte Steinschneider erfolgreich tätig zu werden. Ihr Wirken beschränkte sich aber weitgehend auf die großen Städte Paris und London. Die berühmte Familie Colot ist dabei ein gutes Übergangsbeispiel. Während einzelne Vertreter der seit dem 16. Jahrhundert nachweisbaren Steinschneiderfamilie noch als Wanderärzte tätig waren, ließen sich andere bereits fest in Paris nieder und waren seit König Heinrich II. (1519–1559) „königliche Steinschneider". Ihr Stern verblasste erst in der zweiten Hälfte des 18. Jahrhunderts. Ebenfalls einer Steinschneiderfamilie entstammte François Tolet (1647–1724). In seiner 1682 erschienen „Traité de la lithothomie" wandte er sich entschieden von der celsischen Operationsmethode ab und empfahl das Vorgehen nach Marianus. Er beeinflusste damit die französischen Chirurgen und insbesondere die Steinschneider entscheidend. Zu den bekannten und erfolgreichen Steinschneidern in Paris gehörte auch Georges Mareschal (1658–1736). In London zählte zur gleichen Zeit William Cheselden zu den erfahrensten Steinschneidern. Er führte den Eingriff in der Zeit von zwei bis drei Minuten aus und war so erfolgreich, dass er extreme Honorare fordern konnte, bis zu „500 Guinee pro Schnitt"[144]. Johann Jacobus Rau wurde ja bereits kurz erwähnt. Der aus Baden Stammende erhielt seine chirurgische Ausbildung in Straßburg und studierte in Holland Medizin und war schließlich als Professor für Anatomie und Chirurgie in Leiden tätig. In Amsterdam hatte er erstmalig Kontakt mit Beaulieu, dessen seitliche Schnittführung er infolge seiner besseren anatomischen Kenntnisse etwas weiter entwickelte und als eigene Erfindung ausgab. In Leiden wurde er zum großen Gegenspieler des französischen Steinschneiders und sorgte für dessen Vertreibung. Abschließend soll unter den Zeitgenossen noch Tommaso Alghisi (1669–1713) Erwähnung finden, der mit seinem Buch „Lithotomia ovvero del cavar la pietra" eine große Nachwirkung erzielte.

Abschließend sei als negatives Beispiel noch kurz der Engländer John Taylor (1708–1772), auch Ritter Taylor genannt, erwähnt. Er hatte sich auf den Starstich spezialisiert und beherrschte die Selbstdarstellung hervorragend. Kein anderer hat das Requisit Kutsche so geschickt einzusetzen gewusst wie er. Die seine wurde von vier Schimmeln gezogen, sie war geschmückt mit Augenlidern und Attesten, weit sichtbar prangte vorne auf einem Plakat gleich die Aufschrift: „*Qui visum dat, dat visam*". Wie Eisenbarth, so versuchte auch er durch seine zahlreichen Titel Aufsehen zu erregen, die er nach Einzug in der Stadt bekanntgeben ließ. Er war ein gefährlicher Vertreter der Gattung Wanderarzt, der vielen Patienten Schaden zugefügt hat. Statt besser sehen zu können, waren viele nach dem Eingriff völlig blind. Zu seinen Opfern gehörten auch die Komponisten Georg Friedrich Händel und Johann Sebastian Bach, der angeblich sogar an einer Komplikation nach dem Eingriff verstorben sein soll.

Es zeigt sich an diesen Beispielen, dass nur die Steinschneider erfolgreich sesshaft waren, die noch über Nebeneinkünfte verfügten, wie Rau als Anatomieprofessor, Cheselden als Krankenhaus-Arzt und Mareschal als Hofarzt des Königs. Ansonsten reichten die Einnahmen nicht einmal in den ganz großen Städten. So lehnte ja auch Eisenbarth das Angebot ab, in Hannover als Landarzt tätig zu werden, da die angebotenen 200 Taler deutlich geringer waren als die Einnahmen, die er auf seiner Wandertätigkeit erreichte. Es zeigt sich aber auch, dass diese Spezialisten immer nicht nur Steinschneider waren, sondern zumeist auch gleichzeitig Bruchschneider und Oculisten. So hat beispielsweise Beaulieu neben 4 500 Steinschnitten auch 3 000 Bruchoperationen durchgeführt.[145] Ein einseitiger Spezialist war wohl nur Taylor, der dafür aber sehr hohe Honorare nahm.

9. Die guten Jahre

Kehren wir nach diesem Ausflug nun zurück zu Johann Andreas Eisenbarth und dem Jahr 1704, in dem Prinz Eugen und Malborough im spanischen Erbfolgekrieg die französisch-bayrischen Truppen in Bayern besiegten. Trotz der kriegerischen Handlungen in weiten Teilen Deutschlands hielt es den umtriebigen Wanderarzt nicht lange in seinem neuen Haus. Kaum waren die notwendigsten Umzugsdinge erledigt, zog die Truppe mit ihrem Meister bereits wieder los. Zu Beginn des 18. Jahrhunderts war Eisenbarth auf dem besten Wege, eine in ganz Deutschland bekannte Persönlichkeit zu sein. Dies musste man nutzen und sich den Patienten präsentieren. Im Frühjahr 1704 war lediglich Mitteldeutschland von den Wirren der Kriege verschont. So ging die Reise zuerst nach Berlin und dann durch das Waldecker Land nach Kassel, wo er Ende Mai und Anfang Juni ausstand. In dieser Zeit erhielt er auch das bereits erwähnte Privileg des Landgrafen Carl von Hessen-Kassel (1654–1730) als Landarzt.

9.1. Vor dem Reichskammergericht

Von hier aus zog Eisenbarth mit seinen Leuten über die bekannten Universitätsstädte Marburg und Gießen weiter nach Wetzlar, um am 24. Juni 1704 zum Johannismarkt präsent zu sein. Wie üblich waren zwei Mitglieder der Truppe vorausgeeilt und hatten die notwendigen Vorbereitungen getroffen. Von ihnen wurde der Wanderarzt auch über die örtlichen Verhältnisse und aktuellen Ereignisse informiert, um entsprechend reagieren zu können. Zu allen Zeiten fühlte sich das Publikum besonders angesprochen, wenn auf der Bühne ihm bekannte Ereignisse behandelt wurden. Und Wetzlar bot zu dieser Zeit genügend Material für eine derartige Vermarktung.

Die kleine freie Reichsstadt war erst kurz zuvor ins Licht der deutschen Öffentlichkeit getreten. Das partikularistische Deutschland besaß seit dem Mittelalter nur wenige zentrale Instanzen. Zu diesen gehörte neben dem in Regensburg tagenden Reichstag noch das Reichskammergericht, das vor mehr als 500 Jahren, im August 1495, auf Beschluss des Kaisers und der Reichsstände eingerichtet worden war. Neu daran war vor allem, dass es nicht mehr räumlich mit dem Hof des obersten Gerichtsherrn, des Kaisers, verbunden sein sollte. Vom Kaiser und den Reichsständen zwar abhängig, letztlich aber alleingelassen, musste das Gericht seinen Sitz *„in einer füglichen Stadt im Reich"* an den Orten nehmen, die ihm zugewiesen wurden. Ursprünglich waren dies anfänglich Frankfurt/M. und seit 1530 Speyer. Aber die permanente Bedrohung durch die an den Rhein vordringenden Franzosen führte 1688 zur Besetzung dieser Stadt und Schließung des „Reichskammergerichtes" durch die Franzosen. Die Mitarbeiter des Gerichtes verließen die Stadt überstürzt in Richtung Frankfurt und 1690 kam es zur endgültigen Übersiedlung in das zentraler und somit geschützter gelegene Wetzlar.[146] Dadurch wurden aber noch keinesfalls erquickliche Arbeitsbedingungen garantiert. Der „Spanische Erbfolgekrieg" wirkte sich auch in der Zusammensetzung und Arbeitsfähigkeit der Kammer aus. Die Frontlinie ging, wie in so vielen Kriegen jener Jahrhunderte, mitten durch die deutschen Länder. Während die Mehrheit, mit Österreich an der Spitze, im Bündnis mit England und den Niederlanden stand, hielten Bayern und Köln zu Frankreich. Die daraus resultierende Gegnerschaft paralysierte auch die Arbeit des mit zwei Präsidenten besetzten Gerichtshofes seit einem Jahr. Während der 1697 gewählte Franz Adolf Dietrich Freiherr von Ingelheim, Herr zu Schönberg, Holzhausen und Schweppenhausen (1659–1742) die Interessen der partikularistischen Gruppen vertrat, galt der ein Jahr später berufene Friedrich Ernst Graf zu Solms-Laubach und Tecklenburg, Herr zu Münzenberg, Wildenfels und Sonnenwalde (1671–1723) als kaisertreu. Die Kammerpräsidenten hatten auch die Aufgabe, in Abwesenheit des dem „Reichsgericht" vorstehenden und nur repräsentative Aufgaben erfüllenden Kammerrichters die Arbeit des Gremiums zu gewährleisten. Da der seit 1676 präsidierende Kammerrichter, Freiherr Johann von Orsbeck (1634–1711), gleichzeitig Bischof von Speyer, Erzbischof von Trier und somit Kurfürst war, hielt er sich nicht in Wetzlar auf.

Infolge der Kriegsbelastungen und wohl auch der Zusammensetzung des Gerichtshofes war Bayern in Verzug mit seinen Zahlungen an das Kammergericht geraten und zeigte auch keine Anstalten, diese in absehbarer Zeit zu begleichen. Das veranlasste

Solms, der Unterstützung zahlreicher Assessoren gewiss, zum Handeln. Mit allen Mitteln intrigierte er gegen seinen älteren Kollegen und beschwerte sich sogar bei Kaiser Leopold I. (1640–1705). Verschiedene Schmähschriften, die von Parteigängern beider Seiten verfasst wurden, machten die Geschichte rasch publik. Der Kaiser, der Reichstag und eine extra eingesetzte Kommission mussten sich mit diesem Problem befassen, während der schon früher nicht sehr schnelle und leistungsfähige Gerichtshof seine Tätigkeit faktisch völlig einstellte und sich diesen kleinlichen Händeln hingab. Dies führte 1703 zur formalen Amtsenthebung von Ingelheims, die aber nicht befolgt wurde.

Das Reichskammergericht gab somit ein getreues Spiegelbild von den damaligen Zuständen im Reich. Freilich, bei den innerhalb einer so kleinen Stadt zusammengedrängten Juristen mussten die Feindseligkeiten kleinlicher Art sein, aber kleinlich und engherzig war damals alles in Deutschland, auch an den Höfen und im Kriege.

Eigentlich war die ganze Geschichte so unbedeutend, dass sie wohl kaum in das Bewusstsein der Nachwelt gedrungen wäre, hätte Eisenbarth nicht bewusst oder unbewusst eingegriffen. Mit seinem sicheren Gespür für werbewirksame Themen griff er den Bericht seiner beiden Abgesandten begierig auf. Ihm war sofort klar, dass eine Parodie auf diese seit Monaten anhaltenden Streitigkeiten die Bürger der Stadt ansprechen und zu ihm ziehen würde. Welche Folgen ein derartiger Auftritt haben sollte, konnte er jedoch nicht ahnen. Bereits während seines Aufenthaltes in Wetzlar ist viel über diese Geschichte geschrieben worden, so dass sie zu einem sehr effektvollen Beitrag im Rahmen der Personenwerbung für Eisenbarth wurde. Sie zählt daher noch heute zu den meistgeschilderten Anekdoten um den berühmten Wanderdoktor und soll hier nur in den wichtigsten Zügen wiedergegeben werden.

Das „Theatrum" Eisenbarths auf dem Buttermarkt stand dicht vor dem alten Rathaus von Wetzlar, in dem jetzt das Reichskammergericht seinen Sitz genommen hatte. In der Kürze der zur Verfügung stehenden Zeit verfasste Eisenbarth mit seinen Helfern ein kleines Stück, in dem der auf damaligen Bühnen allgegenwärtige „Harlekin" zuerst auf dem Richterstuhl saß und dann, die in der „Kammergerichtsordnung" vorgeschriebene „schwarze und zierliche" Kleidung nach französischer Mode tragend, das Todesurteil über den Harlekin-Richter fällte. Die Posse fand großen Beifall unter allen Schichten der Bevölkerung und selbst bei vielen Juristen. Der am 28. Juni von einer Bäderreise zurückgekehrte Solms nahm Eisenbarths Anwesenheit jedoch zum Anlass für einen Beschwerdebrief an den Kaiser. Neben zahlreichen Vorwürfen gegen Ingelheim, die in der Behauptung gipfelten, er habe Eisenbarth bestochen und angestiftet, damit dieser vier Wochen lang spielen lasse, schilderte er seine Eindrücke:

„Allerdurchleuctigster, Großmächtigster, Unüberwindlichster Römischer Käyser. Allergnädigster Käyser, und Herr Herr.
Euer Käyserl. Majest. Soll hierdurch aus allerunterthänigst- und schuldigster Treu nicht verhalten, was gestalten, nachdem ich vor einiger Zeit nach gebrauchter Brunnen-Cur, wiederum allhier angelanget, mit nicht geringer Alteration ersehen müssen, das ein Theatrum vor und an demjenigen Rath-Hauß allhier, worauff das Cammer-Gericht gehalten wird, aufgeschlagen gestanden, auch auff geschehene Nachfrage vernommen, daß gedachtes Theatrum schon fünff Tage vorher, seither dem 24. passato als an welchem Tag ein Jahr-Marckt allhier gewesen, auffgerichtet sich befunden, worauff ein Marck-Schreyer nicht nur Artzney verkaufft hätte, sondern auch fast alle Tage Comedien daselbst gespielet, und auf dem Seil getantzet worden wäre, ja es seye bey der ersten Comedie oder Schauspiel ein Gerichtsprocess, und anderen dergleichen Dinge, vorgestellt worden, dabey der Richter mit einem Scepter gesessen, sich corrumpiren lassen, mit dem Harlequin den Richter-Stuhl und Kleidung verwechselt, und endlich, den Harlequin zu hencken, das Urthe(i)l gefällt; Worüber das gemeine Volck und Ausländische zum Theil sich geärgert, theils aber zu nicht geringem Despect (= Verachtung) dieses Höchsten Gerichts, sich damit gekitzelt, als ob man bey dermahligen Justitio, an Statt der sonsten bevorstehenden Publication (= die Gerichtsbeschlüsse wurden veröffentlicht), solche mit Narren-Händeln und Schauspiel ersetzte, und diese in loco Judicii (= am Gerichtsort) praesentirte, zu geschweige, was über das Suspensions-Urtheil (= die vorläufige Amtsaufhebung des von Ingelheim) für Glossen gemacht worden; Welches alles um so viel anstößlicher und bedencklicher war, als der ohnfern davon an

dem Kirchhoff stossende Marckt groß und weitläufftig, auch daselbsten, als an dem eigentlichen Marckt-Platz jederzeit dergleichen Theatra, und niemahls vor dem Cammer-Gericht, so lange ich allhier bin, bißher sind auffgerichtet gewesen, da hingegen der Platz vor der Cammer so klein und eng, daß man aus des Freyherrn von Ingelheim seiner Wohnung, welche derselben gegenüber ist, ohne Beschwerden hinüber reden kan. Ich musste auch noch ferner vernehmen, daß sogar die Balcken des Theatri an und in die Mauer des Cammer-gerichtlichen Rath-Hauses fest gemacht, auch der eine Pflock des Seil-Tänzers fast gantz vor die Thür geschlagen, mithin der Eingang zu der Cammer mit Stricken, und sonsten also beschwerlich gemacht gewesen, daß mit Kutschen an die Cammer zu fahren, allerdings nicht practicabel, auch sonsten das Rath-Hauß durch das Theatrum grösten Theils verdeckt war. Ob nun zwar anbey feste geglaubt, daß ex parte Collegii Cameralis samt oder sonders eine behörige Andung dagegen würde vorgekehret worden seyn, so vernahme im Gegentheil, mit noch viel grösserem Verwundern, daß der Freyherr von Ingelheim, welcher, wie oben gedacht, gantz nahe an und dem Theatro gegen über wohnete, und diese Tage zugegen gewesen, so wohl als einigeAssesores, in des Herrn von Ingelheim Behausung diesem Schau-Spielen nicht nur zugeschauet, sondern gedachter mein Collega solle, dem Vernehmen nach, und verschiedene Persohnen, zu solcher Schau, in seiner Kutsche abholen lassen …“[147]

Eine Woche später, am 17. Juli 1704, schrieb Solms einen noch ausführlicheren zweiten Brief nach Wien, in dem er betonte:

„daß … dieses Dero Kayserl. Cammergericht nicht nur bey Ausländischen und Einheimischen zu Gespött, ja sogar zu einem Gelächter derjenigen worden, welche die vor der Cammer-Gerichts-Thür letzthin erbaute Seil-Täntzer- und Comädiantenbühne gesehen oder davon gehört haben, sondern man muß … mit getrübten Augen sehen, daß der Cursus Justitiae (= der Fortgang des Gerichts) gehemmt …, da dann die armen, nach Recht seufzenden und hilflos gelassenen Parteien viele Tränen … zu vergießen und lauter Fluch über dieses Gericht und ganz Deutschland zu schreien, veranlaßt werden …“

In beiden Briefen aber fiel der Name des angeführten Arztes nicht. Ob Eisenbarth wirklich mit von Ingelheim gemeinsame Sache gemacht hat oder aber nur geschickt den besten Platz im Ort für seine Bühne und das ansprechendste Thema gewählt hatte, kann heute aus der Quellenlage heraus nicht mehr beurteilt werden. Geschickt wusste er aber die Gunst der Stunde zu nutzen. Der fahrende Bruch- und Steinschneider als Zeuge vor dem Obersten Gerichtshof in Deutschland, wenn dies keine Grundlage für eine erfolgreiche Werbung war. Mit spürbarem Selbstbewusstsein brachte er seine Stellungnahme noch vor dem ersten Schreiben von Solms zu Papier. Er spielte den Unwissenden und fühlte sich gleichzeitig im Recht, hatte er doch die Standgebühr ordnungsgemäß entrichtet.

> *„Ich Johann Andreas Eysenbarth, Käyserlicher- auch verschiedener Chur- und Fürsten hoch privilegirter Medicus und Operator, thue hiermit bekennen und attestiren, daß ohnlängsten meine 2. Diener von Cassel anhero nacher Wetzlar auf Johannis Jahr-Marck alda der Gewohnheit nach meine Profession armer Patienten zu Trost exerciren, abgeschicket, und bey dem Stadt-Magistrat um ein Theatrum aufbauen zu können, ansuchen zu lassen, welches auch gedachter Magistrat verwilliget, und meine Diener auf dem Marck bey der Kirch den Platz angewiesen, nachdem aber zuvor schon einer mit Nahmen Fidler sich eine Zeit lang dahier aufgehalten, und sich gegen meine Diener deß Platzes wegen, unter dem Vorwand: Ob hätte er solchen Ort schon bestellet, und daß dieses sein Stand wäre, beschweret; haben meine Diener bey mehrgedachten Magistrat um einen anderen Ort angehalten; welcher dann denselben Befehl ertheilet, an den nehmlichen Ort vor der Cammer zu bauen. Worauf, als ich Dienstags frühe dahier angelanget, mein Stand ohnwissend, was es für ein Ort wäre, betretten, vier Tage lang ausgestanden und meine tägliche Gebühr davor bezahlt, haben Ih. Excell. Herr Cammer-Präsident, Hr. Graf von Solms-Laubach, durch Dero Laqueyen mich befragen lassen, daß solchen Platz aus keinem andern befehl, als eines Ehrnvesten Raths, meine Diener betretten, und mein Theatrum dahin aufgebauet, mir auch ohnwissend wäre, ob solcher Ort vor der Cammer, oder was es für ein Platz seye; Und weile dann erst-hochgedachter Hr. Praesident Hr. Graf von Solms*

dem Bürgermeister bedeuten lassen, daß er befehlen möchte, ich solte den Stand wieder abbrechen, oder er wolte solchen abbrechen lassen, habe ich auf gemessenen Befehl von dem Bürgermeister sogleich meinen Stand abbrechen lassen. Kan also mit der Wahrheit nicht sagen, daß ich weder Ih. Excell. Hn. Praesidenten Baron von Ingelheim im geringsten um Erlaubnüß des Anstands angegangen, noch dieselbe diesertwegen etwas erlaubt, oder befohlen hätten; was der Wahrheit zu Steuer ich unter eigner Hand und beygedrucktem Pittschaft hiermit attestiren thue.

Wetzlar den 7. Julii 1704

Joh. Andreas Eysenbarth Med & Operator von Magdeburg."

Obzwar Eisenbarth nur eine Standgenehmigung für vier Tage besaß, ermöglichte ihm der ausbrechende Streit einen wesentlich längeren Aufenthalt in der Stadt und führte zu einem starken Patientenandrang, war die Angelegenheit doch bald über die Grenzen der Stadt hinaus bekannt geworden. Die Reaktion der Gegner von Solms ließ erwartungsgemäß auch nicht lange auf sich warten. In elf Punkten wurde der „Schwarze Peter" wieder zurückgeschoben. In diesem Erwiderungsschreiben wurde dann Eisenbarth namentlich erwähnt und auch als Arzt tituliert:

„*Gegen-Bericht, wegen deß aus St. Johannes Marck-Tag zu Wetzlar, auff dem sogenannten Butter-Marckt, von dem Arzten Eysenbarth auffgerichteten Stands.*"

In diesem Schreiben und den noch folgenden Schriftsätzen kam die Engstirnigkeit und Inhaltslosigkeit des Streites voll zum Ausdruck. Während ein bedeutender Teil Deutschlands von fremden Armeen verwüstet wurde, stritt man sich um so unwesentliche Dinge. Ging es doch unter anderem darum, wo die Balken der Bühne befestigt waren und wie weit die Bühne vom Gebäude entfernt stand. Bereits am 1. August 1704 erscheint in Regensburg das Protokoll dieses Streites im Druck, ein politisch sinnloser Aufwand, für Eisenbarth aber eine kostenlose und weitreichende Reklame.

Möglicherweise ist es hier zu einem erneuten Treffen mit Heister gekommen, denn dieser weilte zur selben Zeit an diesem Ort und war dabei als Adlatus des Gießener Extraordinarius Georg Christoph Moeller (1665–1740) engagiert, der ein Physikat am Wetzlarer Kammergericht bekleidete.

Mit Eisenbarths Weiterzug nach Süden Mitte Juli 1704 war der Streit aber noch keinesfalls beendet. Er sollte noch weitere fünf Jahre andauern. Es wurde eine "Visitationskommission" eingesetzt, die ihn zu untersuchen hatte. Erst 1709 kam sie zu einem Resultat. Der Vorkämpfer der Solmschen Partei, ein Herr von Pyrck, wurde verurteilt. Sein „Pasquill" (= Schmäh- und Lästerschrift – J. K.) wurde vom Pedell der Kammer auf Befehl der Kommission in Gegenwart Ingelheims und seiner Assessoren, die darin beleidigt worden waren, in Stücke gerissen. Damit war die Bösartigkeit des Solms und seiner Anhänger amtlich bestätigt worden. Für Eisenbarth blieb das Gefühl, persönlich in die hohe Politik eingegriffen und seinen Namen bis an den Kaiserhof nach Wien getragen zu haben.

9.2. Wieder in Süddeutschland

Seine Reise führte ihn weiter an den Rhein über St. Goar zur Jakobimesse nach Mainz. Hier versuchte er vom Kurfürsten von Mainz Lothar Franz von Schönborn (1655–1729), der das Kurstift Mainz mit dem Stift Bamberg in einer Person vereinigte, die Bestätigung des Privilegs zu erlangen, das sein Vorgänger ihm in Erfurt erteilt hatte. Zur Unterstützung seines Ersuchens führte er wie gewohnt die in der Stadt bereits absolvierten Behandlungen auf:

> *„Meine Haupt-Curen bestehen Zeit meines Kurtzen Hierseyns in folgenden Persohnen*
>
> 1. *Ein armen Soldaten in Ew. Churfürstl. Gnaden Diensten so ahn einen großen Darmbruch geschnitten.*
> 2. *Ein Bürger, und Schneiders Sohn auf der bleich, so ich gleichfalls ahn seinem lang gehabten Darmbruch in presentia zweyer Herrn Medicorum, alß Herrn Dr. Vohs, Decani und Herrn Dr. Trappel Stadtphysici mit größter geschwindigkeit/: so Sie von Keinen operatoren werdten gesehen haben/: geschnitten und Curiret,*
> 3. *Ein gewisse person von Condition allhier, so ich ahn der gleichen größeren leibeß schaden geschnitten und gleich Curiret.*

4. *Eine Vornehme mannßpersohn, so ich ohn einem VielJahr hero gehabten Bluth, und Wasserbruch durch den sogenannten güldenen Stich ohne Schmertzen Ein maaß waßer auß seinem Scroto gezapfet und gantz Curiret.*
5. *Ein Studiosus Bay dem Hoffgerichts Assesore, Herrn Licentiat Emmerich/dem ich einen Stein auß der röhren genohmen.*
6. *Verschiedene ohn allerhandt Augen Beschwehren müßen Curirt.*"

Abschließend betonte er selbstbewusst, daß er seiner „Curen halber in gantz teutschlandt ohne Vanitäten (= Eitelkeit – J. K.) undt eigenen ruhm zu melden:/ Keinem weiche". Geschickt versuchte er auch hier tagespolitische Ereignisse für sich zu nutzen, wenn er die kurfürstliche Gnade erbat „bey diesem großen Freudenfest wegen der durch Ihre Kayserliche Majestät und hoher Alliierter Waffen erhaltenen Victoria!"

Aber auch trotz des bedeutenden Sieges von Prinz Eugen und Marlborough über die französisch-bayrischen Truppen bei Hohenheim ging Eisenbarths Rechnung diesmal nicht auf. Seine Bitte wurde *„absolute"* abgelehnt, eine Begründung für diese Entscheidung ist nicht bekannt. Einen zweiten Versuch unternahm der überraschte Wanderarzt jedoch nicht, sondern er verließ Mainz in Richtung Frankfurt/M., wo er zur Herbstmesse aktiv wurde. Zum Jahreswechsel war er rheinabwärts in Koblenz nachweisbar. Hier verzeichnen die Ratsprotokolle mehrere erfolgreiche Kuren, die von den anwesenden Patienten bestätigt wurden. Sichtbar werden dabei vor allem seine augenärztlichen Erfolge. So gaben Maria Margaretha Crohn und ihr Bruder Leo zu Protokoll, der Okulist habe ihre gefährlichen und schmerzhaften Augenflüsse geheilt, wofür sie bisher 50 Reichstaler bei anderen Ärzten erfolglos aufgewendet habe. Ihr Vormund Merzig gibt an, das Übel sei bei seinen Schützlingen so erheblich und die Augen so geschwollen gewesen, dass man vermutet habe, sie seien aussätzig geworden. Dies zeigt, Eisenbarth beherrschte die operative Behandlung bei Lidveränderungen oder Störungen des Tränenflusses überdurchschnittlich gut. Die Patienten sind wie so oft dankbar, die Räte voll Bewunderung vor so viel Können. Dies auch, obwohl nicht alle Eingriffe optimal verliefen, was aber nicht immer in der Verantwortung von Eisenbarth lag, sondern den operativen Möglichkeiten der Zeit oder falscher Aussagen der Patienten geschuldet ist. So wird berichtet:

> *„Anthon Härtter von Cochem Soldat under Herrn Obristen Loevenichß Companie gestehet von einem gehabten großen blaßen stein allerdings wohl geschnitten, und so glücklich geheylet zu sein, daß Er gantz keine schmertzen mehr empfinde, außer das Ihme dan und wan das waßer durch die röhre herauslaufe, so Er nit halten könne, Er seye aber noch in würklicher cure, mit beyfügung das Er dem Herrn Operatorn vorhero die warheit nit gesagt, wie lang Er den stein gehabt hatte, sonsten würde derselbe sich auch wohl darnach beßer haben können richten, mahßen es mitt Ihme so were beschaffen geweßen, das auch wegen so vieljährig gehabt, diesen steine zwarn verschieden Ärzte von Ihme waren consulieret worden, keiner aber wegen so alten Zustandts sich der cure undernehmen wollen, maßen Er den Stein 14 Jahr lang gehabt; dergleichen mehrere ad 8 curen finden sich in besonderer heuthe examinirter Verzeichnuß."*[148]

Eisenbarth wurde somit der Schuld enthoben und vielmehr im Vergleich mit anderen Steinschneidern als mutiger eingestuft. Er konnte somit zufrieden und selbstbewusst die Stadt verlassen.

Von Koblenz aus ging es erneut ins Hessische, diesmal in den südlichen Landesteil. Am 21. Januar 1705 traf Eisenbarth mit seiner Truppe in Darmstadt ein und verbrachte hier zwei erfolgreiche Wochen. Ein Privileg für das Ländchen „Hessen-Darmstadt" hat er scheinbar nicht für erstrebenswert gehalten. Obgleich die dortige Medizinalordnung von 1669 relativ strenge Regeln für die Tätigkeit der Wundärzte festlegte, um die Konkurrenzsituation der akademischen Ärzte zu sichern, ist sie wesentlich lockerer in den Vorschriften für die „Oculisten, Bruch- und Steinschneider". Zwar benötigten auch sie ein „Testimonium" (= Prüfungsbeleg – J. K.), doch kann dies von anderen *„vortrefflichen Medicorum Collegiis, particular beruehmten Medicis oder Obrigkeiten"* ausgestellt sein und bedarf nicht der Bestätigung seitens der Landesregierung. Verfügt der Betreffende gar über *„bekannte ansehnliche Experienz"* (= Zeugnisse – J. K.), so verzichtete man sogar auf das Testimonium. Dies ermöglichte auch Eisenbarth aufgrund seiner zahlreichen Privilegien ohne große Formalitäten in der Stadt tätig zu werden, wo er sich besonders dem Steinschnitt zuwandte, wovon eine erhalten gebliebene Kammerrechnung Zeugnis ablegt: „*Peter Hornung von Groß-Zimmern, der Centh Umbstatt welcher seinen Söhnen einen, so mit dem Stein behaftet war, denselben durch den operatoren Eisenbarth schneiden lassen, sind dazu auf sein … supplic … gesteuert … 6 fl. Dem operatori Eisenbarth, welcher dem Lehrkoch bey fürstl.hoffküchen Johann Wolff Althauß den Stein geschnitten, sind deswegen gezahlt worden … 30 fl. Eine Frau nahmens Annen Marien Hillen, welche vorbenannten Lehrkoch in wehrender Cur, alß selbigen der Stein geschnitten worden, 13 wochen und 5 tagen lang an Hand gegangen … 6 fl. 12 alb.*“[149]

Von Darmstadt aus war er an der Bergstraße aktiv, unter anderem in Groß-Umstadt und Esselborn. In einem heimatkundlichen Aufsatz aus dem Jahre 1951 wird die Operation an dem 16-jährigen Sohn des Bürgermeisters von Umstadt näher beschrieben: „*Es war am 18. Februar 1705. Zahlreiche geistliche und weltliche Personen und Stadtdoctoris hatten sich eingefunden, um der Eisenbarthkur beizuwohnen. Die denkwürdige Operation fand im Rathaus statt und scheint gewissermaßen eine Schaustellung gewesen zu sein. Während Dr. Eisenbarth im Saale operierte, wogte auf dem Marktplatz das Volk hin und her, gespannt, welche Erfolge der Wunderheilkünstler zu verzeichnen hatte. Zu dem größten Erstaunen der Anwesenden holte der Chirurg mit verschiedenen ‚subtilen Instrumenten einen erschröcklichen Stein von der Größe wie ein Apffel aus den Blasen‘. Man war darüber einig, dass der von Dr. Eisenbarth dem Jungen herausgenommene Stein dreimal größer war als der, den er vor vier Wochen in Darmstadt einem Jungen herausgeschnitten hatte.*“

Nachdem er noch einen jungen Mann mit Darmbruch behandelt hatte und beide in „*wenigen Tagen wieder herumb gehen konnten*“, ging es für die Eisenbarth-Truppe wieder nach Norden und nach zahlreichen Zwischenaufhalten zurück in sein Hauptquartier Magdeburg, wo am 13. Januar 1706 sein letzter Sohn Adam Gottfried in der Johanniskirche getauft wurde.

10. Wanderchirurgen: „Scharlatane“ oder „Ärzte“?

Im Gegensatz zu heute kam im Fall der Wanderärzte nicht der Patient infolge seiner Beschwerden zum Arzt, sondern der Chirurg ging zum Kranken, suchte sich somit seine Klientel selbst aus. Dies soll natürlich nicht bedeuten, dass der Arzt von Haus zu Haus zog und nachfragte, ob er heilen könne. Vielmehr suchte der Heilkundige diejenigen Plätze auf, an denen viele Menschen zusammenkamen. Das waren vor allem die Orte, die mit ihren traditionellen Märkten die Bevölkerung der gesamten Umgebung anzogen. Je größer und bekannter die „Messe“, desto mehr Publikum war anzutreffen.

Unter den Menschen, die sich auf dem Markt aufhielten, war stets eine große Zahl an den verschiedensten Gebrechen Leidender. Mit ihren Schmerzen und Problemen konnten sie meist keinen „akademisch gebildeten Arzt“ aufsuchen. Hier wirkten nicht nur deren hohe Gebühren als ökonomische Schranke, sondern auch psychologische Hemmnisse und ein eingeschränktes Behandlungsspektrum spielten eine entscheidende Rolle. Aber auch die ortsansässigen Wundärzte der unterschiedlichsten Gattungen waren nicht immer preisgünstig. In ländlichen Gegenden und kleinen Städten war darüber hinaus die medizinische Versorgung gar nicht oder nur unzureichend gegeben. In vielen Fällen waren aber auch die Ärzte und Wundärzte mit ihren Möglichkeiten überfordert und konnten die Kranken nicht von ihren Leiden befreien. Dies war dann das Tätigkeitsfeld der Wanderärzte. Ihre „mobile“ Praxis, die es seit dem frühen Mittelalter gab, zog die Marktbesucher an, vor allem durch die reich bebilderte Dokumentation ihrer Heilerfolge und herrschaftlicher Zulassungen. Ihre vornehme Kleidung zeichnete sie zumeist als äußerst seriös aus. Voller Hoffnung ließen sich die an Leib und Seele Leidenden von ihnen behandeln und kauften ihre Arzneimittel und Schriften.

Aus heutiger Sicht erscheint vieles an den damaligen Wanderärzten und ihrem Berufsgebaren unverständlich und einem wirklichen Arzt unwürdig. Um es zu verstehen, muss man es im allgemeinen

Verhältnis der Barockzeit sehen. Es war eine Zeit der Äußerlichkeiten. Nicht nur der Adel baute sich glänzende Schlossanlagen, wie Versailles oder Dresden, und feierte prunkvolle Feste, auch in den Städten entschied die Pracht der Erscheinung über den Grad der Anerkennung. Die Wanderärzte mussten sich diesen Rahmenbedingungen anpassen und mit einer entsprechenden „Selbstinszenierung“ auf sich aufmerksam machen. Eisenbarth gehörte dabei sicher zu den Vertretern seiner Berufsgruppe, die ihr entsprechendes Auftreten am perfektesten und wirkungsvollsten beherrschten. Es ist verständlich, dass bei einem solchen Auftreten das Lärmen mit zum Geschäft gehörte und dass, wenn vielleicht auch nicht gewollt, leicht etwas „Marktschreierei“ mit unterlief, selbst wenn der Heilkünstler ein tüchtiger, erfahrener und ehrlicher Mann war. Ebenso versteht es sich, dass unwissende und gewissenlose Personen sich mit Dreistigkeit und Trug häufig den Anschein geprüfter Wundärzte gaben und das vertrauensselige Publikum mit den unglaublichsten Schwindeleien betrogen. Wie es in solchen Fällen häufig zuging, kann man unter anderem in dem Kommentar des Mathiolus († 1577) zu Buch VI des griechischen Arztes Pedanios Dioskorides (erstes Jahrhundert n. Chr.), in Grimmelshausens (1621–1676) „Simplicissimus“, in Johann Kuhnaus (1660–1722) „Musikalischem Quaksalber“, in Christian Weises (1642–1708) „Drei ärgste Erznarren“ und vielen anderen Publikationen nachlesen. Dabei hatte das schon seit dem Mittelalter bekannte Gewerbe der „Wander- oder Marktärzte“ primär nichts Anrüchiges an sich, und die Mehrzahl unter ihnen gehörte wohl zu den ehrlichen und verantwortungsbewussten Fachvertretern. Und manche von ihnen waren auch sehr erfolgreich, wie Johann Andreas Eisenbarth. Dies rief verständlicherweise oft den Neid der Kollegen sowie der ortsansässigen Chirurgen und Ärzte hervor, die sie gerne als Scharlatane abzuwerten versuchten.

Von Ort zu Ort wandern sie, die Händler, Gaukler, Sterngucker, Musikanten, Zigeuner, Huren und so weiter, die sogenannten „Vaganten“. Unter ihnen finden sich später auch die Handwerker, denn das Wandern war seit dem 16. Jahrhundert geradezu eine Pflicht der Gesellen. Die Wanderchirurgen sind bald nicht mehr von den anderen Vaganten zu unterscheiden.[150] Um die Leute anzulocken, verschmähten sie es nicht, auf dem Seil zu tanzen[151] und neben dem allgegenwärtigen Hanswurst ganze Schauspielensembles auftreten zu lassen. Nicht selten wurde die Unterhaltung dabei wichtiger als die Heilkunst des Arztes, und dieser versuchte durch unlautere Mittel sein Geschäft zu verbessern. Das Vergnügen an allem, was vom Alltag ablenkte, war in breiten Bevölkerungskreisen unbändig. Hiervon auf die allgemeine Moral sowohl der Vorführenden als auch der Zuschauer zu schließen, wäre wiederum falsch, war das Amüsement doch nichts anderes als eine enorme Befreiung von den allzu strengen christlich-asketischen Lebensnormen der Zeit und dem allgegenwärtigen Tod. Die Menschen benutzten die Aufführungen auch unbewusst als Ventil, als Mittel zur psychischen Entladung. So nimmt es nicht wunder, dass die Wanderärzte bald in den Ruf der Scharlatanerie und Quacksalberei gerieten.

Waren die Wanderärzte nun Ärzte im allgemeineren Sinn oder waren es Scharlatane, bloß weil sie von Ort zu Ort zogen und ihr Können einem immer wieder neuen Patientenkreis zur Verfügung stellten? Ich will diese Frage gar nicht positiv oder negativ beantworten, aus dem einfachen Grunde, weil die eigene Zeit hierzu auch keinen bestimmten Standpunkt bezogen hat. Es gab eben damals keine scharfen Grenzen in unserem Sinn und es gab und gibt immer gute und weniger gute Ärzte.

10.1. Versuch der Begriffserklärung „Scharlatan"

Der Begriff „Scharlatan" ist heute volkstümlich verbreitet und bezeichnet in erster Linie unglaubwürdige Mediziner. Wendet man den Begriff auf andere Berufsgruppen an, so hat man das Gefühl, im aus der Medizin übertragenen Sinn zu sprechen. Das ist durchaus nicht immer so gewesen, jedoch war die medizinische Tätigkeit dem Gesamtbegriff des Scharlatans immer zugeordnet.[152] Für uns heute verkörpert der Scharlatan den „falschen Arzt", den „Quacksalber", „Kurpfuscher", Afterarzt", „Stümpler", „Winkelarzt" oder auch „Marktschreier" im Gegensatz zum universitär gebildeten und nur dem menschlichen Wohl verpflichteten „guten Arzt". Diese Begriffe heben jeweils besondere Merkmale des Scharlatans hervor: *Quacksalber* und *Marktschreier* machen lautstark auf ihre

Angebote aufmerksam, während der *Kurpfuscher* dem Arzt ins Handwerk pfuscht und der *Afterarzt* schlechte oder schädliche Therapien anbietet. Diese Sichtweise folgt einer jahrhundertealten Tradierung. Dabei muss beachtet werden, dass mit der Bezeichnung „Pfuscher“ nach heutigem Sprachgebrauch die Vorstellung von etwas qualitativ Minderwertigem verbunden ist. Bis ins 19. Jahrhundert bedeutete die Bezeichnung „Pfuscher“ hingegen lediglich eine nicht erlaubte oder illegale Tätigkeit, ohne dass damit eine Aussage über die Qualität verbunden war. Noch heute kennen wir ja den Spruch, „jemandem ins Handwerk pfuschen“. Zu den „Pfuschern“ gehörten also alle, die Leistungen anboten und ausführten, zu denen sie keine Genehmigung hatten. Eisenbarth war somit ein „Pfuscher“, wenn er Medikamente zur inneren Anwendung verkaufte, ohne ein entsprechendes Privileg zu besitzen. Daher verwundert es nicht, dass bei allen Berichten und Beschwerden über „Pfuscher“ der wirtschaftliche und nicht der medizinische Aspekt im Vordergrund stand.

Woher aber stammt eigentlich der Begriff „Scharlatan“? Seine Herkunft ist nicht vollständig geklärt. Als Ausgangswort ist aber wohl das italienische Verb „cialare“ anzusehen, das für „prahlen“, „leichtfertig daher reden“ oder „schwatzen“ steht. Die erste Verwendung des Begriffes fällt ins 17. Jahrhundert. Offenbar füllte er eine Lücke, denn schon nach wenigen Jahrzehnten hatte er sich etabliert. Seinen Eingang in die lateinische Gelehrtensprache fand der Scharlatan zu Eisenbarths Lebzeiten im Jahre 1716 in einem satirischen Werk des sächsischen Hofhistorikers und Enzyklopädisten Johann Burckhard Mencke (1684–1732) mit dem Titel *„Charlataneria Eruditorium“*[153]. Sie enthält folgende Beschreibung, die verdächtig nach unserem Eisenbarth klingt:

> *„Man sehe nur einen gemeinen Charlatan auf seiner brettenen Bühne. Dass er prahlt und seine Zuschauer vorsetzlich täuscht, fällt jedem in die Augen, aber er ist zugleich … habsüchtig, weil er blos aus Gewinnsucht handelt … Er affektiert und giebt sich ein sonderbares Ansehen von Würde, um den Pöbel zu locken … und es trete nur ein College neben ihm auf und biete ebensolche Arzneien, wie er hat, zu Kauf – plötzlich wird Brotneid und Zank in ihm erwachen.“*

Hier sind alle negativen Charakteristika zusammengefasst. Die drei angegebenen Verhaltensweisen des Scharlatans treffen auf die meisten Wanderärzte zu. Sehr häufig wurde mittels Täuschung versucht, nur wenig oder gar unwirksame Arzneimittel zu verkaufen, eine Haltung, die aber nicht auf die Wanderärzte beschränkt war. Verwiesen sei in diesem Zusammenhang auf die „Hoffmanns-Tropfen", die zur gleichen Zeit von dem namhaften Hallenser Universitätsprofessor vertrieben wurden. Das zweite Merkmal stellt die Gewinnsucht dar, die pauschal allen Wanderärzten unterstellt wurde, jedoch nicht auf sie alleine begrenzt ist. Arzt und Geld ist bis in die Gegenwart ein schwieriges Thema. Das dritte Merkmal Brotneid war weit verbreitet und betraf besonders den Kampf zwischen akademischen Medizinern, zünftig gebundenen Chirurgen und Wanderärzten. Der Scharlatan ist somit eine Heilperson, die auf Märkten auf einer Bühne auftritt. Je zahlreicher die Wanderärzte in der zweiten Hälfte des 17. Jahrhunderts wurden, desto stärker wurde der Zwang, die Konkurrenz durch zugkräftige Mittel auszustechen. Bei der Ähnlichkeit der angebotenen Mixturen musste der Konkurrenzkampf sich aber vom Inhalt des Gebotenen auf die Form der Darbietung verlegen. Dass die fahrenden Heilpersonen sich also dem Theater verbanden, war durchaus folgerichtig. Die Verbindung von Heilkunst und Kurzweil darf als Faktor gelten, der die Tätigkeit des fahrenden medizinischen Personals wesentlich prägte. Hier öffnete sich dem „Scharlatan" ein bis dahin ungeahnt weites Feld der Betätigung, denn ihr angestrebtes Klientel war ja nicht die Schicht der ärmsten und somit ungebildetsten Tagelöhner, sondern vielmehr diejenigen, die auch Geld für ihre Gesundheit auszugeben in der Lage waren. Ein derart halbgebildetes, in religiösen Fesseln gefangenes und oberflächlich denkendes Publikum aber ist viel leichter ansprechbar und lenkbar als eine Masse, die sich der Tatsache bewusst ist und bleibt, dass sie an der höheren Bildung überhaupt keinen Anteil hat. Diese lässt sich nämlich nicht so leicht vom Erstbesten überreden und umstimmen, sondern folgt ohne Kritik den Anweisungen „von oben", den Autoritäten. Gerade da aber setzte der Scharlatan ein, begann er sein Auftreten doch zumeist mit einer verheerenden Kritik und Verhöhnung der geltenden Autoritäten. Er kann dabei immer damit rechnen, dem halbwüchsigen Urteil seiner Zuhörer entgegenzukommen und diese in ihrem Selbstgefühl zu stärken.

Hinzu kommt, dass an den Ärzten aller Couleur und ihren Methoden in jener Zeit in der Tat mancherlei auszusetzen war. Noch zu Beginn des 18. Jahrhunderts konnte der große holländische Arzt Boerhave mit gutem Grund von seinen Kollegen sagen: „*Wenn man das Gute, welches ein halbes Dutzend wahrer Söhne des Äskulap seit der Entstehung der Kunst auf der Erde gestiftet haben, mit dem Übel vergleicht, welches die unermessliche Menge von Doktoren dieses Gewerbes unter dem Menschengeschlecht angerichtet hat, so wird man ohne Zweifel denken, dass es weit vorteilhafter gewesen wäre, wenn es nie Ärzte in der Welt gegeben hätte.*" Man versteht nun, warum gerade die Zeitspanne vom 16. bis zum 18. Jahrhundert zur Phase der größten Verbreitung der medizinischen Scharlatanerie werden konnte.

Das aufgeführte „Spektakel" diente nicht nur dem Kaufanreiz durch Anpreisung, sondern noch vielmehr der Spekulation auf die Urteilskraft und die den Willen schwächende Stimmung, in die das Publikum nach der Theaterlust gerät. Denn nachher erst wurde behandelt, in einem Zelt oder direkt auf der Bühne. Das zog ebenso viele Zuschauer an wie die Hanswurstszene, war doch auch dies Theater. Hinzu kommt, dass das erlebnisreiche Dasein und die Welterfahrung durch die Wandertätigkeit des Heilers an und für sich schon Theater für den im kleinsten Kreis eingeschlossenen Menschen jener Zeit darstellte.

Dabei darf nicht vergessen werden, dass chirurgische Eingriffe aller Art infolge unzureichender Schmerzstillung zwangsläufig äußerst schmerzhaft und darüber hinaus ihre Erfolge sehr zweifelhaft waren. Deshalb zögerten viele Menschen trotz deutlicher Beschwerden, einen Heilkundigen der verschiedensten Art aufzusuchen und versuchten lieber, mit ihren Schmerzen zu leben. Man kann sich deshalb unschwer vorstellen, dass es solcher Aktionen bedurfte, damit die potenziellen Patienten von der Ankunft eines fremden Arztes überhaupt erfuhren. Andererseits darf man annehmen, wenn sich der fahrende Arzt kurzweiliger Künste als Mittel zum Zweck bedienten, um im Zuschauer den zukünftigen Patienten zu gewinnen, dass die künstlerischen Darbietungen in bildhaft-spielerischer Form seine ärztlichen Tugenden zum Ausdruck zu bringen suchten. Da Kurzweil und Heilpraxis in Personalunion ausgeführt wurden und das Theatrum gleichzeitig Spiel- und Behandlungsort war, ist anzunehmen, dass sich hinter der Kurzweil möglicherweise gezielte medizinische Absichten verbargen. Auch waren sie eine, dem allgemeinen Bildungsniveau angepasste Form der medizinischen Erziehung und eine Möglichkeit, beim zumeist noch zaudernden Patienten die Angst vor der bevorstehenden Behandlung zu überwinden. Das theatralische Vorspiel war somit auch Selbstzweck.

Unter diesen Voraussetzungen fanden die Wanderärzte auf den Märkten sowohl Menschen vor, die mit der Absicht, sich behandeln zu lassen, erschienen waren, als auch solche, die zwar einer Heilung bedurften, aber dazu erst überredet werden mussten. Vor allem der letzten Gruppe galten die besonderen Bemühungen. Diese mussten jedoch so gestaltet sein, dass sie dem allgemeinen Bildungsstand angepasst und somit in der Lage waren, diese Menschen zu überzeugen. Das glänzend gehandhabte Wort, das gleißende, aber auch gleisnerische Wort, das durch seine bestrickende Macht überzeugt und dennoch trügt, ist somit also ein höchst wichtiges Merkmal des „Scharlatans", wozu als zweiter Prüfstein tritt, ob das Wort auf den persönlichen Vorteil des Wanderarztes abzielt oder etwa einen überpersönlichen, sachlichen Zweck verfolgt, ja sogar altruistischen Absichten dienen soll. Man kann sich ja vorstellen, dass ein durchaus ernster Heiler einem Patienten zu dessen eigenem Besten etwas vorspielt und dabei in der eigenen schauspielerischen Leistung eine Befriedigung findet. Es ist unter solchen Umständen leicht zu verstehen, dass sich unter den herumziehenden Chirurgen auch viele Scharlatane befanden, die nichts anderes im Sinn hatten, als durch listigen Betrug der oft unwissenden Menschen schnell Geld zu verdienen. Diese häufig zu beobachtende Tatsache trug letztendlich wesentlich zum schlechten Ruf der Chirurgie und ihrer Vertreter jener Zeit bei.

Wer aber waren denn nun diese Scharlatane, Quacksalber und Marktschreier, über die sich bereits der schon erwähnte Georg Bartisch und andere so aufregten und die offenbar in großer Zahl herumliefen und uns heute noch auf zahlreichen Gemälden der Zeit begegnen. Es ist eigentlich merkwürdig, dass von ihnen, die doch offensichtlich Eindruck gemacht haben, kaum Namen überliefert sind. Es gab sie nicht nur in Deutschland, sondern auch in den Niederlanden, Frankreich und Italien und wahrscheinlich in ganz Europa. Aber sie waren in der Masse wohl eher arm und nur wenige und zumeist wirklich gute Wanderärzte hoben sich, wie unser Eisenbarth, aus dieser Gruppe hervor, gelangten zu Wohlstand und öffentlicher Beachtung. Bereits Rembrandt van Rijn (1606–1669) unterschied diese Gruppen in seinen Bildern. Neben „Scharlatanen" malte er auch wirkliche Könner ihres Fachs. Das zeigen seine zahlreichen Darstellungen der Heilung des Tobias, wo von Hypnose und Wunder wenig zu spüren ist. Hier findet kein Wunder mit Fischgalle statt, hier wird einfach und ernst operiert. Der geflügelte Engel erscheint stets nur als Staffage, die wirkliche Arbeit wird von einem sehr sachlich vorgehenden Starstecher geleistet.[154]

Die Ungewissheit der ärztlichen Kunst aber, die therapeutische Ohnmacht der gelehrten Medizin, die Schmerzhaftigkeit und Gefährlichkeit der meisten chirurgischen Eingriffe, die nicht nur den einfachen Menschen unverständliche medizinische Theorie und die Undurchschaubarkeit darauf beruhender ärztlicher Handlungen gaben all den Leuten eine Chance, die, wie auch immer begründet, meinten, eine Antwort auf die Gebrechen, Schäden, Schmerzen, Verletzungen und Krankheiten der Menschen zu haben. So trieben die weisen Frauen und Männer, die Schäfer und Kräuterweiber, die Theriakkrämer und Hebammen, die Zahnbrecher und Starstecher ihre „Heilkunde" und die Scharlatane und Betrüger unter ihnen ihr Spiel mit der Hilfsbedürftigkeit und Leichtgläubigkeit der Menschen. Die zweite Hälfte des 17. und das beginnende 18. Jahrhundert stellten den Höhepunkt dieser Entwicklung dar. Und mit Beginn der „Frühaufklärung" um die Jahrhundertwende, begann man sich dann auch kritisch mit dieser Tatsache auseinanderzusetzen. Realistische Autoren versuchten von Anfang an zu differenzieren. So Sebastian Stadel, hinter diesem Pseudonym steckt der Göttinger Universitäts-Rektor Heumann (1681–1763), der auch Eisenbarths Einzug in Zeitz beschrieb, der feststellte: *„Der Scharlatan ist keinesfalls ein Simpel und gewöhnlich überdurchschnittlich intelligent.*" Deshalb dachte auch der medizinische Scharlatan keineswegs daran, den Sensationshunger des Publikums und dessen Lust an groben Witzen persönlich zu befriedigen. Das überließ er dem Hanswurst, den er fast immer bei sich hatte. Keiner trat wie er mit einem so großen Stab der verschiedenartigsten Gehilfen und solchem Apparat einer Scheingelehrtheit auf.[155] Die Heilkraft dieser ambivalenten Figuren war auch in ihrer Reisefähigkeit begründet, die eine Welterfahrenheit suggerierte. So tauchte um 1720 Antonio Camillo Mary († 1768) auf den Jahrmärkten auf, bekannt als „Operateur Türk“ oder „Mari Türk aus Konstantinopel“. Im Erscheinungsbild wurde seine exotische Herkunft sichtbar, wenn er gekleidet in einem bunten Kaftan, einer ausgeschmückten Pluderhose und einem Turban auftrat. Die Fähigkeiten seiner „besonderen Wissenschaft“ begründete er in seinen weiten Reisen. Die Kraft der angebotenen Heilmittel und Arzneien standen gleichermaßen in Verbindung mit der mystischen Herkunft der Anbieter. So sind wohl auch die von Eisenbarth erwähnten Reisen durch Europa und die dabei erworbenen Rezepte zu werten.

Nicht erst in den letzten beiden Jahrzehnten rückt die Beschäftigung mit Themen aus der ärztlichen Pflichtenlehre in den Mittelpunkt allgemeinärztlichen und besonders des öffentlichen Interesses. Schlagworte wie Arzt-Patienten-Beziehung, ärztliches Handeln und Denken, medizinische Ausbildung und nicht zuletzt das Arzthonorar finden ihren literarischen Niederschlag mindestens seit der Entstehungszeit des „Hippokratischen Eides“. Das ärztliche Handeln in seinen unterschiedlichsten Ausprägungen hat wohl schon immer zu breiten Diskussionen Anlass gegeben. Die Ursachen hierfür dürften vor allem in der ausgesprochen sensiblen und daher auch höchst verletzlichen Unmittelbarkeit, ja Intimität des medizinischen Handelns am Menschen zu suchen sein. Nicht minder aber auch in dem Versuch, zumindest durch Verhaltenskonstanz und persönliche Integrität einen Ausgleich zu schaffen für das bis in unsere Tage bestehende Missverhältnis zwischen Wollen und Vermögen der handelnden Medizinalpersonen und zwischen hoher Erwartung und oft enttäuschender Realität seitens der betroffenen Patienten oder gar der Gesellschaft.[156] Ein Widerspruch, der besonders am Ausgang des 17. Jahrhunderts immer spürbarer wurde und seine Wurzeln einerseits im zunehmenden Bildungsstand breiterer Bevölkerungskreise und im wachsenden staatlichen Interesse an einer gesünderen Bevölkerung hatte, andererseits auf dem anwachsenden theoretischen Wissen der Naturwissenschaften und auch der Medizin beruhte, dass in der Praxis aber nicht umgesetzt werden konnte und an der vorbestehenden medizinischen Versorgungshierarchie noch nichts änderte. Eine Problematik, die auch heute noch von Bedeutung ist, wie ein Roman aus dem Jahre 2012 zeigt, der fünf Jahre nach Eisenbarths Tod eine derartige Auseinandersetzung in Halle an der Saale thematisiert.[157] Zu Eisenbarths Lebzeiten beschäftigte man sich in den unterschiedlichsten gesellschaftlichen Kreisen zunehmend mit diesem Thema. Hierbei wurden weniger die ärztlich-technischen Qualifikationen im eigentlichen Sinne reflektiert, sondern mehr auf den allgemeinen Habitus des Medizin-Praktizierenden, sein Äußeres, seine Umgangsformen und seine Lebensgestaltung Wert gelegt. Es handelte sich zumeist um zweckmäßige, oft situations-, aber auch modisch bedingte und dadurch „relativierbare und nützliche Regeln"[158], die man wohl besser unter dem Begriff Etikette zusammenfasst.

Die medizinische Literatur des 17. und 18. Jahrhunderts lieferte eine noch lange nicht vollständig erfasste Fülle von Schriften, die alle durch das Bestreben geprägt waren, verhaltensnormierend in den Berufs- und Lebensalltag des Arztes einzugreifen. Besonders in der ersten Hälfte des 18. Jahrhunderts nahm die Zahl derartiger Publikationen zu. Erwähnenswert ist hier neben dem Stahl-Schüler und Pietisten Samuel Carl (1667–1757)[159] besonders die 1738 in Leiden in erster Auflage erschienene Schrift des ebenfalls in Halle wirkenden Professors Friedrich Hofmann unter dem Titel „Medicus politicus sive regulae prudentiae". Der Erfolg dieser Schrift zeigt die Bedeutung des Themas. Sie erlebte zwei lateinische Auflagen in Leiden (1738 und 1746), eine Übersetzung ins Französische 1751 und schließlich 1752 gar eine deutsche Edition unter dem Titel *„Politischer Medicus, oder Klugheits-Regeln, nach welchen ein junger Medicus seine Studia und Lebensart einrichten soll, wenn er sich will berühmt machen, auch geschwinde eine glückliche Praxin zu erlangen und zu erhalten begehret"*[160]. In fast 200 Regeln setzte sich der selbst in Werbe- und Erwerbsfragen nicht zimperliche Hofmann mit dem Verhalten des Arztes in allen möglichen Lebens- und Berufssituationen auseinander. Auch literarische Auseinandersetzungen mit den Wanderärzten waren nichts Neues. Bereits Johann Michael Moscheros (1601–1669), ein bekanter Diplomat und Satiriker, hatte in den „Geschichten des Philander von Sittewald" die medizinischen Schwindeleien nachsichtslos gegeißelt. Johann Christian Ettner von Elteritz (1654–1724), ein ausgesprochener Gegner der Alchimie und der marktschreierischen Winkelärzte,[161] ließ erstmal 1694 und dann in erweiterter Form 1719 in Frankfurt und Leipzig anonym ein Buch erscheinen unter dem Titel *„Des getreuen Eckarths Medicini-*

scher Maul-Affe oder der entlarvte Marckt-Schreyer". Der Verfasser gab in der damals beliebten Form des Reiseromans oder Reisegesprächs eine große Menge gesundheitlicher und diätetischer Vorschriften und Anweisungen für das Verhalten bei Kuren und Bädern. Dabei hat er keine Gelegenheit ausgelassen, vor „medicinischen Maulaffen", das soll bedeuten vor unkundigen und betrügerischen Nachahmern wirklicher Ärzte, zu warnen. Von den verschiedenen Wanderheilkünstlern, die in diesem Buch auftraten, nannte Ettner zwar keinen mit Namen, aber es ist ersichtlich, dass ihm wirkliche Persönlichkeiten seiner Zeit als Vorlage gedient haben. Bei dem Bekanntheitsgrad, den Eisenbarth um die Jahrhundertwende erlangt hatte und da er zu dieser Zeit vor allem im räumlichen Umfeld von Ettner tätig war, ist davon auszugehen, dass auch er als Grundlage für Ettners Buch diente. Dieser schrieb dazu im Vorwort:

> *„Habe ich auch einen oder den andern Medicinischen Maulaffen allzukenntlich vorgestellet, der wisse, daß mein Amt und Gewissen es erfordert, und ist gewiß bey dieser Zeit höchstnöthig, denen Leuthen zu weisen, was ein von Gott erwehlter Medicus und hergegen ein Pöfels-Doctor, der andern als ein Affe nachahmet und Schaden verursachet, sey."*[162]

Auf Eisenbarth kann auch das Gedicht verweisen, dass als Erklärung eines beigegebenen Kupferstiches in beiden Auflagen unmittelbar hinter dem Titelblatt folgt und so beginnt:

> *„Hier steht der Wundermann, Apollo unser'r Zeiten,*
> *Bey dem Hygaea muß noch in die Schule geh'n.*
> *Der kann Machaons-Ruhm durch seine Kunst ausbreiten,*
> *Vor ihm muß Lachesis in vollen Früchten steh'n.*
> *Sein Lob ist ungemein durch Ost, Süd, West und Norden,*
> *Und seiner Curen Glantz erfüllt die gantze Welt.*
> *Wie aber ist er denn so bald zum Affen worden?*
> *Schaut wie er sich anjetzt verzagt und albern stellt!*
> *Nachdem ihm Eckarth hat die Larve abgezogen*
> *Und sein gefälschtes Haar vom Haupte abgebracht,*
> *Zeigt er hier jedermann, daß alles sey erlogen,*
> *Was dieser Lügen-Artzt den'n Leuthen weiß gemacht."*

Ein noch beredteres Beispiel hierfür ist ein 1698 erstmals anonym erschienener „Medizinischer Machiavellus“[163], in dessen Vorwort *„zum Nutzen der Neuangehenden PRACTICORUM“* in der erst 1745 *„ans Licht“* gegebenen deutschen Übersetzung auf 30 Seiten davon die Rede ist, *„was in der Praxi sich täglich bey den Herren Medicis zuzutragen pflegte“* und was man darum ihre „Staats-Kunst“ nennen könnte. Dabei versicherte der Autor, *„dieses ... nicht aus Büchern genommen“* zu haben. Er *„habe vielmehr aus der täglichen Erfahrung die Exempel aufgezeichnet, und aus den selben gewisse Regeln gemacht, ob gleich derjenige übel zufrieden seyn wird, der diese Künste auch selbst aus Noth zuweilen gebrauchet. Zwar (seien auch) viel Betrügereyen angeführet, aber doch solche, die erlaubt seyn, und folglich (werde ihm) dies niemand verargen.“*[164]

Einige der enthaltenen Vorschläge seien hier angeführt, da Eisenbarth sie in seinem Auftreten vollkommen widerspiegelte. So schreibt der Autor, um zum Beispiel ein Arzt von gutem Namen zu werden, müsse man entweder die *„Wissenschaft verstehen, oder zum wenigsten den Schein und das Ansehen einer sonderbaren Gelehrsamkeit haben“* (Cap. I), auch sehr viel Geheimnisvolles zu reden, insbesondere von den „Arcanis“, trage hierzu bei (Cap. II). Der Arzt soll dem Patienten nach dem Mund reden, wenn er noch jung ist, zurückhaltend und vorsichtig über Krankheiten meditieren, wenn die „Beutel wohl gespickt seien“, umso mehr. Mit Patienten muss geschwatzt werden, gravitätischer insonderheit, um sich die Gunst der Weiber zu erwerben; Kollegen dürfen ruhig in Misskredit gebracht werden, bei eigenen Fehlern jedoch soll man *„mit allen Fleiß auf Ausflüchte dencken“*. Man darf niemals zugeben, von einer Krankheit nichts zu verstehen, immer jedoch muss man freundlich zu den Patienten sein. Besonderer Wert wird darauf gelegt, dass der Arzt sich über die Maßen galant und ansehnlich kleiden solle. Die Reihe der übrigens durchaus ernst gemeinten Vorschläge ließe sich weiterführen. Allesamt sind sie sehr wohl den kleinen, menschlichen und wohl zum Teil durchaus zeitlosen „Betrüglichkeiten“ der ärztlichen Kunst zuzuordnen und basieren auf einem hohen Bekanntheits- und Verbreitungsgrad. Darüber hinaus stehen die Vorschläge vor dem Hintergrund eines insgesamt desolaten Zustandes der zeitgenössischen Medizin und ihrer unterschiedlichsten Repräsentanten, die der Autor in spöttischen Versen umschreibt, die in freier deutscher Übersetzung lauten:

„Ein jeder Idiot verlangt ein Arzt zu seyn,
Ein Priester, Jüde, Münch und was nur sonst den Schein
Vom alten Weibe hat, ein Kaufmann, Gerber, Bauer,
Ein Becker, Pferde-Schmidt, ein jeder loser Lauer
Ja selbst der Hencker auch, die Säugamm, der Soldat,
Und wer nur ansonsten wo ein Apotheckchen hat."[165]

Ein Problem aber bestand in der Tatsache, dass solche Vertreter der medizinischen Kunst sich zwar wenig auf ihre Profession verstehen, aber „*curiren offtmals eben so glücklich, ja noch glücklicher … als vernünftige Medici*".

In dieses Dilemma war auch Eisenbarth eingebunden, der diese Schrift vermutlich nicht kannte oder erst in höherem Lebensalter gelesen hat, sich aber vom Beginn seiner Tätigkeit den gegebenen Hinweisen entsprechend verhielt und dabei nicht immer nur auf positive Resonanz stieß. All diese Veröffentlichungen zeigen, dass sich Gegensätzlichkeiten, aber auch Wechselbeziehungen zwischen Theorie und Praxis in der medizinischen Entwicklung somit nicht nur im medizinisch-technischen beziehungsweise medizinisch-wissenschaftlichen Bereich fassen lassen, sondern sich auch, und dies ist vielleicht besonders für die Medizin typisch, auf den Bereich allgemeiner Verhaltens- und Wertesysteme erstrecken. Gerade darin eröffnet sich uns das gesamte Spannungsfeld zwischen dem erwartungsvollen und Vertrauen suchenden Patienten und dem ständig neuen Entscheidungszwang des Arztes, durch moralisch absolut integres Verhalten bisweilen mühevoll Vertrauen zu gewinnen oder durch den kleinen Betrug bei größerem Eigennutz ungleich leichter dasselbe zu erreichen. Gleichwohl, welchen Weg dieses klassischen Dilemmas Eisenbarth auch in den unterschiedlichen Situationen wählte, wenn er ihn, wie zumeist, geschickt beschritt, hat ihn an dessen Ende immer ein dankbarer Patient erwartet.

Abschließend kann man feststellen, dass der „*Scharlatan*" somit den Gegenpol zum gelehrten Medikus und guten Arzt bildete. Überschneidungen zwischen beiden Gruppen, die es zahlreich gab und gibt, werden in der Scharlatanpolemik ausgeblendet. Das 18. Jahrhundert hatte, wie keines vor oder nach ihm, die Existenz des Scharlatans begünstigt. Gleichzeitig wurde die literarische Auseinandersetzung mit diesem Thema in dieser Zeit deutlich verstärkt, wie auch folgende Verse belegen:

„So hatten sie in allen Mauern
Endlosen Zulauf von Bürgern und Bauern.
Jegliche Krankheit konnten sie heilen,
Hatten Mittelchen auszutheilen,
Deren jedes unfehlbar curirte,
ob es stringirte oder purgirte."

Und auch Christian Fürchtegott Gellert (1715–1769) schilderte in seiner bereits erwähnten Fabel vom Fuchs und der Elster das Auftreten eines Wanderarztes skeptisch:

„So wie ein weiser Arzt, der auf der Bühne steht
Und seine Künste rühmt, bald vor-, bald rückwärts geht,
Sein seidnes Schnupftuch nimmt, sich räuspert und dann spricht:
So lief die Elster auch auf den Ast bald auf, bald nieder ..."

Und das klingt doch stark nach unserem Johann Andreas Eisenbarth und seinen Berufskollegen. Man darf dabei aber nicht vergessen, dass dies auch die Zeit war, in der die gelehrten Ärzte ihren gesellschaftlichen Aufstieg erkämpft haben und dabei bemüht waren, sich deutlich von den anderen Heilpersonen abzugrenzen.

10.2. Eisenbarths Stellung in diesem Gefüge

Unser Johann Andreas Eisenbarth wurde faktisch zur deutschen Symbolfigur des Scharlatans. Dies beruht auf der Tatsache, dass seine marktschreierische Art, auf sich aufmerksam zu machen, diametral der ärztlichen Selbstdarstellung eines uneigennützigen Menschenfreundes widersprach. Bis heute ist es nicht opportun, mit auffälligen Praxisschildern, Erfolgsberichten und prunkvollen Inszenierungen auf sich aufmerksam zu machen.[166] Das bedeutet aber nicht, dass er im negativen Sinne des Wortes als Scharlatan zu werten ist. Zwar erfüllte er alle eingangs angeführten Kriterien, weist darüber hinaus mit seinem therapeutischen Handeln und dem von ihm vertriebenen Mitteln weit über diese negativen Kriterien hinaus.

Für die Öffentlichkeit aber war es nicht eben leicht, die „guten Wanderärzte“ von den „Quacksalbern und Kurpfuschern“ zu trennen, zumal sich nicht selten die Elemente der ernstzunehmenden ärztlichen Kunst mit Elementen der Scharlatanerie mischten. Die öffentliche Meinung musste daher auch in der Bewertung eines Mannes wie Eisenbarth zunächst zumindest unsicher sein. Neben Zeitungsberichten, die kommentarlos oder rühmend eine gelungene „Wunderkur“ meldeten, stehen Berichte voller Skepsis und Kritik. Vergleicht man aber seine in diesem Buch aufgeführten Texte genauer mit entsprechenden „Quacksalber-Texten“ der gleichen Zeit, so kann man feststellen, dass er bei aller Anpreisungstechnik für seine Arzneien im Versprechen *persönlicher* ärztlicher Hilfe zurückhaltend war. Natürlich ist für den heutigen Leser, der Werbung als des Arztes absolut unwürdig hält, der marktschreierische Ton dominant. Nur der Vergleich mit anderen zeitgenössischen Texten lässt eine gewisse Zurückhaltung erkennen.[167]

Selbstverständlich war die Bewertung innerhalb der Medizin auch schon in der damaligen Zeit von der Meinungsäußerung der sesshaften Ärzte abhängig gewesen. Deren Aussagen mussten sich aus verständlichen Gründen mit den Aussagen der vom Geist der Aufklärung durchdrungenen Publizisten im Wesentlichen decken und den ernstzunehmenden Wanderarzt, der ein wichtiger Bestandteil der medizinischen Versorgung der Bevölkerung war, nicht anders beurteilen als den betrügerischen Kurpfuscher. Aber je weniger ein wandernder Arzt seine Patienten enttäuschte, je lebhafter seine Tätigkeit vom Volksmund gerühmt wurde, desto misstrauischer wurden die akademischen Ärzte und die Publizisten. Je weniger Eisenbarth seine Patienten enttäuschte, desto sagenhafter wurde sein Ruhm, desto größer die Erwartungen in seine Kunst, desto unwahrscheinlicher die Übertreibungen seiner Fähigkeiten bis hin zur märchenhaften Verzerrung. Die historische Betrachtung, die auf diese Polarität volkstümlicher lobpreisender Übertreibung und aufklärerischer Skepsis stieß, hat nicht immer die Logik des inneren Zusammenhanges beider Phänomene erkannt, sondern versuchte stattdessen, einen gar nicht vorhanden Widerspruch aufzulösen. In den Werbeblättern; Zeitungsannoncen und so weiter von Eisenbarth musste der äußerliche Gleichklang mit ähnlichen Veröffentlichungen marktschreierischer Quacksalber ins Auge springen. Von diesem Gleichklang wurde der Schluss auf seine Qualifikation gezogen und damit war das Urteil gefällt. Er war aber kein „Quacksalber“, sondern stand vielmehr zwischen „Scharlatan“ und „gutem Arzt“, er war ein erfolgreicher und verantwortungsbewusster „Praktiker“ der Barockzeit.

11. Weiter aufwärts

In den ersten beiden Jahrzehnten des 18. Jahrhunderts erreichte Eisenbarth den Gipfel seines Ruhmes. Vor allem in Norden Deutschlands war er erfolgreich und nutzte die Gunst der Stunde auch optimal. Neben einer weiterhin erfolgreichen operativen Tätigkeit ist diese Periode auch durch einen wachsenden Umsatz seiner Medikamente und medizinischen Hilfsmittel gekennzeichnet, die er auf all seinen Reisen mit sich führte und mit großem Reklameaufwand feilbot. Auf dem Höhepunkt seiner Bekanntheit war er nicht nur ein angesehener Arzt, sondern ein überaus erfolgreicher Geschäftsmann. Allerdings ist die Qellenlage auch für diese überaus aktive Phase sehr lückenhaft.

11.1. Sein Wirken in Brandenburg, der neuen Heimat

Im Jahre 1706 erreichte der Nordische Krieg Deutschland, die Schweden besetzten das Kurfürstentum Sachsen und „August der Starke" musste im Frieden von Markranstädt auf die polnische Krone verzichten. Brandenburg war zu diesem Zeitpunkt von diesem militärischen Konflikt nicht betroffen. Daher begab sich Eisenbarth zu Beginn des Jahres 1706 mit seiner Truppe und mehreren Wagen voller Arzneimittel auf Reise in Richtung der brandenburgisch-preußischen Hauptstadt Berlin und war am Jahresende in Bernburg und Ballenstädt nachweisbar. Im darauffolgenden Jahr ging es über Quedlinburg erneut in die brandenburg-preußische Hauptstadt. Unterwegs machte er unter anderem am 27. Januar in Müncheberg Station und operierte hier den Böttgermeister G. Tietze. Um seine weiteren Pläne zu fördern, ließ sich Eisenbarth in bekannter Weise von seinem Patienten ein Zeugnis ausstellen. Darin dankte dieser dem „Herrn Doctor" für die Heilung der angesammelten Erkrankungen: *„Tausend Seuffzer werde ich senden in den Lüften hinter mich zurück und wo ich mihr werde hinwenden, wird sein mein Geist alle Augenblicke"*. Einen Tag später war Eisenbarth in

Berlin angekommen. Hier wandte sich der „Operator und Medicinae Practicus“ unter Beifügung dieses Schreibens an seinen Landesherrn. Er bat, ihm für Brandenburg-Preußen mit dem Titel „Königlicher Landarzt“ zu belehnen, konnte er ähnliche Prädikate doch zwischenzeitlich schon von mehreren Fürsten vorweisen. *„Zur Vermeidung alles eitlen Ruhmes“* führte Eisenbarth in seinem Gesuch nur zwei geglückte Behandlungen auf, verwies aber selbstbewusst auf seine erfolgreichen Prüfungen vor dem Dresdner „Collegium medicum“, der Medizinischen Fakultät der Universität Helmstedt und dem Stadtphysicus von Magdeburg. Im Laufe der Jahre hatte er ausreichend Erfahrungen sammeln können, mit welchen Argumenten das gewünschte Privileg am schnellsten zu erlangen war. Gezielt nutzte er den preußischen Merkantilismus, wenn er betonte, dass er sein (nicht unbeträchtliches) Vermögen in Brandenburg anlegen wolle. Dem König selbst schmeichelte er als für seine Gerechtigkeit bekannt und stets Leistungen und Verdienste belohnend. Daher suche er auch bei ihm um diesen Titel mit all seinen Befugnissen nach und hoffe fernerhin besser vor Neid, Hass und Missgunst geschützt zu sein, denen er infolge seines chirurgischen Könnens und seiner glücklichen Hand ausgesetzt sei. Dieses Schreiben unterzeichnete er als „Operator und medicinae Practicus“. Da er bereits zehn Jahre zuvor erstmals ein Privileg für Brandenburg erhalten hatte, erwartete er jetzt eine schnellere Bearbeitung seines Gesuches. Als aber Mitte Februar 1707 noch immer keine Reaktion von den königlichen Behörden vorlag, reichte er ein weiteres Zeugnis nach, um den Gang der Dinge zu beschleunigen. Es war dies die Bescheinigung der erfolgreichen Behandlung einer Frau Hübner, die 30 Jahre an Ohrenschmerzen litt und seit zehn Jahren ganz taub war. Für diese „Wundercur“ wurde am 16. Februar in der Kirche Sankt Petri in Cölln (= Teilstadt von Berlin) sogar eine öffentliche Danksagung gehalten.

Dennoch musste Eisenbarth noch über einen Monat warten. Dass er dies tat und nicht wie in Dresden einfach abreiste und einen Anwalt mit der Vertretung seiner Forderungen beauftragte, spricht dafür, dass er in dieser Wartezeit einen reichlichen Patientenzulauf hatte. Am 25. März 1707 erhielt er dann das erbetene Privileg, nicht aber den gewünschten Titel eines „Landarztes“. Dies musste für den inzwischen ja brandenburgischer Untertan gewordenen Wanderarzt recht enttäuschend gewesen sein. Das ein Jahr später im vollen Wortlaut bestätigte Privileg soll an dieser Stelle in ganzer Länge als typisches Beispiel für eine derartige Urkunde wiedergegeben werden:

„*Wir Friedrich/von Gottes Gnaden/König in Preußen/Margraf zu Brandenburg des Heil. Rö. Reiches. Ertz-Kämmerer und Churfürst/ SOUVERAINER Prinz von ORANIEN zu Magdeburg/Cleve/Jülich/ Bergern/Stettin/Pommern der Cassuben und Wenden auch in Schlesien und zu Crossen Hertzog u. s. w. u. s. w. Thun kund und bekennen hiermit Nachdem Uns Unser Lieber Getreuer Johann Andreas Eisenbarth, Privilegierter Land-Arzt über verschiedene Fürstenthümer, jetzo wohn- und seßhaft in Unser alten Stadt Magdeburg allerunterthänigst vortragen lassen, was gestaltet Er nunmehro über drey und zwantzig Jahr sich als Operator und Medicinae Practicus auffgeführet, und in während solcher zeit unter des Höchsten kräfftigen Beystandt vermittelst seiner wohlerlernten Kunst und erlangten experientz, wie solches dessen in Händen habende, und Uns in Originali producirte gute Privilegia und Attestata von verschiedenen Reichs-Fürsten, Medicinischen Fakultäten, Magistraten, Stadt-Physicis und anderen Particularibus genugsahm zeigen, so wohl in Unseren Landen, als fast allen Orten im Röm. Reiche an sehr vielen Menschen, Vornehmen und Gemeinen, so Blind und Gehörloß, auch mit großen Blasensteinen, Brüchen und andern äußerlichen und innerlichen zufällen beladen gewesen, glückliche Curen gethan und verrichtet: Welches Ihme von Gott verliehene Talentum Er ferner zum Nutz und Dienst der Einwohner Unserer Lande, so dessen benöthiget, anzuwenden gesonnen, mit, allerunterthänigster demüthigster Bitte, Wir wolten geruhen, Ihme mit einem allergnädigsten Privilegio und Patent dahin zu verstehen, daß er seine wohlerlernte Profession und erlangte Medicinische Wissenschaft ferner in Unserem Königreich, Provinzien und Landen zu jederzeit, nach erfordern eines jeden zustandes ohngehindert zu exerciren. Seine von Ihme zubereitete Medicinalia und Arcana bei denen sich Ihme anvertraute Patienten ohne jemandes Contradiction und beeinträchtigung frey und ungehindert auf seine Verantwortung zu appliciren und solche nicht nur insondern auch ausserhalb seines Logiments zu verkauffen berechtigt seyn möchte. Und wir dann Solchem seinem allerunterthänigstem Suchen und bitten, indem dasselbe zu vieler*

krancken und presshafften Personen Wohlfarth und Auffkommen gereichig, in Hohen Gnaden deferiret und statt gegeben.
Alß Privilegiren und begnadigen Wir aus der Uns zustehenden Höchsten Souverainen Königlichen und Churfürstlichen Macht und Gewalt von Obrigkeit und Landes-Herrschafft wegen ermelten Johann Andreas Eisenbarten hiermit und in krafft dieses Unserem Königreich Preußen und Churfürstentum Brandenburg, als allen Übrigen Unseren Provintzien und Landen in Städten, Flecken und Dörfern, wenn es Ihme gefällig, seine wohlerlernte Profession und Medicinische Wissenschaft nach erfordernder Nothdurfft der Patienten exerciren und seine Medicinalia und Arcana ohne dass Ihme von denen Medicis Apothekern, und sonsten jemand, darunter einige hinderung geschehe, bey all denen sich Ihme anvertrauenden Patienten frey und ungehindert innerlich und euserlich auf seine Verantwortung appliciren, auch dieselbige allen und jeden, die sie verlangen, Verkauffen und verschicken möge. Andern Operatoribus oder herum vagirenden Winckel Artzen aber, so von Uns nicht Privilegirt oder Zunfftmässig seyn, dergleichen Medicin zu verkauffen, auch solche Operationes und Curen zu verrichten hiemit verbothen, und bey Fiscalischer Straffe zu lassen: Jedoch Er gemeldeter Eisenbarth dahingegen schuldig und gehalten seyn solle, Niemanden mit der Belohnung unbillig zu übersetzen, auch denen Armen, die es nicht bezehlen können, seinem Erbieten nach seine Kunst und Operation umsonst mit zu theilen. Wir gesinnen demnach an Unsere Stadhaltern, gebiethen und befehlen auch allen Unserem Tribunal-Cammer-Gericht und Regierungen, wie auch Unserem Collegio Medico, Facultatibus Medicis und Stadt Physicis, desgleichen Unseren Landes- und Ambts-Haubt-Leuten, Drosten Land-Räthen, Steuer- und Crayß-Commissarien, Ober- und Unter Beamten, Zoll- und Accise-Bedienten, Magistraten und Gerichten, in denen Städten und auf dem Lande, und insgesambt allen und jeden Unseren Bedienten und Befehlichs habern, sowohl in Unserm Königreich Preußen und Churfürstenthum Brandenburg als Übrigen Unsern Provinzien und Landen hiemit allergnädigst und zugleich ernstlich, Impetranten wieder den Inhalt diese Unseres allergnädigsten Privilegii nicht zu beeinträchtigen, sondern denselben wieder Männiglichen, dabey kräfftigst zu schützen, und die Contravenienten nach beffinden mit gebührender Straffe anzusehen, auch Ihm aller Orten

nebst bey sich habenden Leuten Wagen, Pferden und Mobilien frey, sicher, und ungehindert Pass- und Repassiren zu lassen und sonsten allen besonderlichen guten Willen zu erweisen.
Urkundlich unter Unserer Eigenhändigen Unterschrifft und anhangenden königlichem grösseren Insigel. So geschehen und gegeben zu Cölln an der Spree den 25ten Martzii 1708.
L. S. Friderich.

Trotz der ausgebliebenen Ernennung zum „Landarzt" ergaben sich für Eisenbarth mit diesem umfassenden Privileg für das Königreich Preußen und das Kurfürstentum Brandenburg neue und spürbar erweiterte Möglichkeiten. Es wurde zu einem der wichtigsten Dokumente für seine weitere Berufsausübung, und er ließ es daher so schnell wie möglich im ganzen Land verbreiten. Welche Anerkennung und welches Ansehen er erlangt hatte, geht aus der anerkennenden Form des Privilegs hervor, das im März 1708 vollumfänglich erneuert wurde. Im Juni 1714 wurde das Privileg vom neuen König Friedrich Wilhelm I. (1688–1740) dann nochmals vollinhaltlich bestätigt. Ungehindert durfte er somit seit 1707 auf eigentlich ärztlichem Terrain tätig werden, seine Behandlungspraktiken offiziell auf „innerliche Curen" ausdehnen. Noch bedeutender für ihn aber war die Tatsache, dass er überall frei seine zahlreichen Medikamente verkaufen und sogar versenden durfte. Die kleine Arzneimittelfabrik in seinem Magdeburger Wohnhaus konnte nun weiter ausgebaut werden. Es ist daher auch verständlich, dass ihn seine Reisen in den nächsten Jahren überwiegend in preußische Gebiete führten und er ausgiebig von der Genehmigung des Arzneimittelhandels Gebrauch machte.

Ende April 1707 verließ Eisenbarth Berlin, und seine Spuren verlieren sich wieder. Möglicherweise war er in der zweiten Jahreshälfte wieder in Norddeutschland unterwegs. Mitte 1709 ist er auf jeden Fall in Halle und Anfang 1710 erneut in Berlin nachweisbar.

11.2. Landarzt in Norddeutschland

Aus Berlin kommend zog Eisenbarth mit seiner Truppe im Frühjahr 1710 erneut nach Nordwestdeutschland. Über Hamburg kam er im Herbst auch nach Hannover, der Residenz des gerade zum Kurfürsten erhobenen Georg Ludwig (1660–1727), Herzog von Braunschweig-Lüneburg/Calenberg und als Georg I. ab 1714 auch König von England. Im Gegensatz zu Brandenburg wurde ihm hier am 24. September 1710, obgleich er nur um das übliche einfache Privileg nachgesucht hatte, ohne die üblichen Prüfungen endlich der wirkliche Titel eines „Landarztes", der nicht Arzt auf dem Lande, sondern Arzt des Landes bedeutet, erteilt. Eisenbarth wurde am Welfen-Hof auch ärztlich tätig und lieferte dem Kurfürsten nachweislich Arzneien. Als der hannoverische Kurfürst 1714 englischer König wurde, machte Eisenbarth diese Standeserhöhung zur eigenen und nannte sich von nun an auch „Königlich Groß-Britannischer Landarzt". Das ursprüngliche Privileg, das nachfolgend aufgeführt werden soll, erteilte Eisenbarth eine Pauschalvollmacht und schützte ihn nachhaltig vor unliebsamer Konkurrenz. Auch gestattete es ihm den ungehemmten Vertrieb seiner Arzneien. Der darin auch geäußerten Bitte des Landesherren gegenüber, sich im Kurfürstentum Hannover niederzulassen, hielt sich Eisenbarth aber sehr bedeckt. Und dies, obwohl ihm ein Jahresgehalt von 200 Talern zugesichert wurde. Vorerst wollte er aber wohl sein Magdeburger Haus nicht aufgeben und blieb lieber brandeburgisch-preußischer Untertan. Er ließ aber wie üblich das Privileg drucken und großzügig verteilen:

> *„Von Gottes Gnaden Wir Georg Ludwig/Hertzog zu Braunschweig und Lüneburg/des Heil. Römischen Reichs Ertz-Schatzmeister und Churfürst u. s. w. Thun kund und bekennen hiermit: Demnach uns der Königl. Preußische Operator und Medicinae Practicus, Johann Andreas Eysenbarth, um ein Privilegium unterthänigst ersuchet, er auch bey seinem ietzigigen Anwesen allhie verschiedenen gar gute und rare Proben seiner Wissenschafft und Geschicklichkeit an allerhand Art und sonderlich an Blinden, mit Steinen und Brüchen von ungemeiner Gröse, auch anderen Gebrechlich- und Krankheiten beladenen Personen abgeleget: Als haben Wir oberwehnten seinem Gesuch in Gnaden deferiret, thun das auch hiermit und Krafft dieses,*

begnadigen ermeldten Johann Andreas Eysenbarthen mit dem Titul und Praedicat Unsres Land-Artztes, und privilegiren Ihn dergestalt und also, daß Er in Unsern gesamtn Fürstenthümern und Landen aller Orten seine Medicinische und Chirurgische Wissenschafften, nach erfordernder Nothdurfft der Patienten männigliches ohngehindert, wann und zu welcher Zeit es Ihm gefällig, frey exerciren, und allen und ieden, die seiner Hülffe und curen sich zu gebrauchen verlangen, dasjenige was Er zu seinen vornehmen Curn nöthig erachtet, an Medicamenten verordnen und appliciren, auch zu dessen desto mehrer Bequemlichkeit in Unsern Landen, wo es Ihm am anständigsten ist, sich häußlich niederlasen und wohnen könne und möge. Es soll auch keinen Frembden und Umläuffern, die sich für Operatores und Aertzte ausgeben, von Uns aber nicht privilegiret seyn, oder spezial Concession von Uns aufzuweisen haben, zugelassen sondern ihnen bey willküriger scharffer Straffe hiermit verboten seyn dergleichen Operationes und Curen, als Unser Land-Artzt Eysenbarth zu verrichten sich getrauet, in Unsern Landen zu unternehmen, hingegen aber soll dieser schuldig und gehalten seyn, niemand wegen Belohnung seiner Curen und Operationen unbillich zu übersetzn, auch an denen Armen die es nicht bezahlen können, seinem eigenen Erbieten nach, seine Kunst und Wissenschafft ohne Entgeld zu deren Genesung mit nicht mindern Fleiß, als wenn er dafür bezahlet würde, üben.
Wir gebieten demnach allen und ieden Unsern Befehlshabern und Magistraten, auch männiglichen Unsern Bedienten, Unterthanen und Angehörigen, von was Stande Wesen und Profession dieselbe seyn daß Sie Unsern Land-Artzten Eysenbarthen bey Inhalt dieses Privilegii biß an Uns schützen, Ihn dagegen auf keine Weise zu beeinträchtigen noch beeinträchtigen zu lassen, sondern die Contravenienten nach Befinden mit gehöriger Straffe aunzusehen auch mehrermeldten Land-Artzten Eysenbarthen nebst bey sich habenden Leuten, Wagen, Pferden und Sachen aller Ende frey, sicher und ohnaufgehaltn pass- und repassiren zu lassen, nicht weniger auch Ihn in übrigen allen beförderlichen Willen zu erweisen. Urkundlich unter Unserer eigenhändigen Unterschrift, und hieran zu hangen befohlenen grössern Insiegel. So geschehen und gegeben in Unserer Residentz-Stadt Hannover den 24. Septembr. Anno 1710.
L. S. Georg Ludwig Churfürst“

Eisenbarths Wirken in Hannover im Herbst 1710 belegt auch ein Schriftstück, dass im dortigen Staatsarchiv aufbewahrt wird. Es ist eine von Eisenbarth eigenhändig verfasste Rechnung:

> *„Demnach auf gnädigen Befehl durch Herrn Mehmet hin befraget worden, waß ich vor getahne Cur des Kochs oder sogenanndte Berg-Junge, auch verrichtete Operation des blinden Invaliden verlangte, als werde vor Pandage (= Verbände – J. K.), Emplastra (= Pflaster – J. K.), und übrige Medicamenten, so dem Koch appliciret, 15 Thaler und wegen verrichteter Operation an dem Invaliden vor meine Mühe und Medicamenten 15 Thaler zu empfangen haben. Sollte der Schnitt künfftighin an dem Koch noch nötig seyn, welches ich doch nicht hoffe, werde mich alle Zeit dazu offerieren. / Hannover, den 8. Oktober 1710 / Johann Andreas Eysenbarth.“*

Bei dem Adressaten handelte es sich um Ludwig Maximilian Mehmet von Königstreu, den Kammertürken des Kurfürsten. Auch die dazugehörige Empfangsbestätigung existiert noch:

> *„Daß mir Endesgesetzteb auff gnädigsten Befehl durch Herrn Mehmet wegen verrichteter Cur und Operation an dem Koch und Invaliden vor meine Bemühung und Medicamenten 30 Thaler richtig sind ausgezahlet worden, solches wird hiermit bescheinigt und gebührend darüber quittieret.“*

Auf dem Rückweg nach Magdeburg war Eisenbarth im Spätjahr unter anderem noch in Braunschweig tätig. Wieder in Magdeburg, beschwerte er sich beim Magistrat über auswärtige „Operatores und Winkelärzte“, die außerhalb der festgesetzten Marktzeiten an Magdeburger Bürgern Kuren vorgenommen und dabei, wie er meint, schlechte Arbeit verrichtet hatten. Unter Androhung von Strafe verbot daraufhin der Magistrat den fremden Chirurgen weiterhin in Magdeburg außerhalb der Messzeiten tätig zu sein. Dies ist ein deutliches Beispiel für die Bedeutung, die Eisenbarth von Seiten der Stadtverwaltung zugemessen wurde.

11.3. Wieder Streit in Halle

Ähnliche Probleme versuchte Eisenbarth aber auch an anderen Orten mit städtischer Hilfe zu lösen. Als nun brandenburgischer Untertan stellte die im Sächsischen liegende brandenburgische Enklave Halle ein häufiges Ziel von Eisenbarth dar. Daran änderte auch der von ihm ausgelöste Theaterskandal nichts. Die Nähe zur bedeutenden Messestadt Leipzig spielte dabei sicherlich eine Rolle. So war er 1711 wiederum in der Saalestadt tätig. Hier wirkte zeitgleich auch der Zahn- und Wundarzt Heinrich Bünde. Zwischen ihm und Eisenbarth kam es zu einer Kontroverse und Letzterer beschwerte sich am 1. Oktober in einer Eingabe an den Magistrat, wobei er zunächst in allgemein gehaltener Form die Vergabe von Lizenzen an „Winkelärzte" rügte. Im darauffolgenden Jahr war Eisenbarth wiederum in Halle und wurde jetzt doch deutlicher, verlangte er doch nun, man möge Bünde seine Bude einreißen und dessen Praxis befristen. G. A. von Mülverstedt äußerte sich dazu: *„Herr Heinrich Bünde scheint aber seinem Gegener nicht allsofort und gutwillig das Feld geräumt zu haben. Zwar findet sich keine Remonstration von ihm bei den Acten, wohl aber ein mit dem vollen Preußischen Wappen im Holzschnitt geziertes Exemplar seines Königlich Preußischen Privilegiums, d. d. 22. Decbr. 1708."* Somit besaß Bünde ebenfalls ein Privileg und war damit gleichermaßen lizensiert, öffentlich auf allen Märkten in Brandenburg-Preußen seine Künste feilzubieten. Streit gab es außerdem wegen der Tätigkeit des Operateurs Salomon Friedrich Müller. Es sieht aber dennoch nicht danach aus, als wäre es Eisenbarth dabei nur um die Entfernung lästiger Konkurrenten gegangen. Dagegen spricht schon die Tatsache, dass zeitgleich und offenbar im friedlichen Nebeneinander mit ihm der aus Naumburg stammende Zahnarzt und Operateur Johann Jakob Becker seinem Gewerbe nachging. Beachtlich ist in diesem Zusammenhang auch die Anzahl der weitgehend zeitgleich in Halle tätigen Wanderärzte.

An Bünde und Müller hatte Eisenbarth offensichtlich gerade das auszusetzen, was das bekannte Spottlied ihm später unterstellte. Schon früh hat er sich gegen die Unterstellung ärztlicher Scharlatanerie gewehrt. Er muss ein gutes Gespür für derartige Abwertungsversuche gehabt haben. Daraus erklärt sich auch seine scharfe Reaktion, wenn er vom Rat der Stadt Halle verlangt, *„diesen so genannten Operisten Müller in continenti aufzugeben, sich aller Curen bey 100 Ducaten Straffe gäntzlich zu enthalten, sub eadem poena sich in Zeit von 24 Stunden von dannen zu machen.“*[168]

Es scheint aber keine anhaltende Lösung gegeben zu haben, denn fünf Jahre später wird Eisenbarth erneut aktiv. In einer Immediateingabe an den preußischen König vom 14. Dezember 1717 beschwert er sich erneut über Müller, *„der die blinden sehend, die Tauben hörend machen und andere Krancke mehr heilen könne, also in der That betriegt er die Leute, verdirbet ihnen Gesicht und Gehör, beschätzt sie umbs Geld, und solchergestalt continuieret er anitzo mit verschiedenen gebrechlichen Leute zu Halle, welche sich kommenden Frühjahr geliebt es Gott in meine Cur zu begeben gedachten.“* Auch wenn in der Eingangszeile Ähnlichkeiten zum späteren Spottlied zu finden sind, so ist dies nicht die Sprache eines Quacksalbers, sondern die eines Praktikers, der sich seines Könnens in der Ars chirurgica sicher ist und der medizinische Scharlatanerie ablehnt. Natürlich auch deswegen, weil sie sein Geschäft beeinträchtigt.

12. Eisenbarth im Zeugnis zeitgenössischer Ärzte

Zur nachhaltigen Wirkung der Persönlichkeit von Johann Andreas Eisenbarth tragen nicht zuletzt auch die profunden ärztliche Aussagen über die Qualität seiner medizinischen Tätigkeit bei. Die Prüfungsberichte der Jahre 1686 und 1693 durch Ärzte in Altenburg und Dresden bescheinigten dem jungen Wanderarzt bereits gute operative Fähigkeiten und ein fundiertes medizinisches Wissen. Die Erfahrungen der folgenden Jahre festigten seine Fertigkeiten und bereicherten seine theoretischen Kenntnisse. Dessen war er sich auch vollauf bewusst, als er sich 1698 an der Universität Helmstedt einer Prüfung durch die Medizinische Fakultät unterzog. Wahrscheinlich strebte er die Erteilung eines Privilegs für die braunschweigischen Lande an. Die 1574 gegründete Universität Helmstedt (Abb. 14, S. 269) zählte im 17. Jahrhundert zu den bedeutendsten protestantischen Bildungseinrichtungen. Allerdings begann zum Zeitpunkt der Eisenbarthschen Prüfung ihr Stern bereits zu verblassen. Leider sind keine Einzelheiten dieser Examination überliefert. Sie muss jedoch zur vollen Zufriedenheit unseres Wanderarztes verlaufen sein, berief er sich doch in der Folgezeit wiederholt stolz auf diese Tatsache.

Umfassende Aussagen über seine Operationen hat uns Lorenz Heister (1683–1758) (Abb. 15, S. 269) hinterlassen. Eisenbarth logierte wiederholt in Frankfurt im Gasthaus „Stadt Darmstadt" in der Fleischergasse bei Heinrich Heister, dem Vater von Lorenz. Wandernde Chirurgen waren wiederholt Gäste dieses Hauses. Das blieb nicht ohne Einfluss auf den Gastwirt-Sohn. In seiner Biographie schildert er, dass er nach dem Zusammentreffen mit Eisenbarth plötzlich die Lust verspürt habe, Medizin zu studieren. Er las eifrig die „anatomia humani corporis" des berühmten Anatomen Philipp Verheyen (1648–1710), versäumte keine Gelegenheit Operationen beizuwohnen und begann 1702 sein Medizinstudium. Nach dessen Abschluss folgte er seinem Lehrer Georg Christian Moeller nach Wetzlar, wo dieser als „Ordentlicher Kaiserlicher Kammermedicus" am Reichskammergericht tätig wurde. Hier traf der junge Arzt nochmals auf den berühmten Wanderchirurgen. Nachdem Heister seine Ausbildung in Holland, einem Zentrum der damaligen Medizin, vervollständigt hatte und zeitweise als Feldscher tätig war, erhielt er eine Professur an der Universität Altdorf, die zu Nürnberg gehörte. Sein medizinhistorisches Verdienst besteht darin, dass er entscheidend dazu beigetragen hat, den Weg zur Integration der handwerklichen Chirurgie in die wissenschaftliche Medizin zu bahnen. Er gilt als Begründer der „modernen Chirurgie“ in Deutschland, da *„vor mir (= Heister – J. K.) in diesem Jahrhundert kein deutscher ordentlicher Medicus sich zu unternehmen getraut hatte“*, eigenständig zu operieren. Er aber tat es, besonders nachdem er 1719 Professor in Helmstedt wurde. Der Wanderchirurg, der 20 Jahre zuvor von dieser Fakultät geprüft wurde, ist für ihn wohl zu einer Art Vorbild geworden.

Ob die Chirurgie nun eine Kunst oder eine Wissenschaft sei, beantwortete Heister so: *„Denn man kann sie eine Wissenschaft nennen, weil ein angehender Chirurgus, ehe er practiciret, die Fundamenta derselben vorhero wohl lernen und wissen muß; diweil er sonsten ohne diese Wissenschaft offt gar ungeschickt und unvernünfftig practicire, und mehr Schaden als Nutzen stifften würde … Eine Kunst kann sie auch billig genennet werden, wenn man, nach vorher gelernten Fundamenten, die Chirurgie durch Heilung der Wunden, Bein-Brüche und andere Operationen exerciret und practicieret.“* Von diesem ausgewiesenen Könner besitzen wir auch das fachlich kompetenteste Urteil über die operativen Fähigkeiten von Johann Andreas Eisenbarth. In seiner 1753 erschienen autobiographischen Schrift *„Medizinische/ Chirurgische und Anatomische Wahrnehmungen …“*[169], die er *„zu besserem und mehrerem Nutzen für die lernenden oder zu kurieren und zu heilen anfangenden jungen Ärzten und Wundärzten“* herausgab, nahm er Operationsberichte von Eisenbarth aus den Jahren 1700 und 1701 auf:

> *„Gleichwie in Frankfurt zu der Zeit, sowohl auf die Oster- als Herbst-Messe ordentlich herumreisende Ärzte und Operateurs, sonderlich Bruchschneider und Augen-Ärzte, worunter auch der in diesen Stücken damals sehr berühmte Eisenbarth gewesen, kamen um Leute, die mit Brüchen, Augen-Staaren, Blasensteinen, Gewächsen,*

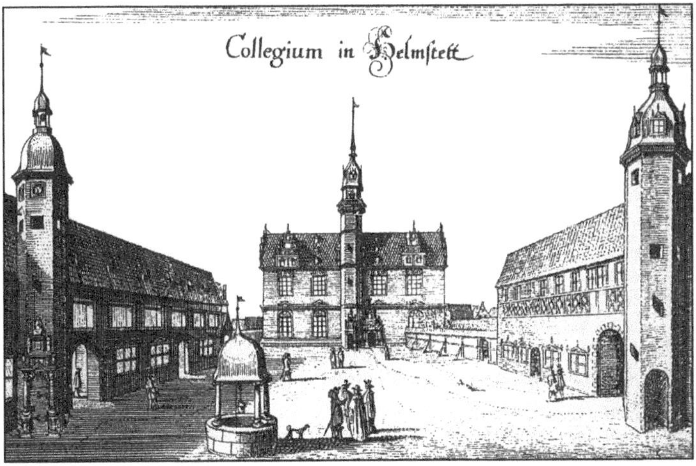

Abb. 14: Universitätsgebäude in Helmstedt Mitte des 17. Jahrhunderts. Kupferstich von Matthäus Merian.

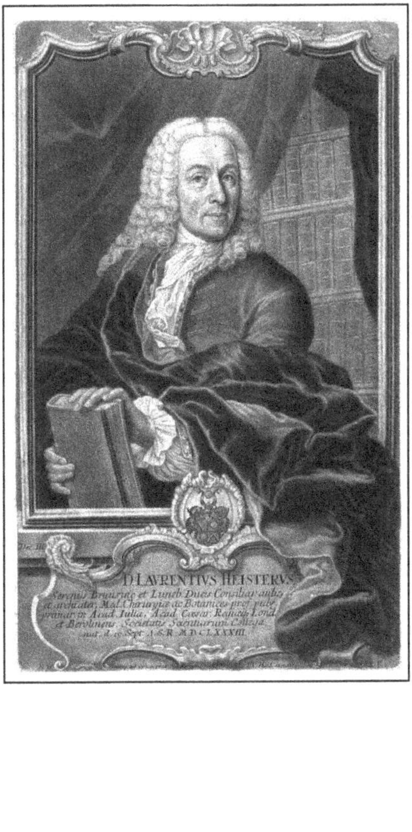

Abb. 15: Der Chirurg Lorenz Heister (1683–1758).

Hasenscharten und dergleichen Uebeln behaftet waren, zu schneiden und zu curiren: weil damals in Frankfurt noch fast niemand, weder von Medicus noch Chirurgis, dergleichen Curen daselbst unternahme oder verrichtete: ich daher, nachdem ich die Nothwendigkeit und den Nutzen dieser und anderer dergleichen Curen bald erkannte, Gelegenheit suchte, solche Operationes, so viel wie möglich, mit anzusehen, und soviel es thunlich war, dabei zu sehen und zu lernen.“

Über das Aussehen und Auftreten eines Chirurgen ist Heister dabei der gleichen Ansicht, wie bereits 1700 Jahre zuvor Celsus, den er in diesem Zusammenhang auch anführte. Was die Personenbeschreibung betrifft, so stimmte diese recht gut mit dem „Leipziger Stich“ Eisenbarths von 1697 überein. Heister zitierte: *„Er soll jung seyn, oder doch wenigstens nicht gar alt; eine veste, stete doch nicht grobe und plumpe Hand haben, welche nicht zittere, soll rechte und linkshändig sein, ein gutes scharfes Gesicht haben, unerschrocken sein, und, wo es nöthig, unbarmherzig: damit er sich durch das Schreien der Patienten nicht hindern lasse.“*

Anschließend schilderte er mehrere Operationen von Eisenbarth. Die Behandlung eines Darmbruches (= Leistenbruch – J. K.), eines Wasserbruches (= Hydrocele – J. K.), eines kindskopfgroßen Speckgewächses und eines Starstiches sollen hier ausführlicher wiedergegeben werden, um die Operationsmethoden von Eisenbarth zu veranschaulichen, während auf den gleichfalls berichteten Steinschnitt bereits eingegangen wurde.

In der *„1. Wahrnehmung“* schilderte Heister die Eisenbarthsche Darmbruch-Operation:

„... und also daß im Jahre 1700 in der Ostermesse ersichtlich einer dieser Ärzte (= Eisenbarth – J. K.) ein Knabe aus der Stadt von 9 Jahren vorkam, der einen ziemlich großen Darmbruch im Gemächte (= Hodensack – J. K.) hatte, und seine Eltern da sie bei einheimischen keine Hilfe wußten, gern durch den Schnitt curirt haben wolten, indem das damals Niemand daselbst fast mit Brüchen zu curiren sich abgabe; die fremden Ärzte aber wollten solche Leute nicht gern mit Bruchbändern zu heilen übernehmen, theils weil sie sich ordentlich nicht länger, als die Meße dauerte, daselbs-

ten aufhielten, in welcher kurzen Zeit man nicht leicht einen solchen Bruch mit einem Bruchband curiren konnte: theils auch, wenn sie es auch gekonnt hätten, deswegen nicht thun wolten, weil man ihnen für eine Cur mit dem Bruchband nicht gern über einen Thaler oder Ducaten bezahlen wollte, hingegen aber für eine Schnitt-Cur, als welche viel theurer geschätzt würde, zu 10, 20 bis zu 50 Thaler und mehr von wohlhabenden Leuten bezahlt wurden. Dieser herumziehende Arzt nahm ihn, also auf deren Eltern Verlangen, in seine Cur, und nachdem er ihn purgirt (= Darmentleerung mit Hilfe von Abführmitteln – J. K.) hatte, folgenden Tages mit selbigem den Schnitt auf folgende Manier vor.
Er setzte einen bequemen Tisch mitten in das Zimmer, nahe an das Licht gegen das Fenster, legte den Knaben, nach untergelegten Kissen, darauf, und zwar so, daß der Hintere und Füsse etwas höher lagen als der Kopf, (wahrscheinlich darum, daß die in das Gemäch herausfallenden Därme dadurch desto leichter in den Leib gebracht werden möchten) liese ihn also durch seine vier bis fünf mitgebrachten Bedienten an denen Armen und Beinen wohl halten, drückte darauf die ausgefallenen Därme durch den Ort, wo sie herausgefallen, wieder in den Leib, liesse hierauf die Haut am obersten Teil des Gemächtes in der Quer aufheben, und schnitt selbige auf, schnitte alsdann tiefer oder weiter bis auf den Samenstrang (funiculus seminalis) durch, löste selbigen oben auf dem Schambein von denen Theilen, an welcher er angewachsen, ab, band eine Schnur oder Bändgen doppelt herum, lösete den Hoden mit denen Fingern aus dem Hodenbeutel ab, wobey der Knabe sehr heftig schrie, und schnitte ihn einen daumenbreiten ohngefehr unter der Bindung weg, wobei wenig Blut vergossen wurde; füllte darauf die Wunde und geöffneten Hodenbeutel mit zusammengerollten Carpienbäuschgen (= Carpie, Charpie, Scharpie, also Zupflinnen, Leinenfasern – J. K.) voll, legte ein Wundpflaster, Compresse und Binde darum, und schriebe ihm eine gute Diät vor in Essen und Trinken. Folgende Tage verband er ihn täglich zweymal, als Morgens und Abends mit Eyeröl und Carpie, nebst dem vorbemeldeten Pflaster, und der Binde (wobey ich fast alle Tage gewesen). Den sechsten Tag ware das umgeknüpfte Bändgen ohn alle Schmerzen abgefallen, worauf derselbe fortfuhr noch weiter mit diesem Eyeröl täglich zweymal zu verbinden, bis die Wunde endlich bald nach 3 Wochen völlig, ohne

daß ein übler Zufall (gemeint ist wohl eine Vereiterung – J. K.) dazugekommen, geschlossen und geheilet wäre."[170]

Diese Schilderung der Operation zeigt deutlich, wie zielbewusst und schnell Eisenbarth vorging, was ohne ausreichende Betäubung auch dringend erforderlich war. Es wird auch klar, dass er sich der anatomischen Gegebenheiten voll bewusst und bemüht war, schonend zu operieren, was in der Aussage des geringen Blutverlustes deutlich zum Ausdruck kommt. Der Eingriff erfolgte auch nicht auf dem Marktplatz, sondern in der Abgeschiedenheit eines Zimmers im Heisterschen Gasthaus. Interessant ist auch die Tatsache der gezielten Operationsvorbereitung und der langen Nachbetreuung, die der oft geäußerten Meinung widerspricht, die Wanderärzte verließen sofort nach der Behandlung den Ort, um nicht für die möglichen negativen Folgen ihres Handelns verantwortlich gemacht werden zu können. Es wird sichtbar, dass Eisenbarth sich sowohl seiner Fähigkeiten bewusst war als auch Sorge für die weitere Betreuung seiner Patienten trug. Dies ist nicht das Verhalten eines Scharlatans, sondern das eines bewussten Arztes. Heister kam auch 50 Jahre später als erfahrener und anerkannter Chirurg in seiner Schilderung nicht umhin, die operative Leistung Eisenbarths anzuerkennen. Sein Vorgehen war zeittypisch, sehr geschickt und völlig korrekt. Daran ändert auch die abschließende Bemerkung Heisters nichts, die sich nicht gegen Eisenbarth, sondern den Stand der Chirurgie am Beginn des 18. Jahrhunderts wendete:

„*Anmerkung. In solchen schlechten Zustand war damals noch die Arzneykunst, daß man in so grossen Städten einen Darmbruch nicht besser zu curiren wusste, als mit Verlust des Hodens der leidenden Seite; welches man aber nunmehr viel besser kann … Dennoch habe an diesen beiden Knaben erfahren, daß sie nicht unfruchtbar dadurch geworden, sondern Kinder erzeuget haben, und zwar der eine sehr viele.*"

Diese Bemerkung wurde 50 Jahre später aufgeschrieben, da hatte sich die neue, hodenschonende Methode des Breslauer Chirurgen Matthäus Gottfried Purmann (1649–1711) weithin durchgesetzt. Jedoch muss man den Eingriff aus dem Wissensstand seiner Zeit werten. Stellen wir die *„2. Wahrnehmung“* hintenan und wenden uns mit der *„3. Wahrnehmung“* und der Schilderung einer Wasserbruch-Operation einem ähnlichen Eingriff zu:

> *„Zwey Tage nach voriger Operation oder Schnittcur war ich mit bey einer fast dergleichen an einem größeren Knaben von 13 Jahren, wobey aber der Arzt sagte, daß, dieser Schaden kein Darm- sondern ein Wasser-Bruch wäre, der so groß als voriger, und auch an der rechten Seite des Beutels gewesen, die Geschwulst aber dehnte sich nicht bis an den Bauch wie voriger, und das in dem Beutel enthaltene liesse sich auch nicht in den Leib hinein schieben, wie bey Darmbrüchen sonsten ordentlich zu geschehen pfleget, gienge auch, wie der Knabe sagte, Nachts nicht von selbsten in den Leib hinein, sondern bliebe immer in denselben Umständen, darinnen sie ware. Er erklärte also, solches Übel ein Wasser-Bruch zu seyn, und verfuhr mit selbigem in der Operation und Heilung fast ebenso, wie er bey voriger gethan hatte, außer daß er hier nicht nötig hatte, Därme in den Leib einzutreiben, sondern nahme nach Öffnung des Hodensackes den Hoden zugleich mit der tunica vaginali, worinnen zwei bis drei Unzen Waßer gewesen sein mögen, nach vorher beschriebener Manier, nachdem er den Samenstrang mit einem dünnen Schnürgen oben in der Weiche gebunden, heraus, und schnitte den Hoden sammt der tunica vaginali und darinnen enthaltenen Waßer einen Daumen breit unter der Bindung weg, verfuhre auch hernach in der Heilung ebenso wie bey vorigem Fall gemeldet habe. Bei dem hatte er zum ordentlichen Trank ein abgekochtes Waßer, worinnen eine Handvoll getrucknete Zwetschgen oder Pflaumen, und ebensoviele zerstoßene truckne Kirschen gekocht gewesen, verbote ihnen Fleisch und andere harte Speisen zu eßen, erlaubet ihnen aber allerlei Suppen, gekochte Zweschen-Bruneller-Kirschen-Gerst- und Habersuppen, Spinat, nebst anderen zarten Feld- und Garten-Gewächsen gekocht, ganzer 14 Tage lang mäßig zu essen, so wurden beide ohne darzu geschlagene übele Zufälle geheilet.“*

Die auch hier durchgeführte Hodenentfernung bezeichnete Heister aus späterer Sicht ebenfalls als unnötige Verstümmelung, auch wenn beide Kinder dadurch nicht unfruchbar wurden, sondern nachweislich später selber Kinder zeugten.

In der nächsten „Wahrnehmung“ geht er auf den „Starstich“ ein“:

„*Eben dieser Arzt als welcher sonderlich auch als ein Oculist oder Augenarzt berühmt gewesen, nahme in folgendem Jahr (= 1701 – J. K.) an einem armen blinden Mann eine Operation oder Unterdrückung eines grauen Augenstars auf öffentlichem Theater bei der sogenanten Meelwag (= städtisches Amtsgebäude in Frankfurt in der Fahrgasse für die Mehlwieger – J. K.) für. Er bediente sich einer dünnen Nadel, fast wie eine Nehenadel, setzte den Blinden auf einen was niedrigen Stuhl, liese ihn den Kopf von einem Bedienten wohl und gewöhnlichermaßen halten, ingleichem auch die Hände und Füße, verrichte hierauf die Operation gewöhnlichermaßen, wobei der Blinde wohl einen Blick einer Helligkeit und Leute zu sehen verspührete, aber nachdem nichts weiter, halfe ihm also nichts, sondern der vorher gewesene blinde Mann blieb blind. Diesen berühmten Eisenbart, hatte damals noch einen blinden den Star auf vorige Art zu stechen gesehen, er soll aber noch einen anderen operiret haben, den ich nicht gesehen, von welchen dreien aber nur einer wieder in so viel ist sehend worden, daß er seine Wege und Stege hat gesehen, auch große Dinge sehen und von andern unterscheiden können.*“

Diese kritische Äußerung war wohl weniger eine Kritik an der Behandlungsform von Eisenbarth als eine sachliche Feststellung ohne besondere Wertung, da sie dem zeittypischen Therapieergebnis entsprach und wohl vor allem auf einer unzureichenden Unterscheidung der Erkrankungsformen beruhte.

Die „*4. Wahrnehmung*“ galt einer Geschwulstoperation im Gesichtsbereich:

„*Eine Bauren Frau von 30 Jahren ohngefehr, die stark und fett gewesen, hatte am linken Backen eine große bewegliche Geschwulst, die bis an das Ohr und Kinn sich erstreckte, unter der Haut, ware beweglich und sahe scheußlich aus, in der Größe eines kleinen Kinder-Kopfs, und den ihr sonsten Niemand vertreiben und abnehmen wolte. Diese kam zu eben diesem Operateur, um zu vernehmen, ob er ihr solchen trauete und wolte abnehmen; weilen er noch immer größer würde, und ihr sehr beschwerlich fiele, so wolte sie sich seiner*

Cur unterwerfen. Dieser nahme sie an, setze sie nach vorher gebrauchten Purgieren auf einen Stuhl, liese ihr Kopf und Hände wohl halten, und machte zuerst einen länglichen Schnitt durch die Haut von oben bis unten an das Ende, machte darauf einen kleinern in die Quere mitten durch den ersten ins Kreuz, lösete die Lippen so weit von der Geschwulst ab, theils mit dem Meßer und theils mit dem Finger bis an den Grund, durchstache solche mit einer großen krummen Nadel und Schnürgen, womit er sie anziehen ließe. Und alsdann machte er die Geschwulst von allen Orten, wo sie anhinge, allgemach loß, und liese dar zwischen das Blut durch einen Bedienten öfters mit einem Schwamm abwischen, und wo eine Ader was stark blutete, selbige von einem anderen mit dem Finger zuhalten, bis daß er die ganze Geschwulst oder Gewächse abgelöset hatte. Man sahe alsdann zwei Schlagadern stark Blut ausspritzen, auf deren Oefnung aber er ein Stückgen Vitriol als eine kleine Erbse mit Linnen umbunden legte, die übrige Wunde aber mit viel Karpie und Blutschwamm, Bovist genannt, wohl ausfüllete und bedeckte, darüber noch endlich drei dicke Compreßen oder Bäuschgens von Leinwand in der Dicke und Größe als zusammengefaltete Servietten und solches alles mit einer langen Binde 3 Finger breit und auf 2 Rollen gewickelt um den Kopf, wohl befestiget, und liese sie darauf zu Bette bringen. Er zerschnitte hernach diese Geschwulst, so sahe solche inwendig als ein Klumpen Fett oder Speck aus, woraus abzunehmen, daß solches ein Fett- oder Speckgewächs gewesen. Er verbande sie zu erstenmale erst den vierten Tag, und heilete sie glücklich, doch nicht ohne große Narbe.“

Bei diesem Bericht ist interessant, dass Eisenbarth nach der Operation zur Sicherstellung der Diagnose die Geschwulst untersuchte und dabei feststellte, dass es sich um ein Lipom, eine Fettgeschwulst, gehandelt hat.

Der bedeutende Chirurg, der die „Curen“ vieler „Quacksalber“ mit Distanz betrachtete, konnte also nicht umhin, Eisenbarth einen „Arzt“ zu nennen, welcher *„sonderlich als Oculist“* Berühmtheit erlangte. Dies stellt aus der Feder des sonst so kritischen Chirurgen eine hohe Anerkennung dar. Als unbestreitbare Tatsache muss somit anerkannt werden, dass Eisenbarth nicht bloß ein unternehmungslustiger praktisch veranlagter Mann von natürlichem Verstand gewesen ist, sondern auch ein geschickter und tüchtiger Operateur mit sicherer Hand und fundierter Ausbildung war, der die Kollegen seiner Zeit in mehr als einem Stück hinter sich ließ. Dies bestätigen auch die Dankschreiben und Attestate, die er von zahlreichen geheilten Patienten und den Magistraten verschiedener Städte erhalten hat.

13. Johann Michael Eisenbarth und der Übergang der Chirurgie von der Handwerksmedizin zur akademischen Medizin

Fast 500 Jahre bestand eine strenge Trennung zwischen akademischer und „hand"-werklicher Medizin. Bereits Paracelsus hat diesen Zustand massiv kritisiert: *„Wo er (= der akademische Arzt – J. K.) nit ein chirurgus darzu ist, so steht er do wie ein ölgöz, der nichts ist als ein gemalter aff."*[171] Die anatomischen und physiologischen Erkenntnisse begannen sich zu Beginn des 18. Jahrhunderts auch langsam auf die operative Behandlung auszuwirken. Aber noch in den ersten Jahrzehnten vertraten führende Vertreter der wissenschaftlichen Medizin die Auffassung, dass der Steinschnitt keine „ärztliche" Angelegenheit sei, sondern weiter in die Hände der wandernden Lithotomisten gehöre. So führt noch der für das Fachgebiet „Urologie" namensgebende Johann Juncker (1679–1756) in seiner „Therapia generalis" im chirurgischen Abschnitt zwar alle bekannten Methoden des Steinschnitts informationshalber auf, verweist aber nachdrücklich darauf, dass der Eingriff von einem spezialisierten Handwerkschirurgen durchgeführt werden sollte. Diese strikte Trennung von „ars medicinae" und „ars chirurgica" wurde auch von einem der bedeutendsten Ärzten dieser Zeit, dem Hallenser Kollegen von Juncker, Friedrich Hoffmann in seinem 1738 publizierten „Medicus politicus" hervorgehoben, wenn er ausführt: *„Der Medicus soll nicht schneiden, brennen, noch Pflaster auflegen, weil es wider die Würde eines medici rationalis ist."*

Der entscheidende Durchbruch zur akademischen Aufwertung gelang der französischen Chirurgie um 1700. Wie in den anderen Staaten Europas verlief dieser Prozess in Deutschland wesentlich langsamer und blieb auf die Wirksamkeit einzelner Persönlichkeiten beschränkt. Gleichzeitig aber wurde zu Beginn des 18. Jahrhunderts die Kombination von Wanderarzt und sesshaften Arzt zum Charakteristikum des Überganges zur wissenschaftlichen Chirurgie. Zur gleichen Zeit studierten zunehmend mehr Söhne von erfolgreichen Chirurgen und Wanderärzten an den Universitäten Medizin und trugen damit wesentlich zur Wiedereingliederung der Chirurgie in die akademische Medizin bei. Ein typisches Beispiel hierfür ist auch Johann Michael Eisenbarth (1688–?), der Sohn von Johann Andreas Eisenbarth. Mit seiner 1713 an der Hallenser Universität vorgelegten Dissertation wollen wir uns etwas ausführlicher befassen, nicht nur weil sie den damaligen Kenntnisstand über den Steinschnitt zusammenfasste, sondern auch weil sie viel über die entsprechenden Rahmenbedingungen aussagt. Wir halten uns dabei weitgehend an die von J. Hasenbach veröffentlichte deutsche Übersetzung[172].

Über den Lebensweg von Johann Andreas ältestem Sohn ist wenig bekannt. Geboren in Altenburg muss er eine entsprechende Schulausbildung erhalten und seine medizinischen Studien an der Universität Leipzig begonnen haben. Warum er 1708 nach Halle wechselte, ist nicht bekannt. Auffallend ist, dass Johann Andreas Eisenbarth Mitte des Jahres auch in Halle nachweisbar ist, genau wie 1711. Die junge „alma mater halensis" war zu dieser Zeit auf dem Weg, die meistbesuchte Universität im deutschsprachigen Raum zu werden. Im Januar 1713 legte Johann Michael hier seine zeittypisch in lateinischer Sprache verfasste Dissertation über „De optima Lithotomiam" (= Das beste Verfahren den Steinschnitt vorzunehmen – J. K.) vor. Sein Lehrer, der ihn wohl auch zur Abfassung der Schrift angeregt hat, war Ottomar Goelike (1671–1744), der seine Ausbildung in Holland, in Amsterdam und Leiden, erhalten hatte, bevor er 1709 Extraordinarius in Halle wurde. Hier hielt er auch Vorlesungen über Chirurgie, ohne aber selbst operativ tätig gewesen zu sein. Diese Dissertation wurde erst 1979 vom Genealogen Dr. Edel in der Staatsbibliothek Stuttgart entdeckt.

Bevor ich auf die Dissertation selbst eingehe, möchte ich zum besseren Verständnis die Besonderheiten des Medizinstudiums zu Eisenbarths Zeiten aufzeigen. Das Studium konnte bereits mit 14 Jahren aufgenommen werden, die meisten Studenten waren aber älter. Nach zwei- bis dreijährigem Studium konnte man den akademischen Grad des Bakkalaureats erwerben, was unserem heutigen Physikum vergleichbar ist. Nach weiteren drei- bis vierjährigen Studium war das Lizentiat der abschließende akademische Grad. Auf besonderen Wunsch konnte man dann auch zum Dr. med. promovieren, was aber mit hohen Kosten für den Druck der Promotions-Arbeit und verschiedene Gebräuche verbunden war. Der akademische Grad eines Lizentiaten entsprach dem heutigen Staatsexamen und der Approbation, das heißt, man erhielt damit die Erlaubnis zu praktizieren. Heute versteht man unter Dissertation eine wissenschaftliche Abhandlung zur Erlangung der Doktorwürde. Vor 300 Jahren war dies noch nicht so. Eine Dissertation, wie sie auch J.M. Eisenbarth vorgelegt hat, diente nicht zur Erlangung des Doktortitels, sondern wurde auch zum Studienabschluss zur Erlangung des Lizentiats angefertigt. Dies muss auch bei der Eisenbarthschen Dissertation beachtet werden, wenn er einleitend schreibt: „*Da … nach allgemeinen Herkommen diejenigen, die die höchsten Doktorwürden in der Kunst der Medizin erstreben, einen Beweis für ihre Fortschritte erbringen müssen, glaube ich, diese Pflicht nicht besser erfüllen zu können, als wenn ich ein Thema der Chirurgie wählen würde, und zwar das beste Verfahren zur Durchführung des Steinschnittes.*“

Daraus könnte man fälschlicherweise schlussfolgern, dass er die Erlangung des Doktorgrades angestrebt hat. Dies war jedoch nicht der Fall, sondern nach eigenen Angaben im Titel war die Arbeit „pro licentia“ verfasst, das heißt zur Erlangung des Lizentiats. In den Hallenser Promotionslisten taucht Eisenbarth später nicht mehr auf. Es ist möglich, dass Johann Michael sein Studium beendet hat, um seinem Vater auf seinen Reisen zu begleiten. Dies liegt nahe, wenn er schreibt: „*(Ich habe) mehrmals schon erfolgreiche Beispiele für die Beseitigung von Katarakten, für die Operation von Hasenscharten, aber auch für die Durchführung von Bruch- oder anderen Operationen geliefert … und selbst bei der Ausführung des Steinschnitts (war ich) als Augenzeuge mehr als hundertmal zugegegn …, auch wenn ich dabei bis heute noch nicht selbst Hand angelegt habe.*“ Oder hat er nie die Doktorwürde angestrebt und wollte nur eine akademische Grundlage für eine spätere chirurgische Tätigkeit, wenn er schreibt: „*Um es aber nicht nötig zu haben, meine Kunst nur auf Grund rein empirischer Erfahrung auszuüben wie die Marktschreier, die mit tausend Übertreibungen und Betrügereien dem gutgläubigen Volk etwas vorgaukeln und es hereinlegen, habe ich mich an die Akademie von Leipzig und an die berühmte Fridericianische Akademie begeben, um unter der Anleitung verschiedener Tutoren und Doktoren mir die Grundkenntnisse der gesamten Kunst anzueignen.*“

Wir können diese Frage nicht abschließend klären. Schauen wir uns aber die Dissertation etwas näher an, da sie einen interessanten Blick auf den Entwicklungsstand und die Akzeptanz der Chirurgie am Beginn des 18. Jahrhunderts ermöglicht. Man kann sie in drei Kapitel unterteilen:

Einführung, §§ I–VIII
Operationsmethoden, §§ IX–XLIII
Nachbehandlung, §§ XLIV–LI.

Wie ein roter Faden zieht sich durch die gesamte Einleitung der Wunsch, die Chirurgie möge wieder mit der Gesamtmedizin vereinigt und als vollwertiges Fach in die Medizinische Fakultät eingegliedert werden. Er wendet sich nachhaltig gegen die Abwertung der Chirurgen:

> „… *so als würden diese mit Eisen und Feuer alles verwüsten. Sie beschuldigen die Chirurgen sogar, sie seien so etwas wie Meuchelmörder. Nein, sie sorgen lieber ohne das grausame und barbarische Messer zu verwenden für das Menschengeschlecht.*
> *Nun könnte man solches Gerede immerhin noch ertragen, wenn es nur aus dem einfachen Volke käme. Schon aber hat auf nicht wenige, scheinbar gebildete Leute die Überzeugung übergegriffen, das Gewerbe der Chirurgie sei fast gleich mit der Ausübung des Metzgerhandwerkes.*
> *Dass hingegen die Alten eine ganz andere Meinung über die Chirurgie und deren Vertreter hatten, kann zum Beispiel dadurch bewiesen werden, dass die Vertreter dieser Kunst die Chirurgie mit der eigentlichen Medizin, nämlich der inneren immer verbunden haben*“.

Über das Verhältnis von Theorie und Praxis äußert er sich im § II etwas spöttisch:

> „*Der theoretische Mediziner kann nämlich über viele Dinge, die für sich genommen mehr oder weniger nutzlos, aber bisweilen sogar richtig sind, eine Theorie besitzen, die ihn aber, wenn sie an der Bahre oder am Bett des Kranken angewendet werden soll, so sehr im Stich lässt, dass es sehr zweifelhaft erscheint, wer mehr Gefahren oder Ängste aussteht, der Arzt oder der Kranke.*

Ähnlich verhält es sich mit dem theoretischen Chirurgen: Er wird über das Wesen von Wunden, Geschwüren, Brüchen, Verrenkungen, ja sogar über das Vorgehen bei den erforderlichen Operationen zwar sorgsam disputieren, wenn er aber dann die Sache selbst in Angriff nimmt, wird er vor Angst zittern und wird die Instrumente zum Operieren, zum Untersuchen und zum Verbinden so unerfahren handhaben, dass erfahrene Leute sich vielleicht des Lachens nicht erwehren können und dass sie den tragischen Ausgang nicht ohne Grund voraussagen."

Im § IV versucht er das hippokratische Verbot des Steinschnitts zu interpretieren:

„Nein, wenn man den Text des Hippokrates angemessen interpretiert, wird es ganz klar, dass Hippokrates den jüngeren Ärzten von einem Steinschnitt abriet, um ihrem Ruf und Ansehen einen Dienst zu erweisen. Sie sollten nicht vorschnell und unüberlegt solche Operationen in Angriff nehmen, zu deren umsichtiger Ausführung sie noch nicht die nötige Geschicklichkeit erlangt haben."

Er verweist nachdrücklich darauf, dass er in der *„sehr berühmten väterlichen Praxis"* die Kunst des Operierens erlernt hat. Im § VII heißt es entsprechend:

Niemand nämlich, so meine ich, wird meinem – des Referenten – Vater diesen uneigennützigen Ruhm mißgönnen, den er sich im ganzen Heiligen Römischen Reich, ja sogar auch in einigen ausländischen Gebieten, Fürstentümern, Königreichen und Provinzen erworben. Er kann mit vollem Recht den Titel eines erfahrenen und erfolgreichen Operateurs, Steinschneiders, Bruchoperateurs und Okulisten – das barbarische Wort bitte ich zu entschuldigen – für sich in Anspruch nehmen.

Deswegen habe er sich dann entschlossen, die akademischen Vorlesungen zu besuchen, um so Gelegenheit zu bekommen, die notwendigen theoretischen Unterweisungen zu erhalten. Mit den entsprechenden anatomischen Grundlagen ausgerüstet, konnte er die wissenschaftliche Chirurgie selbst ausüben, das heißt Praxis mit

Theorie auf wissenschaftlicher Basis miteinander verbinden. Der Verdienst des Dissertanten besteht in dem Versuch, durch ein wissenschaftliches Studium dazu beizutragen, die Chirurgie wieder in die Medizinische Fakultät einzugliedern.

In den nun folgenden Paragraphen geht er auf die Grundlagen des Steinleidens ein. Er schließt die Steinentfernung in den Nieren aus (§ XII), weist darauf hin, dass vor allem Kinder vom Blasenstein betroffen sind (§ XIII) und erläutert die entsprechenden Symptome (§ XVI). Für ihn ganz wichtig ist die Lagerung (§ XX–XXII) und die Vorbereitung des Patienten mit Sitzbädern, Abführen und gegebenenfalls Aderlass (§ XXV). Das erforderliche Instrumentarium wird im § XXIII ausführlich dargestellt.

Nun geht er auf die einzelnen therapeutischen Möglichkeiten ein, wobei er immer auf die Besonderheiten bei der Frau und die möglichen Komplikationen hinweist. Dem Versuch der transurethralen Steinentfernung (§ XXVI) folgt die Operation nach Celsus (§ XXX) und der Mariansche Schnitt (§ XXXIII), der zwar das aufwendigere Verfahren darstellt, aber vor allem von den führenden französischen Steinschneidern empfohlen wird (= großer Apparat).

Die Frank'sche Methode oder Sectio alta (§ XXXVI) lehnt er wie die Mehrzahl der Operateure dieser Zeit wegen der Verletzung des Bauchraumes ab. Die Methode des Jaques Beaulieu (§ XXXIX) sieht er ebenfalls sehr skeptisch, ist aber über diese Form des „Seitensteinschnittes" gut informiert und kennt auch die Weiterentwicklung durch Mery (§ XL). Dies zeigt, wie schnell sich schon damals neue Operationstechniken verbreiteten, und lässt auch annehmen, dass Johann Andreas Eisenbarth diese Methode ebenfalls kannte. Die kritische Haltung des Sohnes lässt aber auch vermuten, dass Eisenbarth diese Operationsmethode nicht anwandte.

In der Auswertung wägt er die einzelnen Operationsmethoden ab (§ XLII) und zählt die Vorzüge der „Methode mit dem größeren Aufwand" auf (§ XLIII). Sie bestehen vor allem in folgendem:

> *„Sie lässt sich in einem sehr kurzen Zeitraum, der sich nur über acht bis zehn Minuten erstreckt, durchführen.*
> *Es lassen sich nicht nur die gefährlicheren Symptome durch diese Methode wirksamer als bei den übrigen Methoden verhindern, son-*

dern es wird auch eine Verletzung der Innenseite des Enddarms und des Uterus bei Frauen vermieden.
Sie wird, was die wichtigste Aufgabe des Steinschneiders ist, auch von günstigeren Erfolgsaussichten gekrönt".

Abschließend beruft er sich zur Bekräftigung auf die Erfahrungen seines Vaters:

„Von vielen Hundert Steinkranken, die mein, des Kandidaten, Vater operiert hat, war es sehr selten, dass er den einen oder anderen sterben sehen musste."

Die nächsten Paragraphen befassen sich ausgiebig mit der erforderlichen Nachbehandlung, die der Operateur selber durchführen sollte. Die §§ XLVIII–L handeln von den häufigsten Komplikationen, allen voran den Fisteln und der Inkontinenz.

Das Abschlusskapitel § LI lautet für einen praktizierenden Chirurgen verständlich:

„Über Medikamente, die der Steinbildung vorbeugen oder die Neubildung bei Patienten verhindern, die schon eine Operation hinter sich haben, will ich kein Wort verlieren, und zwar einerseits, weil die Versprechungen der Praktiker, die sich in hochtrabende Worte kleiden, wenig oder nichts beinhalten, andererseits auch deshalb, weil sie mit unserer gegenwärtigen Abhandlung, ja mit der Chirurgie selbst, nichts zu tun haben. Wir müssen sie ganz den ‚Medici Physici' überlassen. Sie sollen, wenn diese Mittel etwas taugen, hier ein reiches Betätigungsfeld finden, auf dem sie sich üben und auf dem sie ihre Spekulationen auf ein so nützliches und für das menschliche Leben so notwendiges Feld anwenden. Wir aber beten inzwischen aufrichtig für den guten Erfolg dieser Versuche."

Über das weitere Leben des Johann Michael ist wenig bekannt. Noch im Herbst des gleichen Jahr heiratete er in Magdeburg und ist in den nächsten Jahren in Perleberg nachweisbar. Dann verliert sich seine Spur.

Mit dem Versuch, praktische Chirurgie und akademisch-medizinische Ausbildung zu verknüpfen, ist er zu seiner Zeit kein Einzelfall mehr. Gerade die praktischen Erfahrungen der „Feldchirurgie“ haben die Manualchirurgie weitergebracht und selbst die Absolventen der Universität gefördert. Exemplarisch sei noch folgendes Beispiel aufgeführt.

Der 1656 in Amsterdam geborene Sohn des bekannten und erfolgreichen holländischen Steinschneiders Allardus Cyprianus (1629?–1683) erlernte vom Vater zwar gleichfalls die ausgefeilte Operationstechnik, nahm aber ebenfalls das Meizinstudium auf, zuerst in seiner Heimatstadt Amsterdam, und promovierte 1680 in Utrecht. Danach kehrte er in seine Heimatstadt zurück und nahm hier eine erfolgreiche Praxis mit Bevorzugung der Lithotomie auf. Er bekam rasch großen Zulauf und wurde 20 Jahre später nach Franeker als Professor „Institutionem medicinae botanicae et artem Chirurgiam“ berufen. Keine schlechte Karriere für einen Steinschneider. Dort hielt es ihn aber nur zwei Jahre. Nach Amsterdam zurückgekehrt wurde er wenig später von Theodor Millington, dem Leibarzt des englischen Königs Wilhelm II. (1650–1702) von Oranien, nach London gerufen. Der 68-jährige Leibarzt litt selbst am Stein und ließ sich trotz seines Alters noch erfolgreich von Cyprianus operieren. Von da ab war Cyprianus der Steinschneider Englands und seine Schriften wurden rasch in der Ärztewelt bekannt. Der bedeutende italienische Anatom Giovanni Battista Morgagni benannte in einer seiner Schriften „*... einen gewissen Abraham Cyprianus als den Experten auf dem Gebiete der Lithotomie ...*“ und das Jahrzehnte nach dem Tode des Gerühmten.

Diesen Männern zwischen Handwerkschirurgie und akademischer Medizin ist es wesentlich zu danken, dass seit dem Beginn des 18. Jahrhunderts der Steinschnitt schrittweise mit der gesamten Chirurgie wieder in die akademische Medizin eingegliedert wurde. Zu den wesentlichen Förderern dieses Prozesses zählten auch Rau und Heister.

14. Der Gipfel wird erreicht

14.1. Weiter quer durch Deutschland

Nachdem die Russen die Schweden 1709 bei Poltawa geschlagen hatten und August „der Starke“ wieder König von Polen war, endeten die Kampfhandlungen in Deutschland weitgehend. Das Jahr 1711 sah Eisenbarth und seine Truppe daher wieder auf dem Weg nach Süden. Über Halle ging es saaleaufwärts nach Thüringen. Über die weitere Route und auch über seine Reisewege im folgenden Jahr ist bisher nichts bekannt. Vielleicht hat das nahe Ende des Spanischen Erbfolgekrieges ihn wieder weiter nach Süddeutschland ziehen lassen. Aber 1713 ging es erneut nach Thüringen. Im Februar und März war er in der weimaranischen Universitätsstadt Jena nachweisbar.[173] Das Frühjahr verbrachte er in Saalfeld, wo er dank zahlreicher Behandlungserfolge vom Herzog Johann Ernst (1658–1729) ein Privileg für das kleine Herzogtum Sachsen-Saalfeld erhielt. Über den Rennsteig zieht er Ende Juli weiter nach Coburg, das nach dem Tode des letzten Herzogs Albrecht seit 14 Jahren ein Streitobjekt zwischen den angrenzenden ernestinischen Herzogtümern Sachsen-Meiningen, Sachsen-Gotha und Sachsen-Saalfeld ist. Infolge der gemeinsamen Verwaltung konnte sich Eisenbarth hier auf das Saalfelder Privileg berufen und ungestört einen Monat tätig werden. In den diesbezüglichen Akten wird auch ein „sachsen-meiningsches Privileg“ erwähnt. In Coburg hielt er sich mit vier Wochen sehr lange auf, was für eine erfolgreiche Praxis spricht. Allerdings zog er sich durch seinen ausgeprägten Medikamentenverkauf den Widerstand der Apotheker zu, die sich erfolgreich auf die Coburger Apothekerordnungen von 1607, 1652 und zuletzt 1697 beriefen, die ausschließlich ihnen den Vertrieb von Apothekerwaren zuschrieben. Es war vor allem der Apotheker Herzog, der sich am 19. Juli 1713 wider *„den sogennanten Arzt E.“* beim Landesherrn beschwerte. Eisenbarth ließ es aber entgegen früheren Verhaltensmustern auf keine Auseinandersetzung ankommen und hat Coburg rasch verlassen. Dies kann auch dadurch begründet sein, dass es bei einer seiner Behandlungen zu Komplikationen kam. Der Adjunkt Joachim Hildebrand aus Sonnefeld verstarb nach der Behandlung. Im Maintal verlieren sich dann Eisenbarths Spuren erneut.

In den nächsten Jahren zog es ihn mit seiner Truppe über die Altmark an die Nordseeküste und von dort ins Münsterland. Wir können nicht den genauen Reiseweg nachzeichnen, sondern nur einzelne Punkte festmachen. So war er im Januar 1714 in Salzwedel tätig. Im 45. Jahresbericht des „Altmärkischen Vereins" berichtet Dr. M. Adler allerdings von einer ebenfalls verunglückten Behandlung:

> *„Nun lesen wir im Sterberegister von St. Marien unter dem 8. Januar 1714: Stoffel Bierstett, Ackermann aus Kircheldorf, hat seinen Sohn von Herrn Dr. Eisenbarten den Stein schneiden lassen, wovon der Knabe, so von 12 Jahre alt, davon gestorben …"*

Trotz dieses Ereignisses verließ er nicht überstürzt Salzwedel, sondern erbat am 17. Januar von hier aus in einem Brief an den neuen König von Preußen die Erneuerung seines Privilegs. Er betonte darin auch, dass er trotz des gut dotierten Angebotes aus Hannover Magdeburger Bürger und somit brandenburgischer Untertan geblieben sei. Er gibt dabei an, dort ein Haus für 3 500 Taler erworben zu haben, eine leichte Übertreibung, die wohl seinen Wohlstand demonstrieren sollte. Gleichzeitig beklagte er sich aber darüber, dass er an jedem Ort des Königreiches, wohin er von Magdeburg aus komme, drei Groschen Accise für den Tag entrichten müsse, gleich ob er öffentlich ausstehe oder nicht. Er bat, diese bei Bestätigung des Privilegs zu streichen, um zu zeigen, dass nicht er als *„ein von langer Zeit hero bekandter und approbirter Arzt denen liederlichen Landtleuffern, die viele patienten verderben und betriegen"* mit diesen auf eine Stufe gestellt wird. Zwar wurde ihm problemlos am 29. Juni 1714 das Privileg in nur unwesentlich gekürzter Form bestätigt, auf die angesprochene Steuer aber nicht eingegangen, was bei der „Sparsamkeit" des „Soldatenkönigs" nicht verwunderlich ist.

Im Frühjahr 1714 war er auch in Berlin tätig. Von Anfang September bis 16. Oktober besuchte Eisenbarth dann den Bremer Freimarkt. Hier sprach er erfolgreich vor dem „Collegium Medicum Physicorum" vor, das seinen Aufenthalt in Bremen auch nach dem tödlichen Ausgang eines Blasensteinschnittes an dem 13-jährigen Sohn des Bremer Bürgers und Kaufmanns Albers nicht zu beenden suchte. Allerdings stellte man Wanderärzte wiederholt unter die Aufsicht akademisch ausgebildeter Ärzte. Auf ein solches Ereignis bezieht sich auch die letzte Eintragung im Bremer Ratsprotokoll vom 16. Oktober 1714: „*... hat der Landartzt und Operator Eisenbart in meiner gegenwart einen fremden Schiffer von Minden mit nahmen Gustman 74 jahr alt, so 5 jahr blind gewesen, den staar von beyden augen weggenommen in hiesiger Schmidts Johann Harden behausung.*"

Im gleichen Jahr hat übrigens Gabriel Daniel Fahrenheit (1686–1736) funktionstüchtige Alkohol- und Quecksilberthermometer gebaut und eine nach ihm benannte Skala mit drei Fixpunkten entwickelt, die auch die Temperaturmessung am Menschen ermöglichte.

Im darauffolgenden Jahr ist Eisenbarth in Ostfriesland unterwegs gewesen, unter anderem im Mai 1715 wieder in Aurich. In einem Brief wandte er sich an den vorletzten ostfriesischen Fürsten Georg Albert (1690–1734), der von 1708 bis 1734 regierte. Darin bat er den Landesherrn, ihm zu erlauben, „*so woll in dero Residentz-Stadt als auch in anderen Ohrten in dero Fürstenthum ... die mir von Gott herrlicher Gnade (= verliehene Gabe – J. K.) anderen bedrängten Menschen mitzuteilen, und Auff etwa vier Monathen lang exerciren möge. ... Zumahlen dieses vorhabende Werk den nothleidenden und presthaften Menschen zu sonderlichen Nutzen gedeyen muß.*" Sehr ergeben unterzeichnet er sein Bittschreiben mit: „*Unterthänigst gehorsahmster Knecht Johann Andreas Eisenbarth.*" Die Kopie eines Antwortschreibens liegt nicht vor, nur eine Aktennotitz, die besagt, dass Eisenbarth gestattet wird, vier Monate in Ostfriesland zu praktizieren und er während dieser Zeit „*unter die Hand*" eines Sekretärs gestellt werden soll. In den „Ostfriesischen Nachrichten" erschien am 9. März 1954 ein Aufsatz, in dem berichtet wird, dass er in Aurich erfolgreich praktizierte. „*Wen er kuriert hat, ist im Einzelnen natürlich nicht überliefert, aber das eine wird in allen Akten von ihm gesagt: ‚... hat allhier gar gute und wahre Proben seiner Tüchtigkeit an Blinden und anderen abgeleget.*'"

Zum Jahresende war er dann wohl in Magdeburg, um seine Medikamentenvorräte aufzufrischen. Aber schon im Februar 1716 ist Eisenbarth schon wieder in Münster aktiv gewesen.

14.2. Im Auftrag des preußischen Königs

Gleich nach dem Regierungsantritt von Friedrich Wilhelm I. im Jahre 1713 gerieten Wissenschaft und Künste, sofern sie nicht unmittelbar „nützlich" waren, in arge Bedrängnis im eisigen Wind des preußischen Utilitarismus zur Zeit des „Soldatenkönigs". Die Medizin und vor allem die Chirurgie gehörten im Hinblick auf den von ihnen erwarteten Nutzen in der Praxis jedoch zu den Fachgebieten, deren Lehre sich einer wirksamen Förderung erfreuen konnte, wobei die Chirurgie, also die heilkundige Handarbeit, insbesondere freilich die Militärchirurgie, im Vordergrund der sich anbahnenden Entwicklung stand. Vor diesem Hintergrund konnte ein tüchtiger Chirurg, wie unser Johann Andreas Eisenbarth, sich der Unterstützung und Förderung durch den preußischen König gewiss sein.

Dies sollte sich bald bewahrheiten. Auf seinem weiteren Weg von Münster aus durch Westdeutschland wurde er in Carlshaven durch eine Order des Preußenkönigs gestoppt: *„Seine Königl. Mt. In Preußen etc. Unser allergnädigster Herr befehlen Dero Megdeb. Regierung hiermit in gnaden den dortigen Oculisten Eisenbarth sobald er wieder daselbst wird angelangt seyn in Dero höchstem Nahmen anzubefehlen sich alsofort nach Stargard zu begeben, Woselbst Er sich beym Obristen Lieutenant Von Grävnitz vom Borckschen Regiment, als welcher einen Schaden ans Auge bekommen, angeben und seinen äußersten Fleiß anwenden soll, solchem wieder zu helffen.*

Signatum Berlin den 7. Febr. 1716 Fr. Wilhelm"

Dieser befehlsförmige Wunsch des Preußenkönigs wurde vom Magdeburger Rat übereifrig befolgt. Man wartete nicht erst wie befohlen, bis Eisenbarth wieder in Magdeburg auftauchen würde, sondern machte mit Hilfe seines Schwiegersohnes Johann Friedrich Müller die Reiseroute des gesuchten Oculisten ausfindig und schickte ihm schon am 13. Februar einen Eilboten mit der königlichen Aufforderung hinterher. Dieser folgte dem Befehl auch prompt, konnte es doch wohl kaum eine höhere Anerkennung für ihn geben, als vom König all seinen Mitbewerbern vorgezogen zu werden.

Dem „Soldatenkönig" war erkennbar sehr an der Heilung seines Offiziers gelegen. Es stellt sich daher die Frage, warum hat gerade Eisenbarth den Auftrag erhalten, den Stargarder Offizier zu behandeln? Einige Biographen nehmen an, dass David Georg von Graevenitz (1680–1757) den Wanderarzt von Magdeburg her kannte und er auf Wunsch des verletzten Offiziers den königlichen Befehl erhalten hatte, sich nach Pommern zu begeben.[174] Es ist aber eher unwahrscheinlich, dass er Eisenbarth so gut gekannt hat. Zwar wurde der Oberstleutnant am 8. Juni 1715 zum Kommandeur des Borckschen Infanterie-Regimentes in Magdeburg ernannt, hielt sich zu dieser Zeit aber kaum in Magdeburg auf, da er aktiv am Pommerschen Feldzug teilnahm. Man wird diese Frage wohl nie endgültig klären können, aber einige Gründe für diese Entscheidung scheinen doch klar. Erstens besaß Eisenbarth wie bereits erwähnt seit fast zehn Jahren ein brandenburgisch-preußisches Privileg, das erst zwei Jahre zuvor vom neuen Preußenkönig Friedrich Wilhelm I. fast unverändert bestätigt wurde. Somit handelte es sich hier um eine staatlich zugelassene Heilperson und gleichzeitig brandenburgischen Untertan. Zweitens befand sich Eisenbarth in den ersten beiden Dezennien des 18. Jahrhunderts auf dem Höhepunkt seiner Popularität und wohl auch seines Könnens und man traute ihm daher wohl auch von Seiten der königlichen Berater die Lösung dieser Aufgabe zu, war er doch gerade auch als Oculist erfolgreich hervorgetreten, wie in den vorangehenden Kapiteln bereits aufgezeigt wurde. Drittens wäre noch Stahl, der königliche Leibarzt zu erwähnen, der sowohl in Weimar als auch später in Halle und Berlin zumindest von der Tätigkeit und den Erfolgen Eisenbarths direkt Kenntnis hatte und der Wahl des Operateurs in seiner Stellung zugestimmt haben muss.

Aber wer war dieser Offizier, wegen dessen Augenerkrankung man Eisenbarth herbeizitierte. David Georg von Graevenitz entstammte einem alten mecklenburgischen Adelsgeschlecht. Sein Cousin Friedrich Wilhelm von Graevenitz (1679–1754) machte Anfang des 18. Jahrhunderts mit Hilfe seiner Schwester, Christine Wilhelmine Friederike (1686–1744), der allmächtigen Mätresse des württembergischen Herzogs Eberhard Ludwig (1676–1733), Karriere am Stuttgarter Hof. David Georg hingegen trat frühzeitig ins brandenburgische Militär ein. Er nahm als preußischer Offizier auf Seiten Österreichs am Spanischen Erbfolgekrieg teil und erhielt für seine vollbrachten militärischen Leistungen das Kommando eines Infanterie-Regiments, mit dem er im Rahmen des Nordischen Krieges am Pommerschen Feldzug 1715/16 teilnahm.[175] Auch unter

Friedrich dem Großen war er noch militärisch aktiv, nahm am Ersten Schlesischen Krieg teil und erhielt 1740 den Orden „Pour le Mérite". 1736 zum Generalmajor ernannt, wurde er 13 Jahre nach Eisenbarths Tod Stadtkommandant der bedeutenden brandenburgischen Festung Magdeburg. 1747 wechselte von Graevenitz nach Küstrin, wo er 1757 verstarb.

Neben zahlreichen anderen Verletzungen erlitt Graevenitz einen Kopfschuss, wobei die Kugel in der Nähe des rechten Auges eintrat und am linken Auge festsaß. Diese Verletzung führte bei dem Patienten zu zunehmenden Sehstörungen. Eisenbarth begab sich auf direktem Wege nach Stargard. Es ist nicht überliefert, welche Behandlungsmethoden er angewandt hat. Aber er war erfolgreich, denn auf einem Porträt aus dem Jahre 1740 ist von einem Augenfehler oder gar Verlust des Auges nichts zu erkennen. David Georg von Graevenitz konnte seine militärische Karriere zur Freude des „Soldatenkönigs" und seines Nachfolgers erfolgreich fortsetzen. Wir wissen über die Eisenbarthsche Therapie auch deswegen nichts Genaueres, weil er selbst darüber Stillschweigen bewahrte. Ganz im Gegenteil zu seinem sonstigen Verhalten rühmte er sich dieser Behandlung in seinen Annoncen nicht, wohl aus Rücksicht auf die preußischen Militärärzte.

Eisenbarth hielt sich fast fünf Monate in Stargard auf und begleitete den Heilungsprozess seines Patienten. Hier nutzte er auch erstmals ein neues Medium für seine Reklame. Nicht mehr nur Werbezettel wurden verteilt, sondern die Zeitung bildete, wie noch zu schildern sein wird, den neuen Werbeträger. Er wollte damit nicht nur Stargarder Bürger anlocken, sondern bereitete wohl schon seinen geplanten erneuten Auftritt in Stettin vor, blieb dann aber bis in den Spätherbst in Stargard. Er fand wohl auch hier ein umfangreiches Patientenklientel vor. Es folgten noch mindestens zwei ähnliche Anzeigen in der Stettiner Zeitung von Juni bis November 1716. Vermutlich gestaltete sich die insgesamt aber sehr erfolgreiche Behandlung komplizierter und langwieriger als geplant. In dieser Zeit hielt er in Oldehoffs Haus nebenbei seine Sprechstunden ab und kurierte Nasenpolypen, Darmbrüche und so weiter und verkaufte seine Medikamente.

Erst am 4. November 1716 führte ihn seine Reise weiter nach Stettin, wo er durch seine Zeitungsanzeigen schon lange erwartet wurde. Die Menschen strömten zu ihrem „Doctor" in den Ratsweinkeller am Kohlenmarkt und sorgten so für Beschäftigung bis zum Jahresende. Dann zog er im Hochgefühl des Triumphes weiter über Kolberg in die brandenburgisch-preußische Hauptstadt. Hier hat er sich wohl längere Zeit aufgehalten, berichtet doch noch im Juni 1717 die „Berliner Zeitung": *„Der Hoffrath Eysenbarth thut hier große Curen und hat vor wenig Tagen in Beysein vieler Vornehmen Leute einen 15jährigen Knaben einen Stein, eines kleinen Hüner-Eyß groß, glücklich geschnitten und andere große experimenta abgeleget."*

Man muss dabei bedenken, dass Brandenburg-Preußen um die Wende vom 17. zum 18. Jahrhundert führend in der Gestaltung der Medizinalgesetzgebung in Deutschland war und recht erfolgreich versuchte, die Auswüchse der ausufernden Gruppen an Heilpersonen zu bekämpfen. Bereits 1685 wurde ein Edikt erlassen, das die Tätigkeit des „Collegium medicum" in Berlin regelte und „was die Medici sowohl als Apotheker, Chirurgi zu beachten haben". Darin hieß es unter anderem: *„Wann sich Oculisten, Operatores, Stein- und Bruchschneider, Zahnbrecher, etc. angeben und ihre Kunst und Wissenschaft öffentlich üben und feilhaben wollen, sollen sie nicht weniger diesem Collegio als dem Magistrat sistieren, sich dessen Examini unterwerffen, auch darauf nach Befinden zugelassen oder abgewiesen werden."* Dieser Erlass traf eine scharfe Unterscheidung zwischen Betrügern und Quacksalbern auf der einen und zugelassenen Operateuren auf der anderen Seite, da er feststellte, dass die ersteren *„nirgends geduldet werden bey unnachlässiger harter Bestraffung."* Dass Eisenbarth trotz dieses Ediktes sein Privileg erneuert bekommen hat, zeigt uns, dass er von den zuständigen Gremien nicht zu den Betrügern gerechnet wurde. Aber nur 30 Jahre später ist ein neues Edikt erarbeitet worden, das nur wenige Tage vor Eisenbarths Berufung nach Stargard veröffentlicht und in Kraft gesetzt wurde. Dieses hat, wie bereits erwähnt, das Auftreten auf Jahrmärkten strengstens untersagt. An der Erarbeitung dieses Ediktes war auch der seit 1715 als königlicher Leibarzt in Berlin tätige und bereits erwähnte Georg Ernst Stahl beteiligt. Dieser war ein Anhänger des Hallenser Pietismus und bedeutendes Gründungsmitglied der Medizinischen Fakultät der Universität Halle. Es ist nicht unwahrscheinlich, dass er während seiner fast 20-jährigen Tätigkeit in der Saalestadt auch Eisenbarth während dessen nicht immer unspektakulären Auftritten dort kennengelernt hat. Ich erinnere besonders an den sogenannten Theaterskandal, der maßgeblich von Eisenbarth mitverursacht wurde. Es war vor diesem Hintergrund eine große Anerkennung für Eisenbarth, wenn dieser bedeutende und einflussreiche Medicus das neue Edikt nicht auf ihn bezog und vielmehr der Berufung nach Stargard zustimmte und sich im darauffolgenden Jahr nicht gegen die Ernennung Eisenbarths zum „Preußischen Hofrat und Hof-Oculist" wendete. Diese Titelverleihung ist wohl vor dem Hintergrund der erfolgreichen Stargarder Behandlung zu sehen. Es ist nicht bekannt, wann genau die Titelverleihung erfolgte und ob der Wanderarzt dafür extra in Berlin war. Zum Zeitpunkt der Zeitungsmeldung hielt er sich nachweislich in Kolberg auf. Ob es in diesem Zusammenhang auch zu einem persönlichen Treffen mit dem Preußen-König gekommen ist, ist nicht überliefert, aber wohl eher unwahrscheinlich. Aber dieser bezeichnete ihn als seinen *„lieben getreuen Johann Andreas Eisenbarth"*. Trotzdem beinhaltete die Ernennung primär wohl nur den Titel eines „Hof-Oculisten", der des „Hofrats" ist wohl von Eisenbarth gegen Bezahlung dazu erworben worden, wie die „Berliner Zeitung" am 27. Januar 1717 vermeldete: *„An die Collegia ist kund gemachet, so einer in oder außer denselben ein höher Praedicat verlangete, solches nach einer leidlichen Taxa erhalten sollte, als dasjenige vom Geheimen Rath 500 rthlr. vom Hofrath vor 200, vom Rath vor 100 und vom Secretario vor 50 rthlr. Andere Tituls sollen nach Proportion bezahlet werden. Der berühmte Zahnarzt u. s. w. Eysenbart hat hiervon profitiren wollen und ist Hoffrath worden."*

Es gibt aber auch Autoren, die meinen, Eisenbarth habe den Titel „Hofrat" vom König verliehen bekommen und die 200 Taler beträfen nur die Ausstellungsgebühr der Ernennungsurkunde, da ja auch die Privilegierungsschreiben nicht umsonst zu haben waren. Egal wie dem auch gewesen ist, es zeugt vom damaligen Wohlstand des „Hof-Oculisten", dass er die nicht unbeträchtliche Summe von 200 Reichstalern, vergleichsweise 20 000 Euro, aufbringen konnte, um sich den glanzvollen Titel eines „Hofrats" zuzulegen. Eisenbarth war jetzt auf dem Höhepunkt seiner Karriere angekommen. Mit knapp über 50 Jahren hatte er wohl mehr erreicht, als er sich vorstellen konnte. A. B. König fertigte daraufhin das dritte und letzte bekannte „Eisenbarth-Porträt". Unser Wanderarzt verlor aber nicht den

Boden unter den Füßen, sondern versuchte diese günstige Situation voll auszunützen.

Verständlicherweise hat sich Eisenbarth in den nächsten acht Jahren vorwiegend in Brandenburg-Preußen aufgehalten, hatte er jetzt doch die erhoffte staatliche Rückendeckung. Dennoch ist für die nun folgenden Jahre die Quellenlage wieder recht dünn. Anfang 1718 ist er nochmals in Halle nachweisbar, danach werden wir seine Spur erst Anfang der zwanziger Jahre wieder aufnehmen können.

15. Ein frühes Werbegenie

15.1. Vom Werbezettel zur Zeitungsannonce

Ein wesentliches Quellenmaterial sind für uns heute die Eisenbarthschen Werbezettel und Zeitungsanzeigen. Vom Mittelalter bis ins 18. Jahrhundert stellten medizinische Werbetexte einen entscheidenden Faktor in der notwendigen Eigenwerbung von Ärzten und anderen Heilpersonen dar. Weder die Medizinhistoriographie noch die Germanistik hat sich dieser interesssanten Texte bisher gebührend angenommen. Da der Zweck derartiger Drucke weder im wissenschaftlichen Informationsaustausch zwischen medizinisch Tätigen noch in der gesundheitlichen Aufklärung weiterer Bevölkerungskreise bestand, sondern vielmehr auf das Wirken von Heilpersonen am jeweiligen Ort hinweisen sollte und somit eine Art von Selbstdarstellung war, erscheint es gerechtfertigt, sie als eine Form literarischer Werke zu bezeichnen. Sind uns aus dem Mittelalter überwiegend Niederlassungsankündigungen akademischer Ärzte erhalten, so verschiebt sich in der Neuzeit das Verhältnis zugunsten von Wanderärzten. Ihre Werbezettel sind geprägt durch die Besonderheiten ihrer beruflichen Bildung und Tätigkeit. Daneben spiegeln sie aber auch literarische Stilveränderungen wider. Dies wird vor allem Ende des 17. Jahrhunderts nachweisbar. Scharlataneske Einschläge in wundärztlichen Werbetexten reflektieren nicht nur gesteigertes Selbstbewusstsein bei gleichzeitiger Überschätzung der eigenen therapeutischen Möglichkeiten der wandernden Heilpersonen, sondern entsprechen auch der zeittypischen hohen Künstlichkeit und Kunstfertigkeit der Literatursprache. Dies wird um so verständlicher, wenn man bedenkt, dass es Ziel der Verfasser war, sich dem Zeitgeschmack anzupassen, galt doch die Beherrschung der kunstvollen sprachlichen und poetischen Formen als Bildungsnachweis.[176] Eine der bedeutendsten Leistungen der barocken Literatur, die in der Ablösung lateinischer Traditionen durch die Pflege nationalsprachlicher Entwicklungen besteht, ist anhand dieser Texte ebenfalls nachweisbar. Sind sie anfänglich oft zweisprachig verfasst, später mit zahlreichen Latinismen angereichert, ein Bildungsnachweis vergleichbar den heute verwendeten Anglizismen, so überwiegt am Ausgang des 17. Jahrhunderts das durchgehend in deutscher Sprache abgefasste Traktat. Verbunden damit ist eine allgemeine Umfangzunahme der Werbezettel. Ursprüngliche einfachste Einblattdrucke, die an Hauswänden, in Schänken, Kaffeehäusern und so weiter angeschlagen oder ausgerufen wurden, erreichen sie zu Beginn des 18. Jahrhunderts ein Ausmaß von mehreren Seiten, geprägt von der zeittypischen Prachtentfaltung. Dies sind alles Prozesse, denen wir auch bei Eisenbarth begegnen.

Von ihm sind sechs derartige Werbedrucke und auch mehrere Zeitungsannoncen erhalten geblieben, mit denen wir uns nun etwas näher beschäftigen wollen, da sie nicht nur die aufgeführten Punkte, sondern auch seine persönliche und fachliche Entwicklung widerspiegeln. Sie umfassen die Zeitspanne vom Beginn seiner Tätigkeit in Altenburg bis kurz vor seinem Tod.

Üblicherweise wurden zur Ankündigung des Wanderarztes kleine Handzettel verteilt. Sie enthielten zumeist einen einfachen Vordrucktext, in dem handschriftlich der Name des Wanderarztes sowie Ort und Zeitpunkt des Aufenthaltes eingetragen wurden. Daraus war weder zu ersehen, woher der Chirurg kam, noch wohin er weiterzuziehen beabsichtigte. Hier sah Eisenbarth von Anfang an eine Möglichkeit der effektvolleren Werbung. Seine „Reklamezettel“ waren informativer und wurden von Jahr zu Jahr umfangreicher. Bereits im Juli 1686 ließ Eisenbarth sein erstes Werbeflugblatt drucken, um auf seine Person und Fähigkeit aufmerksam zu machen. Es handelt sich dabei noch um ein recht schlichtes Doppelblatt. Die allgemeine Einleitung sei kurz zitiert, da sie seine Grundeinstellung verdeutlicht:

„SOLI DEO GLORIA,
Wohl Edle Herren und Frauen/
Firma valent perse, nullumq, Machaona qvaerunt ad
Medicam dubius confugit aeger opem.
(= Ehre dem einzigen Gott. Sicher ist es keineswegs gefährlich, sie suchen Machaon (= trojanischer Arzt) auf, der zweifelnde Kranke aber nimmt seine Zuflucht zu einer starken Arznei.)
Ehrenveste nach Stadts-Gebühr hochgeneigte Herren und Bürger/der gröste Schatz den wir neben der Erkäntniß Jesu Christi haben ist die Gesundheit in diesem Leben und damit die selbe möge

erhalten werden / so hat Gott der Herr mancheley Kräuter grünen lassen / auch dem Menschen Verstand geben daß Er dieselben zu seiner Gesundheit gebrauchen kan / also daß Gott nicht zu sehr zuschlägt / daß er nicht wiederumb sollte heilen / wie wir denn aus heil. göttl. Schrift lesen können / als im Harnbüchlein Jesus Sirach im 38. v. 15. Wer vor seinem Schöpfer sündiget der muß den Arzt in die Hände fallen / item die Starken bedürfen des Artztes nicht / sondern die Krancken/. Matth. 9. 12. weil nun der höchste Gott mich zum Artzt beruffen / hab ich aus Christlicher Liebe nicht ermangeln können / dieses im Druck auszugehen lassen / daß / Ich viel viel Armen brest- und mangelhafftten Leuten kan dienen / so andere Aertzte an ihnen verzweiffeln und nicht helffen könne doch Ich durch die Gnade Gottes hernach er curieret habe (meine durch Gott verliehene Kunst ist nachfolgend kurzlich beschrieben wie folget).“[177]

Vereinzelt benutzte Eisenbarth zu diesem Zeitpunkt noch lateinische und griechische Termini, um wissenschaftliche Bildung zu suggerieren. Hauptaugenmerk legte er jedoch darauf, von seinen potentiellen Patienten verstanden zu werden. Diesem Ziel diente auch die wiederholte Untermauerung seiner Thesen durch biblische Zitate. Der gerade erst vollzogene Konfessionswechsel schien ihm dabei keinerlei Schwierigkeiten bereitet zu haben. Von sich selbst sprach er immer in der dritten Person: „Er“, der von Gott gesandte und begnadete Arzt, kann helfen. Die von ihm behandelten Krankheiten führte er anschließend im Einzelnen auf. Er hielt sich dabei an keine „vom Kopf zum Fuß“-Reihenfolge, sondern zählte die Therapieformen seines Angebotes nach persönlicher Wertung auf, die im Laufe der Jahre wechselte. Das Flugblatt fand auch in anderen Orten Verwendung, Eisenbarth teilte dann immer handschriftlich sein jeweiliges Quartier mit.

Das nächste erhaltene Flugblatt ließ Eisenbarth sechs Jahre später drucken. Seine Besonderheit bestand darin, dass es auf der Titelseite das bereits erwähnte erste Bild des Wanderarztes trägt. Ein derartig aufwendiges Werbeverfahren mit graphischer Darstellung der eigenen Person war nicht zeittypisch und wohl auch nicht preiswert. Hier beschritt Eisenbarth neue Wege, war er doch der Ansicht, dass die Leute von dem Mann, an den sie sich mit ihren Krankheiten vertrauensvoll wenden sollten, eine erste Vorstellung gewinnen müssten. In den Bildumschriften wurde noch wiederholt auf die Hilfe Gottes verwiesen. So beginnt der Text oberhalb des Porträts mit einem lateinischen Zitat:

"Auxilio nihil absque DEI tua Cura laborque", was mit „Deine Sorge und Mühe sind nichts ohne die Hilfe Gottes" übersetzt werden kann. Weiter heißt es dann ins heutige Deutsch übertragen:

> *„Gott allein ist vorbehalten, das Licht den Blinden wiederzugeben oder das Augenlicht zu erhalten und die Blindheit zu verhindern. Durch den fleißigen Gebrauch des allein nur von mir hergestellten Augenwassers kann mit Gottes Hilfe auch den fast blinden armen Leuten geholfen werden, damit das Augenlicht erhalten bleibt. Es hilft in kurzer Zeit auch den Menschen mit schwachen, kranken und fließenden Augen, ja sogar in den Fällen, wo schon Starblindheit eingesetzt hat – vorausgesetzt, daß man überhaupt noch etwas erkennen kann. Zur Ehre Gottes wird das Mittel den armen Leuten umsonst verabreicht."*[178]

Eisenbarth hat somit schon auf der Titelseite auf seine speziellen Fähigkeiten in der Behandlung der Augenkrankheiten hingewiesen. Es fällt dabei jedoch auf, dass er von der üblichen Verfahrensweise der Zeit abweichend keine Wunder versprach und die Heilung realistischerweise von einer Restsehkraft abhängig machte. Auch führte er schon hier sein spezielles Augenwasser an, welches er zur besonderen Betonung seines ärztlichen Ethos an Bedürftige kostenlos abzugeben bereit war. Unterhalb des Bildes heißt es dann in der Kartusche wiederum auf die höheren Hilfen bezugnehmend:

> *„Gott allein ist der Helfer, der mich in meiner Kunst bisher gesegnet hat, so daß viele 100 Menschen ihre Gesundheit zurückerhalten haben. Johann Andreas Eisenbarth. Anno 1692. J. E. Balduin."*

Da es sich hier noch um ein relativ kleines Werbeblatt handelt, sei zur Illustration derartiger Werbeformen ein Teil des Textes der Rückseite, in heutige Schriftform übertragen, wiedergegeben:

> *„Der allerhöchste Künstler hat mit Verwunderung den Menschen gemacht und war mit sich selbst nach dieser edlen Baukunst zu-*

frieden. Besonders aber das Auge des Menschen ist eines der edelsten Teile, weil wir durch dasselbe auf Wegen und Stegen geleitet werden, durch das Augenlicht, dem höchsten Gott zu Ehren, lesen und beten können, unserem Nächsten durch unsere Hände Arbeit dienen und durch das Augenlicht unsere notwendige Nahrung suchen können. Der Allerhöchste hat aber dem sündigen Menschen mit seinem sterblichen Leibe und seinen Gliedern vielerlei Schmerzen und Plagen auferlegt. So ist auch das Auge mit allerlei Mängeln und Gebrechen behaftet, die zum Teil durch den unerforschlichen Ratschluss Gottes geschickt, zum Teil aber auch von unserem unordentlichen Leben herrühren. Dazu gehören überflüssiges Essen und Trinken, heftiger Zorn, das Sitzen bei Licht oder starkem Feuer bis spät in die Nacht, das übermäßige Studieren, Veränderungen der Luft und übermäßiger Beischlaf oder andere gewaltsame Übungen – besonders zur warmen Sommerzeit. Die Zahl der Übel ist sehr groß, weshalb ich sie des Platzes wegen übergehe. Es reicht vollkommen, bei Beginn der Augenschmerzen mein köstliches Wasser anzuwenden. Der größte Teil studierender Personen und von hoher Abkunft beklagt sich über schwaches Augenlicht. Einige sind kurzsichtig und müssen mit den Augen ganz nah an das, was sie sehen wollen, herangehen. Diese Kurzsichtigkeit, wobei die Augen tränen oder verschleimt sind, wird durch das Augenwasser in kurzer Zeit geheilt, so daß das Sehvermögen wieder hergestellt wird. Auch in diesem Fall ist die Anwendung des Augenwassers angebracht. Erst, wenn sich dieses Übel verschlimmert und sich ein zäher Schleim bildet, der die Nerven verstopft, kann das Augenwasser nicht mehr helfen. Deshalb gebraucht bei allen Augenübeln mein ausgezeichnetes Wasser. Davon lasse man jeden Morgen und jeden Abend zwei oder drei Tropfen in das Auge fallen und stülpe etwa sieben Minuten das obige Augenlid über das untere, so daß das Wasser eindringen kann. Wenn das Übel nun sehr groß ist, muss man die Behandlung so lange fortführen, bis es geheilt ist. In kurzer Zeit wird man die Wirkung verspüren. Wer aber schwaches Sehvermögen hat, der soll das Wasser nur einen über den anderen Tag gebrauchen. Dieses Wasser ist bei keinem anderen Menschen zu kaufen als bei mir. Wenn das Glas mit Wachs gut verschlossen wird, so bleibt es 100 Jahre gut. Dieses Wasser birgt ein sonderbares Geheimnis, womit ich vielen 1000 Menschen geholfen habe. Ich habe das Rezept von einem vornehmen und gelehrten Mann in Holland gekauft. Daneben biete ich auch ein Schnupfpulver an, welches vor allem die Flüsse des Kopfes, Ohrensausen, Schwindel, Zahnschmerzen und Kopfschmerzen heilt. Sobald man es durch die Nase einzieht, verschwinden alle Schmerzen. Alle Flüsse werden auf wunderbare Weise durch Nase und Mund abgeleitet. Das Pulver schützt den Menschen auch vor Schlag- und Steckfluss. Wer es benutzen will, der soll nicht mehr als zwei Linsen groß davon nehmen, junge Leute und Kinder noch weniger. Auch muss der Nasenschleim zuerst gründlich ausgeschnäuzt werden. Es kann dann am anderen Morgen gebraucht werden. Wendet man es aber gegen Zahn- und Kopfschmerzen an, so kann man gleich davon nehmen und den Geruch einziehen. Ich verkaufe das Lot für einen Taler."179

Es folgt die Aufzählung weiterer „Geheim-Arzneien". Im Vordergrund steht aber sein Augenwasser. Eisenbarth als Spezialist für Augenkrankheiten nimmt langsam Konturen an.

Wiederum sechs Jahre später ließ er in Spandau bei Berlin einen doppelseitigen Werbedruck verteilen, in dem schon deutlich mehr die Person des Wanderarztes in den Vordergrund gestellt wurde. Überschrieben war er mit dem bekannten lateinischen Zitat „*Deus sanat, Medicus curat*" (= Gott heilt, der Arzt behandelt) und weist auch gleich im ersten Satz auf den „*weitberühmten, geprüften und ... hochprivilegirten Artzt Johann Andreas Eysenbarth*" hin. Im Vergleich zu früheren derartigen Schriften wurde hier eine Ebenbürtigkeit mit Gott ausgedrückt, die den abgelaufenen Entwicklungsprozess verdeutlicht. Eisenbarth hatte weiter an Selbstbewusstsein gewonnen, das kommt auch im weiteren Text zum Ausdruck:

„Es wird dieses allen respective Stands-Personen zu wissen gethan / daß sich anitzo in Spandau aufhält der weitberühmte / examinierte und wegen seiner Erfahrung und Geschicklichkeit von Keyserl. Kön. Maj. Maj. auch Chur- und Fürsten hoch privilegirte Arzt / Johann Andreas Eysenbarth / nicht zweifelnd / daß sehr vielen allschon wissend seyn wird / welche vortrefflichen Curen ich an verschiedenen Orten an Blinden / Gehörlosen / an denen / so mit Stein-Schmertzen beladen / ja viel andern gebrechl. und Krancken

geraume Jahr durch GOttes Gnade glücklich verrichtet. Ich habe auf meinen groß und weiten Reisen durch stet praxin und Conversation mit den erfahrensten Leuten solche arcana und Geheimnisse erlernet / daß wegen deroselben vielfältig glücklichen Applicierung mein Ruhm in Deutschland zimlich kundig / sitemahl gantz Chur-Sachsen / sonderlich aber Dreßden / Leipzig / Freyberg / die Sechs-Stätte / so dann Altenburg / Weimar und Erfurth / durch die herrlichen attesta diese genugsam bezeigen / wie ich nemlich nebst den viel innerlichen Curen in diesen Landen etliche 100 an Brüchen / durch und ohne Schnitt / ja auch solche / die den Bruch mit zur Welt gebracht / curiret / daß ich also allein wegen dieser Operationen mit gutem Gewissen und ohn einige Ruhmräthigkeit sagen könte / ein von solcher Geschicklichkeit begabter Medicus sey in diesen Landen nicht gewesen. Über dieses aber hab ich vielen Blinden durch Göttliche hülffe ihr Gesicht völlig restituiret / wovon dann Leipzig allein etlich 20. zehlen kan; zugeschweigen andere Stätte dieses Churfürstenthums / wo ich viel dergleichen glücklich gedienet. Eine große Anzahl derer / so etliche Jahr ihr Gehör gar nicht gehabt / habe ich / (wann es nicht durch Schlagen oder Fallen verletzet) geholffen. Viele am Stein / Gewächsen und Hasenscharten geschnitten / worüber ich dann die vortrefflichsten attestata wegen Schlesien / Polen / Preussen / auch Churfürstl. Brandenb. Pommerris. Regierung aufzuweisen habe. Colberg / Stargard / Franckfurt an der Oder mögen genugsam seyn / von dergleichen Curen / und Restituirung solcher Patienten / die von jedermann verlassen worden / Zeugnüs zu geben.
Offerire dannenhero all und jeden / die kranck und preßhafft sind / meine willige Dinste / mit versicherung / daß ich einen jeden treulich dienen / oder so ich nicht helffen kann / frey heraus sagen werde. Und nachdem ich sonderliche wissenschafft habe / aus dem Urin von den innerlichen Kranckheiten gründliche Nachricht zu ertheilen / so beliebe / wem hieran gelegen / seyn Wasser zu senden / da dann / was daraus erkant / soll angezeigt / und guter Rath ertheilet werden. Ich habe hierob von Ihro Churfürstl. Durchl. zu Brandenburg allergnäd. Concession von hoher Hand / in dero gesamten Lande meine erlernte Geschicklichkeit und Wissenschafft ohne hindernüs zu treiben und zu exerciren / welches jedermänniglich hie durch kund und wissend machen wollen."[180]

Es folgt in 14 Punkten die Aufzählung der von ihm angebotenen nichtoperativen Heilmaßnahmen und Medikamente (nach E. Pies)[181]:

1. *„Eine ausgezeichnete Medizin gegen alle Augenkrankheiten bei alten und jungen Leuten, auch gegen äußerliche Blattern-Narben, sofern die Papilla unverletzt ist.*
2. *Eine hervorragende Medizin, deren Zubereitung ich in Holland erlernt habe, gegen Ohrenbeschwerden, sofern das Trommelfell nicht durch Schlagen oder Fallen verletzt worden ist.*
3. *Eine zuverlässige Arznei gegen Fieberzustände (Tertian- und Quartan-Fieber).*
4. *Arznei gegen Milzkrankheit, Melancholie und Wahnsinn.*
5. *In Innsbruck in Tirol (wo das goldene Dach ist) habe ich von einer Gräfin die Herstellung einer Universalmedizin erlernt, welche gegen Unfruchtbarkeit der Frau hilft und gleichzeitig ein Stärkungsmittel nach der „Mutter-Reinigung" darstellt. Damit habe ich viele Jahre großes Glück gehabt.*
6. *Eine Arznei zur Linderung aller Nieren- oder Blasenstein-schmerzen. Wer dieses Mittel zur Vorbeugung in seiner Jugend einnimmt, wird lebenslang von solchen Beschwerden nicht heimgesucht werden.*
7. *Ein Kunstgriff, einen Bruch bei kleinen Kindern und alten Leuten – sofern der Bruch neu ist – beständig ohne Operation zu heilen.*
8. *Eine seltene und hierzulande unbekannte Kur, die ich in Italien gelernt habe, gegen Syphilis, die ich innerhalb von drei bis vier Wochen völlig heilen kann.*
9. *Gegen Vergeßlichkeit und Kopfschmerzen, aber auch gegen Epilepsie, sofern diese Krankheit noch nicht so oft und stark aufgetreten ist.*
10. *Gegen Wasser- und Schwindsucht, auch Gliederreißen.*
11. *Kröpfe oder dicke Hälse innerhalb von zwei Monaten ohne Operation zuverlässig zu heilen.*
12. *Ich habe auch ein Heilmittel, um Flecken und Sommersprossen zu vertreiben und die Gesichtshaut bei Männern und Frauen weiß zu machen.*
13. *Arznei gegen wackelnde Zähne und zur Stillung von Zahnschmerzen; auch kann ich Zähne herausnehmen und künstliche einsetzen.*

14. *Wenn jemand Wert darauf legt, kann ich auch Augen aus Gold einsetzen, wobei man keinen Unterschied sieht, welches Auge blind und welches sehend ist. Auch kann es von dem Patienten herausgenommen und wieder eingesetzt werden. So habe ich kürzlich einem Grafen in Breslau ein Auge eingesetzt, gleichfalls auch zu Kolberg, Danzig und Leipzig.*"

Abgesehen von der schwülstigen Schreibweise des Barock und der zeittypischen Selbstdarstellung enthält dieser Druck auch einige interessante Aussagen. Erstens konnte Eisenbarth öffentlich auf die Durchführung innerlicher Behandlungen verweisen, ein Tatbestand, der ihn aus der Masse seiner Berufskollegen hervorhob. Die Aufzählung von Regionen außerhalb Deutschlands, von wo er Rezepturen und Behandlungsverfahren mitgebracht haben will, diente einerseits der Darstellung seiner Welterfahrenheit, könnte andererseits aber auch ein Beleg dafür sein, dass er in den zurückliegenden Jahren wirklich durch diese Länder gereist ist und dort aktiv war. Interessant ist auch die Tatsache, dass er bei vielen Therapieangeboten auf Einschränkungen der Heilerfolge hinwies, wenn er beispieksweise angab, „*sofern der Bruch neu ist*" oder „*sofern diese Krankheit noch nicht so oft und stark aufgetreten ist*". Gleichzeitig wird ein beachtenswerter ethischer Standpunkt sichtbar, wenn er „*allen kranken Menschen … seine willigen Dienste*" anbot und versicherte, „*ihnen zu helfen … oder wenn dies nicht möglich sein sollte, dieses frei heraus zu sagen*". Ein Verhalten, das in die Tat umgesetzt, bemerkenswert ist, sich bis heute aber noch nicht generell durchgesetzt hat und auch nicht unumstritten geblieben ist. Es war auch nicht nur bloßes Konkurrenzdenken, wenn er die potentiellen Patienten, besonders aber die Landbevölkerung vor den häufigen medizinischen Scharlatanen warnt:

„*Denen auf dem Lande thue ich zu wissen/wann etwan loses Gesinde in meinen Namen mit ihrer Betrügerey/in Häusern oder vor Kirchen Artzeneyen verkauffte/vorgebend/sie hätten bei mir gelernt/oder wären in meinen Diensten/solchen wolle niemand Glauben geben/ich schickke niemand aus/es wäre dann mit solchen Zetteln/und gehen meine Diener alle in rother Lieberey/mit Silber ausgemacht/bekleidet.*"

Es ist dies auch ein interessanter Hinweis darauf, dass Eisenbarth am Ausgang des 17. Jahrhunderts bereits einen derartigen Bekanntheitsgrad erreicht zu haben scheint, dass Betrüger versuchten, seinen Namen für ihre Zwecke zu missbrauchen. Eisenbarths großsprecherische Aufzählungen entsprechen somit vermutlich wirklich dem erreichten Anerkennungsstand. Er sah sich daher veranlasst, für seinen Namen eine Art „Markenschutz" einzuführen. Uniform und Werbezettel wurden dabei zum Ausweis der Zugehörigkeit zur Truppe des *„viel- und hochprivilegirten"* Wanderarztes und sind somit zu eigenständigen Werbeträgern geworden.

Zu Beginn des 18. Jahrhundert erreichte Eisenbarth dann den absoluten Höhepunkt seiner Bekanntheit. Schnell erkannte er, welche Mittel er einsetzen konnte, und tat dies auch zielbewusst. Die sachliche Information war dabei die geeignete Grundlage, um beim Volk Vertrauen in sein Können und seine Arzneimittel zu wecken. Die von ihm erfundenen Instrumente und angewandten Operationsmethoden stellte er ins richtige Licht und ließ immer wieder durchblicken, dass alleine seine Arzneien von ganz besonderer Kraft, Zusammensetzung und Wirkung seien. Dazu kam, dass er ein Mann des Volkes war, der mit seinen Patienten eine klare Sprache zu reden verstand. In der Werbung allerdings befleißigte er sich vielfach der gelehrten Sprache seiner Zeit, um zu dokumentieren, wie gebildet er war. Auch das imponierte den Leuten. Er konnte es sich jetzt leisten, wahre Werbebroschüren zu drucken. In Nürnberg ließ er zum Jahreswechsel 1701/02 das umfangreichste der erhalten gebliebenen Werbeblätter verteilen, auf das bereits im Kapitel 6 ausführlicher bezüglich des Therapiespektrums von Eisenbarth eingegangen wurde. Es umfasst sechs Seiten und trägt auf der Vorderseite sein Porträt nach dem „Leipziger Stich" von 1697. Im Text verzichtete Eisenbarth auf die sonst so häufigen geschnörkelten Redewendungen und überwiegend lateinischen Fremdwörter. Die letzte Seite zieren fünf Wappen als Symbol der bedeutendsten Privilegien, die er bis dahin erhalten hatte. In der Mitte befindet sich der kaiserliche Doppeladler, links oben das erzbischöflich Mainzer, rechts oben das Sachsen-Altenburger Wappen. In der unteren Reihe sind der brandenburgische Adler und das kursächsische Wappen abgebildet. Dieser Druck, in dem er alle Register der Beredsamkeit zog und seine literarischen Fähigkeiten und die seiner Truppenmitglieder voll zur Entfaltung brachte, verdeutlicht auch anschaulich seine werbetechnischen Fähigkeiten. Der Anfang des Textes soll deshalb, und weil er eine deutliche Differenzierung zu den Scharlatanen und Quacksalbern enthält, wiedergegeben werden:

„Hoch-Edle resp. Hochgeneigte Herren!
Es wird ein jeder sich leicht bescheiden, demjenigen, was aus unerschöpflichen Meer aller Vollkommenheit und guter Dinge als ein Strom geflossen, seinen gebührenden Ruhm zu gönnen – wofern er nicht sehr ungereimt handeln und als eine arme Kreatur der Ordnung des allgewaltigen Schöpfers sich widersetzen will. Nun hat aber die edle Medizin von niemand anders als von Gott selbst ihren Ursprung. Denn warum hätte sonst der gütigste Gott nach dem Fall unserer ersten Eltern alle Kreaturen erhalten und ihnen solche Kraft, wie die Erfahrung lehrt, beigelegt, wenn der Mensch sich diese nicht zum Nutzen machen und durch Nachforschung ihrer Eigenschaften seine Gesundheit zu erhalten oder zu befördern sich derselben bedienen sollte? Armselige Personen, welchen der Schein der Glückseligkeit innerliche oder äußerliche Mängel verdeckt, werden sehr oft durch diese herrliche Wissenschaft zum Höchsten erfreut und aus Halbtoten gleichsam wieder lebendig gemacht. So ist die göttliche Providence auch so sorgfältig, dass sie allzeit einen Hippokrates oder Galen mit sonderlichem Verstand ausrüstet, besonders zu dieser Zeit, da die immer wieder gepriesene Arzneikunst eine weit höhere Stufe erreicht, als vor diesen. Ist demnach ein von so hohem Stamm entsprossener Zweig billig sehr hoch zu ästimieren (= anzuerkennen – J. K.). Und wiewohl es nicht selten geschieht, daß ihrere viele dieser Wissenschaft nachhängen, so ist doch nicht weniger Gemütsneigung derselben zuwider. Etliche sind von Natur zu schwach, selbige gebührlich zu traktieren (= betreiben – J. K.). Den meisten mangelt es an genügsamen Unterricht, und war das Wichtigste an der Experience, so ist das Schnattern der Gänse so groß, dass man die Schwäne davor kaum hören kann. Gegenwärtiger wohlerfahrener Medicus und kunstreicher Operateur, Johann Andreas Eisenbarth, welcher bisher noch nicht hier gewesen ist, würde gegen seinen Beruf handeln, wenn er die von Gott durch seine Mittel ihm verliehene Gnade verschwiege, ihm allein vorbehielte und nicht vielmehr dieselbe zu seines Nächsten heilsamen

Nutzen offerierte. Vor allen Dingen er a prima aetate (= von Kindheit an – J. K.) in der Medizin erzogen und er darin eine gründliche Wissenschaft erworben und selbige durch viele Reisen stete Konversation mit erfahrenen Männern konfirmiert (= gefestigt – J. K.) hat. Was ist es aber notwendig, solches zu erwähnen? Seine von hohen Häuptern ihm gnädigst konzedierten Privilegien stehen statt vieler Zeugen, weil er nicht allein von Ihrer Kaiserlichen Majestät Oberamt, vielen Königen, Kurfürsten und Herren hoch privilegiert, sondern auch über Kurmainz, Erfurt, Weimar, Gotha und Altenburg zum Landarzt allergnädigst ernannt worden ist. Darüber hinaus werden Kursachsen – speziell Leipzig und Dresden –, Kurbrandenburg, Preußen, Niedersachsen – speziell Hamburg – durch ihren Ruhm erweisen, was seine Wissenschaft und Experience (= Erfahrung – J. K.) dort vermocht, in welchen Landen er innerhalb von 18 Jahren solche Kuren verrichtet, wie seit Menschengedenken solches nicht gehört worden ist. So hat er über 500 Stock- und Starblinden teils durch Medikamente, teils durch ein von ihm erfundenes unbekanntes und kurioses Augeninstrument wieder zu ihrem Augenlicht verholfen und nicht weniger den Schwerhörigen in großer Zahl gedient. Und das berühmte Breslau wird die wunderbaren Augen- und Schnittkuren, die er meist an gräflichen und hochadeligen Standespersonen von großem Renommee kunstreich verrichtet, so bald nicht vergessen: vor allen Dingen, da er dort 25 Blinde, 9 Gehörlose und viele an desperaten (= hoffnungslosen – J. K.) innerlichen Krankheiten Leidende kuriert, auch 18 an Steinen und Brüchen in kurzer Zeit glücklich geschnitten hat. Diese alles, wenn es Verständige in Erwägung ziehen und unparteiisch raisonieren (= bedenken – J. K.) wird ihn hoffentlich von dergleichem Gesindel unterscheiden, das nur durch alle möglichen Betrügereien den Nächsten zu hintergehen sucht. Es wird nichts Neues sein, fremde Ärzte hier zu sehen, wohl aber etwas Seltenes, einem solchen Künstler zu begegnen, dessen Renommee und Geschicklichkeit mit Gottes Hilfe sich bald äußern sollen.“[182]

Der Rest dieses umfangreichen Werbedruckes wurde bereits im Kapitel 6 abgedruckt. Nachdem Eisenbarth, der keine akademische ärztliche Ausbildung genossen hatte, den Vergleich mit den großen medizinischen Klassikern Hippokrates und Galen nicht scheute, griff er seine Konkurrenten direkt an. Er hielt sie wahrscheinlich aus innerer Überzeugung überwiegend für Schwindler und würde nach eigener Auffassung geradezu gegen ein göttliches Gesetz verstoßen, wenn er die Patienten nicht vor diesen Scharlatanen warnen und über seine eigene Kunst reden würde, die er dem hilfesuchenden Menschen anbieten kann.

Bereits vor mehr als hundert Jahren hat Kopp ein Werbeblatt von Eisenbarth publiziert,[183] dass 1716 in Stettin verteilt wurde. Es handelt sich hierbei um einen zweiteiligen Druck, „Dienstliches Memorial" genannt. Es war jetzt der „hochberühmte Medicus", der allein die Heilung vollbrachte, Gott erfuhr 30 Jahre nach dem ersten Werbezettel keine Erwähnung mehr:

> „*Dienstliches Memorial*
> *Es ist zum Trost deren Patienten allhier angelanget der hochberühmte Medicus Johann Andreas Eysenbarth, kommet aus Stargard, allwo er abermahls grosse Wunder-Curen an allerhand Kranckheiten glücklich verrichtet, in Specie hat er viele Stockblinde und noch kürzlich den 5. Septembr. eine Frau von Landsberg, welche 15 Jahr stockblind gewesen, wiederum sehend gemacht, unterschiedene an grossen Leibes-Brüchen geschnitten, auch einer ehrbaren Frau von Berlin eine Brust wegen fressenden Krebs mit wenig Schmerzen abgelöst, die nunmehro auch gottlob wieder gesund ist, andrer innerlichen und äusserlichen Kranckheiten, die er in abundance curiret, zu geschweigen. Und weilen dessen Nahme und guten renommé weltkündig ist, als ist er von vielen hohen Häuptern als Ihro Kays. Majest. in specio von Ihro Kön. Maj. Von Pohlen und Churf. Durchl. Zu Sachsen, Kön. Maj. Von Preußen, Kön. Maj. Von England und Churf. Durchl. Zu Braunschw. Lüneburg, mit trefflichen Privilegiis begnadiget und als würkl. Land-Artzt uf- und angenommen. Ferner ist er von Sr. Churfürstl. Gnaden zu Mayntz, auch allen Durchl. Sächsischen Fürsten, Fürstl. Durchl. von Hessen-Cassel mit guten privilegiis versehen, wie er dann auch von verschiednen Medicinischen Facultäten und vielen berühmten Städten herrliche attestata produciren kann, woraus zu ersehen, dass er im gantzen Römischen Reich vortreffliche Proben seiner Künst und Wissenschaften an den Tag geleget, auch nur ein Eysenbarth ist, solange ihm Gott sein Leben gönnen wird; Er hat schon 31. Jahr*

practicirt und von Gott sonderliche Gnade vielen verlassenen Patienten zu dienen.
Damit aber der geneigte Leser seine Wissenschaft und Kunst wissen möge, als werden nur etliche Kranckheiten, die er nächst Gott vielfältig curiret hat, hiermit angeführet:
Als die mit langwierigen Haupt-Schmertzen, Schwindel und Schlag-Flüssen behafftet, auch würcklich am Schlage gerühret, Item die des Gehörs beraubet, blöde Augen, schwaches gedächtnis haben, hilfft er durch Gott und seine Medicin gar glücklich.
Stock und Stahr Blinde oder die mit allerhand Flüssen incommodirt gewesen, hat er unzehlig zum Gesicht verholffen; darunter verschiedene, die Stahr-blind von Mutter-Leibe gebohren.
Die melancholisch, traurig seyn, mit schwermüthigen bösen Gedancken gequälet oder gar unsinnig und närrisch gewesen, seynd durch dessen höchstberühmte Wissenschaft vieler Orten gesund geworden.
Zugleich Schwind- und Lungensüchtige, die gantz ausgezähret von allen Kräfften kommen, Tag und Nacht gehustet, ausgeworffen und kurtzen Athem, Blut-Stürzungen gehabt.
Item Wassersüchtige, geschwollene Patienten, so offt incurable gehalten worden, hat er wunderbarlich vielfältig curirt ingleichen allerhand gefährliche langwierige Fieber.
Er hat eine gar rare und in Teutschland unbekante Medicin und Wissenschaft vor Frauen so unfruchtbar sind, welche bestehet in Reinigung, Erwärmung und Stärckung, solche Cur ist viel 100. mahl approbiret worden.
Was Manual-Operationes (= eigentliche operative Eingriffe – J. K.) betrifft, so muß sich deren kein Artzt in Teutschland rühmen, sonderlich in Stein schneiden, deren er etliche 100. geschnitten, Steine von 10 bis 14 Loth schwer (= rund 150 bis 200 Gramm schwer – J. K.), aus Menschlicher Blasen bey Alten und Jungen mit wenig Schmertzen.
Alle Leibes-Brüche, sie mögen Nahmen haben wie sie wollen, ob solche gleich mit zur Welt gebracht. Kinder und Männer von 60. Jahren hat er Zeit seiner experience über 2000. geschnitten, ohne die er aller Orten ohne Schnitt glücklich curiret.
Krebs an Brüsten, fressende Schäden am Munde, Fistuln oder andere offene Schäden am Leibe, curiret er theils durch Schneiden, theils auch innerlich und äusserliche Medicamenten.

Schneidet künstlich Hasenscharten, Missgewächse, Muttermähler, vertreibet Kröpfe und dicke Hälse, samt andere innerliche und äusserliche Kranckheiten in Abundance.
Hat curiöse Medicin und Kunststücke, das Gesichte bis ins Alter weiß und wol gestalt zu erhalten, ohne Runtzeln, vertreibet Finnen, Röhtigkeit, Kupffer-Handel, auch Sommer-Sprossen und Leber-Flecken aus dem Grunde.
Setzet emailirte Augen in den Kopff wo eines manquiret, gleich denen natürlichen ohne Schmertzen ein, daß man es drehen und wenden kan gleich denen natürlichen, ohne Schmertzen.
Er setzet Zähne in den Mund, wie gewachsen daß man darauf kauen und essen kan ohne einige incommodität, welche nicht zu sehen seyn gegen denen natürlichen. Vertreibet den üblen Geruch, Scharbock und Mundfäule, hat Remedia, daß kein Zahn nicht faulet oder wackeligt wird, hat auch gute Zahn-Pulver-Pulver.
Aus des Menschen Urin erkennet er fast alle Kranckheiten, wann solcher früh nüchtern gefangen, und in sein Quartier gesendet wird, saget es auch gleich, ob einem Patienten zu helffen ist oder nicht.
Solche Steine in gegenwärtiger Größe von 8. 12. bis 14. Loth schwer hat dieser Medicus auf die vierdthalb hundert aus der Blasen geschnitten, auch viele ohne Schnitt curirt. Absonderlich zu Berlin, Magdeburg und der Landen, in Chur-Sachsen und Nieder-Sachsen, Hannover, allwo er 14. am Stein geschnitten, viele Blinde und andere desperate Kranckheiten curirt, weswegen er von Sr. Maj. Von England und Churf. Durchl. Über dero Churfürstl. Königl. Lande allein zum Land-Artzt angenommen.
Er offeriret sich allen und jeden nach Vermögen aufrichtig zu dienen, auch denen gar armen Blinden und Gebrechlichen umb Gottes Willen zu helffen, wenn sie sich gleich anfangs melden. Er recomandiret auch anbey seinen vortrefflichen Haupt- Augen- und Gedächtnis-Spiritum welcher nicht besser in der welt zu finden ist, das Loth vor einen halben Rthlr. Imgleichen seine approbierte Stein-Tinktur, so vor alle Stein-Schmertzen, Glieder-Reissen, Scorbut nützlichen zu gebrauchen das loth für 8. gr.
Johann Andreas Eysenbarth, aus Fichtag.
Wohnhaft zu Magdeburg im güldnenen Apffel
So itzo zu Stettin in“

Gedruckt wurde dieser Werbezettel vermutlich noch in Stargard und Eisenbarth wusste zu diesem Zeitpunkt wohl noch nicht, wo er in Stettin logieren würde, da diese Angabe in der letzten Zeile leer blieb. Vermutlich wurde die Quartierangabe handschriftlich nachgeholt. Sicherheitshalber verteilte er noch ein zweites Werbeblatt, das sich mit seinen zum Verkauf angebotenen Medikamenten befasste und nun auch angab, dass Eisenbarth auf dem „Raths-Wein-Keller, am Kohlen-Marckt" logiert. Dieser zweite Zettel wurde auch gekoppelt mit dem größeren ersten Zettel verteilt.

Bei der Wertung dieser beiden Schriften muss beachtet werden, dass der preußische König zu Beginn des Jahres 1716 den Ärzten alle „Narrenteidingen" auf den Märkten verboten hatte. Damit waren Wanderärzten wie Eisenbarth die wirksamsten Werbemethoden verlustig gegangen. Den Werbeschriften und Zeitungsannoncen kam nun eine noch größere Bedeutung als bisher zu. Eisenbarth bewies aber auch in der Werbung seine Flexibilität und seine Fähigkeit, neue Trends zu erkennen.

Charakteristisch für diese Epoche war die zunehmende Komplexität der Medienlandschaft. Nicht nur das Buch öffnete sich neuen Themen und Leserschichten, sondern auch im Bereich der periodischen Schriften entstand eine Vielzahl neuer Gattungen, wobei es vor allem zu einem ungeheuren Aufschwung der periodischen Tagespublizistik kam.[184] Die Zeitung im heutigen Sinne gibt es seit der Mitte des 17. Jahrhunderts. 1650 erschienen in Leipzig die „Einkommenden Zeitungen" sechsmal wöchentlich, im 18. Jahrhundert gewann dieses Medium dann zunehmend an Bedeutung für die Information breiter Bevölkerungskreise. Eisenbarth erkannte nun rasch die Zeitung als wirksamen Werbeträger. Bereits 1705 erschienen vom 24. Januar bis zum 14. März vier wohl von ihm lancierte Inserate in der „Hochfürstlich Hessen-Darmstädtisch-privilegierte Wöchentliche Sonnabends=Zeitung", die seinen dortigen Aufenthalt begleiteten. Die erste eigene Zeitungsanzeige war, wie von ihm nicht anders zu erwarten, gleich ganzseitig und erschien schon kurz nach dem königlichen Verbot der wanderärztlichen Theateraufführungen am 9. Juni 1716 in der „Stettinische Ordinaire Post-Zeitung":

„Stargard, den 8. Juni. Es ist auf Verlangen vieler Patienten allhier angelanget der im gantzen Römischen Reich wohl bekandte Ope-

rator Herr Eisenbarth, in Magdeburg wohnhafft, welcher wegen seiner vortrefflichen medicinischen und Chirurgischen Wissenschafften, von Se. Königl. Maj. In Preussen, und Königl. Maj. Von Engelland zu dero wirklichen Land-Artzt allergnädigst angenommen: Dieser Herr Eisenbarth ist wegen seiner an allen Orten glücklichen verrichteten medicinisch- und Chirurgischen Curen in grossem Aestim (= Prestige – J. K.); Absonderlich curiret er allerhand langwierige Blindheiten, so von Flüssen und anderen Zufällen herrühren, theils durch Medicamenta, theils durch Instrumenta, übels Gehör, und die sonsten allerhand Mängel am Haupt leiden, er schneidet erschröcklich viele Steine von 6. 8. 12. und mehr Loth schwer, aus menschlicher Blase von Alt und Jungen, auch allerhand Leibes-Brüche, mögen Nahmen haben wie sie wollen, curriret auch viele ohne Schnitt, und kan beweisen, dass er die Zeit seiner 30Jährigen Praxen über die 2000 geschnitten, Krebs und andere üble Schäden zu geschweigen. Er verkauffet einen köstlichen Haupt- und Augen-Spiritum vor dunkelen Augen, schwach Gedächtniß, Schlag-Flüsse 1. Loth vor 12 Groschen, nebst ausführlicher Beschreibung, solcher Spiritus erweiset Wunder-Proben. Es ist auch zu kauff eine köstliche Stein-Tinctur vor grosse Schmertzen im Wasserlassen, rücken und anderen Dolores (= Schmerzen – J. K.) im Leib, führet Sand und Gries (ab – J. K.), dienet vor Gliederschmertzen und Contracturen, 1. Loth 8 Gr. Samt anderen köstlichen Artzneyen, dieser Medicus hat vor 18 Jahren in Stettin, Stargardt, Kolberg und gantz Preussen etc. viele glückliche Curen verrichtet. Den 6. dieses (Monats – J. K.) hat er einen Stockblinden Mann, und den 7. noch eine blinde Persohn alhier in Präsenz vornehmer Herren wiederum sehend gemacht. Logiret zu Stargardt in Oldehoffs Hause.“

An dieser Anzeige sind vier Punkte besonders auffallend. Erstens war sie in der dritten Person verfasst, als berichtete eine neutrale Person über den „großen Operator“. Zweitens wurde das gesamte „Römische Reich“ (deutscher Nation – J. K.) als Wirkungsspektrum angegeben, was noch auf interessante Aktenfunde hoffen lässt. Drittens vermied Eisenbarth auch hier bewusst den nicht vorhandenen Doktor-Titel, andererseits nannte er sich Preußischer Landarzt, was er definitiv nicht war. Viertens wird deutlich, dass derartige medizinische Handlungen für ein bestimmtes Publikum von Interesse waren und öffentlichen Ereignissen oder Theateraufführungen vergleichbar besucht wurden, wenn vom Beisein vornehmer Herren die Rede ist.

In den nächsten Wochen lancierte Eisenbarth wiederholt Anzeigen in der Stettiner Zeitung, so am 21. und 25. Juli: *Daß der Königl. Preußische Medicus und Operateur Herr Eisenbarth aus Magdeburg, sich noch in Stargardt aufhält, solches wird denen Patienten hiermit kund gethan; Seine berühmte Curen continuieret (= setzt er fort – JK) Er, durch Gottes Gnade, noch täglich an allerhand preßhaffte Personen ....*" und auch Ende August: *„Daß sich annoch der berühmte Medicus und Operateur, Herr Eysenbarth, wegen vieler patienten in Stargardt befindet, wird nochmahlen notificiret, und verrichtet öffters Operationes am Gesichte, Brüche und Gewächsen. Den 8. Augusti het er einem gewissen Mann einen Polyprin oder Gewächs zwey Haasel-Nuß groß, mit einem sonderlichen Instrument ohne Schmertzen aus der Nasen genommen. ... Auch wird zur freudigen Nachricht vermeldet, daß obgedachter Herr Doctor Eisenbarth ehistens nach Stettin kommen und sich eine zeitlang daselbst aufhalten wird.*" In dieser Anzeige sind zwei Punkte von Interesse. Erstens haben wir hier die einzige Erwähnung des Polypenhakens, der ja bereits auf dem ersten Porträtstich zu sehen ist und zweitens stellt dies das einzige Zeugnis dar, wo Eisenbarth sich selbst „Doctor" tituliert.

Obwohl er in den obigen Ausgaben sein baldiges Kommen ankündigte, verblieb Eisenbarth noch weitere zwei Monate in Stargard. Erst Anfang November vermeldete die Ausgabe Nr. 87: *„Stettin, den 3. November. Daß der berühmte Operator und Medicus Herr Eysenbarth von Stargard aus allhier angelanget, wird hiermit kund gethan, dessen Renome ist Gantz Teutschland nicht unbekannt ... Er Logiret Persöhnlich auf dem Raths-Wein-Keller, am Kohl-Marckt.*"

Der Abstand zwischen den Physici und allen anderen Heilbehandlern im 18. Jahrhundert wird gerade durch das Anzeigenwesen eindrucksvoll dokumentiert. Der Verzicht auf Anzeigenwerbung beziehungsweise die außerordentliche Zurückhaltung in der Insertion und deren Beschränkung auf die Bekanntgabe von Praxiseröffnung oder Wohnungswechsel kontrastieren lebhaft mit den Anzeigenwerbungen der wandernden Oculisten, Steinschneider, Chirurgen und Zahnbrecher. Diesen fehlte oft der notwendige lokale Bekanntheitsgrad. Es wäre daher falsch, aus der vielfach marktschreierischen Propaganda dieser wandernden Heiler allzu kurze Schlüsse auf die Qualität ihrer ärztlichen Dienstleistungen zu ziehen.

In der Folgezeit sorgte Eisenbarth dafür, dass er zumindest in Brandenburg-Preußen wiederholt in den Zeitungen Erwähnung fand. So kündigte er seinen letzten Berlin-Besuch mit folgender Anzeige in der „Berlinischen Privilegierten Zeitung“ Nr. 93 vom 3. August 1724 an:

> *„Es ist zwar seit etlichen Jahren hieselbst beständig spagiret (= ausgestreut –J. K.) worden, als wäre der Königl. Preuß. Rath und Hof-Oculist Eisenbarth aus Magdeburg schon vorlängst gestorben, er ist aber bis dato noch gesund und beym Leben, hat sich auch bey nahe 2 Jahre in Preußen, sonderlich aber zu Königsberg, Elbingen, Marienburg und Dantzig, mit Verrichtung vieler grosser Curen, gleichwie er daselbst vor 27 Jahren gethan, aufgehalten, von dannen er jetzo kömt und weil er in 7 Jahren nicht hier gewesen, ist er nicht nur begierig worden, diese Königl. Residence wiederum zu besuchen, sondern auch seinen zwar nothleidenden und kranckenden Nächsten nach Wissen und Gewissen zu dienen; Wie er den vor 7, 14, 18 und 28 Jahren jedesmahl rühmens-würdige und rare Proben seiner Wissenschaft abgeleget hat, welches vermuthlich by vielen in guten Andencken schweben wird. Er recommendiret sich so wohl, als seinen vortrefflichen Haupt- Augen- und Gedächtnis oder Spiritum Apoplecticum einem jeden so wol hohes als niedriges Geschlechts, denn solcher nicht nur vor übles Gehör, schwaches Haupt und Gedächtniß, Schwindel und blödes Gesichte … (usw. wie in den anderen Anzeigen – J. K.). Dessen jetziges Logement ist in der Spandauischen Strasse bey Herrn Melchern gegen dem güldenen Ancker gegenüber.“*

Eisenbarths Erfahrung mit der Abfassung derartiger Ankündigungstexte wird auch hier wieder deutlich. Die Einleitung ist dementsprechend elegant formuliert, da sie zunächst nur eine Nachricht mitteilt, ohne schon den eigentlichen Veröffentlichungszweck anzusprechen. Dafür kommt die Werbung dann umso massiver, nachdem der Leser erst einmal zur Lektüre verführt wurde. Unser Wanderarzt verließ sich jedoch nach der Ankündigung seiner Ankunft nicht allein auf die nun einsetzende Mundpropaganda, in der auch die Aussagen seiner früheren Patienten gewiss eine bedeutende Rolle gespielt haben werden. Neben der weiter durchgeführten Verteilung von Handzetteln hielt er durch weitere Zeitungsveröffentlichungen in Form von redaktionellen Notizen und Anzeigen das Interesse der potentiellen Kunden wach. Er wusste durch öffentliche Operationen im Gespräch der Leute zu bleiben und sorgte vor allem für die Verbreitung von Fallberichten.

Knapp zwei Monate später machte er in einer erneuten Anzeige in der Nr. 110 vom 26. September 1724 nochmals auf sich aufmerksam. Die bis dahin nicht illustrierte Zeitung brachte in diesem Zusammenhang zum ersten Mal eine Abbildung und zwar einen angeblich von Eisenbarth herausoperierten Blasenstein:

> „*Daß der Königl. Preuß. Rath Eisenbarth von Magdeburg, annoch zum Trost vieler bedrängten Patienten allhier seyn wird, hierdurch zu wissen gethan, er hat die kurtze Zeit viele Menschen an allerhandtheils gefährlichen Kranckheiten rühmlich curiret, in specie hat er den 11. Sept. c. von einem 23jährigen Menschen mit geschwinder Behändigkeit und in presence vieler Leute, doch ohne grosse Schmertzen, dergleichen Stein (wie beygehende Figur zeige) aus der Blase geschnitten. Dieser Mensch ist Gottlob frisch und gesund, er logiret in der Heil. Geist-Straße, in der Witwe Neumeisterin Hause, allwo in seinem Quartiere das Original kan gesehen werden. Dergleichen wichtige Operationes wird der Rath Eysenbarth noch mehrere vornehmen. ... (dann geht es mit den üblichen Therapie- und Medikamentenaufzählungen weiter).*“

Interessant ist hier die namentliche Nennung des Patienten, der zum Nachweis des Erfolges auch besucht werden konnte, weshalb auch der Aufenthaltsort angegeben wurde.

Eisenbarth verstand die Eigenwerbung geschickt anzuwenden. Er unterschied sich dabei aber kaum von seinen Kollegen. Zum Vergleich soll eine Breslauer Zeitungsannonce von 1707 angeführt werden:

> „*Es dient hierdurch jedermännlich zur ferneren Nachricht / schon seit einige Jahre allhier in Breslau wohnende / und wegen seiner Aufrichtigkeit und glücklich vollbrachten Kuren berühmte Oculist / Stein- und Bruch-Schneider Herr Matthäus Ritter vor einigen*

Wochen wiederumb eine Polnischen Geistlichen / welcher 8 Jahre ganz blind gewesen / durch Gottes Gnade in 10 Tagen glücklich curieret. Ingleichen auch einen Mann aus dem Steinauischen; wie nicht weniger unterschiedenen Kindern und erwachsenen Personen an Darm-Brüchen / ohne Schneiden oder einige andere Verletzung / gleichfalls glücklich geholfen. Und werden diejenigen / welche ein gutes Band verlangen / geziemend ersuchet / ein Mass umb den Unterleib zu schicken / und darbey zu melden / auf welcher Seiten / und wie gross der Schade ist / auch ob solcher in Leib gehet oder nicht? Er logiert auf der Büttner Gassen / neben den drey Bergen / bey Herrn David Scholtzen.“

Aus der letzten Phase der wanderärztlichen Tätigkeit von Eisenbarth sei abschließend noch auf einen Werbedruck aus dem Jahr 1724 verwiesen. Er fasste noch einmal sowohl die Selbsteinschätzung als auch die therapeutischen Möglichkeiten des über Jahrzehnte erfolgreich Tätigen in interessanter Weise zusammen. Der von Bretthauer ins aktuelle Hochdeutsch übertragene Text lautet:

„Bekanntmachung
Der von ihrer Königlichen Majestät in Preußen hochbestallte Rat, Medicus, auch Hof-Oculist
Johann Andreas Eisenbarth aus Magdeburg
Er ist zur besonderen Verfügung der Patienten allhier angelangt und gesonnen, wegen vieler Kuren sich eine geraume Zeit allhier aufzuhalten, weil einige Patienten lange Zeit schmerzlich nach ihm geseufzt. Wissenschaft, Kunst und Geschicklichkeit sind edle Gemütsgaben. Solange mit diesen von Gott anvertrauten Talenten nicht gewuchert wird, ist es ein vergrabener Schatz, der niemand nützt. Solange aber dieses Pfund zu Gottes Ehre und des Nächsten Besten angewandt wird, ist es gleichsam ein Segensquell, dessen reiche Strömlein sich auf alle Länder und Städte ergießen und ihren Besitzer mit unsterblichen Ruhm und Ehren krönen. Obwohl des Rat Eisenbarths große Wissenschaft und ungemeine Geschicklichkeit, die er durch seine 34-jährige Praxis und die im ganzen römischen Reiche durch Gottes Gnade an viel 1 000 Menschen verrichteten Wunderkuren erlangt hat, zur Genüge bekannt ist, so hat man doch, da vielleicht noch nicht einem jeden bewusst ist, worin eigent-

lich diese außerordentlich glückliche Begabung besteht, es für nötig erachtet, dem Publikum zum Besten hiervon diese spezielle Nachricht zu erteilen.“[185]

Zusammenfassend kann man feststellen, Eisenbarths Werbung war vielseitig, indem sie sich der öffentlichen Schau ebenso bediente wie der illustrierten Zeitungsanzeige, der Mundpropaganda ebenso wie der gedruckten Handzettel. Seine Reklame war aber auch psychologisch geschickt, in den Fallberichten bot er „human relations“ und in den Verkaufsanzeigen appellierte er an die Einsicht der Leser.[186] Diese Beispiele zeigen aber auch, dass bei der Betrachtung von Zeitungsanzeigen der Wanderärzte des beginnenden 18. Jahrhunderts immer auch bedacht werden muss, dass diese Anzeigen nur Teilstücke einer vielseitig und bedachtsam geplanten und durchgeführten Werbung waren. Viele von Eisenbarths Konkurrenten haben sich in ihren Flugblättern als „berühmt“ bezeichnet, ohne es wirklich gewesen zu sein. Von Eisenbarth aber muss man sagen, dass er es auch tatsächlich gewesen ist.

Von stilistischen Reifungsprozessen abgesehen, sind alle vorgestellten „Werbezettel“ und Zeitungsannoncen im Grundgerüst gleich aufgebaut. Die Einleitung diente der Vorstellung und Würdigung des Wanderarztes. Eisenbarth warb mit seinem Namen, und sein Name ist bald in aller Munde. Im Mittelteil, der im Laufe der Zeit immer mehr an Umfang zunahm, wurden die Krankheiten abgehandelt, die zu behandeln er fähig war. Dies stellt für uns heute eine sehr wichtige Informationsquelle dar. Dabei verstand er es geschickt, durch zahlreiche Beispiele gelungener Therapien, vor allem bei hochgestellten Persönlichkeiten, wie er betonte, den Eindruck zu erwecken, dass allein er in der Lage sei, die Menschen von ihrem Leiden durch seine Geschicklichkeit, seine Methoden und Arzneien zu befreien. Scheinbar konkurrenzlos dastehend, ließ seine persönliche suggestive Überzeugungskraft viele „eingebildete Kranke“ bereits vor der eigentlichen Therapie gesunden. Im recht knappen Abschlussteil unterschied er sich von der Mehrzahl seiner Konkurrenten, wenn er angab, woher er kam und wohin er reisen werde. So wusste jeder behandelte Patient, wie er ihn im Notfall erreichen konnte.

Diese medizinischen „Werbedrucke“ sind somit nicht nur ein interessantes Zeugnis des Entwicklungsstandes der zeitgenössischen Medizin, sondern auch der jeweiligen Berufsauffassung. Aus medizinhistorischer Sicht wird deutlich, dass der Stand der Handwerkschirurgie nicht so schlecht war, wie allgemein tradiert. Auch wird Eisenbarths fachlicher und persönlicher Reifungsprozess gut sichtbar.

15.2. Eisenbarth in der zeitgenössischen Literatur

Unter zeitgenössischer Literatur versteht man schriftliche Äußerungen von Personen, die zeitlich in der Lage gewesen sein können, Eisenbarth persönlich kennengelernt oder zumindest zeitnah von ihm gehört zu haben. Es geht hier somit vor allem um die erste Hälfte des 18. Jahrhunderts. Alle weithin bekannten Quellen über den Wanderdoktor stammen entweder von ihm selbst oder aus Amtsprotokollen über ihn. Wegen ihrer Herkunft sind diese Quellen weniger geeignet, etwas über das Ansehen und den Ruf auszusagen, den Eisenbarth ganz allgemein in der damaligen Öffentlichkeit genoss, also auch bei Leuten, die nicht seine Patienten waren und auch sonst nichts mit ihm zu tun hatten. Hier muss in wissenschaftlichen und literarischen Quellen gesucht werden.

Wenn man nach derartigen Belegen fragt, denkt man vor allem an die Promotionsschrift seines Sohnes Johann Michael aus dem Jahre 1713. Darin finden wir dann auch die erwartete Erwähnung, allerdings ohne direkte Nennung des Namens, wenn der Sohn im § VII „Die Ausübung der Chirurgie ist keine Schande“ schreibt:

> *„... Niemand nämlich, so meine ich, wird meinem – dem Referenten – Vater diesen uneigennützigen Ruhm missgönnen, den er sich im ganzen Heiligen Römischen Reich, ja sogar auch in einigen ausländischen Gebieten, Fürstentümern, Königreichen und Provinzen erworben hat. Er kann mit vollem Recht den Titel eines erfahrenen und erfolgreichen Operateurs, Steinschneiders, Bruchoperateurs und Okulisten – das barabarische Wort bitte ich zu entschuldigen – für sich in Anspruch nehmen.*
> *Von der operativen Entfernung zahlloser Geschwüre, von der Chirurgie der Hasenscharten u. a. und leichteren Operationen, die inner-*

halb und außerhalb Deutschlands durchgeführt wurden, will ich diesmal nicht sprechen. Davon bieten die sogenannten öffentlichen Beurkundungen der Römischen Kaiser, des Königs von Preußen, der polnischen Gebiete, der Kurfürsten von Braunschweig u. a. Kurfürsten und Fürsten des Reiches einen unerschütterlichen Beweis."

Dies ist die erste, wenn auch indirekte Nennung von Johann Andreas Eisenbarth in einem wissenschaftlichen Werk. Dieser ist zu diesem Zeitpunkt gerade 50 Jahre alt. Die Form der Erwähnung des Vaters zeigt, dass dieser Anfang des 18. Jahrhunerts eine weithin bekannte Persönlichkeit, auch unter den Universitätsprofessoren war, die für sich selbst stand und keiner weiteren Erläuterung bedurfte.

In den zahlreich erschienen ähnlichen Abhandlungen dieser Zeit tauchte der Name Eisenbarth nach heutigem Kenntnisstand nicht wieder auf. Dies verwundert etwas, hatte dieser doch auch nach eigenen Angaben spezielle Instrumente entwickelt.

Wir müssen auf einer anderen Ebene suchen, um weiter fündig zu werden. Sind es doch nicht seine medizinischen Leistungen, die zu einer literarischen Auseinandersetzung Anlass gaben, sondern sein Auftreten und seine Selbstdarstellung. Die älteste Quelle stammt aus dem Jahre 1718. Ein namentlich nicht genannter Autor veröffentlichte in den Jahren 1714 bis 1718 in zwölf Öffnungen (= zeitlich folgenden Lieferungen – J. K.) sein *„Neu-eröffnetes Museum oder allerhand dienliche Anmerckungen aus der Theologia Casuale, Morali, und Curiosa, Kirchen-Historie Alten und Neuen Testaments, Historia Civili, Jure Publico, Oratorie / Posie / und andere zur Gelehrsamkeit dienende Sachen / nebst unpassionirter Reflexion über unterschiedene Programmata berühmter Rectorum, Leipzig, bey Johann Heinichens Wittbe. 1714 bis 1718."* Schon der Titel verrät, dass es kein medizinisches Werk ist. Vielmehr handelt es sich hierbei um ein typisches Informationswerk der Frühaufklärung, das sich mit einem sehr breiten Themenspektrum beschäftigte. Die mehr als 1 000 Seiten umfassenden zwölf Lieferungen liegen als Buch in Halbpergamenteinband vor. Interessant ist die Seite 1090 der 12. Öffnung aus dem Jahre 1718. Zwar enthält sie nichts über das Leben und Wirken von Eisenbarth, aber sein Name erscheint hier im Fettdruck. Aufschlussreich ist der Zusammenhang, in dem der Name des Wundarztes Verwendung fand. Schauen wir uns die Hintergründe an. Der anonyme Verfasser nahm in seinem „Museum" vielfach Stellung zu Schriften von Rektoren, als Leiter Höherer Schulen und auch Universitäten, die das aktuelle wissenschaftliche Programm vorstellten. Von einem dieser Rektoren wurde er deshalb anscheinend heftig angegriffen. In der Entgegnung hierauf wollte der Verfasser nicht *„in Verdacht der Marckschreyerey verfallen"* und auch nicht zu den Leuten gehören, die versichern: *„Ich bin der Eyssenbarth!"*

Wenn man bedenkt, dass das Buch aus zwölf Öffnungen beziehungsweise Einzellieferungen über den Zeitraum von vier Jahren besteht, so kann man davon ausgehen, dass drei Lieferungen pro Jahr erschienen sind und sie somit aktuell waren. Daraus ist zu folgern, dass die sich auf Eisenbarth beziehenden und im übertragenen Sinn gebrauchten Worte 1718 zeitgemäß waren und auch vom Leser im gewünschten Zusammenhang interpretiert wurden. Daraus ergeben sich nach E. Mathieu folgende wichtige Erkenntnisse:[187]

- Eisenbarth war schon zu Lebzeiten eine im ganzen Volke bekannte Persönlichkeit der Zeitgeschichte. Sein Name war nicht allein seinen Patienten, Berufskollegen und akademischen Ärzten geläufig, sondern ganz allgemein bekannt.
- Er beherrschte die Werbung/Marktschreierei so erfolgreich, dass er nach allgemeiner Anschauung in dieser „Kunst" alle Kollegen in den Schatten stellte. Er war zu diesem Zeitpunkt das personifizierte Sinnbild des „Marktschreiers". In diesem übertragenen Sinn wurde sein Name verwendet, dies war keine abfällige Wertung seiner chirurgischen Tätigkeit. (Im Gegensatz dazu steht die heutige Interpretation als „Arzt, welcher derbe und tödliche Kuren anwendet", die wohl unter dem Einfluss des Spottliedes entstand.)
- Mit dem Namen Eisenbarth war Anfang des 18. Jahrhunderts der Begriff einer nicht weiter steigerungsfähigen Autorität verbunden. Das ergibt sich aus dem ganzen Zusammenhang und aus der gewählten Wortfassung.

Das oben besprochene Buch stammte aus der Periode der größten beruflichen Erfolge von Johann Andreas Eisenbarth, als dieser den Gipfel seiner Popularität erreicht hatte. Es zeigt aber schon deutlich, dass er nicht als bedeutender Wanderchirurg in die Geschichte eingehen würde, sondern dass die andere Seite seiner Persönlichkeit, sein überschwängliches Auftreten, sich bleibender in die Erinnerung der Menschen einprägte. Dies wird noch sichtbarer in der ersten verslichen Verwendung seines Namens. Die satirische Zeitschrift „*Der Wetterauische Patriot*" beschreibt am 20. September 1725 sein Auftreten auf der Frankfurter Herbstmesse während seines letzten Aufenthaltes:

„Die Meß hat vieles bracht, daß man sich möchte vergaffen,
Hier singt Herr Urian, dort gaukeln gar die Affen.
Es spielt die Prager Band der grossen Helden That
Dabey der Harlequin verzwickte Possen hat.
Die Fechter stellen sich als wollten sie sich fressen
Und dennoch ist der Zorn im Augenblick vergessen.
Da steht ein Eißenbarth und streicht die Wahr hervor,
Er hat was vors Gesicht, auch was vors taube Ohr.
Er schneidt den Bruch und Stein, recht aus dem Fundamente.
Den Zahn reist er heraus, und braucht fast keine Hände.
Er dienet jedermann, und gibt sich viele Müh
Ein jeder denckt bey sich Multus fult tezibi."
(mundus vult decipi = die Welt will betrogen werden – J. K.)

Noch kurz vor Eisenbarths Tode verfasste Johann Christoph Gottsched (1700–1766) ein weiteres Gedicht über ihn, das einerseits ebenfalls dessen damaligen Bekanntheitsgrad belegt, andererseits aber auch eine deutlich negative Tendenz zeigt:

„Mein Kind gehorche mir, so hat vor wenigen Wochen
Herr Eisenbart, ein Arzt, zu seinem Sohn gesprochen.
Willst Du einmal so reich, berühmt und glücklich seyn,
Als ich, Dein Vater bin, so bilde dir nicht ein,
Du werdest mit Geduld, Gelehrsamkeit und Wachen,
Die leeren Kästen voll, dich selbst zum Wunder machen.
Oh nein, der Irrthum trügt: Verwirf die Blödigkeit:
Wer gar so furchtsam ist, verdirbt zu dieser Zeit,
Du musst von Stadt zu Stadt auf alle Messen reisen,
Auf hohen Bühnen stehn und deine Curen preisen
Und schreyen: Eilt herzu! Hier steht der Wundermann,
Dem keiner in der Welt das Wasser reichen kann!

Dann wird der Pöbel sich nach deinen Pillen drängen,
Die Kranken werden dir mehr Geld und Silber bringen,
Als du dir wünschen wirst. Das Beyspiel nimm von mir:
Denn so hab ich's gemacht: ein gleiches rath ich dir,
Die Tauben pflegen uns selbst ins Maul zu fliegen,
Und wer nicht wacker prahlt, der bleibt im Staube liegen …"[188]

Abschließend sei noch ein Beispiel angeführt, dass zwar keine literarische Quelle im eigentlichen Sinn darstellt, aber den anhaltenden Bekanntheitsgrad des Wanderdoktors belegt. Über zwanzig Jahre später taucht sein Name in einem Bericht über die Aufstellung einer Bude auf dem Markt vor dem Bremer Dom auf:

„*Daß der Rath auch ausser den Jahrmärkten auf diesem Platz Buden und Markschreierbühnen aufzurichten verstattet habe, ist mir gar wol bekannt, und insonderheit wegen des in dem Protocollo des H. Oberhauptmanns gedachten Doctors Eisenbart erinnerlich, daß derselbe an eben dem Orte, wo jetzt die Loterie-Bude stehet, jedoch noch wol um die Hälfte näher nach der Mauer, eine weitläuftige Schaubühne aufrichten und die Unterlagen dazu, ohne Zweifel mehrer Festigkeiten halber, auf die damals nur niedrige Mauer legen lassen.*"

Fast 40 Jahre nach seinem erfolgreichen Wirken in Bremen erinnert man sich hier noch seiner weitgehend wertfrei.

16. Bedeutende Zeitgenossen aus Medizin, Kunst und Politik

Um das Zeitalter von Johann Andreas Eisenbarth verstehen zu können, muss man auch das geistig-kulturelle Umfeld mit einbeziehen. Er lebte in einer kulturell, wissenschaftlich und politisch sehr aktiven Zeit. Zu seinen Zeitgenossen gehörten zahlreiche bedeutende Persönlichkeiten, von denen nur einige exemplarisch aufgeführt werden sollen:

Zu den bedeutenden **Medizinern** der zweiten Hälfte des 17. und der ersten Hälfte des 18. Jahrhunderts gehörte unter anderem Nicolaus Andry (1658–1742), der den Fachbegriff „Orthopädie" einführte. Der in Rom lebende Georg Baglivi (1668–1707) führte die „Iatrophysik" am weitesten aus, verglich Herz und Gefäße mit einer Wasseranlage mit ihren Röhren, Lungen mit einem Blasebalg und so weiter, erklärte aber ausdrücklich, dass die Praxis sich um die Theorie nicht zu kümmern habe. Caspar Bartholin (1655–1738) war Mitglied einer Anatomendynastie und wirkte in Kopenhagen. Lorenz Bellini (1643–1704) entdeckte die Nierenkanälchen. Der Leipziger Professor Johannes Bohn (1640–1718) setzte der „iatrochemischen" Theorie mit Erfolg das physiologische Experiment entgegen. Hermann Boerhave, in Leiden tätig, galt als einer der bedeutendsten Mediziner seiner Zeit. Wilhelm Cheselden aus London fand bereits mehrfach in diesem Buch Erwähnung. Der Chemiatriker Frederik Dekkers (1648–1730) wies Eiweiß im Harn nach. James Douglas (1675–1742) war ein gebürtiger Schotte und in London als Anatom und Geburtshelfer tätig. Er war auch Leibarzt der englischen Königin. Nach ihm wurde der bereits beim Steinschnitt erwähnte „Douglas-Raum" benannt. Johann Eller (1689–1750) war Leibarzt in Berlin und Mitbegründer der Charité. Johann Ham (1650–1723) entdeckte als Student die Spermatozoen. Über Lorenz Heister wurde ausführlich berichtet, genau wie über die Hallenser Professoren Friedrich Hoffmann und Georg Ernst Stahl. Johann Juncker führte in Halle im Krankenhaus der „Franckeschen Stiftungen" die Ausbildung der Medizinstudenten am Krankenbett in Deutschland ein.

Johann Lancisi (1654–1720) wurde berühmt durch sein allerdings erst posthum erschienenes Werk über Herzkrankheiten. Anthony van Leeuwenhoek führte das Mikroskop in die wissenschaftliche Forschung ein. In Paris beschrieb Alexis Littre (1658–1726) als erster den Darmwand- und Divertikelbruch. Georg Mareschal (1657–1742) begründete mit Franz Peyronie (1678–1747) in Paris die „Akademie für Chirurgie". Heinrich Meibom (1638–1700) war Professor für Medizin, Geschichte und Dichtkunst in Helmstedt. Er kann Eisenbarth persönlich getroffen haben. Er entdeckte die Meibom-Drüsen, die großen Talgdrüsen im Oberlid, deren Sekret die oberflächlichste, lipidreiche Schicht des Tränensekrets bildet und damit das Verdunsten der Tränenflüssigkeit verhindert. Johann Ludwig Petit war ein erfolgreicher Chirurg in Paris. In Padua schrieb Bernhard Ramazzini (1633–1714) mit „Über Krankheiten der Künstler und Handwerker" das erste umfassende Werk über Berufserkrankungen. Friedrich Ruysch hat in Amsterdam zahlreiche anatomische Einzelheiten erstmals beschrieben. Giandomenico Santorini (1681–1737) war Professor für Anatomie und Medizin in Venedig. In Bologna führte Anton Valsalva (1666–1723) seinen berühmten Versuch aus und Jakob Benignus Winslow (1669–1760) war ein angesehener Anatom in Paris.

Zu den bedeutenden **Künstlern und Wissenschaftlern** dieser Zeit gehörte natürlich Gottfried Wilhelm von Leibniz, der 1700 aktiv an der Gründung der „Berliner Akademie der Wissenschaften" beteiligt war. Samuel Pufendorf (1632–1694) war der bedeutendste Natur- und Völkerrechtsgelehrte der Zeit. Isaac Newton (1642–1727) veröffentlichte seine drei „Bewegungsgesetze". Christian Wolff (1700–1750) war der führende Philosoph der „Frühaufklärung". Unter den Komponisten der Zeit seien beispielhaft nur Johann Sebastian Bach, Georg Friedrich Händel und Dieterich Buxtehude (1637–1707) erwähnt. Zu den bedeutendsten Baumeistern zählten Balthasar Permoser (1651–1732) in Dresden, Andreas Schlüter (1660–1714) in Berlin und Johann Lucas von Hildebrandt (1668–1745) in Wien.

Zu den bedeutendsten Erfindungen dieser Zeit zählen unter anderem die Dreschmaschine, die Wagenfederung, das Spiegelfernrohr, das Mikroskop, die Blutdruckmessung und der Minutenzeiger der Uhr.

Politisch wurde die Zeit geprägt von Ludwig XIV., der in Frankreich den Absolutismus vollendete und Frankreich zur europäischen Großmacht machte. Neben August „dem Starken“ von Sachsen-Polen waren es vor allem die brandenburgisch-preußischen Herrscher vom „Großen Kurfürst“ Friedrich Wilhelm über den ersten „König in Preußen“ Friedrich III./I. (1657–1713) bis zum „Soldatenkönig“ Friedrich Wilhelm I. (1688–1740), die auch auf das Leben von Eisenbarth Einfluss hatten. In dieser Zeit lebten und wirkten aber auch der schwedische König Karl XII. (1682–1718) und Zar Peter „der Große“ (1672–1725). Zu den bedeutendsten Feldherren zählten der Prinz Eugen von Savoyen (1663–1736) und John Churchill, der erste Duke of Marlborough (1650–1722).

Eine beachtliche Liste von Zeitgenossen, die das Denken und Handeln der Menschen am Übergang vom 17. zum 18. Jahrhundert prägten und sicherlich in der einen oder anderen Form auch Einfluss auf das Leben von Johann Andreas Eisenbarth hatten.

17. Die letzten Jahre

17.1. Eine unglückliche zweite Ehe

Auf die Zeit des Glanzes folgte der schrittweise Niedergang. Über die Jahre 1718 bis 1720 wissen wir nichts. Für uns greifbarer Wendepunkt in seinem Leben war das Jahr 1721, als am 16. März Catharina Elisabeth Eisenbarth verstarb, mit der er 35 Jahre verheiratet war und sieben Kinder hatte. Dieser Schlag hat ihn persönlich wohl sehr tief getroffen. Zwar heiratete er 14 Monate später Anna Rosina Albrecht, die Witwe des „Kollegen" Christoph Hummel. Auch von ihm ist ein Flugblatt überliefert, dass hier in Auszügen wiedergegeben werden soll:

„Sieur Hummels Weltberühmter Zahn-Artzt und
Operateurs in Sachsen sein gedruckter Zettel
Sey hirdurch iedermann bekannt,
Daß in den lieben Sachsen-Land
Ein Artzt, berühmt durch Wunder-Thaten,
Dem alle Curen wohl gerathen,
Dergleichen noch die gantze Welt
Zu keiner Zeit hat dargestellt,
Der nebst ihm keinen seines gleichen,
Dem alle nicht das Wasser reichen,
So noch vor ihm genesen sind, Sich ietzt auf kurze Zeit befindt.
Er ist deswegen hier erschienen,
Um einem ieglichen zu dienen,
Der seine Hülfe nöthig hat,
...
Hummel, Weltberühmter
Zahn-Artzt und Operateur"

Diese Reime in ihrer unfreiwilligen Komik verfehlten damals sicher nicht ihre Wirkung. Auffällige Übereinstimmungen im Auftreten und der Werbegestaltung zwischen Eisenbarth und Hummel legen den Verdacht nahe, dass sich beide Wanderärzte gekannt haben und

Anna Rosina für Eisenbarth keine Unbekannte war.[189] Diese Verbindung hat ihm aber nicht den erhoften Halt im Alter gebracht, sondern seine letzten Jahre noch zusätzlich verdüstert. Weder hat sie ihn bei seiner chirurgischen Tätigkeit unterstützt noch bei seinen Krankheiten gepflegt. Vielmehr verließ sie ihn mehrmals und kehrte nur gegen Geldzahlung zu ihm zurück.

Eisenbarth begab sich trotz seines Alters und seiner zunehmenden Beschwerden weiter auf Tour. Schon im Herbst 1721 war er erwiesenermaßen in Rostock, im Frühjahr des darauffolgenden Jahres stand er in Quedlinburg aus und war erneut in Berlin. Von dort aus ging es zurück nach Magdeburg. In Arendsee heiratete er am 28. Mai 1722 und begab sich kurz darauf über Ruppin und erneut Stargard nach Stettin, den Ort seiner großen Erfolge. In dieser Zeit erhielt er die Nachricht, dass die von ihm sehr geliebte Tochter Maria Magdalena, die mit dem ihn oft unterstützenden Advokaten Müller verheiratet war, am 17. Juni in Magdeburg verstorben war. Von Stettin aus trieb es den alternden Wanderarzt in den darauffolgenden beiden Jahren nach Ostpreußen.

17.2. Ein später Kunstfehlerprozess

Eisenbarth gelangte über Danzig, Elbing, Marienburg und Preußisch-Holland im Herbst 1723 nach Königsberg. Der dortige Aufenthalt aber verlief nicht problemlos. Am 30. Oktober stand der „Königlich-Preußische Rath“ am Sterbebett eines siebenjährigen Knaben, den er genau eine Woche zuvor operiert hatte. Mitte Oktober wurde er von dem Zeug-Tuchmacher Jakob Ungefrieß ersucht, seinen schwer am Stein leidenden Sohn zu operieren. Nach entsprechender Untersuchung und Bestätigung der Blasensteindiagnose führte Eisenbarth die Operation am 23. Oktober 1723 im Beisein des Arztes Prof. Melchior Philipp Hartmann (1685–1765), des Apothekers Pintschen und eines Barbiers aus seiner eigenen Truppe aus.[190] Dies zeigt uns, dass Eisenbarth in der ersten Hälfte der zwanziger Jahre noch mit einer Begleittruppe durch Deutschland reiste. Dass sich ein angesehener Professor der Königsberger Universität als „Konsilarius“ für diese Operation zur Verfügung stellte, spricht sowohl für den sozialen Status des Vaters des Patienten als auch für die Qualifikation des

Operateurs. Allerdings gelang es Eisenbarth diesmal nicht, die Blase zu eröffnen und den Stein zu entfernen. Das Angebot einer erneuten Operation lehnte der Vater ab und der Junge verstarb eine Woche später an den Folgen des gescheiterten Eingriffes.

Am 3. November 1723 erhob der Vater Anklage gegen Johann Andreas Eisenbarth. Daraufhin kam es zu amtlichen Ermittlungen wegen eines unvorsichtigen Steinschnittes. Das entsprechende Protokoll lautet:

> *„Actum in officio Fiski den 3. November 1723*
> *Nach Maasgebung der Instruktion des kgl. Herrn Hofraths und Advocat Fisci Sub. Rss. hat Substitutus Fisci die Nachfrage wegen des von dem Operateur Herrn Rath Eysenbarth an einen Knaben verübten unvorsichtigen Steinschneidens in der Juilergasse folgender Gestalt angenommen. Jakob Ungefriesz des am Stein geschnittenen sechsjährigen Knaben leibl. Vater erzählet mit vielem Beklagen, dass er auff folgende Weise umb sein leibes Kind gekommen.*
> *Er habe den Herrn Rath Eysenbarth ersuchet seinem am Stein schwer laborierendem Kinde zu helfen, worauuf selber zum Schnitt resolvieret, zu welchem Ende er am verwichenem Sonnabend u. tags des Morgens zwischen 10 u. 11 Uhr den Schnitt eigenhändig in Beysein des Herrn D. Hartmanns, Herrn Hoffapotheker Pintschen und des Herrn Eysenbarths eigenem Barbier vorgenommen, welcher aber so unglücklich verlaufen, dass sein Kind am siebenten Tag gestorben. Denn, weil Herr Eysenbarth nicht einmal beym Schnitt die Blase, worin der Stein vorhanden, getroffen und das Kind viel Blut verloren. Herr Rath Eysenbarth auch die Nacht vorher auff einer Hochzeit gewesen, sey es dergestalt übel für das arme Kind ausgefallen.*
> *Deponent weiset hiebey in einem Glase die Blase des nach dem Tode in Gegenwarth des Herrn D. Hartmanns, des Regimentfeldschers vom hochfürstlichen Regiments und des Herrn Hoffapothekers Pintschen, von Braschke geschnittenen Kindes, welche spiritu vini conservieret geworden, und worinnen der Stein seinem Vorgeben nach enthalten sey, wobey Deponent deliret, dass Herr D. Hartmann ihm keine Attestatum obduktionis ertheilen wollen.*
> *Substitutus Fisci committiret herauff dem Commissions Auffwärter Kühnen den Herrn D. Hartmann umb obduktions attest zu ersuchen.“*[191]

Trotz dieser Anzeige blieb Eisenbarth vorerst unbehelligt und verließ Königsberg wenige Tage später, um an anderen Orten in Ostpreußen tätig zu sein. Dazu trug wohl nicht unmaßgeblich die Verzögerungstaktik von Professor Hartmann bei, der sowohl bei der unglücklichen Operation als auch bei der Sektion des Kindes anwesend war und über beides ausführliche Berichte erstellt hatte. Diese wurden von der Behörde zwar wiederholt angefordert, von Hartmann aber nicht sofort zur Verfügung gestellt. Wollte er dadurch Eisenbarth Zeit verschaffen, aus der Reichweite der Behörde zu verschwinden, weil er von dessen Schuld überzeugt war, aber dennoch Achtung vor ihm hatte? Oder hielt er etwa die Behörde für nicht berechtigt, von ihm Unterlagen anzufordern, wenn er die Unterlagen nur herausgeben wollte, *„es wäre denn dasz deszhalben von der Königlichen Regierung an Ihn rescribiret würde."* Der Königsberger Behörde blieb daher nichts anderes übrig, als Hilfe aus Berlin anzufordern. Insgesamt hat man aber nicht lange gezögert, wurde die königliche Order doch bereits acht Tage nach Anklageerhebung ausgestellt und Hartmann sechs Tage später zugestellt. Dies ist vor dem Hintergrund der Entfernung zwischen Königsberg und Berlin sowie der damaligen Postbeförderungsgeschwindigkeit eine sehr schnelle Reaktion. Hartmann aber ließ sich auch jetzt noch Zeit und stellte erst am 1. Dezember 1723 die gewünschten Protokolle zur Verfügung und versah sie auch noch mit einem Vorwort, in dem er seine Handlungsweise zu rechtfertigen suchte:

„prs. Den 1. Dezember 1723
Allerdurchlauchtigster Großmächtigster König,
Allergnädigster Herr!

Communicendum dem Fisco verlangender massen.

Ew. Königl. Majestät haben in dero allergnädigsten am 11. Nov. ergangenen, und am 17. ejusdem mir eingehändigten Rescript, auff alleruntertänigste beygefügte Vorstellung Substituti Fisci Schärmacher in Gnaden anbefohlen, das obduktions attest wegen des vom Operateur Eysenbarth übel geschnittenen und darauff verstorbenen Kindes, nebst meinem pflichtgemässigen Bericht mit dem fordersahmsten alleruntertthänigst einzusenden. Diesen hohen Königl.

Befehl nach zuleben, so muss in aller Unterthänigkeit vorstellen, dass zwar Substit. Fisci Schärmacher das obduktionsattest von mir verlanget, ihm aber solches zu extradiren bedenken getragen, umb mich alles Argwohns und partheischen Sentiments zu befreyen.“[192]

Hartmann betonte weiter, dass er mit der Operationsentscheidung nichts zu tun hatte und nur als Beobachter, nicht als kollegialer Berater anwesend war und angeblich erst bei der Obduktion vom tödlichen Ausgang des Eingriffes erfahren habe. Über die Operation selbst berichtete er:

„... Den 23ten Octob. hat mich obengenannter Operateur Raht Eysenbarth, auch der Vater von verstorbenen Kind bitten lassen der operation mit beyzuwohnen, bin aber zuvor nicht zu Raht gezogen worden, dass ich deronur wie Zeuge erschienen bin. Nachdem er also den Knaben hat bequem durch seine Leute legen und halten lassen, so nahm er als eine Vinn auff dem Rücken ausgehöhlten Catheter, brachte ihn in die Blase hinein und vollführte in perineo auff selbigem Schnitt mit dem gewöhnlichen Incisions Messer. Da er aber mit dem Finger durch die Öffnung den Stein in der Blase suchte, fand ich zwar, dass er perplex ward; weil aber ein Bruch in Scroto war, so vermeinte anfänglich, dass selbiger ihn hinderlich wäre. Aus der Extention ist aber zu ersehen gewesen, dass der Schnitt zu sehr nach dem scroto auffwärts ist geführet und alsodas collum vesicä nicht genugsahm geöffnet worden; wobei er sich dann sehr versehen, dass er mit der Zange in cavitatem abdominis hineingefahren, ohn zuvor zu wissen, ob er in die Blase mit selbigem hinein kommen konnte, umb den Stein zu extrahieren, sondern hat an stattdesselbigen die Blase gegriffen, welches ihm auch zu etlichen mahlen reprochiret und zugleich bey dergleichen operationen zu mehrer circonspektion angemahnet. Er excursierte sich, dass er wegen der umbstehenden wärr irrig gemacht worden, auch dass er sich vorgenommen hätte, in den folgenden Tagen die Operation wieder vorzunehmen, es haben aber die Eltern nicht zugeben wollen. Weisen meinen pflichtgemässigen Bericht habe in aller Unterthänigkeit abstatten wollen.

Ew. Königl. Majestät allerunterthänigster treugehorsamster Knecht
Melch. Phil. Hartmann“

Diesem Bericht folgte das Sektionsprotokoll. Bei der Sektion waren neben Hartmann noch die Chirurgen Christian Raakmann und Levin Bröseken anwesend. Durchgeführt wurde die Sektion zeittypisch durch einen Barbier namens Braschke.

> *„Obduktions-Recess vom 6jährigen Knaben Jakob Ungefries, welcher am 23. Oktob. vom Operateur Eysenbarth wegen des Blasensteines geschnitten, den 29.ten gestorben, exenteriret worden.*
>
> 1. *Aeusserlich waren im Unterleibe viele blaue Flecken von unterlauffenem Geblüht anzutreffen, welches aber nichts ungewöhnliches und bey vielen anderen verstorbenen Cörpern bemerket wird.*
> 2. *Nach separierung der Tegmentorum communium und propriorum des Abdominis fanden wir das peritoneum in regione Hypogastrika blaulicht und die musculos pyramidales von der Druckung sphascelieret.*
> 3. *Die Incision war an gehörigem Orth geschehen.*
> 4. *Bey Öffnung des Scroti, welches gantz blau äusserlich, zeigte sich gleich eine Quantität von extravasiertem geronnen Geblüht, auch waren die beiden gantz spasceleiret und die vasa präparantia mit der Zange zerknüften. Vom Bruch, der sich bei der Operation einfand, war kein Merkmahl anzutreffen und war das Scrotum gantz geschlungen, dero zu vermuthen, dass es nur eine pneumatocele gewesen.*
> 5. *Die Blase haben wir mit den uriteriben und größten Teil des Colli herausgenommen, überm Sphinktere abgebunden und in uretere sinistro mit einem tabulo aufgeblasen, da dann keine incision in der Blase remarquiret wurde und befunden, dass der Schnitt nicht genusahm auffwärts nach der Blase zu in collo vesicae ist ausgeführet worden, sondern ad urethram.*
> 6. *An der Blase nach fundo zu, seyn einige Merkmahle vorhanden gewesen, dass sie mit der Zange ist angegriffen worden.*
> 7. *In der Blase wurde der Stein so groß gefunden als der Operateur ihn beschrieben.*
> 8. *Bey Öffnung aber des ossis pubis floß gleich eine schwarzlichte stinkende Materie, welche ohnfehlbar von Verletzung mit der Zange ihren Ursprung genommen, daher dass Spascetus entstanden.*

9. *Bey der in perineo gemachten incision konnte man zwischen Blase und dem peritoneum rechter Seiten mit dem stilo biss in cavitatem abdominis freywillig sondieren, welches ohne Zweiffel mit den Fingern und der Zange dilatieret worden.*

Diese haben wir unterschriebem auff ergangenen allergdsten Königl. Befehl in allertiefster Devotion hiermit abstatten sollen.

Melch. Phil. Hartmann
Med. D. u. Prof. Ord. Test.
Christian Raakmann Hoffchirurg
Levin Bröseken, Chirurg. Civitat. Königsbr. Juratus"[193]

Es stellt sich die Frage, warum ist der Eingriff missglückt und der Junge an einer Peritonitis verstorben? War die beschriebene Hydrocele (= Wasserbruch – J. K.) eventuell wirklich hinderlich, oder war es eine Varikozele (= Krampfader der Hodengefäße – J. K.)? Bei der langen Berufserfahrung von Eisenbarth dürfte ihm eine derartige Veränderung bereits bei der Voruntersuchung aufgefallen sein und er hätte die Operation nicht durchgeführt, wenn er sie für hinderlich gehalten hätte. Die Steindiagnose wurde von ihm ja auch fehlerfrei gestellt, selbst die Steingröße hat Eisenbarth bei der präoperativen Untersuchung völlig richtig eingeschätzt, auch der Einwand Eisenbarths, die Umstehenden hätten ihn nervös gemacht, ist grundlos. Er war es doch gewohnt, in der Öffentlichkeit oder vor Prüfgremien zu operieren und es war auch nichts Ungewöhnliches, das bei solchen Eingriffen akademische Ärzte und Barbiere zur Begutachtung hinzugezogen wurden. Das Sektionsprotokoll belegt eindeutig das fehlerhafte Vorgehen des Operateurs. Zwar war der Schnitt an der richtigen Stelle gesetzt worden, beim Vorgehen zur Blase war er aber zu weit abgewichen, so dass die Blase nur berührt, nicht aber geöffnet wurde. Dafür kam es zu Verletzungen des Peritoneums (= Bauchfell – J. K.), dessen Entzündung dann schließlich den Tod des Knabens hervorgerufen hat. Es erscheint daher möglich, dass entsprechend der Aussage des Vaters Eisenbarth infolge der Teilnahme an einer Hochzeitsfeier am Vortage nicht in bester Operationsverfassung war.

Es konnte eigentlich schon am Operationstag kein Zweifel an der fehlerhaft verlaufenen OP gegeben haben, da der Operateur ja keinen Stein zu Tage förderte und von sich aus anbot, die Operation zu wiederholen. Warum dann also diese Verzögerungstaktik?

Die an sich klare Aussage des Sektionsprotokolls veranlasste den Rat der Stadt Königsberg aber nur zu einer halbherzigen Suchaktion nach dem Operateur. Dank eines von Eisenbarth verteilten Werbezettels war man in Königsberg informiert, dass der Steinschneider noch weiter in Ostpreußen unterwegs war. Über Elbing war er nach Preußisch Holland und in das Oberland gezogen. Gefasst wurde Eisenbarth aber nicht.

Diese Untätigkeit der Verantwortlichen scheint aber auf Kritik, vielleicht von Seiten der Kindeseltern, gestoßen zu sein. Nur so erklärt sich, dass der zuständige Substitutus sich im Frühjahr 1724 mit einem umfangreichen Schreiben, wohl mehr zur eigenen Rechtfertigung, an den König wandte und die Schuld an der erfolglosen Suche nach Eisenbarth auf Hartmann abzuschieben versuchte:

> *„Hätte der Prof. Hartmann nicht soviel Schwierigkeiten gemacht mit der Übersendung der beiden Berichte, dann wäre es dem Eysenbarth nicht möglich gewesen, sich heimlich mit allen Sachen davon zu machen und wie die Rede damals gewesen, nach seiner auswärtigen Heimat ins Reich zu gehen."*

Dabei ist daran zu erinnern, dass Eisenbarth seinen Wohnsitz in Magdeburg hatte und somit auch dort der brandenburgisch-preußischen Gerichtsbarkeit unterstand. Zwar ordnete der König bezüglich Eisenbarths an:

> *„... wann er sich allhier gestellt, ihn wegen der an dem Knaben Jakob Ungefries genanndt vorgenommener unvorsichtiger Operation zur verantwortung zu ziehen und Uns darüber allerunterthänigst Bericht zu Unserer ferneren Verantwortung gehorsamst abzustatten."*

Dieser Befehl ging aber wohl beabsichtigt nur nach Westpreußen, in Magdeburg wurde gegen den Mitbürger nichts unternommen und die Akte endete damit. Selbst in der brandenburg-preußischen Hauptstadt konnte der Wanderarzt im darauffolgenden Jahr ungestört tätig werden.

Es besteht kein Zweifel an dem Operationsfehler Eisenbarths, es wird aber auch deutlich, dass niemand wirkliches Interesse hatte, den Operateur zur juristischen Verantwortung zu ziehen. Über die entsprechenden Motive kann nur spekuliert werden. Anerkennung vor den sonstigen Leistungen des „Preußischen Rathes" wird es wohl kaum gewesen sein, da vor allem in der ersten Hälfte des 18. Jahrhunderts die akademischen Ärzte keine Möglichkeit ungenutzt ließen, über die Handwerkschirurgen herzuziehen. Es ist wohl eher anzunehmen, dass ein derartiger Operationsausgang in dieser Zeit nichts Ungewöhnliches darstellte und man die Schwere des Kunstfehlers nicht so einstufte, dass eine aufwendige Suche nach dem Verursacher gerechtfertigt gewesen wäre.

17.3. Die Zeiten ändern sich

Die genaue Rückreisestrecke von Eisenbarth aus Ostpreußen ist nicht bekannt, aber die „Berlinisch Privilegierte Zeitung" berichtet von einem Aufenthalt in Danzig. Am 1. August 1724 traf Eisenbarth dann zum letzten Mal in Berlin ein. Sein Stern war zwischenzeitlich schon deutlich verblasst, viele hielten ihn bereits für tot, oder wurde er etwa aus Konkurrenzgründen gezielt von den Mitbewerbern als verstorben erklärt? Die „Berliner Zeitung" sah sich jedenfalls am 3. August 1724 zu einer wahrscheinlich von Eisenbarth lancierten Anzeige veranlasst, in der der wohl wiederholt totgesagte Eisenbarth in der Hauptstadt angekündigt wurde. Knapp zwei Monate später machte er dann nochmals mit einer Zeitungsannonce auf sich aufmerksam.

Mitte Oktober 1724 stand Eisenbarth dann noch in Leipzig auf der Messe aus, um dann nach mehr als zweijähriger Abwesenheit wieder nach Magdeburg zurückzukehren. Diese lange Reise war wohl der letzte Höhepunkt seiner Schaffenszeit. Der Abstieg Eisenbarths war nicht nur ein persönliches Problem. Generell ging in der ersten Hälfte des 18. Jahrhunderts die große Zeit der Wanderärzte zu Ende. Die immer häufiger erscheinenden Medizinalordnungen schränkten ihren Wirkungsbereich zunehmend ein. Persönlich kam noch der sich verschlechternde Allgemeinzustand hinzu. Vor allem seine Gichtprobleme machten ihm zunehmend nicht nur auf den Reisen, sondern auch bei seiner Arbeit Probleme. Die Finger waren nicht mehr so geschickt und schnell wie früher. Sein ihn in den letzten Lebensjahren begleitender jüngster Sohn Adam Gottfried versuchte den Vater nach Kräften zu unterstützen, erreichte aber nie dessen Können.

17.4. Die letzten Reisen

Im Jahr 1725 ist die Truppe unter anderem nochmals in Frankfurt am Main aktiv, aber die Geschäfte gehen deutlich schlechter. Wie groß die ihn begleitende Truppe zu diesem Zeitpunkt noch war, wissen wir nicht. Es kann sich aber nur noch um wenige Mitreisende gehandelt haben. In Frankfurt oder auf der Rückreise nach Magdeburg erlitt Eisenbarth seinen ersten Schlaganfall, den er zwar noch gut überstand, der sich aber auf seine manuelle Geschicklichkeit spürbar auswirkte.

Wohl auch aus ehelichen Problemen hielt es den kranken Wanderarzt nicht lange in Magdeburg. Bereits im Januar 1726 legte er in Bremen seine zahlreichen Privilegien vor und beantragte eine erneute Genehmigung, seine Reklamezettel verteilen zu dürfen. Doch so einfach ging es für ihn nicht mehr. Eisenbarth wurde, wie zwölf Jahre zuvor, vor das „Collegium Medicum Physicorum" zitiert, konnte dieser Aufforderung aber *„wegen der Unpässlichkeit am Podraga (= Gicht – J. K.)"* nicht folgen und schickte deshalb seinen Sohn. Das Ratsprotokoll verzeichnete den Vornamen nicht, aber es ist wohl Adam Gottfried, der seinen Vater in den letzten Jahren ständig begleitete, der das Kollegium nicht völlig überzeugen konnte. Die Eisenbarths dürfen aber trotzdem wohl chirurgisch tätig werden, was zumindest eine ausreichende Grundkenntnis und -fertigkeit des Sohnes voraussetzte oder doch noch ein Tribut an den großen Namen des Vaters war. Aber es wird ihm bedeutet, *„dass sich sein Vater der Apothekerordnung gemäß verhalten müsse"* und von innerlichen Kuren absehen und eine Probe der angebotenen Arzneimittel einreichen müsse. Eisenbarth stellte sich wie so oft stur, reichte die geforderten Proben nicht ein. Daraufhin wurde er zu Ostern der Stadt verwiesen und das Protokoll schloss mit der vernichtenden Äußerung: *„Von seinen Praxi und Curen haben wir inzwischen nichts erfahren, als dass derselbe sehr schlecht geweßen"*.

Welch ein desaströser Abgang für den noch vor zwölf Jahren auch in Bremen so gefeierten großen Wanderchirurgen. Im gleichen Jahr war er noch in Göttingen und Hannover nachweisbar, besaß er doch ein Privileg für die welfischen Lande und war sogar hannoveranischer Landarzt.

Für die nächsten Monate fehlen wieder jegliche Quellen. War der schwerkranke Eisenbarth in Magdeburg oder zog er mit seiner kleinen Truppe trotz des Misserfolges weiter durch Norddeutschland?

17.5. Eisenbarths Testament und Tod 1727

Im September 1727 jedenfalls war Eisenbarth erneut in Göttingen, wo er im Gasthof „Zum schwarzen Bären" wohnte. Der Fachwerkbau in der „Kurzen Straße" wurde 1590 errichte und seit 1637 gastronomisch genutzt. Eisenbarths Gesundheitszustand scheint sich zwischenzeitlich derart verschlechtert zu haben, dass er es für nötig erachtete, hier sein Testament zu verfassen. Dieses soll hier im Wortlaut abgedruckt werden, weil es die Person Eisenbarth und seine materiellen Verhältnisse gut charakterisiert:

> *„In dem Nahmen der Heyligen Hochgelobten Dreyfaltigkeit, Gottes des Vaters, Sohnes und Heyligen Geistes, urkunde und bekenne Ich Johann Andreas Eisenbarth; Nachdem ich von Kindheit an auß dem Heylsamen Wordte Gottes /: dafür ich der Göttlichen Allmacht vom Grunde meines Hertzens dancke:/ deßen gelehret und unterrichtet woden, daß wegen unßerer ersten Eltern kläglichen sündenfalß, wir Menschen auß dieser Welt dem Zeitlichen Tode unterworffen, alßo daß wir nichts gewißers, der denselben zugewarten, dahiro nach meinem seeligen Absterben wegen meiner nachgelaßenen Güther unter meinen Kindern gerne richtigkeit haben mögte, alß bin ich entschlossen, meinen letzten Willen, bey Gottlob! Gutem verstande, sinnen und vernunft ohngezwungen, in der Besten Form Rechtens aufzurichten.*
>
> *Befehle demnach Anfangs meine durch das theure blut Jesu Christi erlöste Seele, in die treue Handt Gottes, und will daß, nach meinem seeligen Ableben meine Erben meinen Cörper von meinen bereitesten vermögen ehrlich zur Erden bestättigen laßen sollen.*

Hiernechst will Ich, daß wen mein altister Sohn, Johann Michael das Hauß in Magdeburg, zum güldenen Appfel genandt, behaubten, und seinen Mitt-Erben davon herauß geben kann, Ihm dasselbe dryhundert Reichsthaler geringer alß sonst ein frembder davon zugeben gewillet, gelaßen, auch wegen derer zu seinen studys auffgewandten Kosten nichts gerechnet, oder decourtiret (= abgezogen – J. K.) werden solle. Fals Er aber sothanes Hauß nicht behaubten köndte, so soll Er von denen davor kommenden Gelderen Zweyhundert Reichsthaler vorauß haben, in ansehung meine beiden Töchtern, wovon die Eltiste, alß Maria Magdalena, Hrn. Johan Friedrich Müller zur Ehe gehabt, und nunmehro verstorben, ingleichen die Jüngstde, Susanna Catharina, so an den Hr. Capitain Bonnies verehelichet, mir ein weit mehres gekostet, zu dem ich auch meiner jetztgedachten ältisten Tochter Ihr verstorbene Kinder theils auff meine Kosten begraben laßen. Und da ermeldeter Ihr hinterbliebener Ehemann, H. Johan Friedrich Müller, ihren Brautschmuck dissipiret (= verschwendet – J. K.) und herdurch gebracht, Jedoch noch ein Kind von dieser meiner seeligen Tochter am Leben, nahmentlich Johann Heinrich Müller, so ersuche hierdurch eine Hohe Obrigkeit, vor solchen Knaben die gütigste vorsorge zu tragen, und dahin zusehen, daß wan das Hauß verkaufft wird, des Knabens antheil davon, dessen Vattern H. Johan Friedrich Müllern, nicht in die Hände gegeben werde, sondern derselbe davon weiter nichts, alß nur den usum fructum (= Nutznießung – J. K.) zugemeßen habe. Wie Ich den auch zu einer Hohen Obigkeit ebenfalß das vertrauen habe und dieselbe dahin bittlich ersuche, vor den Knaben zu sorgen, daß Er zu erlernung einer ehrlichen Profesion, alß Chirurgie oder Kauffmannschafft möge angehalten werden.

Dan hat auch meine Jüngste Tochter, Susanna Catharina, so an den H. Capitain Bonnies verehelicht, schon ein ehrliches und ziemliches von mir bekommen, weshalber den meinen Jüngsten Sohne, Adam Gottfried /: welcher sonsten bey der theilung sehr zu kurtz kommen würde:/ von denen Haußkauffs-Gelderen 200 Rthlr. Schreibe zweyhundert Reichsthaler vorauß vermache.

Dahergegen soll Sie meine Jüngste Tochter, Susanna Catharina, die güldene Ketten umb den Halß, und umb die Hände, und Ihre kleine Tochter Ließgen, den rubinen Schmuck haben, und Ihnen beiderseits solche specificirte Stücke zum Vorauß vermachet seyn. Daß

große Diamantene Creutz, Ringe und übrige Geschmeide aber, nebst Silbergeschirre und anderen vorhandenen Sachen sollen taxiret werden.
Meine annoch lebende Frau, Anna Rosina, gebohrne Albrechten betreffend, obwohl dieselbe, insonderheit bey meiner großen schwachheit, da ich vom Schlage gerühret, mir wenig Gutheit erwiesen, Ja gar eins mahls ohne einige Uhrsache von mir gegangen, und Ich Ihr zu Ihrer Wiederüberkunfft 20 Reichsthaler schicken müßen, dannoch immer gedrohet wieder von mir zu gehen, wan es nicht gleich nach Ihrem Sinn und Koffe hat gehen wollen, da Sie doch jährlich, wen ich's genau rechne, und anschlage, auff die 80 Reichsthaler Waßer-Geld bekommen, und dieselben biß hieher genoßen, obwoll Ihr dieselben nicht versprochen, so will Ich /: weill Ich ohne dem mit ihren Kindere nichts zu thun haben, und es Ihr auch niemahls an etwas gefehlet, dennoch auß Christlicher Liebe zu Ihrem ferneren Lebens Unterhalt, eins vor alles Dreyhundert Reichsthaler legirt und vermacht haben, gestalt Ich Ihr den dieselben 300 Reichsthaler hiedurch legire und vermache.
Und weilen übrigens die Einsetzung der Erben eines jeden Testament Grundvorschrift, so setze und ernenne Ich meines Guths, so nach meinem Abgang über auß richtung vorgemeldeter Legatorum und praelegatorum (= Verfügung und Vorverfügung – J. K.) vorhanden seyn wirdt, zu meinem ungezweifelten Erben meinen Aeltisten Sohn, Johan Michael, ferner meine Jüngste Tochter, Susanna Catharina, des Herren Capitains Bonnies Ehefrauen, dan meinen Jüngsten Sohn, Adam Gottfridt, und meiner verstorbenen ältesten Tochter hinterlaßenene Sohn, Johann Heinrich Müller, derogestalt und alßo, daß dieselben nach obriger maaßgebung, sich darunter schied- und friedlich vertheilen sollen, ohne mennigliches Irrung, eintrag oder wiedersprechen. Schließlich will Ich, daß (falls) da dießes mein letzter Wille, nicht alß ein ziemliches Testament geachtet, dennoch solches alß ein Condicill, Fidecommiß (= auch im nicht juristischem Sinn anerkennen – J. K.) oder anderer letzter Wille und Vermächtniß gelten solle, will auch meine liebe hohe Obrigkeit unterthänig ersuchet haben, hierüber steiff und feste zu halten, alles treulich sonder Gefehrde. Zu Urkund habe ich dieses mein Testament und Letzten Willen nicht allein auff allen blättern, sondern auch zuletzt nebst denen hierzu erbethenen Notarien und Zeugen solches unico

contextu (= einmalige Ausfertigung – J. K.) und zu gleich unterschrieben und untersiegelt,
So geschehen Göttingen am 1sten 7br 1727
Johann Andreas Eisenbarth
Heinrich Ludewig Ernst alß gebetener Zeuge
Johann Christian Mackenroth als ein gebettne Zeuge
Henrich Wilhelm Sander als Erbetner Zeuge
Georg Andreas Bußen als Erbetner Zeyge
Caspar Friedrich Biermann als erbetener Zeuge
Und Ich auß Römischer Kayserlicher Macht und Hoheit offenbahrer geschworner und immatriculirter (= zugelassener – J. K.) Notarius, uhrkunde und bekenne hiermitt, daß ich bey dem von dem Königl. Preußischen Hochbestalten Herrn Rath, Medico und Hof-Oculisten, wie auch Königl. Groß. Britt. und Herzogl. Braunschwg. Lüneburg privilegierten Landt-Artzt, H. Johann Andreas Eisenbarth auffgerichteten und hierinnen beschloßenen Testament und Letzten Willen selbst persönlich zugegen gewesen bin, und daß gedachter Testator (= Erblasser – J. K.) H. Johann Andreas Eisenbarth indem außdrücklich vermeldet, daß solches sein endlicher Wille sey …"

Es folgen die üblichen barocken notariellen Floskeln, die für uns aber nicht von Bedeutung sind. Das Testament selbst aber ist in drei Richtungen sehr aufschlussreich. Erstens gibt es uns einen Einblick in das noch existente Vermögen von Johann Andreas Eisenbarth, der in den letzten Jahren sicher von der Substanz gelebt hat, da seine Einkünfte vor allem in den letzten drei Jahren wohl deutlich rückläufig waren. Zweitens zeigt es die Familienverhältnisse auf und lässt uns drittens Johann Andreas in einem ganz neuen Licht erscheinen.

Das Testament beweist, dass Eisenbarth zu diesem Zeitpunkt nicht mehr im Besitz größerer Bargeldmittel war, da keine freien Gelder zur Verteilung anstanden. Zwar wird Schmuck und Silbergeschirr erwähnt, dessen Wert sich aber nicht erschließt. Dafür scheint das Magdeburger Wohnhaus nicht mit Hypotheken belastet gewesen zu sein. Verwunderlich hingegen ist die Tatsache, dass kein Wort über das medizinische Instrumentarium fällt, obzwar sowohl der älteste Sohn als auch der jüngste Sohn potentielle Erben der Instrumente darstellten. Dies ist umso verwunderlicher, da gerade in dieser Zeit das Instrumentarium sehr kostbar gestaltet war und für sich schon einen hohen Wert darstellte. Hinzu kommt die Tatsache, dass Eisenbarth ja die Erfindung zweier Instrumente angab, die in einem solchen Testament zweifelsohne von Bedeutung wären. Es stellt sich die Frage nach dem Verbleib des Instrumentariums. Der jüngste Sohn als potentieller Nachfolger hat es noch nicht in Besitz genommen, sonst hätte dies im Testament ähnlich den Gaben an die Töchter Erwähnung gefunden. War vielleicht die materielle Not der letzten Jahre schon so groß, dass der entscheidende Teil des Instrumentariums bereits verkauft worden war und Eisenbarth sich in seinen letzten Lebensjahren vorwiegend mit dem Medikamentenverkauf beschäftigte? Dies würde zur gichtbedingten Einschränkung seiner Beweglichkeit und zu seinem Verhalten in Bremen passen. Zusammenfassend zeigt sich, dass der Besitz bis auf das Haus und wenige Schmuckgegenstände deutlich zusammengeschrumpft war.

Von den insgesamt sieben Kindern lebten zu diesem Zeitpunkt noch drei. Haupterbe und wohl auch Liebling war der Erstgeborene Johann Michael. Er sollte das Haus bekommen, die nicht geringen Kosten seiner medizinisch-akademischen Ausbildung wurden auch nicht gegengerechnet. Es ist denkbar, dass er das Haus nicht nur erben sollte, weil er der älteste war, sondern auch weil er dort seine ärztliche Praxis hätte einrichten können und er vermutlich der durch seine Ausbildung materiell bestgestellte Erbe war. Er hielt sich zu dieser Zeit in Perleberg auf. Leider wissen wir, wie bereits erwähnt, über sein weiteres Leben bisher nichts.

Die beiden Töchter müssen zu ihrer Hochzeit mit einer guten Mitgift ausgestattet worden sein, so dass Eisenbarth für sie keine weiteren Erbansprüche sah. Seine jüngste Tochter erhielt aber für sich und die Enkeltochter Schmuckgegenstände. Abweisend verhält er sich gegenüber Johann Friedrich Müller, dem Ehemann seiner bereits verstorbenen ältesten Tochter, mit dem er früher jedoch häufig zusammengearbeitet hatte. Dieser einstmals wohlhabende Advokat, er besaß mehrere Häuser, hat wohl seines und das Vermögen seiner Frau durchgebracht. Eisenbarth musste deren Kinder auf seine Kosten beerdigen. Es ist daher verständlich, dass er sich um die Zukunft des einzig lebenden Enkelkindes aus dieser Ehe Sorgen machte und das zu vererbende Geld behördlich vor dem Zugriff des

Vaters schützen ließ, um die Ausbildung des kleinen Johann Heinrich Müller zu sichern.

Sehr großzügig erwies sich Eisenbarth hingegen gegenüber seiner zweiten Ehefrau, die ihm nach eigenen Aussagen in seiner Krankheit nicht beistand. Dennoch sicherte er ihren Lebensabend mit 300 Reichstalern ab, einer Summe, die mehr als dem Zwölffachen eines durchschnittlichen Schneider-Jahresgehaltes entsprach. Davon war ein weitgehend sorgenfreies Leben durchaus möglich. Dies war vor allem die Hälfte mehr als der jüngste Sohn, Adam Gottfried, der ihn in den letzten Jahren begleitete, erhalten sollte. Ihm standen lediglich 200 Taler zu.

Klar wird sichtbar, dass Eisenbarth sich auf das Ende seines Lebens vorbereitete. Die marktschreierischen Töne sind der Demut gewichen, das Selbsttbewusstsein, es aus eigener Kraft zu etwas gebracht zu haben war aber geblieben. E. Pies zitiert einen interessanten Handschriftenvergleich der Unterschriften vom Beginn seiner Karriere 1686 mit der Unterschrift unter dem Testament. P. H. Richter, ein Frankfurter Graphologe, beschreibt die Unterschiede folgendermaßen und gibt dabei eine sehr interessante Charakterisierung des Wanderarztes:

„Auch wenn man die damalige Schriftform berücksichtigt, zeigen sich übermäßige Bereicherungen in den Majuskeln, starker Spontandruck in den Ab- und einigen Aufstrichen sowie Querbalken. Alles deutet auf einen herrschsüchtigen Menschen mit einem außergewöhnlich starken Geltungsbedürfnis. Der Schreiber hat aber auch starke künstlerische Impulse, die sich im Ausdruck und seinem Geschick äußern. Diese sensiblen Zeichen werden aber unterdrückt durch eine gewisse Klotzigkeit, von Emotionen geleitete Plötzlichkeit und manuelle Geschäftigkeit.

Der Druck deutet auf Beständigkeit und Ausdauer. Das materielle Interesse und eine stark vom Trieb geleitete Anlage mit derben Zügen sind ebenso zu erkennen wie Genußfreudigkeit bis zum Exzeß. Soweit die Unterschrift aus dem Jahre 1686.
Ruhiger, beinahe milder und weniger lebendig ist die Unterschrift von 1727, also 41 Jahre später. Hier ist wohl noch eine große Anfangsbetonung und ein verschnörkelter Endzug im Schluß-H er-

kennbar, aber die Schrift ist enger zusammengerückt, verbundener und mehr vom Mittelband beherrscht. Man kann daraus schließen, daß die Emotionen weniger erregt und gemäßigt erscheinen, wenn auch gelegentlich immer noch spontane Erregungswallungen enthalten sind.
Neben den Unterlängen sind hier die Oberlängen betont, so daß der Schreiber über sich hianusgewachsen zu sein scheint. Er hat gelernt, seine Begabung zu nutzen, sich selbst zu erkennen und aus den gesammelten Erfahrungen zu lernen. Aber sein Geltungsstreben ist nach wie vor vorhanden. Er ist ein problematischer Mensch geblieben."

Von Göttingen aus wandte sich Eisenbarth mit seinem jüngsten Sohn nach Hannoversch-Münden, wo sie sich im Gasthof „Zum Wilden Mann" einquartierten und wohl noch immer Patienten behandelten. Am 6. November, also fast auf den Tag zwei Monate nach der Testamentserstellung, erlitt Johann Andreas Eisenbarth seinen zweiten Schlaganfall, von dem sich der alternde Wanderarzt nicht mehr erholen konnte. Am 11. November 1727 verstarb er im Alter von 64 Jahren und wurde zwei Tage später in der St.-Aegidien-Kirche in Hannoversch-Münden beigesetzt. Im Sterberegister findet sich der Eintrag: *„1727, November, den 13. ein Frembder, Eisenbart in Stille in St. Egid. Kirche beigesetzt."* Sein letzter Auftritt war stiller als zu seinen besten Jahren, außer dem Sohn folgen nur wenige dem Sarg des Fremden. Seine Beisetzung selbst entsprach seinen testamentarischen Wünschen. Die Kirchenrechnung verzeichnet:

„Einnahme vor die mit Consens der Hochw. Patronen in der St. Egidien Kirche angewisenen Ruhestätte: Am 14. November 1727 Weyland Johann Andreas Eisenbarts, Medicinae Consilario und Operateurs, mitten im Chor consentirte Ruhestädte: 30 Thaler."

Der Begräbnisplatz mitten im Chor war mit 30 Talern, was circa 3000 Euro entspricht, der kostspieligste in dieser Kirche. Am Grabstein wurde dann aber gespart, wie die nachfolgnde Kirchenrechnung belegt: *„Des seel. Herrn Eisenbarts Erben haben für einen auf dem St. Blasii Kirchhofe befindlich gewesenen Leichenstein bezahlet: 4*

Reichsthaler." Ein neuer Grabstein war wohl zu kostspielig, so wurde ein alter abgeschliffen und mit neuer Inschrift versehen (Abb. 16, S. 345). Dabei bediente man sich der Schreibweise ohne ‚h'. Das Geburtsdatum wurde fälschlicherweise mit 1661 angegeben, was wesentlich zu der lange andauernden Unklarheit bezüglich des wirklichen Geburtsdatums beitrug. Die Ortsangabe ‚Magdeburg' bezieht sich offensichtlich auf den Wohn- und nicht auf den Geburtsort.

Es stellt sich die Frage, warum die Beisetzung in Hannoversch-Münden und nicht im Wohnort Magdeburg stattfand. Fehlte das Geld für den Rücktransport der Leiche? War Eisenbarths Bindung an Magdeburg emotional zu gering? Wollte der Wanderarzt am letzten Wirkort begraben werden? Auch zu seinem Lebensende wieder Fragen, die wir wohl nie zu beantworten in der Lage sein werden.

Zwar versuchte Adam Gottfried noch von Hannoversch-Münden aus die Übertragung des väterlichen Privilegs als Hannoverscher Landarzt auf seine Person zu erreichen. Er blieb auch aus diesem Grunde noch längere Zeit im Sterbeort seines Vaters. Ein diesbezügliches Schreiben geht bereits zwei Wochen nach Johann Andreas Beerdigung in Hannover ein. Daraufhin verlangt die Regierung einen Bericht vom Bürgermeister und dem Rat der Stadt über den Antragsteller. Das am 13. Dezember 1727 eingehende Schreiben lautet: *„Aus dem copeylichen Anschluß vom 27. November ist zu ersehen, welchergestalt Adam Gottfried Eisenbarth angesuchet, bei Seiner Königlichen Majestät Unsern Allergnädigsten Herrn für ihn dahin zu intercediren, daß das Privilegium, welches sein nunmehr verstorbener Vater Johann Andreas Eysenbarth als hiesiger Land-Arzt gehabt, auf ihn extendiret werden möge. Weil er sich nun darauf beziehet, daß er nebst besagtem, seinem Vater, eine geraume Zeit sich alldort aufgehalten und in der selben Zeit während der Krankheit unter seiner Manuduction in vorgefallenen Curen assistiret, so wollen wir darüber, und ob, auch was er für Curen gethan, einen Bericht erwarten.*" Wie die Antwort aus Hannoversch-Münden ausgefallen ist und ob das Gesuch erfolgreich war, konnte bisher nicht geklärt werden. Seine Spur verliert sich, nachdem er im Sommer 1728 nochmals in Hannoversch-Münden nachweisbar war.

Entgegen den Wünschen und Vorstellungen des Vaters gelang es den Söhnen aber nicht, das Magdeburger Haus im Familienbesitz zu hal-

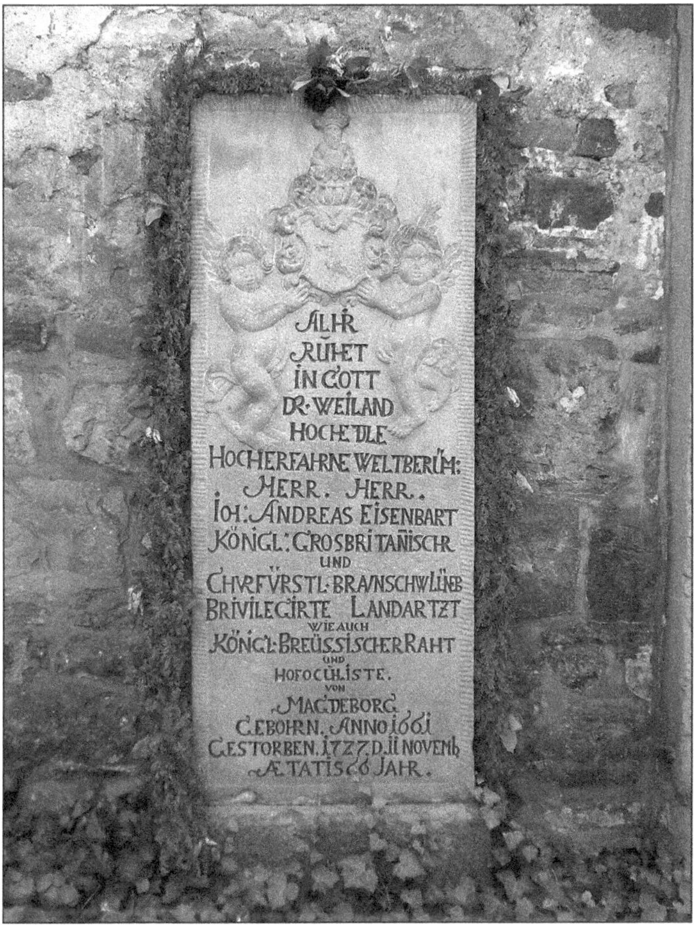
ALHR
RUHET
IN GOTT
DR. WEILAND
HOCHEDLE
HOCHERFAHRNE WELTBERÜM:
HERR. HERR.
IOH: ANDREAS EISENBART
KÖNIGL: GROSBRITANISCHR
UND
CHURFÜRSTL. BRAUNSCHWLÜNB
BRIVILEGIRTE LANDARTZT
WIE AUCH
KÖNIGL. BREÜSSISCHER RAHT
UND
HOFOCULISTE.
VON
MAGDEBORG
GEBOHRN. ANNO 1661
GESTORBEN. 1727. D. 11 NOVEMB
ÆTATIS 66 JAHR.

Abb. 16: Grabstein von J. A. Eisenbarth, der sich jetzt außerhalb der Kirche befindet.

ten. Infolge fehlender Barmittel musste zur Deckung der väterlichen Beerdigungskosten und zur Auszahlung der ungeliebten Stiefmutter ein Kredit von 500 Reichstalern aufgenommen werden. Diesen gab ihnen der Obrist-Leutnant Charles de Monains. Ende Januar verpflichteten sich die Eisenbarth-Erben gemeinsam mit dem Vormund des Müller-Enkels, Johann Sebastian Weißheit, die geliehene Summe mit sechs Prozent Zinsen innerhalb eines halben Jahres zurückzuzahlen. Als Sicherheit wurde das Haus verpfändet. Das Geld konnte jedoch nicht aufgebracht werden und so kam es am 21. Juni 1728 zur Zwangsversteigerung. Beide Söhne waren nicht anwesend, wurden notariell vertreten. Der ältere hielt sich in Perleberg, der jüngere in Hannoversch-Münden auf. Der Verkauf erfolgte für 3 000 Reichstaler an den Ackersmann Christian Wedemeyer aus Egtersleben. Der Verlust belief sich somit trotz Zwangsversteigerung nur auf 100 Reichstaler im Vergleich zum Kaufpreis 1703.

18. Die Spuren verlieren sich

Die Ära Eisenbarth war damit endgültig zu Ende, von den noch lebenden drei Kindern verlor sich jede Spur. Quellenmäßig lassen sich in den darauf folgenden Jahren zwar noch drei Personen mit dem Namen Eisenbarth fassen, eine Zuordnung zur Familie von Johann Andreas ist jedoch bis jetzt nicht möglich.

Am 11. April 1731 wird in Halle/S ein 1718 geborener Junge mit dem Namen Gottfried Heinrich Eisenbarth in die Lateinschule der Franckeschen Stiftungen aufgenommen.[194] Über sein weiteres Schicksal und seine Eltern ist jedoch nichts in Erfahrung zu bringen. Der Vorname war aber in der Familie von Johann Andreas gebräuchlich. Denkbar wäre es somit, dass dieser Gottfried Heinrich ein Enkel von Johann Andreas und Sohn vom Johann Michael wäre. Altersmäßig würde es passen. Zwar könnte der Vornamen auch auf den jüngsten Eisenbarth-Spross hinweisen, dieser war aber 1718 gerade erst 16 Jahre alt und fällt damit wohl aus. Da über das Schicksal von Johann Michael nichts bekannt ist, könnte es durchaus sein, dass er seinen Sohn zur Ausbildung nach Halle geschickt hat, da ihm die Franckeschen Stiftungen ja aus seiner Hallenser Zeit bestens bekannt gewesen sein müssen. Vielleicht gab es auch persönliche Beziehungen zu den Franckeschen Stiftungen. Da der Name Eisenbarth im mitteldeutschen Raum eher selten ist, ist eine Nähe zur Eisenbarth-Familie denkbar. Unpassend ist jedoch der angegebene Geburtsort Halle.

Im Zusammenhang mit Wilhelmine (1709–1753) Markgräfin von Bayreuth, der Schwester Friedrichs des Großen, findet anlässlich einer Kur in Bad Ems ein Dr. Eisenbarth in der ersten Hälfte des 18. Jahrhunderts Erwähnung. Es wird berichtet, dass er sie in fast siedend heißes Wasser zwang und ihre Proteste nicht zur Kenntnis nahm. Seine Meinung war, Hauptsache sie bekäme einen Prinzen, und wenn sie stürbe, dann geben es eben eine Frau weniger …[195] Ob es sich dabei möglicherweise um den als Arzt tätigen Sohn unseres Johann Andreas handelte, ist zwar denkbar, aber archivalisch nicht zu belegen. Vielmehr drängt sich bei den Schilderungen der Verdacht auf, dass hier Therapiemethoden beschrieben werden sollen, die bereits mit der mystisch veränderten Person unseres Wanderarztes in Verbindung stehen und wie im späteren Spottlied deutlich negativ belegt sind.

Drittens pachtete ein Johann Eisenbarth 1732 den Grenz- oder Welschhof bei Lahnstein, was allerdings nicht weit von Bad Ems entfernt ist.

Dies sind die letzten Archivalien, die mit unserem Johann Andreas im Zusammenhang stehen könnten, danach herrscht Dunkelheit.

19. Das „mysteriöse Verschwinden“ der Wanderärzte

Wie aber ging es mit den Wanderärzten nach Eisenbarths Tod weiter? Der Ausgang des 17. und die erste Hälfte des 18. Jahrhunderts gelten allgemein als die Hochzeit der Wanderärzte. Relativ plötzlich erschienen sie in großer Zahl in fast allen Regionen Mitteleuropas und waren um die Mitte des 18. Jahrhundert fast genauso schnell wieder verschwunden. Es stellt sich die Frage nach dem Hintergrund dieser kurzen Blütezeit, reicht ihre Geschichte doch wesentlich weiter zurück.

Deutliche Verbesserungen der lokalen Medizinalordnungen führten nach dem Ende des Dreißigjährigen Kriegs zu einer besseren Überwachung aller medizinisch Tätigen, wie an der Person von Johann Andreas Eisenbarth aufgezeigt werden konnte. Es mussten Anträge bei den Landesbehörden gestellt, Unterlagen über die bisherige Tätigkeit vorgelegt und gegebenenfalls Prüfungen abgelegt werden. All diese Unterlagen wurden jetzt in den Archiven aufbewahrt und sind somit für uns fassbare Tätigkeitsnachweise. Hinzu kommen die zunehmend eingesetzten Werbezettel, die zumeist vor der Ankunft des Wanderarztes verteilt wurden und ebenfalls in den Archiven erhalten geblieben sind. So kommt es zu dem Eindruck, dass die Jahrzehnte zwischen 1650 und 1750 die große Zeit der Wanderärzte waren. In der Mitte des 18. Jahrhunderts sind in den Archivalien immer weniger Spuren dieser Spezialisten zu finden, bis sie am Ende des Jahrhunderts vollständig verschwunden sind. Was führte nun wiederum zu dieser drastischen Rückentwicklung? Auch hier handelt es sich wieder um ein plurales Geschehen mit zwei Hauptkomponenten, einem inneren und einem äußeren Faktor.

Der Erstere ist gekennzeichnet durch eine erneute grundlegende Umgestaltung der Ernährungssituation. Auch hierfür gab es wieder vielfältige Ursachen. Erstens kam es nach den Bevölkerungsverlusten des 17. Jahrhunderts in den darauf folgenden Jahrzehnten zu einem starken Bevölkerungswachstum. Hatte Deutschland am Ende des Dreißigjährigen Krieges circa 20 Millionen Einwohner, so ist deren Zahl einhundert Jahre später auf 40 Millionen angestiegen.[196] Eine vergleichbare Entwicklung war in allen mitteleuropäischen Ländern zu verzeichnen. Dies wiederum führte sowohl zu einem Überangebot von Arbeitskräften und begleitenden Lohnsenkungen als auch zu einer zunehmenden Nahrungsmittelverknappung mit Preisanstieg. Verstärkt wurde dieser Trend noch durch einen Klimawandel. In der zweiten Jahrhunderthälfte kam es zu einer kleinen Kaltzeit. Dies wiederum führte zu Missernten, die das vorhandene Nahrungsangebot weiter einschränkten. In diesem Zusammenhang ist auch der Siebenjährige Krieg mit seinen Zerstörungen und der Zerrüttung der Wirtschaft zu beachten. Daraus resultierte insgesamt eine deutlich verschlechterte Lebenssituation der Bevölkerungsmehrheit, gekennzeichnet durch wiederholte Hungersnöte. In dieser Zeit wurde die Kartoffel zum Hauptnahrungsmittel, der Fleischkonsum hingegen sank drastisch. Gleichzeitig wurden Bier und Wein schrittweise durch andere Getränke, wie Kaffee und Tee, als Hauptgetränke verdrängt. Aus dieser Ernährungsumstellung resultierte zwangsläufig eine Abnahme der Steinerkrankungen. Die Nachfrage nach Steinschneidern ging somit drastisch zurück, der Steinschnitt aber war eine der Spezialitäten, die die Tätigkeit der Wanderärzte kennzeichnete.

Der äußere Faktor war gekennzeichnet durch eine schrittweise Veränderung in der medizinischen Versorgung der Bevölkerung. Zwei Entwicklungen waren dabei von besonderer Bedeutung. Erstens schränkten zahlreiche Medizinaledikte das Auftreten der Wanderärzte im 18. Jahrhundert zunehmend ein. Die bereits erwähnten brandenburgisch-preußischen Medizinaledikte von 1685, aktualisiert 1725, wurden zur Vorlage für zahlreiche andere Medizinalordnungen in den kleineren deutschen Territorialstaaten, von Braunschweig-Wolfenbüttel 1721 bis Schwedisch-Pommern 1779.[197]

Zweitens kam es zu einer Verbesserung der Ausbildung der Chirurgen, zwar primär für die Armeen, durch neu gegründete Institutionen, was sich langfristig auch positiv auf die medizinische Versorgung der gesamten Bevölkerung auswirkte. Diese Entwicklung war in Frankreich in der ersten Jahrhunderthälfte schon wesentlich weiter fortgeschritten als in Deutschland, das daher zum Vorbild für Deutschland wurde. Eingeleitet worden ist dieser Prozess 1724 in Berlin mit dem „*Collegium medico-chirurgicum*“. Es folgten beispielsweise 1748 Dresden und 1754 das „*Collegium anatomico-chirurgicum electorale palatinum militare*" in Mannheim. Verbunden war damit die Schaffung von Krankenhäusern, wie beispielsweise der „*Charité*" in Berlin. Operative Eingriffe wurden nun zunehmend in solchen speziell dafür vorgesehenen Einrichtungen und nicht mehr in der Barbierstube, dem Wirtshaus oder gar dem Marktplatz durchgeführt. Dadurch gewann auch die Chirurgie an den Universitäten mehr Beachtung und brachte solch bedeutende Fachvertreter wie Lorenz Heister hervor. Um die Jahrhundertmitte wurde die Vereinigung von Chirurgie und akademischer Medizin eingeleitet. Die Wanderärzte wurden zunehmend überflüssig, fanden nicht mehr ausreichend Patienten und verschwanden rasch, aber nicht mysteriös, von der Bildfläche. Am längsten hielten sich noch die Starstecher, die bis zum Beginn des 19. Jahrhunderts nachweisbar waren.

20. Nachwirkungen

20.1. Das Eisenbarth-Lied

War der Name „Eisenbarth“ in seiner Glanzzeit zwischen 1690 und 1720 in ganz Deutschland bekannt, so verblasste er danach doch recht rasch. Das uns heute so gut bekannte Lied über den „Dr. Eisenbarth“, das seinen Namen ins 21. Jahrhundert getragen hat, aber auch schuld an seinem weit verbreiteten schlechten Ruf ist, entstand erst ein Dreivierteljahrhundert nach seinem Tode und löste in der zweiten Hälfte des 19. Jahrhunderts eine gewisse Eisenbarth-Begeisterung aus. Es gab aber auch im 18. Jahrhundert eine literarische Auseinandersetzung mit der Person des bekannten Wanderarztes. Die folgende Auflistung soll nur den Versuch einer Zusammenstellung darstellen ohne Anspruch auf Vollständigkeit.

Das von Gottsched noch im letzten Lebensjahr von Eisenbarth verfasste Gedicht wurde bereits erwähnt. Ähnliches brachten vier Jahre später die Verse von Gottfried Benjamin Hanckes (1695–1750) zum Ausdruck:

„Kaum hat ein Eisenbart, der alle Kranken heilt,
Durch offnen Drommel-Schlag die Zettul ausgetheilt,
So kommen alsbald die Kranken angezogen,
Und doch ist seine Kunst erstunken und erlogen.“[198]

1734 beschrieb der Deutsch-Franzose Jean Chrétien Toucement oder Hans Christian Trömer (1696/98–1756) in einem Gedicht seine und seiner Geliebten Fähigkeiten selbstironisierend unter anderem mit den Worten:

„Ick bin die Doctor Nicks, sie Doctor Eise-Barth“.

Ein Jahrzehnt später war Eisenbarth noch so gegenwärtig, dass er im berühmten Gedicht „Krambambulist“ von Christoph Friedrich Wedekind (1709–1777) folgende Erwähnung fand:

„Schlüg Eisenbarth, der Kranckheitsstürmer,
Noch jetzo seine Bühne auf,
Du wärst sein mächtigster Beschirmer
Halb Teutschland brächtest Du in Lauf
Ich wett, er rief cum emphasi:
Ihr Leut kauft Crambambuli."[199]

Wedekind stammte aus Danzig, wo Eisenbarth nachweislich tätig war. Ein persönliches Kennen ist daher möglich. Zum letzten Male begegnen wir unseren Wanderarzt dann 1751 bei Christian Friedrich Henrici, genannt Picander (1700–1764), der in einem Gedicht, wenn auch nur andeutungsweise sagte:

„Cupido schrieb an seine Türe:
Allhier wohnt Dochtor E(isenbart),
Er sticht den Star, er heilt Geschwüre
Nach einer ganz besonderen Art"[200]

In dieser Zeit schreibt der Göttinger Theologe Heumann wie bereits kurz erwähnt, dass er Ruhm und Ende von Eisenbarth erlebt habe und in hundert Jahren niemand mehr etwas von ihm wissen werde. Damit hätte er vermutlich Recht behalten, wenn der Wanderarzt nicht nach einem halben Jahrhundert auf unerwartete Weise eine fröhliche Auferstehung erlebt hätte, um nun unsterblich in einem Gesang fortzuleben, der passenderweise gerade in Göttingen entstanden ist. Gedruckt erschien das Lied *„Ich bin der Doctor Eisenbart"* erstmals 1815, es soll aber schon zwischen 1801 und 1805 in Marburg gesungen worden sein. Vermutungen, dass das Lied auf einer älteren Fassung beruhe, basierten unter anderem auf der Annahme, dass es zumindest 1745 schon bekannt gewesen ist, „weil das im selbigen Jahre gedruckte Krambambuli-Lied in Strophe 53 … dasselbe erwähnt."[201] Dies trifft aber nicht zu, da in diesem Lied vom „Kranckheitsstürmer" Eisenbarth die Rede ist, nicht jedoch von einem Lied, das auf ihn gemünzt wäre. Genauso falsch ist die an gleicher Stelle erhobene Vermutung, dass „wahrscheinlich … Neid der Collegen" der Impuls dazu war, dieses Spottlied zu verfassen. Für eine deutlich spätere Entstehungszeit sprechen mehrere inhaltliche Punkte. So wird im Lied auf Friedrich den Großen verwiesen, der bei Eisenbarths Tod erst 15 Jahre alt war. Die ebenfalls erwähnte Kuhpockenimpfung fand erst in den neunziger Jahren des 18. Jahrunderts in Deutschland Verbreitung. Die verwendeten Ortsnamen haben keinen Bezug zu Eisenbarths Wirken, können aber auf Schillers Stück „Wallensteins Lager“ verweisen, das erst 1798 Uraufführung hatte. Somit ergibt sich zwangsläufig die Jahrhundertwende als wahrscheinliche Entstehungszeit. Darauf weist auch die Tatsache hin, dass das Lied um 1813 schon so bekannt war, dass auf seine Melodie während der Befreiungskriege der antinapoleonische Spottgesang *„Ich bin der Schlächter Bonapart“* verfasst wurde.[202] Zwar enthält die Liedflugschrift keine Jahres- oder Ortsangabe, die darin geschilderten Ereignisse weisen aber eindeutig auf die Jahre 1813 oder 1814. Erwähnenswert ist, dass das Germanische Nationalmuseum in Nürnberg ein etwa 1660 erschienenes Flugblatt besitzt, das Ähnlichkeiten zum Eisenbarth-Lied aufweist und zeigt, dass es Spottverse auf Ärzte schon immer gegeben hat:

> *„Ich bin der Doctor Calabrian / Der den Wurm schneid und destillieren kann / Dem die Würm, Mücken und Hasen plagen / Will ich ein Remedium bald sagen!“*

Der Verfasser des Eisenbarth-Liedes und die Umstände der Lied-Entstehung sind unbekannt. Der Urheber könnte aber unter den Göttinger Medizinstudenten zu suchen sein.[203] Die Anregung zu diesem Spott-Lied kann von einem Besuch in Hannoversch-Münden stammen, das ein beliebter Ausflugsort der Göttinger Studenten war.[204] Dort war das Sterbezimmer von Eisenbarth bis zum Abbruch des Hauses 1895 zu besichtigen, und es befand sich dort eine Tafel mit folgendem Text:

> *„Hier wohnte Doktor Eisenbarth,*
> *ein Mann berühmt durch seine Art,*
> *der sicher heilte siechen Leib,*
> *bei Knab und Mägdelein, Mann und Weib.“*

Damit ist die Erinnerung an ihn über die Jahrzehnte wach gehalten worden. Als Anregung kann aber auch das oben angeführte Gedicht von Henrici gedient haben, klingt doch dessen Abschlusszeile „… Nach ganz besonderer Art“ in der Wendung des Eisenbarth-Liedes „… nach meiner Art“ an.

Das Spottlied erlangte unmittelbar große Popularität, zuerst unter den Studenten. Dabei entfaltete das Lied seine Wirkung auch ganz ohne Wissen um die realen Bezüge. So schrieb der Autor eines Reiseführers, der Anfang des 19. Jahrhunderts in Marburg studiert hatte, anlässlich einer Beschreibung von Hannoversch-Münden, dass er das „allbekannte“ Lied „Ich bin der Doktor Eisenbart“ im Kreise seiner Kommilitonen „oft“ gesungen habe, ohne freilich zu ahnen, *„dass jener parotirte Mann eine historische Person, und ein sehr achtungswerther Mann“* gewesen sei.[205] Beachtung verdient auch, dass Eisenbarth 1844 als „sehr achtungswerth“ charakterisiert wurde und wohl doch noch nicht völlig in Vergessenheit geraten war. Sieben Jahre zuvor hatte der Kasseler Wasserschiffahrtskommisar Theodor Schwedes bei einem Aufenthalt in Hannoversch Münden den bei den Bürgern unbekannten Grabstein von Eisenbarth wiederentdeckt.

Die bislang früheste datierbare Veröffentlichung des Liedtextes stammt aus dem Jahre 1815, als es in der „Süddeutschen Thalia“ (Reutlingen) erschien. In Gesellschaftsliedbüchern, wie der „Auswahl der schönsten Lieder und Gesänge für fröhliche Gesellschaften“ 1815 aus Nürnberg, herausgegeben von J. M. Bauer, war es danach jedoch schlagartig von Nord- bis Süddeutschland breit präsent. Neben der darin durchgängig neunstrophigen Fassung ist es in dem 1818 in Göttingen erschienenen studentischen Kommersbuch mit zwölf Strophen belegt, wobei es sich wahrscheinlich um die ursprüngliche Textgestalt[206] handelt:

„Ich bin der Doktor Eisenbarth,
Kurier' die Leut' nach meiner Art,
Kann machen, dass die Blinden gehn
Und dass die Lahmen wieder sehn.

Zu Wimpfen accouchierte ich
Ein Kind zur Welt gar meisterlich.
Dem Kind zerbrach ich sanft das G'nick,
Die Mutter starb zum großen Glück.

In Potsdam trepanierte ich
Den Koch des großen Friederich.
Ich schlug ihm mit dem Beil vom Kopf,
Gestorben ist der arme Tropf.

Zu Ulm kuriert' ich einen Mann,
Daß ihm das Blut am Beine rann,
Er wollte gern gekuhpockt seyn,
Ich impft's ihm mit dem Bratspieß ein.

Des Küsters Sohn in Dideldum
Dem gab ich zehn Pfund Opium.
Drauf schlief er Jahre, Tag und Nacht,
Und ist bis jetzt noch nicht erwacht.

Sodann dem Hauptmann von der Lust
Nahm ich drei Bomben aus der Brust;
Die Schmerzen waren ihm zu groß,
Wohl ihm! Er ist die Juden los.

Es hatt' ein Mann in Langensalz'
Ein'n zentnerschweren Kropf am Hals,
Den schnürt' ich mit dem Hemmseil zu,
Probatum est, er hat jetzt Ruh'.

Der Schulmeister von Itzehöh
Litt dreißig Jahr' an Diarrhoe,
Ich gab ihm Cremor Tart'ri ein;
Er ging zu seinen Vätern ein.

Es litt ein Mann am schwarzen Staar,
Das Ding, das ward ich gleich gewahr;
Ich stach ihm beide Augen aus
Und so bracht ich den Staar heraus.

Der schönen Mamsell Pimpernell
Zersprang einmal das Trommelfell;
Ich spannt' ihr Pergament vors Ohr,
Drauf hörte sie grad' wie zuvor.

Zu Prag nahm ich einem Weib
Zehn Fuder Steine aus dem Leib.
Der letzte war ihr Leichenstein.
Die wird wohl jetzt kurieret seyn.

Das ist die Art, wie ich kurier',
Sie ist probat, ich bürg' dafür;
Daß jedes Mittel Wirkung thut,
Schwör' ich bei meinem Doktorhut."

Mit Melodie wurde das Lied erstmals 1840 publiziert. Aus der ersten Hälfte des 19. Jahrhunderts sind zudem eine Reihe von Liedflugschriften überliefert, die „Ich bin der Doktor Eisenbart" enthalten. Als Studentenlied blieb es das ganze 19. Jahrhundert hindurch beliebt und fand zahlreiche Texterweiterungen. So war es im „Allgemeine Deutschen Commersbuch" von 1860 in einer auf 14 Strophen erweiterten Fassung abgedruckt. Als neue Strophen sind enthalten:

Zu Wien kuriert' ich einen Mann,
Der hatte einen hohlen Zahn:
Ich schoß ihn raus mit dem Pistol,
Ach Gott! Wie ist dem Mann so wohl.

Mein allergrößtes Meisterstück,
Das macht' ich einst zu Osnabrück:
Podagrisch war ein alter Knab;
Ich schnitt ihm beide Beine ab.

Ein Indikator für die Popularität dieses Liedes sind die zahlreichen Parodien und neu zu dessen Melodie entstandenen Liedtexte. Auch aktuelles Zeitgeschehen wurde dabei thematisiert. So ist neben dem bereits erwähnten antinapoleonischen Spottgesang „Ich bin der Schlächter Bonapart" von 1813 aus der Zeit des Ersten Weltkrieges die Heldenverklärung „Ich der Doktor Hindenburg" überliefert:

„Ich bin der Doktor Hindenburg
Kutschier' mit Dampf durch Deutschland durch,
die kranke Ostmark zu befrei'n,
von schwerer Not und Russenpein."

Eine auch heute noch thematisch aktuelle Variante ist eine Anti-Atomkraftwerks-Fassung von 1980:

Ich bin der Doktor vom KKW
Das Wachstum ist meine Leit-Idee.
In eurem Leib wächst Krebsgeschwür mit,
in meinem Sack wächst der Profit.

Und noch weitere zehn Strophen.[207] Eine unverblümte Parodie aus Kindermund hat der Sexualforscher Ernest Bornemann 1976 mitgeteilt:

„Ich bin der Doktor Eisenbart,
Kurier die Leut' auf meine Art:
Ich putz' den Mädchen ihre Möschen rein
Und mach ihnen kleine Kinderlein."

Außerdem diente die Eisenbarth-Melodie auch als Grundlage für Liedneuschöpfungen. Die bekanntesten davon sind das sogenannte „Kutschkelied" („Was kraucht dort in dem Busch herum"), das 1870 im Krieg gegen Frankreich entstand und unmittelbar volkstümlich wurde, sowie „Ein Mann, der sich Kolumbus nannt".

Das Eisenbarth-Spottlied zählte zu den Weisen, die rasch über den deutschsprachigen Raum hinaus Verbreitung gefunden haben. Schon 1820 erschien *"Ik ben de Doctor Yzerbaard"* auf einem niederländischen Liedflugblatt. Es ist dies aber meines Erachtens kein indirekter Hinweis darauf, dass Eisenbarth mehr als 100 Jahre zuvor in den Niederlanden tätig war. In der Schweiz existiert eine mundartige Fassung *„I bin der Tokter Eisahuet"* und neben zahlreichen englichen Fassungen, unter anderem *„Oh! Dr. Eisenbarth's my name"* von 1913, gibt es auch mehrere französische, so zum Beispiel

„Je suis le docteur Isembart
Je connais tous les secrets de mon art
Je guéris tous les temperaments
Pourvu qu'on m'en donne de l'argent."[208]

worin einleitend vor allem der Bereicherungsbetrieb auf Kosten des heilungssuchenden Kranken akzentuiert wird. Auch in Polen wurde 1880 mit „*Pewien doktor medycyny*“ eine auf dem Eisenbarth-Lied fußende Variante von einem Volksliedsammler aufgezeichnet. Die Popularität ging aber weit über die Grenzen Europas hinaus. Neben einer japanischen Variante des Liedes berichtete bereits am 1. Mai 1867 das deutschsprachige Blatt „Der Fortschritt“, das in Jefferson im Staate Missouri erschien: *„Das Lied vom Doktor Eisenbart wird wohl wenigen unserer Leser unbekannt sein. Der Held des Gedichtes gehörte nach der Annahme aller, die es je gehört oder gesungen, sogar nach der Ansicht der Gelehrten ins Bereich der Sage, bis vor einiger Zeit klar und deutlich durch das Auffinden seines Grabmals die Identität seiner Persönlichkeit nachgewiesen wurde … Das Lied vom Doktor Eisenbart und jene Grabinschrift sind jedoch alles, was von dieser Persönlichkeit auf die Nachwelt gekommen ist, und sie bieten den einzigen Anhaltspunkt, über sein Wirken, sein Leben und seinen Tod.“*[209]

Ein weiterer Ausdruck der Popularität des „Eisenbarth-Liedes“ im 19. Jahrhundert sind die bekannten Bilderbögen. Auf dem von Gustav Kühn in Neuruppin gedruckten ist es mit neun schauerlichen und grell kolorierten Darstellungen, auf dem Münchner von Braun-Schneider aus dem Jahre 1856 mit acht drastischen Illustrationen des Zeichners M. Heil erschienen. Allein durch diese Bilderbögen fand das Lied eine weit über studentische Kreise hinausgehende Verbreitung. In diesem Zusammenhang seien auch noch ein „Dr. Eisenbarth-Kartenspiel“ und ein 1883 in Leipzig gedrucktes „Neues Lied von Dr. Eisenbart“ von H. Ellisen angeführt. Darin wurde in 16 Strophen „die Kunst, gesund und froh zu leben“ behandelt. Dieses Lied hat nur die ersten beiden Zeilen mit dem eigentlichen „Eisenbarth-Lied“ gemeinsam. Erwähnenswert ist noch ein 1868 in Dresden gedruckter humoristischer Kalender „Doctor Eisenbart“ und die ebenda 1872/73 erschienene humoristische Zeitschrift mit gleichem Namen.

Im 20. Jahrhundert wandelte sich das ursprüngliche Studentenlied dann zum Kinder- und Jugendlied. Seine Popularität war aber ungebrochen, was auch in zahlreichen Neuschöpfungen zum Ausdruck kam. So zum Beispiel von Volkmar Schmidt (1933–1998), dessen Version sich aber noch eng an das alte Lied anlehnte:

„Ich bin der Dr. Eisenbarth,
kurier die Leut nach meiner Art,
tu dieses gut und mach es gern,
viele kommen von nah und fern.

Im ganzen Lande bin ich genannt,
als ein guter Praktikant
in Dingen der geheimen Medizin,
d'rum alle wollen zu mir hin.

Ein paar Dinge will ich Euch nun zeigen,
sie kamen mir als Student zu eigen
das Geheimnis der richtigen Rezeptur,
so liebe Leut, denn höret nur.

Tut's jemand mal im Bauche weh,
so tret ihm kräftig auf die Zeh,
vom Schmerz im Bauch ist er befreit,
so daß er „freudig" AUA schreit.

Läßt Dir ein Zahn mal keine Ruh
Leg 'nen Stein drauf, beiß kräftig zu,
dem Übeltäter bringt das kein Glück,
im Kiefer klafft nun eine Lück.

Früher war das die normale Kur
Verbunden mit Tortur,
ein Schmerz nur durch den Schmerz vergeht,
das hat der Wind der Zeit verweht.

Diese Praxis hat nun ein End,
wer Schmerzen hat (oder keine) der steigt behend
auf dieses schöne Karusell,
das hier steht an dieser Stell,
mit Zaubertrank und Musik dazu,
die Pein verschwindet dann im Nu,
auf dass es wird eine gute Fahrt,
das wünscht Euch Dr. Eisenbarth.

Selbst im 21. Jahrhundert gibt es noch Neufassungen, wie die von Hans-Georg Kaiser (* 1961), in der aber nun die wahre Geschichte unseres Wanderarztes erzählt wird:

Ich bin der Doktor Eisenbart

Ich bin der Doktor Eisenbart,
ein Mann von ganz besondrer Art.
Weil ich nicht akademisch bin,
stellt man mich oft als Pfuscher hin.

Dass man mein Gaukeln missversteht,
das kommt, weil man nicht Spaß versteht.
Ich liebe Bretterbühnenkunst,
erweis' ihr fröhlich meine Gunst.

Ich neig' dem Jahrtmarktstreiben zu
und nutze Zaub'rer auch dazu.
Der Hanswurst ruft mich lautstark aus,
Musik und Spiel stellt mich heraus.

Mit rotem Rock, so tret' ich an,
mit Dreispitz und Perücke dran,
damit das Volk mich wirklich sieht
und aufmerkt, was hernach geschieht.

Trotz Trommeln und Trompetenton,
geht es mir nicht um Illusion,
wenn ich mein Bild beredt verteil',
dann ziele ich auf's wahre Heil.

Ich bin ein echter Wundermann,
der selbst den Blinden helfen kann,
ich heile mit und ohne Schnitt
und heile andre Sachen mit.

Die Medizi sind oft entsetzt,
in Altenburg hat man gehetzt
von wegen meiner „Doktorei",
die einfach „unbotmäßig" sei.

Weil ich ein Flugblatt da verteilt,
hat man mir amtlich mitgeteilt,
dass man mich unter Strafe stellt,
wenn Schaden auf die Ärzte fällt.

Man sagt, die inn're Medizin
sei nicht des Wundarzts Disziplin,
wie man's auf meinem Flugblatt fand,
das ich zur Werbung ausgesandt.

Als ich in Gera operiert,
da hat man mich dann „überführt".
Ein Junge starb noch in der Nacht,
nur weil sein Vater nicht gewacht.

Der Altenburger Ärtzekreis
nahm das sogleich als den Beweis.
Auf seinen Antrag strafte mich
der Herzog Friedrich kurfürstlich.

Es sollten 20 Taler sein,
dann ließ er sich auf zehn nur ein.
Bei Zahlung, gab er zu versteh'n,
sollt weiteres dann nicht geschehn.

Dass dies in Altenburg passiert,
das hat mich damals schon pikiert.
Die Stadt, wo ich Kathrinchen fand,
mit der ich mich da selbst verband.

Und doch zwingen die Medizi
mich nie im Leben in die Knie.
Ich bin von Gott zum Arzt erwählt,
und nur was ich vollbring', das zählt.

Der Nutzen meiner hohen Kunst,
der gilt mir mehr als jene Gunst
der einflussreichen Doktorschaft,
die nur auf ihren Vorteil gafft.

Ich kämpfe gegen Leid und Qual,
besiegt den Star vielhundertmal.
Ich setze kunstvoll Augen ein,
auch Kräuter und den Augenstein.

Ich bin der Doktor Eisenbart,
ein Mann von ganz besond're Art.
Ich bin berühmt und auch genial,
hab nicht nur Feinde ohne Zahl.

Ich weiß, daß man mich nie vergisst,
mich einst an meiner Leistung misst,
mich dann sogar Erfinder nennt
und auch als großen Arzt erkennt.

20.2. Eisenbarths Nachwirken in Musik und Literaturs

Der hohe Bekanntheitsgrad des „Eisenbarth-Liedes“ bildete zu Beginn des 20. Jahrhunderts den Anstoß zu einer weitergehenden künstlerischen Bearbeitung des Stoffes, zunächst vor allem in Form von Eisenbarth-Bühnenwerken. Als erster schuf 1907 Otto Falckenberg (1873–1947) die Komödie „Doktor Eisenbart“. Zwei Jahre später folgte „Doktor Eisenbart. Schalkskomödie in drei Akten mit Prolog und Epilog“ von Otto Weddingen (1882–1915). 1920 entstand das Puppenspiel „Doktor Eisenbart oder Kasper als Arzt“ von Hugo Schmidtverbeek, 1925 von Albin Picha (1886–1955) „Der Doktor Eisenbart. Ein Rüpelspiel nach alter Art“ und abschließend 1928 von Ernst Freyer-Ilfeld „Dr. Eisenbart (Heimatspiel)“. Die Ufa plante einen Film über Eisenbarth, der aber nicht fertiggestellt wurde.

Danach kamen die Eisenbarth-Romane. Ausgangspunkt war der 1929 erschienene Roman des Arztes Josef Winckler (1881–1966)

„Des verwegenen Chirurgus weltberühmt Johann Andreas Eisenbart (...) Tugenden und Laster". Dieser in einem pseudobarocken Tonfall geschriebene Roman war recht erfolgreich. In ihm wird auch suggeriert, das Lied vom „Doktor Eisenbart" sei unter dessen eigener maßgeblichen Mitwirkung entstanden und zum ersten Mal gesungen worden. Doch schon 1900 hatte Agnes Harden ihren Roman „Doktor Eisenbart" veröffentlicht. Ohne Anspruch auf Vollständigkeit seien aus neuester Zeit noch Helmut Seitz 1988 mit „Johann Andreas Eisenbarth", Karl Haus 1988 mit „Ich bin der Doktor Eisenbart", Bertl Huber 1990 mit dem gleichen Titel und „Doctor Eisenbarth. Wunderarzt des Barock" (2002) von Hans Kneifel sowie die Kinderbuchfassung von „Mein lieber Doktor Eisenbarth" (1978) von Friedl Hofnauer erwähnt.

Verständlicherweise hatte das „Eisenbarth-Lied" vor allem in der Musik größere Nachwirkungen. Bereits 1921 schrieb Hermann Zichler (1881–1948) auf der Komödie von Otto Falckenberg (1873–1947) fußend die erste „Eisenbart-Oper", drei Jahre später entstand das Schatten-Liederspiel „Doktor Eisenbart" von Ernst Heinrich Bethge. Der tschechische Komponist Pavel Haas (1899–1944) entdeckte 1936 den Eisenbart-Roman von Josef Winckler und es entstand die Idee zur Oper „Scharlatan". Es gelang Haas, der wenig später als Jude in Auschwitz ermordet wurde, Winckler als Librettisten zu gewinnen, und die Oper wurde 1938 mit großem Erfolg in Brünn uraufgeführt.[210] In einem Wesenszug seiner Opernfigur hat sich Haas wohl als Seelenverwandter gefühlt, denn bei all dem Elend, all der Todesnähe, die Eisenbarth die ganze Oper über umgeben, schafft er es mit Hilfe seiner lärmend lustigen Truppe und seiner eigenen Geistesgegenwart, Hoffnung und Zuversicht zu versprühen. Der Zweite Weltkrieg und die Ermordung des Komponisten verhinderten eine weitere Verbreitung der Oper und so erfolgte die deutsche Uraufführung erst 2009 in Gera. Bereits 1952 erlebte in Nürnberg die Operette „Doktor Eisenbart" von Nico Dostal (1895–1981) ihre Uraufführung. Es handelte sich dabei um „ein großmächtiges Spectaculum in sieben Bildern", worin das alte „Eisenbart-Lied" integriert wurde. Die Operette erlangte aber ebenfalls keinen großen Bekanntheitsgrad. In der DDR entstand die Schuloper: „Der Arzt auf dem Marktplatz".

20.3. Weitere Erinnerungen an Eisenbarth

Es sind aber nicht nur Musik und Literatur, die das Andenken an Eisenbarth wachhalten. Eisenbarth-Darstellungen zierten Notgeldscheine aus Hanoversch Münden und Briefmarken der Bundesrepublik. 1916 wurde von Karl Goetz (1875–1950) auch eine „Eisenbarth-Medaille“ geprägt, die sich jetzt im Eisenbarth-Archiv in Oberviechtach befindet. Die Medaille selbst und ihre mögliche Auslegung warfen eine Reihe von Fragen auf. Auf dem Avers der Medaille sehen wir Kaiser Wilhelm II. an seinem Schreibtisch mit einem angefangenen Brief, auf dem „Lieber Nicky“ (= Spitzname des russischen Zaren – J. K.) zu lesen ist. Im Hintergrund steht Eisenbarth in der Tracht seiner Zeit mit Allongeperücke. Dazu die Randdaten 7. Feb. und 26. Sept. 1896. Der Künstler wollte offensichtlich auf bestimmte Ereignisse im Leben des Kaisers hinweisen. Der Revers bringt eine Darstellung, die ersichtlich macht, wie Eisenbarth dem Fürsten Bismarck etwas mitteilt. Der Inhalt dieser Mitteilung ergibt sich aus der Umschrift: „Dr. Eisenbart: Nicht geisteskrank – aber Berliner.“ Eine Medaille solchen Inhalts konnte naturgemäß nur dann von Interesse gewesen sein, wenn sie während der Regierungszeit von Wilhelm II. erschien. Dann aber erfüllte sie den Tatbestand einer Majestätsbeleidigung, wie man sich ihn handfester kaum vorstellen kann. Das erklärt wohl auch die Tatsache, dass ihre Existenz bis 1963 unbekannt war.

In den Zwanzigerjahren schuf der Maler, Grafiker, Illustrator und Schriftsteller Hans Baluschek (1870–1935), der als einer der wichtigsten Vertreter des deutschen kritischen Realismus gilt, eine Postkartenserie zu deutschen Volksliedern, darunter auch eine Eisenbarth-Karte. Auch der aus der Sterbestadt unseres Wanderarztes stammende Bildhauer Gustav Eberlein (1847–1926) schuf für seine Vaterstadt eine Eisenbarth-Skulptur.

Mehrere Orte haben Eisenbarth im 20. Jahrhundert zu einer zentralen Gestalt lokaler Gedenkkultur erhoben und natürlich in ihre Tourismuswerbung einbezogen. Neben dem Geburtsort Oberviechtach und dem Sterbeort Hannoversch Münden schmücken sich auch Arendsee und Magdeburg mit ihm. Neben Eisenbarth-Straßen gibt es auch Schulen mit seinem Namen. Im Gedenkjahr 1963 wurde in Oberviechtach ein „Arbeitskreis Doktor Eisenbart“ gegründet sowie ein Archiv errichtet, in dem alles bisher aufgefundene Material und möglichst alle Veröffentlichungen über den Wanderarzt zusammengefasst werden sollen. Die Spuren, die der legendäre Wanderarzt hinterließ, sind auch heute noch in Hannoversch Münden sichtbar. An sein Sterbehaus, dem ehemaligen Gasthaus „Zum Wilden Mann" in der Langen Straße, wurde 1927 eine Eisenbarth-Holzstatue angebracht. Begraben wurde Eisenbarth in der St. Aegidienkirche, seine Gruftplatte befindet sich heute an der Nordseite der Kirche. Im Städtischen Museum weist eine Apotheke auf die Medizin der Barockzeit hin. Neben einer Stadtführung „Auf Doktor Eisenbarts Spuren" gibt es im Rathaus in der Sommersaison immer Spielszenen über Eisenbarth. Dreimal täglich, um 12 Uhr, 15 Uhr und 17 Uhr, ertönt im Rathausgiebel das Glockenspiel mit dem berühmten Spottlied auf den Wanderarzt. Ein Figurenumlauf zeigt ihn bei einer Zahnextraktion.

In Rochlitz befindet sich am Wohnhaus des ehemaligen Bürgermeisters ebenfalls eine Gedenktafel für unseren Wanderarzt.

In Magdeburg erinnert an der Stelle seines ehemaligen Hauses ein „Eisenbart-Brunnen" (Abb. 17, S. 369) an den „Wanderdoktor". Dieser Brunnen wurde übrigens von Fritz von Graevenitz (1892–1959) geschaffen, einem Nachfahr von Eisenbarths berühmtesten Patienten. Der Brunnen wird dominiert von einem hohen, schlanken Muschelkalkpfeiler, auf dessen Spitze sich eine unterlebensgroße, Doktor Eisenbarth darstellende Figur befindet. Aus jeder der vier Seiten des Pfeilers ergießt sich aus einem Rohr ein kleiner Wasserstrahl in einen achtkantigen Steintrog. Die acht Außenseiten des Trogs sind mit Bronzetafeln, vier beschrifteten und vier mit Reliefs versehenen, verziert. Die Eisenbarthfigur gibt realistisch die historische Persönlichkeit in historischer Tracht und in für Eisenbarth typischer werbender Szene wieder. Zugleich wollte der Künstler durch die deutliche Betonung der charakteristischen Situation den generellen Typus des „*Gernegroß*" herausstellen, der auch Bestandteil von Eisenbarths Charakter gewesen sein kann. Der Brunnen kann zugleich auch als Sinnbild für einen immerfort wallenden Redeschwall gelten, der ihm gleichfalls nachgesagt wird. Die beschrifteten Bronzetafeln geben das Eisenbarth-Lied wieder, welches zur bleibenden Bekanntheit des Arztes entscheidend beitrug. Die anderen Bronzetafeln stellen vier Szenen aus dem Leben des Doktor

Eisenbarth dar. Neben seinem „*Einzug in die Stadt Magdeburg*", auch „*Eisenbarth in der Sprechstunde*", „*Eisenbarth bei einer Zahnoperation*" und „*Die Heilung des Obristen von Graevenitz in Stargard*".

20.4. Eisenbarth-Festspiele

Ausgangspunkt der „Eisenbarth-Festspiele" war eine vor 1935 entstandene Komödie über den bekannten Wanderarzt und angeblichen Sohn von Viechtach. Geschrieben wurde sie vom Viechtacher Apotheker und mehrmaligen Bürgermeister Karl Gareis (1906–1947). Sie wurde 1935 in Viechtach uraufgeführt und stellte die Grundlage der „Festspiele" dar. Im „Viechtacher Tageblatt" vom 27. Juni 1935 war unter der Überschrift „*Viechtach im Zeichen seiner Eisenbarth-Festspiele*" unter anderem zu lesen:

> *„Wir haben es bereits gehört und gelesen, was in den nächsten Tagen und Wochen in dem schönen Viechtach, dem stattlichen Marktflecken an der Regentalbahn im Bayrischen Wald los ist. Man bringt dort ab 30. Juni die „Eisenbarth-Festspiele" zur Aufführung. Das ist eine Angelegenheit, die nicht etwa ausschließlich zur Belebung des Fremdenverkehrs unternommen wird, sondern die vor allem den Gedanken der Heimat dienen wird. Dieser Doktor Eisenbarth, von dem das Volkslied sagt, daß er die Leut' nach seiner Art kuriert hat, der größte Wanderarzt aller Zeiten gewesen ist, der ein weltberühmter Mann war, hochangesehen bei Fürsten und beim Volk, muß uns innerlich nahestehen, denn er war einer der Unseren, er war ein Waldler. Viechtach ist sein Geburtsort, dort hat er im Jahre 1661 das Licht der Welt erblickt."*

Auch wenn sich herausstellen sollte, dass unser Eisenbarth gar nicht in Viechtach geboren wurde, so waren die „Festspiele" ein großer Erfolg. Über 10000 Besucher sollen die Vorstellungen gesehen haben. Daher wurde diese Veranstaltung 1937 wiederholt. In den Jahren 1958 und 1959 wurden die „Eisenbarth-Spiele" erneut auf dem Stadtplatz aufgeführt. Eine neue Version, geschrieben von Thomas Stammberger und Günther Bauernfeind, erlebt im Rahmen des Jubiläumsjahres „900 Jahre Viechtach" 2004 ihre Aufführung. Nach

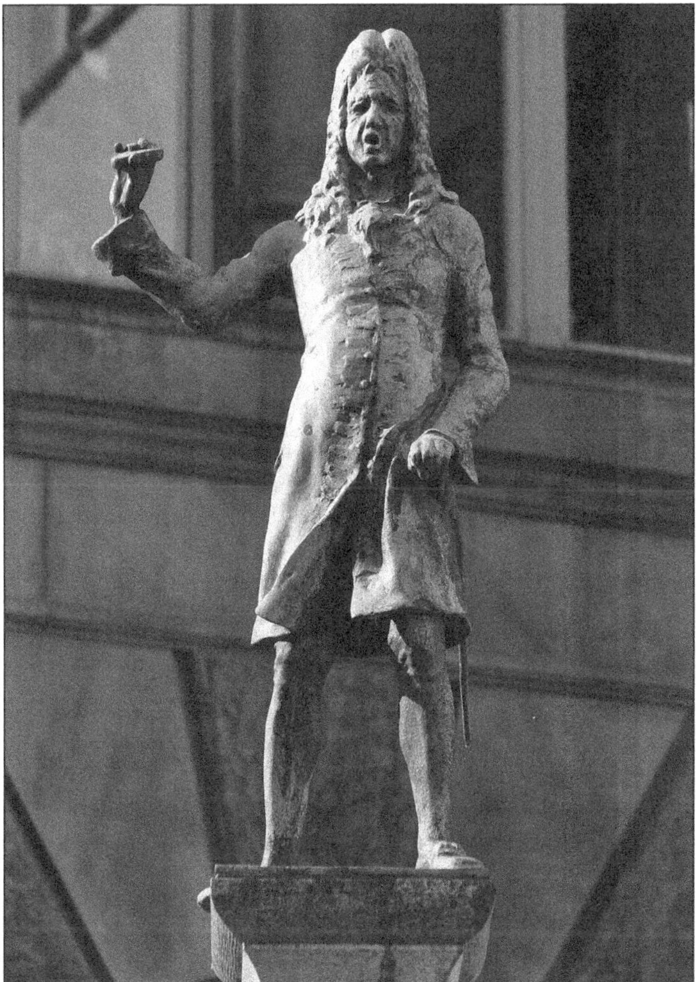

Abb. 17: Eisenbarth-Figur von Fritz von Graevenitz auf dem „Eisenbarth-Brunnen“ in Magdeburg.

zehn Jahren Pause hatte am 19. Juli 2014 eine neue Ausgabe unter der Regie von Autor Thomas Stammberg unter dem Namen *„Doc Eisenbarth is back in town!“* ihre Uraufführung.

Der wirkliche Geburtsort widmete sich seinem bedeutendsten Sohn erst nach 1938. Erster Anlass zu besonderer Ehrung bot die Feier zur Stadterhebung im September 1952. Das Festprogramm enthielt auf der Titelseite neben einem Eisenbarth-Porträt und einer Stadtansicht den Hinweis auf die „Dr. Eisenbarth-Festspiele“. Über diese hieß es: *„... ein zugleich ergötzlich und nachdenklich Spiel in 3 Akten um den berühmten Doktor Eisenbarth, angeführt von einem besinnlichen Vorspiel und einem Nachspiel, so die Moral des Stückes aufzeiget und dem verehrlichen Publikum sinnreich und humorige Lehr auf den Heimweg geben will.“* Die Hoffnung auf eine regelmäßige Wiederholung der Aufführung als Heimatfestspiel erfüllte sich jedoch nicht. Ursächlich hierfür ist wohl die Tatsache, dass der Text sich nur sehr wenig an den historischen Gegebenheiten orientierte. In den Jahren 1964, 1978 und 1980 trat in Oberviechtach das Hannoversch-Mündener Festspiel-Ensemble auf. In den letzten Jahren hat man die Tradition der Eisenbarth-Festspiele in Oberviechtach dann doch wieder beleben können.

Nach dem Zweiten Weltkrieg nahm sich dann auch der Sterbeort unseres Wanderarztes seiner Person verstärkt an. Ausgehend von Heimatfesten Anfang der Fünfzigerjahre entwickelte sich ein Festspiel-Ensemble, das bis heute regelmäßige Auftritte hat und damit werbewirksam für Hannoversch-Münden tätig ist.

20.5. Balsamischer Haupt- und Gedächtnisspiritus

Der Initiator und treibende Motor für die Durchführung der Eisenbarth-Festspiele war, wie bereits dargestellt, der Viechtacher Apotheker Karl Gareis. Er war aber auch so geschäftstüchtig wie der „Dr. Eisenbarth“. Nach dessen Vorbild stellte er aus der Bärwurz-Pflanze einen Schnaps her, den er in einer originellen Flasche mit einem Etikett mit dem Konterfei Eisenbarths und einem „Zettul“ behaftet abfüllte und der bis heute noch vertrieben wird. Der Text des „Zettuls“ lautet in bester Eisenbarth-Manier:

„Balsamischer Haupt- und Gedächtniß-Spiritus. Demnach ich die Zeit meiner 32jährigen Praxis mit diesem köstlich approbirten Spiritus an unzählichen Menschen Hohen und geringen Standes, herrlich und wundernswürdige Proben erwiesen, sonderlich an denen so mit Schwindel, kalten Füssen, Kopf-Schmertzen, Ohrensausen, blöden duncklen Augen, schwachen Gedächtniß beladen gewesen, daß er auch bis dato weit von verschiedenen Landen in Abundanz verschrieben, ja mit großem Nutzen, gebrauchet wird, und also mit Recht BALSAMUS VITAE, od. Lebens-BALSAM zu nennen ist. Als habe solchen aus christlicher Liebe und Schuldigkeit, weil dadurch nächst Gott! Viel Menschen geholffen wird, aufs beste recommandiren wollen:

1. *Dienet er zur Stärkung des Gedächtnisses, welches etwa nach einem geschehenen Fall oder schwerem Schlag des Kopfs, auch unordentlichen Lebens Schaden gelitten, welches dann vermittelst eines kräftigen Schlucks ziemlich renoviret wird.*
2. *Dienet er denen mit dem Schwindel begafften Personen oder die eine Schwachheit des Hauptes haben, oder auch mit Kopffweh und Hirnentzündung beladen seyn.*
3. *In Blödigkeit des Gesichts, ist eine sonderbahre Conservirung und Stärckung.*
4. *In Catharrhen und Schwierigkeiten des Haupts befördert solcher Spiritus deren Resolvirung, und machet das Haupt wiederum leicht.*
5. *In Sausen und Klingen der Ohren kann nichts köstlicheres gefunden werden.*
6. *In allen so wohl innerlich- als äußerlichen Ursachen, zustoßenden Abkräfften, Ohnmachten, Hertzens-Aengsten ist er sehr würcksam zur Erquick- und Recolligirung der Lebensgeister und Kräfften.*

Johann Andreas Eysenbarth aus Viechtach im bayr. Wald"

Dieses Beispiel zeigt aber auch deutlich, dass man mit Eisenbarth-Devotionalien ähnlich wie bei heutigen Stars richtig Kasse machen kann.

21. Nachbetrachtung

Die moderne Medzinhistoriographie hat Eisenbarth nicht in die Reihe der medizinischen Pioniere aufgenommen. Ein Wissenschaftler, auch in seiner Zeit gesehen, war er nicht. Auch hat er keine neuen, bahnbrechenden Operationsmethoden entwickelt. Er gehörte aber zu der Kategorie der wirklichen Könner, wie vor ihm schon Bartisch und Fabricius von Hilden. Eisenbarth trat allerdings viel geräuschvoller auf als die beiden Vorgänger, führte anfänglich eine große Begleittruppe mit sich und verstand es wohl als erster, die damals noch junge Tagespresse für seine Zwecke einzuspannen und auszunutzen. Aber er war tatsächlich nicht nur ein raffinierter Psychologe, sondern auch ein virtuoser Könner, ein wirklich erfolgreicher Operateur. Er war sicher der bedeutendste Fachvertreter in Deutschland an der Wende zum 18. Jahrhundert. Lediglich der vor allem in Süddeutschland tätige Johann Christian Hüber ist ihm fachlich wohl ebenbürtig gewesen, aber nicht so bekannt geworden. Er veröffentlichte ein Jahr vor Eisenbarths Tod das Buch „*Grundliche Meynung, von den wahrhafften Element, Eigenschafft, Ursprung, Zusammenwachs, etc. Des in den menschlichen Corper befindlichen Steines*".

Eisenbarth behauptete zwar, er habe einen Polypenhaken erfunden und die Starnadel verbessert. Richtig aber ist wohl, dass er sich diese Instrumente von einem Instrumentenmacher nach seinen Vorstellungen mit leichten Veränderungen hat anfertigen lassen. Der Fortschritt war aber nicht so groß, dass diese Instrumente eine weitere Verbreitung fanden. Vielmehr begegnen wir in Eisenbarth einem Chirurgen, der sozusagen prototypisch alle charakteristischen Züge der Chirurgie seines Zeitalters zeigt, wie soziale Mobilität, Bildungsstreben, hohe Anforderungen an die fachliche, das heißt handwerkliche Qualifikation und das ärztlich-sittliche Verhalten, bürgerliche Reputation, scharfe Abgrenzung gegen die Kurpfuscherei, Streben nach Erfolgsbeglaubigung und ein gesteigertes Selbstbewusstsein. Ein Blick in die Entwicklung seiner Ankündigungsschriften macht dies deutlich.

Aufgrund ihrer Stellung zwischen den fest gefügten gesellschaftlichen Gruppen, dem zur Schau getragenen materiellen Wohlstand, der ungewöhnlichen, hochspezialisierten medizinischen Leistungen, die für die Mehrheit der Bevölkerung an Zauberei grenzten, der Weitgereistheit, die für die zumeist kaum den Wohnort verlassenden Menschen der Zeit beeindruckend war und vor allem infolge des theatralischen und barocken Auftretens entstand das etwas zwielichtige Bild der Wanderärzte,[211] das auch heute noch oft über deren fachliche Leistungen hinwegtäuscht.

Viele von Eisenbarths Konkurrenten haben sich in ihren Flugblättern als „berühmt" bezeichnet, ohne es gewesen zu sein. Von Eisenbarth kann man jedoch sagen, dass er es auch tatsächlich gewesen ist. Durch seine ihm zahlreich erteilten Privilegien, Prüfungsberichte von Hofärzten und Stadt-Physikern, Attestate von Medizinischen Fakultäten und Kommunen, seine nachweisbaren chirurgischen Erfolge und seine rastlose Reisetätigkeit war er weiten Bevölkerungskreisen nicht nur bekannt, sondern er ist vor allem durch seine erfolgreichen Kuren und natürlich auch durch sein spektakuläres Auftreten in lebhafter Erinnerung geblieben.

Eisenbarth hielt auch, was er versprach. Er war einer der wenigen wandernden Ärzte, die immer wieder in den gleichen Quartieren und oft für sehr lange Zeit logierten und damit gleichsam den Übergang zwischen dem wandernden und dem sesshaften Arzt darstellten. In vielen amtlichen Belegen wurde hervorgehoben, dass er sich nach dem operativen Eingriff noch aufopferungsvoll um die Nachbetreuung seiner Patienten kümmerte.

Der bestehende Widerspruch zwischen den von Eisenbarth angegebenen Tätigkeitsorten, vor allem im Ausland, und der aktuellen tatsächlichen Quellenlage hat dazu beigetragen, ihm auch hier Großspurigkeit und etwas großzügigen Umgang mit der Wahrheit vorzuwerfen. Sicher neigte er zur Übertreibung, die zeitlichen Lücken in seiner nachweislichen Tätigkeit sind aber so groß, dass ausführliche Reisen des Wanderarztes praktisch möglich gewesen sind.

Eisenbarth brachte es in vielen der von ihm praktizierten Operationen zu großer Meisterschaft, achtete aber auch darauf, dass er ein weites Spektrum an Operationen anbieten konnte und stand damit im Gegensatz zu der am Beginn des 18. Jahrhunderts aufkommenden Spezialisierung. So zogen vor allem in Frankreich und England, zunehmend aber auch in Deutschland Männer durchs Land, die entweder nur die Steinoperation, wie Frère Jacques, oder den Starstich, wie Taylor, anboten, andere Eingriffe aber nicht mehr ausführten.

Zusammenfassend muss man sagen, dass Eisenbarth fachlich ein hervorragender Könner war, der aber dadurch und vor allem durch seine teilweise als aggressiv zu bezeichnende Werbung und sein partiell etwas überzogenes selbstsicheres Auftreten für sehr viel Neid und Widerspruch sorgte, der später zur negativen Beurteilung seiner Person führte, die im Eisenbarth-Spottlied dann für fast zwei Jahrhunderte tradiert wurde. Umso wichtiger erscheint es mir, dass die wahre Persönlichkeit von Johann Andreas Eisenbarth wieder in den Vordergrund gestellt wird, seine praktischen Leistungen anerkannt, seine Fehler aber auch nicht verschwiegen werden. Dazu soll dieses kleine Büchlein seinen Beitrag leisten.

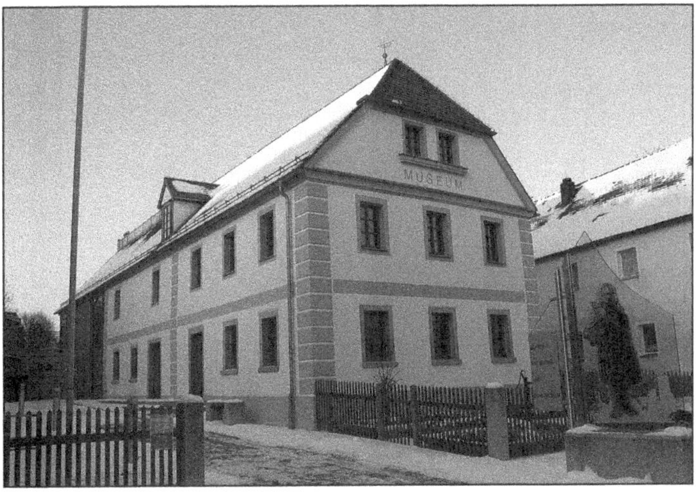

Abb. 18: Eisenbarth Museum in Oberviechtach.

22. Orte, an denen das Wirken von Eisenbarth ab 1685 nachweisbar ist

Über die Wanderfahrten von Johann Andreas Eisenbarth lässt sich eine vollständige Liste wohl nie erstellen. Eine wichtige Quelle für die Erforschung seiner Wirkungsorte stellen neben den Archiven auch seine Werbezettel und Zeitungsannoncen dar, führt er doch darin wiederholt auf, aus welchen Orten er gerade kommt oder wie oft er an dem Ort seiner jetzigen Tätigkeit bereits erfolgreich wirksam war. Es kann jedoch wohl festgehalten werden, dass es eine Übertreibung ist zu behaupten, er habe alle bedeutenden Städte im alten Reich oder auch nur im heutigen Deutschland besucht. In viele Landstriche, namentlich in Süddeutschland, Österreich, den Niederrhein und Mecklenburg ist er wohl nie gekommen. Für eine Tätigkeit im Ausland liegen ebenfalls noch keine Beweise vor. Nachweislich hat er viele Orte mehrfach besucht. Für drei Orte, nämlich Leipzig (sechsmal), Halle/S (achtmal) und Berlin (zehnmal) ist ein mehr als fünfmaliger Aufenthalt nachweisbar.

1. Arendsee 1722; (wohl aber schon zuvor dort tätig gewesen)
2. Aurich 1699; 1715
3. Ballenstedt (1698); 1706
4. Bamberg (1673–1685); 1702
5. Bautzen 1697
6. Berka 1688
7. Berlin 1696; 1697; 1704; 1706; 1707; 1710; 1714; 1717; 1722; 1724
8. Bernburg 1706
9. Borna 1691
10. Braunschweig 1699; 1703; 1710
11. Bremen 1714; 1726
12. Breslau 1697
13. Brötingen 1686
14. Buttstädt 1688
15. Carlshaven 1716
16. Coburg 1713

17. Danzig 1697; 1723; 1724
18. Darmstadt 1705
19. Döbeln 1691
20. Dresden 1692
21. Elbing 1723; 1724
22. Erfurt 1689–90; 1701
23. Esselborn 1705
24. Freiberg 1697; 1699
25. Frankfurt/M. 1700; 1701; 1704; 1725
26. Frankfurt/O. 1697; 1725
27. Gera 1686
28. Gießen 1704
29. Görlitz 1697
30. Göttingen 1726; 1727
31. Gotha 1701
32. Grimma 1691
33. Groß-Umstadt 1705
34. Halle/S. 1698; 1702; 1703; 1708; 1709; 1711; 1712; 1718
35. Hamburg 1699; 1700; 1710
36. Hannover 1710; 1726
37. Hannoversch Münden 1727
38. Haßelbach 1686
39. Heiligenstadt 1698
40. Helmstedt 1698
41. Ilmenau 1688
42. Innsbruck 1696
43. Jena 1688; 1713
44. Kamenz 1697 (zweimal)
45. Kassel 1704
46. Kemberg 1698
47. Königsberg 1723
48. Koblenz 1704
49. Kolberg 1697; 1717
50. Laufen (1684); 1696
51. Leipzig 1687; 1692; 1697; 1698; 1703; 1724
52. Löbau 1697
53. Magdeburg 1703
54. Mainz 1704

55. Marburg 1704
56. Marienburg 1723
57. Meerane 1702
58. Müncheberg 1707
59. Münster 1716
60. Naumburg 1698
61. Neumark 1688
62. Nürnberg 1702
63. Preußisch Holland 1697; 1723; 1724
64. Quedlinburg 1707; 1722
65. Rastenberg 1688
66. Rochlitz 1691
67. Röthenbach 1700
68. Ronneburg 1686
69. Rostock 1721
70. Ruppin 1722
71. Saalfeld 1713
72. Saara 1686
73. Salzwedel 1714
74. Schmölln 1686
75. Schwäbisch Gmünd 1696
76. Sonneberg 1713
77. Spandau 1698
78. Stargard 1697; 1716; 1717; 1722
79. Stettin 1697; 1716; 1722
80. St. Goar 1704
81. Sulza 1688
82. Tannroda 1688
83. Ulm 1696
84. Waldeck 1704
85. Weimar 1688; 1701
86. Wetzlar 1704
87. Wildeshausen 1700
88. Wittenberg 1698
89. Würzburg 1702
90. Zeitz 1698
91. Zittau 1697
92. Zwickau 1687; 1698

23. Literatur über Eisenbarth

(Auswahl, überwiegend Bücher, keine Zeitschriftenbeiträge)

Brethauer, K.: Dr. Johann Andreas Eisenbarth. Hannoversch Münden 1977.

Bruns, S.: Doktor Johann Andreas Eisenbarth, Weiden 1997.

Freyer-Illfeld, E.: Dr. Eisenbarth (Heimatspiel) 1928.

Gebhardt, H.: Eisenbart und Eulenspiegel, Kassel 1975.

Hasenbach, J.: Steinschneider, Wundärzte, Heilkräuter. München/Bern/Wien 1984.

Hieke, K.: Der Landarzt und Arzneimittelfabrikant Johann Andreas Eisenbarth (1663–1727) dargestellt anhand seiner Werbemittel und anderer zeitgenössischer Quellen. (Interdisziplinäres Forum Wissenschaft, Reihe II Medizin, Geschichte der Medizin Bd. 3), Spockhövel 2002.

Konert, J.: Vom Steinschnitt zur Nierentransplantation. Stuttgart 2002.

Kopp, A.: Eisenbart im Leben und Liede. Berlin 1900.

Matthieu, E.: Doktor Eisenbarth. Oberviechtach 1972.

Mitzschke, P.: Eisenbart, in: Allgemeinde Deutsche Biographie, Bd. 48, Leipzig 1904, S. 301–317.

Pies, E.: Ich bin der Doktor Eisenbarth. Arzt der Landstraße. Leben und Wirken des berühmten Chirurgen. Eine Bildbiographie. 1. Aufl. Genf 1977.

Pies, E.: Eisenbarth. Das Ende einer Legende. Wuppertal 2004.

Pohl, W.: Doktor Johann Andreas Eisenbarth. Grafenau 1982.

Selbmann, U.: Die Dresdner Eisenbarth-Archivalien. Med. Diss. Dresden 1967.

24. Quellenverzeichnis

(Archive, deren Material Verwendung fand)

Altenburg:
Thüringisches Staatsarchiv
(Bestand Landesregierung Altenburg Nr. 4872)
Stadtarchiv Altenburg

Amberg:
Staatsarchiv

Aurich:
Niedersächsisches Staatsarchiv

Bamberg:
Staatsarchiv
Stadtarchiv
Archiv der Erzdiözese

Berlin:
Geheimes Staatsarchiv Preußischer Kulturbesitz
Archiv des Stadtgeschichtlichen Museums Zitadelle Spandau
Außenstelle des Landesarchivs Berlin (ehemaliges Stadtarchiv)

Braunschweig:
Stadtarchiv

Bremen:
Stadtarchiv Bremen

Darmstadt:
Hessische Landes- und Hochschulbibliothek

Dresden:
Sächsisches Hauptstaatsarchiv
Stadtarchiv Dresden
Sächsische Landesbibliothek

Erfurt:
Stadtarchiv

Halle (Saale):
Stadtarchiv
Archiv der Franckeschen Stiftungen

Hannover:
Niedersächsisches Staatsarchiv

Hannoversch Münden:
Stadtarchiv

Jena:
Stadtarchiv

Koblenz:
Landeshauptarchiv
Stadtarchiv

Königsberg:
Stadtarchiv

Landshut:
Staatsarchiv

Magdeburg:
Landeshauptarchiv Sachsen-Anhalt
Stadtarchiv
Evangelische Kirchenbuchstelle

München:
Bayerisches Hauptstaatsarchiv

Nürnberg:
Staatsarchiv

Oberviechtach:
Eisenbarth-Archiv

Potsdam:
Brandenburgisches Landeshauptarchiv

Stettin:
Staatlich Polnisches Archiv

Stuttgart:
Hauptstaatsarchiv

Weimar:
Thüringisches Hauptstaatsarchiv
Stadtarchiv

Wernigerode:
Außenstelle des Landesarchivs Magdeburg

Wittenberg:
Stadtkirche

Würzburg:
Bayerisches Staatsarchiv

25. Glossar

Akademische Medizin: Medizin der Universitäten. Akademische Mediziner waren an den Universitäten ausgebildete Ärzte, im Gegensatz zu den handwerklich gebildeten Chirurgen.

Anatomie: Die Anatomie (aus griechisch ἀνά *aná* „auf" und τομή *tomé* „Schnitt") ist ein Teilgebiet der Medizin und die Lehre vom Aufbau der Organe.

Augsburger Liga: Die Augsburger Allianz, auch Augsburger Liga genannt, entstand am 9. Juli 1686 als Defensivbündnis zwischen Kaiser Leopold I., König Karl II. von Spanien, König Karl XI. von Schweden, Kurfürst Maximilian II. Emanuel von Bayern und den Mitgliedern des fränkischen und oberrheinischen Reichskreises.
Die Augsburger Allianz war ursprünglich auf drei Jahre angelegt und sah die Einrichtung eines starken Bundesheers gegen die territorialen Ansprüche des französischen Königs Ludwig XIV. auf linksrheinische Gebiete vor. Der Sonnenkönig, zum mächtigsten Herrscher Europas geworden, verfolgte seit 1679 eine mit dem Begriff *politique des Réunions* titulierte Expansion (Reunionspolitik), die auf eine Vereinigung von allen Territorien mit dem Mutterland abzielte, die jemals mit Frankreich verbunden waren oder auf die Frankreich Ansprüche erhob.

Dreckapotheke: Unter einer Dreckapotheke versteht man als Heilmittel eingesetzte Substanzen, die aus heutiger Sicht ekelerregend erscheinen, da diese beispielsweise Exkremente, Körperflüssigkeiten, Ausscheidungen oder menschliche beziehungsweise tierische Körperteile enthielten (Kot, Urin, Blut, Eiter, Schleim). Die umfangreichste Überlieferung von Rezepturen der Dreckapotheke stammt von Christian Franz Paullini (25. Februar 1643, Eisenach – 10. Juni 1712, Eisenach), einem Arzt, Universalgelehrten und Schriftsteller in deutscher und lateinischer Sprache. In seinem im 18. Jahrhundert mehrfach aufgelegten Buch „Die heilsame Dreckapotheke" sind zahlreiche der kurios anmutenden Rezepte überliefert, von denen viele sich bis ins Pharaonenreich und zu den antiken Ärzten wie etwa Galenus zurückverfolgen lassen.

Empirisch: Auf Erfahrung beruhend; aus Erfahrung gewonnen.

Humoralpathologie: Die Humoralpathologie oder (Vier-)Säftelehre ist eine medizinische Theorie, die erstmals im Corpus Hippokratikum (zum Beispiel in *Über die Natur des Menschen* (um 400 v. Chr.)) zur Erklärung allgemeiner Körpervorgänge und als Krankheitskonzept entwickelt wurde und bis zur Einführung der Zellularpathologie durch R. Remack (1815–1865) im 19. Jahrhundert dominierend für die Naturwissenschaften und auch die damalige Medizin blieb.
Ursprünge der Viersäftelehre finden sich vermutlich schon im alten Ägypten, sicher aber in der Elementarlehre des Empedokles (490–430 v. Chr.). Weiterentwickelt wurde die Theorie durch Galen, der sie mit der Tempramentenlehre verband und das gesamte Konzept in seiner endgültigen Form niederschrieb.
Als Lebensträger im Körper wurden gemäß der Theorie meistens gelbe Galle, schwarze Galle, Blut und Schleim angenommen. Diese Säfte werden über das Blut und auch über die Nerven im Körper verbreitet. Der Bereich der Verdauung wurde von der Digestionslehre behandelt.

Kanonisch: Das kanonische Recht ist das Kirchenrecht der römisch-katholischen Kirche, des lateinischen Ritus sowie der katholischen Ostkirche. Es regelt die internen Angelegenheiten der kirchlichen Gemeinschaft und sieht für viele Bereiche eine eigene Gerichtsbarkeit vor. Sein Name leitet sich von griechisch/lateinisch *canon* ‚Richtschnur' ab, weil die einzelnen Normkomplexe im Codex des kanonischen Rechtes als *Canones* bezeichnet werden.

Latwerge: Von lateinisch Electuarium bezeichnet ursprünglich eine Arzneimischung in Form eines steifen Breis zur oralen Einnahme, bestehend aus Pulvern und weichen oder flüssigen Komponenten (oft Sirup, Honig oder Mus).

Olitäten: Der Begriff bezeichnet ein Öldestillat oder ein Stoffgemisch von öliger Konsistenz. Er stammt aus dem spätmittelalterlichen Apothekenwesen und leitet sich vom lateinischen *oleitas* beziehungsweise *oliditas* ab. Zur Wortbildung aus dem Stamm Oleum = Öl und dem Suffix -itas vgl. Stolz. Damals bezeichnete man alles als *Olität*, was das einfache Volk als Naturheilmittel verwendete, weil es sich ärztlichen Beistand nicht leisten konnte oder weil Ärzte derartige Mittel (zum Beispiel Aloe oder Opium) nicht verschreiben wollten. Gleichbedeutend sind auch volkstümliche Wortschöpfungen mit „Balsam" und „Gebrannte Wässer".
Der Handel mit Olitäten hatte seinen Ursprung in der thüringischen Glasmacherregion um Lauscha und Oberweißbach im Amt Königsee. Erst die Verwendung von Miniaturflaschen erlaubte den Handel und sicheren Transport der Flüssigkeiten über große Entfernungen, zudem waren diese Behältnisse den bereits gebräuchlichen „Apothekerfläschchen" nachempfunden.

Oculist: Bezeichnung für Augenärzte beziehungsweise Starstecher.

Physiologie: Die Physiologie (altgr. φύσις *phýsis* ‚Natur' und λόγος *lógos* ‚Lehre', ‚Vernunft' bzw. *physiologica* = Naturkunde) ist als Teilgebiet der Biologie die Lehre von den physikalischen und biochemischen Vorgängen in den Zellen, Geweben und Organen aller Lebewesen; sie bezieht das Zusammenwirken aller Lebensvorgänge im gesamten Organismus in ihre Betrachtung ein. Hierdurch grenzt sie sich von der Biochemie und der Anatomie ab. Ziel der Physiologie ist es, möglichst auf molekularer Ebene auch Vorhersagen über das Verhalten eines betrachteten Systems (zum Beispiel Stoffwechsel, Bewegung, Keimung, Wachstum, Fortpflanzung) zu formulieren.
In der Umgangssparache von Ärzten wird *physiologisch* auch – ohne unmittelbaren Bezug zum Fachgebiet der Physiologie – im Sinne von normal, *beim gesunden Menschen auftretend*, verwendet.

Pietismus: Der Pietismus ist nach der Reformation die wichtigste Reformbewegung im kontinentaleuropäischen Protestantismus. Theologisch versteht sich der Pietismus als eine Rückbesinnung auf zentrale Anliegen der Reformation, die jedoch durch die Aufnahme anderer Traditionsstränge in spezifischer Weise umgeformt wurden.

Reunionskammern (*Chambres de réunion*): Die Kammern, die Ludwig XIV. von Frankreich 1679 und 1680 in Metz, Breisach, Doornik (Tournai) und Besançon einsetzte, um die Ansprüche, die der König auf eine Anzahl Herrschaften, Gebietsteile und Ortschaften des Deutschen Reiches und der spanischen Niederlande als Pertinenz- und Dependenzstücke und Lehen der in den Friedensschlüssen von Münster und Nimwegen an Frankreich abgetretenen Landschaften, Städte und Diözesen erhob, zu untersuchen. Auf Grund ihrer Entscheidungen wurden viele Ortschaften mit Frankreich „reuniert" und zahlreiche Fürsten und Grafen, 1681 auch Straßburg und 1684 Luxemburg gezwungen, sich der französischen Krone zu unterwerfen. Bei der Schwäche Spaniens und des Deutschen Reiches behauptete Ludwig XIV. die meisten „Reunionen" zuerst im Regensburger Waffenstillstnd (1684), dann in den Friedensschlüssen von Rijswijk (1697) und Baden (1714).

Spezereien: (Aus mittellateinisch *speciaria* „Gewürzhandel" zu lateinisch *species* „Art, Gestalt", im Plural auch „Gewürze" entlehnt) ist eine seit dem 14. Jahrhundert verbreitete Bezeichnung für Gewürzwaren (dann meist im Plural *Spezereien*), gelegentlich auch für Gewürzläden und Apotheken; sie ist heute nicht mehr gebräuchlich.

Trabant: Trabanten waren dienende Begleiter, Leibwächter zu Fuß und schon im Altertum, besonders aber im Mittelalter üblich und dienten teils als Schutzwache fürstlicher Personen und hoher Beamter, der Landsknechtobersten, teils als Vollstrecker ihrer Befehle.

Tradiert: Überliefert, überkommen, traditionell.

Troicart: Troikart = Trokar, *lat. acus triequetra dreikantige Nadel*, in einem Röhrchen steckende dolchartige starke Nadel mit Griff und dreikantiger Spitze, nach dem Einstechen in Körperhöhlen unter Zurücklassung des Röhrchens entfernbar.

Utilitarismus: (Lat. *utilitas*, Nutzen, Vorteil) ist eine wertende (normative) Form der zweckorientierten Ethik, die in verschiedenen Varianten auftritt. Neben der Ethik ist er auch in der Sozialphilosophie und den Wirtschaftswissenschaften von Bedeutung.

Grundlage für die ethische Bewertung einer Handlung ist das Nützlichkeitsprinzip, die utilitaristische Grundformel und Maxime: „Diejenige Handlung bzw. Handlungsregel (Norm) ist im sittlichen bzw. moralischen Sinne gut bzw. richtig, deren Folgen für das Wohlergehen aller von der Handlung Betroffenen optimal sind." Den Kern des Utilitarismus kann man auch in der Forderung zusammenfassen: „Handle so, dass das größtmögliche Maß an Glück entsteht!"

Vaganten: Mittelalterliche Bezeichnung für Fahrendes Volk.

26. Personenverzeichnis

27. Abbildungsverzeichnis

Nr. 3: Thüringisches Staatsarchiv Altenburg, Landesregierung, Nr. 4872, Bl. 20, 21 RS.
Nr. 5, 6: Porträtsammlung der Herzog August Bibliothek, Wolfenbüttel.
Nr. 8: Städtische Kunstsammlungen Augsburg / Wikimedia Commons.
Nr. 16: Rabanus Flavus/ Wikimedia Commons.
Nr. 17: Ajeppbah / Wikimedia Commons / Lizenz: CC-BY-SA-3.0 DE.
Nr. 18: Alois Köppl http://gleiritsch-online.de / Wikimedia Commons.
Alle anderen Bilder: Archiv Dr. Dr. Jürgen Konert

28. Anmerkungen

1 Schneider, J.: Der Mann, der Mythos Störtebeker. Damals 62, 2013, S. 43
2 Ariès, P. u. G. Duby: Geschichte des privaten Lebens. Bd. 3: Von der Renaissance zur Aufklärung. Frankfurt/M.. 1991, S. 9.
3 Krafft, F.: Die Pharmazie im Dienste der Propagierung lutherischer Rechtfertigungslehre. Berichte zur Wissenschaftsgeschichte, Bd. 26, H. 3, 2003, S. 165.
4 Süßenberger, C.: Abenteurer, Glücksritter und Maitressen. Frankfurt, New York 1996.
5 Konert, J.: Johann Andreas Eisenbarth (1663–1727). Z. Urol. Nephrol. 83, 1990, S. 629–633.
6 Sander, S.: Handwerkschirurgen. Kritische Studien zur Geschichtswissenschaft 83. Göttingen 1989, S. 41.
7 Huekamp, C.: Der Aufstieg der Ärzte im 19. Jahrhundert. Vom gelehrten Stand zum professionellen Experten: Das Beispiel Preußens. Kritische Studien zur Geschichtswissenschaft 68. Göttingen 1985, S. 23.
8 Porter, R.: Die Kunst des Heilens. Heidelberg, Berlin 2000, S. 248.
9 Reddig, W. F.: Bader, Medicus und Weise Frau. Wege und Erfolge der mittelalterlichen Heilkunst. München 2000, S. 106.
10 Hickel, E.: Der Apothekenberuf als Keimzelle naturwissenschaftlicher Berufe in Deutschland. In: Med. hist. Journal, Bd. 13, 1978, S. 259–276.
11 Dietz, J.: Meister Johann Dietz des Großen Kurfürsten Feldscher – Mein Lebenslauf. München 1966, als Beispiel für derartige Biographien.
12 Van Dülmen, R.: Kultur und Alltag in der Frühen Neuzeit. Bd. 2: Dorf und Stadt 16.–18. Jahrhundert. München 1992, S. 62.
13 Ridder, P.: Chirurgie und Anästhesie. Vom Handwerk zur Wissenschaft. Stuttgart 1993, S. 24.
14 Chiari, O.: Heilkunde im Wandel der Zeit. Zürich 1953, S. 128.
15 Dietrich, H.: Urologische Anatomie im Bild. Berlin, Heidelberg 2004.
16 Rothschuh, K. E.: Konzepte der Medizin in Vergangenheit und Gegenwart. Stuttgart 1978, S. 261.
17 Stricker, W.: Beiträge zur ärztlichen Culturgeschichte. Frankfurt 1865.
18 Sander, S.: Handwerkschirurgen: Sozialgeschichte einer verdrängten Berufsgruppe. Göttingen 1989, S. 96.
19 Hoffmann, F.: Medicus politicus. Halle 1732.
20 Brandt, L.: Illustrierte Geschichte der Anästhesie. Stuttgart 1997.
21 Kuhlen, F. J.: Geschichte der Schmerz-, Schlaf- und Betäubungsmittel. Stuttgart 1983.

22 Rüster, D.: Der Chirurg, ein Beruf zwischen Ruhm und Vergessen. Leipzig 1993, S. 174.
23 Bleker, J. u. Hess, V. (Hrsg.): Die Charité. Geschichte(n) eines Krankenhauses. Berlin 2010.
24 Konert, J.: Vom Steinschnitt zur Nierentransplantation. Ein medizinhistorischer Rückblick auf die Entwicklung der Urologie. Schattauer 2001, S. 55 ff.
25 Edel, P.: Eisenbarthgenealogie. Aalen 1968.
26 Zimmerische Chronik, Ausgabe 9 von Barack II, S. 465–467.
27 Ratsprotokolle der Stadt Köln, Bd. 29, fol. 70b.
28 Glaser, R.: Klimageschichte Mitteleuropas. 1200 Jahre Wetter, Klima, Katastrophen. Darmstadt, 2. Aufl. 2008, S. 159.
29 Oberviechtach im Spiegel der Vergangenheit. In: Oberviechtach/Opf. Hrsg. v. der Stadt Oberviechtach, o. J., S. 8–11.
30 Staatsarchiv Amberg, Bestand: Musterungen, Nr. 482a, S. 9. Bericht vom 17. Juli 1663.
31 Forstner, H.: Das Geburtshaus des Doktor Eisenbarth. In: Aus Zeit und Leben, Unterhaltungsbeilage zur „Grenz-Warte", Oberviechtach, Nummer 5–8 (1966), S. 1.
32 Sächsisches Landeshauptarchiv Dresden, Akten der Landesregierung, Nr. 4872, Blatt 14a/b.
33 Lundt,B.: Europas Aufbruch in die Neuzeit 1500–1800. Eine Kultur- und Mentalitätsgeschichte. Darmstadt 2009, S. 107.
34 Ghema: Der Krancke Soldat bittende, … 1690
35 Ettner von Eiteritz, J. Ch.: Des getreuen Eckardts verwegener Chirurgus. Regensburg 1698.
36 Stadtarchiv Weiden, Akten I, Nr. 912.
37 Pies, E.: Eisenbarth. Das Ende einer Legende. Wuppertal 2004, S. 33.
38 Burkard, H.: Eisenbart. In: Bamberger Blätter für fränkische Kunst und Geschichte. 1926, 3. Jg., Nr. 13, S. 52.
39 Mathieu, E.: Eisenbarths Lehrmeister. Vom Wundarzt Alexander Biller aus Bamberg. S. 20–25.
40 Staatsarchiv München, Bestand Hofamtsregistratur HR 507/33. Akt über Alexander Pihler aus Bamberg.
41 Kaiser, W.: Thüringer Mitglieder der Akademie der Naturforscher (17. Jahrhundert). Rudolstädter Heimathefte 20, 1975, S. 164–171.
42 Stadtarchiv Altenburg, Privilegsentwurf 1686.
43 Snyder, G.: Wunderglaube und Wahn. Aus der bunten Welt der Scharlatane. München 1965, S. 94.
44 Hädge, M.: In: Baumbach, G. (Hrsg.): Theaterkunst und Heilkunst. Studien zu Theater und Anthropologie. Köln, Weimar, Wien 2002, S. 42 ff.
45 Zitiert nach Brethauer, K.: Doktor Eisenbarth. München o. J.

46 Mitschke, P.: Eisenbart, Johann Andreas. In: Allgemeine Deutsche Biographie, Bd. 4.

47 s. o.

48 Trapp, W.: Maße, Zahlen, Gewicht und Zeitrechnung. Stuttgart 1998, S. 43.

49 Abgedruckt bei Selbmann, U.: Die Dresdner Eisenbarth-Archivalien. Med. Diss. Dresden 1967.

50 Münch, P.: Lebensformen in der Frühen Neuzeit. 1500 bis 1800. Frankfurt/M. 1996, S. 346.

51 Goll, G.: Der Absatz im Wechselspiel der Mode. In: z. B. Schuhe. Eine Kulturgeschichte der Schuhe. Frankfurt/M. 1998, S. 59.

52 Siebmacher, J.: Großes Wappenbuch. V. Band, 5. Abt., Nürnberg 1895, reprografischer Nachdruck Neustadt 1972 unter dem Titel *Die Wappen bürgerlicher Geschlechter Deutschlands und der Schweiz,* Teil 2, Bd. 10.

53 Hieke, K.: Der Landarzt und Arzneimittelfabrikant Johann Andreas Eisenbarth (1663–1727) dargestellt anhand seiner Werbemittel und anderer zeitgenössischer Quellen. Interdisziplinäres Forum Wissenschaft, Reihe II, Geschichte der Medizin, Bd. 3. Sprockhövel 2002, S. 79 und 83.

54 Löffler, F.: Das alte Dresden. Leipzig 1984, S. 486.

55 Zitiert bei Bretthauer, K.: Doktor Eisenbart. Münden o. J., S. 21.

56 Kleine-Natrop, H. E.: Das heilkundige Dresden. Dresden, Leipzig 1964.

57 Richter, G.: Über die zünftigen Wundärzte im alten Dresden. Med. Diss. Dresden 1969.

58 Gneist, A.: Wie der berühmte Dr. Eisenbart in Schwäbisch Gmünd einzog. Gmünder Heimatblätter, Neue Folge Nr. 3, S. 3.

59 Vierhaus, R.: Staaten und Stände. Vom Westfälischen bis zum Hubertusburger Frieden 1648 bis 1763. Frankfurt/M., Berlin 1990, S. 204.

60 North, M.: Von der atlantischen Handelsexpansion bis zu den Agrarreformen (1450–1815). In: North, M. (Hrsg.): Deutsche Wirtschaftsgeschichte. Ein Jahrtausend im Überblick. München 2005, S. 170.

61 Rehbein, E.: Zu Wasser und zu Lande. Leipzig 1984, S. 143.

62 North, M.: Genuss und Glück des Lebens. Kulturkonsum im Zeitalter der Aufklärung. Darmstadt 2003, S. 41.

63 Münch, P.: Lebensformen in der Frühen Neuzeit. 1500–1800. Frankfurt/M. 1995, S. 141.

64 Pies, E.: a. a. O., S. 149.

65 Kramer, G.: Neue Beiträge zur Geschichte A. H. Franckes. Halle 1875, S. 106.

66 Akten der Univ. Halle, Bl. 19, kgl. Recr. 22. Sept. 1702.

67 Schubert-Fikentscher, G.: Zur Stellung des Komödianten im 17. und 18. Jahrhundert. Berlin 1963, S. 8 f.

68 Thomasius: Juristischen Händeln. Ernsthaffte, aber doch muntere .... Halle 1724, S. 177.
69 Bauer, H.: 5000 Jahre Medizin. Leipzig 1954, S. 188.
70 Stadt Wildeshausen. Programm der Festwoche 700 Jahre Stadt Wildeshausen an der Hansalinie. S. 11 enthält Hinweis auf den Besuch Eisenbarths im Jahre 1700.
71 Stadtarchiv Nürnberg, RV Nr. 3036, fol. 56 r/v.
72 z. B. Sächsische Ordnung von 1666: „Von Jahr- und Wochenmärkten in Städten und Flecken, auch von Maß der Kirchmesse auf den Dörfern".
73 Dülmen van, R.: Kultur und Alltag in der Frühen Neuzeit. Dorf und Stadt. München 1992, S. 148.
74 Hansen, G.: Formen der Commedia dell'arte. Emsdetten 1984, S. 59.
75 Hulfeld, St.: Das Theater des Herrn Mary. In: Baumbach, a.a.O, S. 90.
76 Hädge: a. a. O., S. 44/70.
77 Süß, K.: In Baumbach, a.a.O, S. 237.
78 Pohl, W.: Dr. Johann Eisenbarth. Grafenau 1982, S. 75.
79 Heumann, Ch. A.: Brief vom 20. Januar 1742 an Konsistorialrat Dr. Hauber. Stadtarchiv Oberviechtach.
80 Brethauer, K.: Vom Doktor Eisenbarth und einem Inquisitionsprozess im Stift Hildesheim. In: Alt-Hildesheim, H. 45, 1974, S. 38–43.
81 Baumbach, a. a. O.
82 Hauptstaatsarchiv Hannover, Sign. Hild. Br. 1 Nr. 5554, 19-7-2, Bl. 1–92.
83 Zitiert nach einer Kopie des Flugblattes, das sich im Privatbesitz von Herrn Dr. Wolfgang Kloppe befindet, aus dem Eisenbarth-Archiv Oberviechtach.
84 Hieke, K.: Der Landarzt und Arzneimittelfabrikant Johannes Andreas Eisenbarth (1663–1727) dargestellt anhand seiner Werbemittel und anderer zeitgenössischer Quellen. Interdisziplinäres Forum Wissenschaft, Reihe II Medizin, Geschichte der Medizin Bd. 3. Sprockhövel 2002.
85 Sachs, M.: Geschichte der operativen Chirurgie. Bd. 1. Heidelberg 2000, S. 57.
86 Petit, J. L.: Traité des maladies chirurgicales et des operations qui leur vonviennent. Bd. II. Paris 1774, S. 370.
87 Stromayr, C.: Die Handschrift des Schnitt- und Augenarztes in Lindau am Bodensee (1559). Hrsg. von Brunn, W. v. Berlin 1925.
88 Ring, E.: Geschichte der Zahnmedizin. Köln 1997, S. 152.
89 Konert, J. und Dietrich, H. (Hrsg.): Illustrierte Geschichte der Urologie. Hausmann, H.: Die Urologie von den Anfängen bis zum Mittelalter. Heidelberg, Berlin 2004, S. 3.
90 Sachs, M.: Geschichte der operativen Chirurgie. Bd. 5. Heidelberg 2005, S. 18.

91 Nöske, H.-D.: Lithotomia vesicae. München 1972.
92 Konert, J.: Vom Steinschnitt zur Nierentransplantation. Stuttgart, New York 2001, S. 59.
93 Bartisch, G.: Kunstbuch, darinnen ist der gantze gründliche Bericht und Lehr des … schmertzhaftigen, peinlichen Blasenn Steines. Dresden 1575. Handschrift MSC. Dresd. C291, Sächsische Landesbibliothek Dresden.
94 Keller, J.: Die Dresdner Handschrift über den Steinschnitt des Georg Bartisch (1575). Sonderband Zschr. Urol. 1957; S. 425–434.
95 Hauri, D.: Die Steinschneider. Eine Kulturgeschichte menschlichen Leidens und ärztlicher Kunst. Heidelberg, Berlin 2014, S. 30.
96 Rüster, D.: Alte Chirurgie. Berlin 1984.
97 Pies, E.: Ich bin der Doktor Eisenbarth. Genf 1977, S. 204.
98 Wy, G. van: Vermischte Chirurgische Schriften. Amsterdam 1784.
99 Dietrich, H.: Urologische Anatomie im Bild. Heidelberg, Berlin 2004, S. 20.
100 Konert, J., Dietrich, H.: Giovanni Battista Morgagni und der Beginn der Pathologischen Anatomie. In: Anatomie. Sektionen einer medizinischen Wissenschaft im 18. Jahrhundert, hrsg. v. Helm, J. u. Stukenbrock, K. Wiesbaden 2003, S. 127–138.
101 Wallnöfer, H.: Der Arzt in der indischen Kultur. Stuttgart 1966.
102 Hirschfelder, G.: Europäische Esskultur. Geschichte der Ernährung von der Steinzeit bis heute. Frankfurt, New York 2001, S. 151.
103 Glaser, a. a. O.
104 Pies, E.: Löhne und Preise von 1300 bis 2000. Wuppertal 2008.
105 Teuteberg, H. J.: Der Fleischverzehr in Deutschland und seine strukturellen Veränderungen. In: Ders., Wiegelmann, G.: Unsere tägliche Kost. Geschichte und regionale Prägung. Studien zur Geschichte des Alltags, Bd. 6. Münster 1986, S. 63–73.
106 Specht, S.: Die Marterpein des Grueß und Stein – Steinleidende in Leichenpredigten. Ein Beitrag zur medikalen Kultur der Frühen Neuzeit. Magisterarbeit Marburg 2000.
107 Steinbock, R. F.: Studies in ancient calcifield soft tissues and organic concretions. II. Urolithiasis (renal and urinary bladder stone disease). J. Paleopathology 3, 1989, S. 39.
108 Hauri, a. a. O., S. 4.
109 Bleker, J.: Die Geschichte der Nierenkrankheiten. Mannheim 1972.
110 Pahlow, G.: Das große Buch der Heilpflanzen. München 1979.
111 zitiert nach Pies, E.: Eisenbarth. Das Ende einer Legende. Wuppertal 2004.
112 Brethauer,K.: Doktor Eisenbart. Hann. Münden o. J., S. 20.
113 Landesarchiv Magdeburg, Landeshauptarchiv Cop. 77/8, fol. 224'-231'. „Confirmatio der Balbirer …“

114 Hasenbach, J.: Steinschneider, Wundärzte, Heilkräuter. München 1984.
115 Keil, G.: Art. Chirurg, Chirurgie. In: Lexikon des Mittelalters, Bd. II, München 1983.
116 Ridder, P., a. a. O., S. 43 ff.
117 Sander, S.: a. a. O., S. 96.
118 Huhle-Kreuzer, G.: Die Entwicklung arzneilicher Produktionsstätten aus Apothekenlaboratorien: Dargestellt an ausgewählten Beispielen. Diss. Marburg 1987, S. 7.
119 Ger, H.: 250 Jahre Waisenhaus-Apotheke und Medikamenten-Expedition der Franckeschen Stiftungen zu Halle an der Saale. Halle 1948.
120 Poeckern, H-J.: Waisenhaus-Apotheke und Medikamenten-Expedition der Frankeschen Stiftungen zu Halle a. d. Saale. In: Toellner, R. (Hrsg.): Die Geburt einer sanften Medizin. Halle 2004, S. 75.
121 Probst, Chr.: Fahrende Heiler und Heilmittelhändler. Medizin von Marktplatz und Landstraße. Rosenheim 1992, S. 109.
122 Wilson, R.: The Traffic in Halle Orphanage Medications: Medicinals, Philantrophy and Colonial Mission. Caduceus, Vol. 13, 1997, S. 11.
123 Probst, Ch: Fahrende Heiler und Heilmittelhändler. Medizin von Marktplatz und Landstraße. Rosenheim 1992, S. 101.
124 Ludwig, O.: Im Thüringer Kräutergarten. Von Heilkräutern, Hexen und Buckelapothekern. Gütersloh 1982, S. 53.
125 Schmidt, W.: Friedrich I., Kurfürst von Brandenburg, König in Preußen. Kreuzlingen, München 2004, S. 229.
126 Rittmann, H.: Auf Heller und Pfennig. Augsburg o. J.
127 Konert, J.: Wieviel Eier kostet ein Steinschnitt. In: Urologe, 2008, S. 1436.
128 Pies, E.: Löhne und Preise von 1300 bis 2000. Wuppertal 2003, S. 68.
129 Kröll, K.: Theatrum Mundi versus Mundus Theatri. A Study of the History of Fairground Arts in Early Modern Times. In: Nordic Theatre Studies, Nr. 2/3, 1989.
130 Kröll, K.: Kurier die Leut auf meine Art … Jahrmarktskünste und Medizin auf den Messen des 16. und 17. Jahrhunderts. In: Heilkunde und Krankheitserfahrung in der frühen Neuzeit. Hrsg. v. Benzenhöfer, U. u. Kühlmann, W. Tübingen 1992, S. 175.
131 Theophrast von Hohenheim genannt Paracelsus: Sämtliche Werke. Hrsg. von Sudhoff, K. 1. Abt., 14.Bd. München, Berlin 1933, S. 507.
132 Ridder, P.: Im Spiegel der Arznei. Sozialgeschichte der Medizin. Stuttgart 1990, S. 213.
133 Hauptstaatsarchiv Stuttgart, A288 Bü68 SST 4 u. 6.
134 Sander, S.: Handwerkschirurgen. Göttingen 1989, S. 59.
135 Verdenhalven, F.: Alte Maße, Münzen und Gewichte aus dem deutschen Sprachgebiet. Neustadt an der Aisch 1968, S. 13.

136 Pies, E.: Eisenbarth. Das Ende einer Legende. Wuppertal 2004, S. 316 ff.

137 Probst, Ch.: Fahrende Heiler und Heilmittelhändler. Rosenheim 1992, S. 1099.

138 Pies, E.: Prinzipale – Zur Geschichte des deutschsprachigen Berufstheaters vom 17. bis 19. Jahrhundert. Ratingen, Kastellaun, Düsseldorf 1973.

139 Bik, J. G. W. F.: Vijf eeuwen medisch leven in een Hollandse stad (Gouda). Assen 1955, S. 304–305; Veltheer, W.: Johann Hermann F, *FL* 24 1/2 (mei 1994), S. 21–22.

140 Kröll, K., a. a. O., S. 155–186.

141 Theatrum Europaeum. Frankfurt 1635–1738, Bd. XI, S. 558.

142 Rüster, D.: Alte Chirurgie. Volk und Gesundheit. Berlin 1984.

143 Konert, J. u. Dietrich, H., Illustrierte Geschichte der Urologie, a. a. O., S. 556.

144 Porter, R.: Geschröpft und zur Ader gelassen. Eine kurze Kulturgeschichte der Medizin. Zürich 2004, S. 161.

145 Porter, R.: Die Kunst des Heilens. Heidelberg, Berlin 2000, S. 280.

146 Hausmann, J.: Fern vom Kaiser: Städte und Stätten des Reichskammergerichtes. Köln, Weimar, Wien 1995, S. 35.

147 Pies, E.: Eisenbarth. Das Ende einer Legende, a. a. O., S. 233 f.

148 Stadtarchiv Koblenz StaK-632- Nr. 1556, S. 1283 f.

149 Müller, A.: Krankheiten, Ärzte und Ammen im alten Darmstadt. Beiträge zu einer hessischen Medizingeschichte des 15. bis 18. Jahrhunderts. Darmstadt 1929.

150 DeBlue, V.: Landauf – Landab … mit Gaucklern, Quacksalbern, Katzenrittern und Gemeine Fräuleins. Bern 1985, S. 25.

151 Kröll, K., a. a. O., S. 155 ff.

152 De Francesco, G.: Scharlatanerie. Basel 1936, Nr. 37.

153 Ritzmann, I.: Medikus und Scharlatan. In: Schweizerische Ärztezeitung, Bd. 90, 2009, H. 3.

154 Snyder, G.: Wunderglaube und Wahn. Aus der bunten Welt der Scharlatane. München 1965, S. 120.

155 Snyder,G.: Aus der bunten Welt der Scharlatane. München 1965, S. 8.

156 Eckart, W. „Medicus Politicus“ oder „Machiavellus Medicus“? Wechselwirkungen von Ideal und Realität des Arzttypus im 17. Jahrhundert. In: Medizinhistorisches Journal, Bd. 19, 1984, H. 3, S. 210.

157 Klugmann, N.: Weiberkrankheiten. Erfurt 2012.

158 Elkeles, B.: Aussagen zu ärztlichen Leitwerten, Pflichten und Verhaltensweisen in berufsvorbereitender Literatur der frühen Neuzeit. Med. Diss. Hannover 1979, S. 194.

159 Carl, S.: Vorstellungen vom Decoro medici, an- und ein-weisend dessen geistliche Gestalt, Pflicht und Arbeit. Von Machiavellischen Thorheiten gereinigt/Und nach dem Maaß=Stab des Christentums einge-

richtet. Zweyte Auflage. Vermehrt mit einer Zugabe von Dreyfacher einleitung in die Medicin, Büdingen 1723.

160 Hoffmann, Fr.: Politischer Medicus, oder Klugheits-Regeln … Leipzig 1752.

161 Oppenheim, A.: Ettner von Eiteritz, Johann Christian, in: Allgemeine Deutsche Biographie 6 (1877), S. 401.

162 Deß getreuen Eckarths Medicinischer Maul-Affe oder der entlarvte Marckt-Schreyer. Frankfurt 1719.

163 Der / Medicinische / MACHIAVELLUS, / Oder: / Die / Staats=Klugheit / der / MEDICORUM, / in / GründlicheRegeln / verfasset, / Und zum Nutzen der Neuangehenden / PRACTICORUM / ans / Licht gegeben / von / PHILIATRO. Nach dem lateinischen Exemplar ins Deutsche übersetzt. Straßburg 1745.

164 Ebd., S. 4–5.

165 Ebd, S. 7.

166 Hoch-fürstlichen Braunschweig-Wolfenbüttelsche Medicinal-Ordnung 1721. Reprint Graz 1976.

167 Volrad Deneke, J. F.: Arzt und Medizin in der Tagespublizistik des 17. und 18. Jahrhunderts. Münster 2010, S. 193.

168 Dt. Zentralarchiv Merseburg, Rep. 52 Nr. 72.

169 Heister, L.: Medizinische/Chirurgische und Anatomische Wahrnehmungen. Rostock 1753.

170 Ebd.

171 Paracelsus: Sämtliche Werke, 1. Abt., Hrsg. v. Sudhoff, K. München, Berlin 1929, 1. Bd., Liber de podagricis, S. 342.

172 Hasenbach, J.: Steinschneider, Wundärzte, Heilkräuter. München, Bern, Wien 1984, S. 65–123.

173 Meyer-Habrich, Chr.: Ich bin der Doktor Eisenbarth. In: Damals, 10, 1975.

174 Pies, E., Ende einer Legende, a. a. O., S. 269.

175 Pauli, H.: Leben großer Helden des gegenwärtigen Krieges. Bd. IX. Halle 1758–1764, S. 151–166.

176 Konert, J.: Der Wundärztliche Werbetext am Beispiel der Werbezettel des Johann Andreas Eisenbarth. In: Heilkunde und Krankheitserfahrung in der Frühen Neuzeit. Hrsg. v. Benzenhöfer, U. u. W. Kühlmann. Tübingen 1992, S. 144.

177 Abgedruckt in: Pies, E.: Ich bin der Doktor Eisenbarth. Genf 1977, S. 124.

178 Abgedruckt bei Selbmann, U.: Die Dresdner Eisenbarth-Archivalien. Med. Diss. Dresden 1967.

179 Ebd.

180 Müller-Dietz, H.: Dr. Eisenbarth in Spandau. In: Berliner Medizin 13, 1962, S. 116–118.

181 Pies, E.: Ich bin der Doktor Eisenbarth. Genf 1977, S. 140.

182 Zitiert nach einer Kopie des Flugblattes, das sich im Privatbesitz von Herrn Dr. Wolfgang Kloppe befindet, aus dem Eisenbarth-Archiv Oberviechtach.

183 Kopp, A.: Eisenbarth im Leben und Liede. Berlin 1900.

184 North, M.: Genuss und Glück des Lebens, a. a. O., S. 6.

185 Brethauer, K.: Doktor Eisenbarth. München o. J., S. 27–31.

186 Volrad Deneke, a. a. O., S. 392.

187 Mathieu, E.: Ich bin der Eyßenbarth". Fund eines zeitgenössischen Buches, das Eisenbarth erwähnt. In: Der neue Tag, Weiden 9.10.1967.

188 Gottsched, J. Ch.: Gedichte, Leipzig 1736.

189 Pies, E.: Ich bin der Doktor Eisenbarth. Genf 1977, S. 233.

190 Mildner, Th.: Ich bin der Doktor Eysenbarth. Der Weg der Lithotomisten. Eine medizinhistorische Studie. Köln o. J.

191 Nach einer Übertragung der Urkunde aus dem Staatsarchiv Königsberg (Pr. Tit. 139c III, Nr. 182) durch E. Mathieu, Oberviechtach.

192 Archiv Dr. Hasenbach

193 Hasenbach, J.: Ärztlicher Kunstfehler mit Todesfolge. Deutsche Ärztezeitung 1965, Nr. 42, S. 2132–2137.

194 Archiv der Franckeschen Stiftungen zu Halle/S. AFSt/S L 3, S. 45.

195 Leitner, Th.: Skandal bei Hof. Wien 1993, S. 179.

196 Achilles, W.: Deutsche Agrargeschichte im Zeitalter der Reformen und der Industrialisierung. Stuttgart 1995, S. 185 ff.

197 Sachs, M.: Geschichte der operativen Chirurgie. Bd. 4, Heidelberg 2000, S. 251.

198 Kopp, A.: Eisenbart im Leben und Liede. Berlin 1900, S. 4.

199 Wedekind, Chr. Fr.: Der Krambambulist. Ein Lob-Gedicht über die gebrannten Wasser im Lachß zu Dantzig, Halle 1745.

200 Henrici, Chr. Fr. (Pseudonym: Picander): Sammlung vermischter Gedichte. Frankfurt, Leipzig 1768.

201 Böhme, F. M.: Volksthümliche Lieder der Deutschen im 18. und 19. Jahrhundert. Leipzig 1895, S. 506–508.

202 Hartmann, A.: Historische Volkslieder und Zeitgedichte vom sechzehnten bis neunzehnten Jahrhundert. Bd. 3. München 1913, S. 129–132.

203 Witkowski, G.: Miniaturen. Leipzig 1992.

204 Der Göttinger Student. Oder Bemerkungen, Rathschläge und Belehrungen über Göttingen und das Studenten-Leben auf der Georgia Augusta. Göttingen 1813.

205 Boclo, L.: Der Begleiter auf dem Weser-Dampfschiffe von Münden nach Bremen. Göttingen 1844, S. 10.

206 Widmaier, T.: Ich bin der Doktor Eisenbart. In: Populäre und traditionelle Lieder. Historisch-kritisches Liederlexikon. 2009. URL: http://www.liederlexikon.de/lieder/ich_bin_der_doktor_eisenbart/.

207 Lieder zur sonne zur freiheit gegen atomkraft und umweltzerstörung. Frankfurt a. M. 1980, S. 16 f.

208 Das Eisenbartlied in Frankreich. Zeitschrift für Bücherfreunde, Bd. 9, 1905/06, S. 424.

209 Bretthauer, K.: Er war besser als sein Ruf: „Ich bin der Doktor Eisenbart", S. 94–97.

210 Peduzzi vel Haas. Leben und Werk des Komponisten. Hamburg 1996, S. 97 ff.

211 Konert. J.: Vom Steinschnitt zur Nierentransplantation. Ein medizinhistorischer Rückblick auf die Entwicklung der Urologie. Stuttgart, NewYork 2002, S. 57.